理論—邏輯—臨床

中西醫結合 新辨證論治學

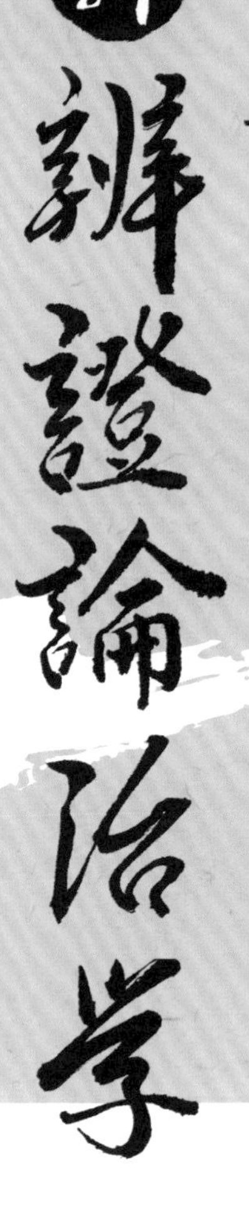

中醫師
鄭淑鎂・簡鸞瑤・陳俐蓉——著
新北市中醫師公會 發行

- 中西醫結合的方法學
- 中西醫結合診斷與辨證論治
- 疾病及處方的進退依據
- 血檢報告的臨床辨證論治
- 藏象病機與臨床辨證治療
- 痰飲瘀病機與臨床辨證治療

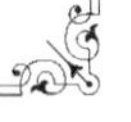

作者簡介

鄭淑鎂 中醫師

民國八十一年中醫師特考及格

遼寧中醫藥大學（腫瘤專科）博士

著作

・中西醫結合治癌新法
・危急重症・難治之病 / 中醫治則與臨床例舉
・中西醫結合中醫婦科診治心法
・中西醫結合中醫常見內分泌疾病診治心法

現任

・培真中醫診所院長
・中醫培菁學苑會長
・台灣中西醫結合國醫大師
・遼寧中醫藥大學客座教授
・中華民國中西結合神經醫學會理事長
・中華民國中醫癌症醫學會副理事長
・世界中醫藥聯合會糖尿病專委會台灣分會會長
・世界中醫藥聯合會腫瘤康復專業委員會委員
・新北市中醫師公會臨床診治研究委員會主委
・中華民國中醫癌症醫學會專科醫師指導教授
・中華民國中西結合神經醫學會專科醫師指導教授
・各大中醫師公會及學會專業課程指導老師
・法鼓人文社會學院中醫指導講師

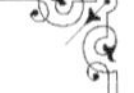

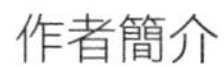
作者簡介

簡鸞瑤 中醫師

民國九十九年中醫師特考及格

國家考試公務人員高考及格

國立中興大學碩士

中山醫學大學中西整合科代訓醫師

著作

・中西醫結合中醫常見內分泌疾病診治心法

現任

・劉桂蘭中醫診所主治醫師

・中醫培菁學苑執行總監

・中華民國中醫兒科專科醫師

・中華民國中西結合神經醫學會專科醫師

・中華民國中西結合神經醫學會理事

・中華民國中醫癌症醫學會理事

・世界中醫藥聯合會糖尿病專業委員會理事

・中華民國中西結合神經醫學會專業課程講師

・新北市 / 桃園市中醫師公會專業課程講師

・中正紀念堂健康養生中醫講座講師

・法鼓人文社會學院中醫指導講師

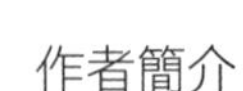

作者簡介

陳俐蓉 中醫師

民國九十八年中醫師特考及格

遼寧中醫藥大學中醫內科學碩士

中山醫學大學中西整合科代訓醫師

現任

- 培真中醫診所主治醫師
- 中醫培菁學苑學術主委
- 中華民國中醫癌症醫學會專科醫師
- 中華民國中西結合神經醫學會專科醫師
- 中華民國中醫癌症醫學會監事
- 中華民國中西結合神經醫學會副秘書長
- 世界中醫藥聯合會糖尿病專業委員會理事
- 中華民國中西結合神經醫學會專業課程講師
- 法鼓人文社會學院中醫指導講師

作　　者：鄭淑鎂、簡鸞瑤、陳俐蓉
發　　行：新北市中醫師公會
執行編輯：簡鸞瑤、陳俐蓉、鄭淑鎂
圖稿創作：鄭淑鎂
圖稿美編：李奕龍、簡鸞瑤
審閱指導：李政育教授
編輯團隊：新北市中醫師公會臨床診治研究委員會
主任委員：鄭淑鎂
編輯委員：鄭淑鎂、簡鸞瑤、陳俐蓉、林坤成、
莊梅林、林蓓華、李依婷、陳禹維、
楊政道

社團法人新北市中醫師公會　教學用書

詹益能理事長　推薦序

中西結合治療在如今成為未來醫學的發展趨勢，臨床上可依病人病情需要，給予合適的醫療方法來改善病情。中西醫結合的特色不僅是中西藥物搭配，更融合了傳統醫學的精華與現代醫學的知識，保有中醫的全人醫療特色，同時兼具了西醫分科的專業性。本書從中西結合方法學、辨證論治的基礎到肝、心、脾、肺、腎、痰飲等不同病因病機的分析，不斷抽絲剝繭，一步步向著正確的辨證，治療沉疴痼疾，效如桴鼓。

鄭淑鎂醫師以其豐富的臨床經驗，在清楚的脈絡下，提供了臨床醫師良好的思考路徑，此書不僅有中醫精華的淬鍊，更以他山之石，考量到中西結合照護的優越性，融會各家，不拘一法，著書立說，功在千秋。

鄭淑鎂醫師擔任公會理事及中醫臨床診治研究委員會主委，同時也身兼中華民國中西結合神經醫學會理事長，鄭醫師除了青囊壽世的功德，在診忙之餘，仍傳道解惑，於公會繼續教育授課。本書有豐富多變的處方用藥，是一本充滿臨床精華的「實戰手冊」，付梓更造福維護民眾的健康，深具意義。益能在此代表公會對鄭醫師表達最深切的謝意，樂為之序！

新北市中醫師公會

詹益能 理事長

中華民國111年10月20日

李政育教授　推薦序

中國傳統醫學係含括四面八方的各民族醫學發明，以千百年沒改變的漢字記錄下來，並隨各時代新出現的流行疾病的突破、環境的擴大、不同新的治法、藥物的加入，形成民國以前的中國傳統醫學。

二次世界大戰以後，西方近代醫學的快速發展，中國傳統醫學面對各種實驗診斷、影像診斷、分子生物學、核子醫學......的加入醫療，出現了中西醫結合診斷與治療新的模式，勢必將中醫導入現代科技的運用，將中醫診斷、治病、用藥進入相同西醫的境界，重新建立一套新的「辨證論治」思想與方法，將近代西方醫學的「點」的深入，納入中醫的「體」的闊觀體系內運用，將基因、鹼基對體液、細胞的微觀診斷與治療方法，溶入中醫的闊觀臟象、運氣、經絡、神經、神經傳導、神經內分泌、五部、五官、六根、六塵，在腦神經地圖流布的各種治療反應，生理、病理反應，新的認定，予以吸收，加入中醫闊觀與微觀相結合，形成新的中醫「辨證論治」學。

中西醫結合是未來世界中西醫學界，勢必進行的工作，否則縱有量子化的超級電腦的協助，醫學、醫師、病人也無法得到真正的助益，最大原因在於人體各組織，皆有BARRIER「屏障」(或翻成障壁)，目前西方醫學的點的深入得極為精微，但用藥方向則走錯方向，走向單一化學結構式用藥，這種單一化學或單簡一、二個單一化學結構式藥物的組合物，無法通過各種屏障，一旦有一、二個進入，往往對基因是一大傷害與毒性，只有自然藥物、食物經吸收，透過血液、淋巴、體液、細胞內外液......的會「水解」的治療，才可以通過各種屏障，進入基因內而不傷害基因。雖然目前西方醫學已有細胞療法，外泌體的發現，但這些療法仍有其極限，且花費不貲，而中醫藥則簡簡單單的化痰飲，榮血衛氣的調整、津、液、精、氣的促進，往往極快速的達到「致中和」的生死人而肉白骨目標。

以目前西醫的細胞療法為例，其治療腦萎縮所致的G-CSF注射、或細胞移植、外泌體的移植，其成效在以年為計算療效時限，比不上中醫藥以補氣、補血、活血化瘀而補陽的藥物，針灸的刺激立即可見腦血流改變、腦思考、傳導、內分泌功能的立即療效，真的立竿見影。

以細胞療法治療各種冷膿瘍、表皮與肌肉細胞生長荷爾蒙的誘發來治療糖尿病足，其花費以幾個月或以年的醫療期，尚不見其完全療效，比不上中醫藥外敷藥與內服藥補氣、補血、補陽藥中加入重鎮安神、苦寒退熱、通經活絡的綜合新方劑的合併使用，此療法往往以「日」或「週」而見療效。

至于體液免疫中的「冷凝蛋白」(Cryoglobulin)、或「熱凝蛋白」(Pyroglobulin)的對中醫的「厥冷」(西醫稱雷諾現象)與厥冷脫疽、熱瘀脫疽，在中國醫學黃帝內經、傷寒雜病論中，早就清清楚楚的表達其病理、病因、病象、治法。更於後世的中醫外科中有更完美的運用，依病象分別寒、熱、虛、實，進行吉凶逆順的判斷，與用藥治法。

雖然中醫的治法，千百年來的發展，已進入極完整的精妙境界，但因一般從業人員限於時間、心態、精力的差異，並非人人皆有充分的學習與認識，尤其對急症、危重症、加護病房疾病，極少中醫界的人士進入探討與學習、治療，如何將近代西方醫學科技、穩定病情的不讓快速惡化，維持生命功能的存在，加入中醫藥的使用，這必須有志於中西醫結合療法，突破目前世界醫學困境與盲點的有志者，先從建立一套新的中西醫結合「辨證論治」學，將近代西方醫學與中醫傳統理論相結合，理論與臨床合一，療效立見，就可引進有志於解決病患痛苦，且具醫學良心與熱忱於研究的中西醫同道的加入、學習、擴充、推廣。統合雙方思想，同一套診斷、治療語言與程序、工具，庶幾真正治好病患的「真」的疾病。

由鄭淑鎂、簡鸞瑤、陳俐蓉三位醫師合編的「中西醫結合新辨證論治學」一書將付梓之前，命余寫序，不惴淺鄙，提出一點看法，希望能對全書精神未來發展有點撥之助，雙方結合可以省卻病人許多痛苦，減少國家、社會、家庭的負擔，減少殘缺或長期臥床、長照的困境，期待全世界醫療研究與從業人員能有志於此志業。

育生中醫診所
中醫師 李政育
序於中華民國111年10月國慶
台北市羅斯福路三段261號四樓

鄭淑鎂醫師　序

理論—邏輯—臨床

化繁為簡，招招出奇

本書「中西結合—新辨證論治學」，是一本因應當代以西醫為主流環境下，如何運用中西醫的學術理論，經過邏輯的推演，形成能反覆實踐、且具備臨床實戰能力的創新思維。

融匯中西，化繁為簡

傳統的中醫博大精深，通過陰陽五行、臟象、病因病機......，彙整在辨證論治上，但若僅抱守過去的辨證思路，實難應付當代以西醫為主流的醫療環境。中醫治療常面臨如：病人手術後遺、化放療期間、西藥漸無效、西藥副作用或難戒斷......等，中醫師必然須多涉略深奧龐雜的西方醫學。鑑此，中西醫學的理論如何整合? 如何化繁為簡，彙整成精要、嚴謹、靈活、真正能治病的處方。

善守中醫根本

有許多醫學上困難膠著的疾病，從中醫的臟象與病因病機角度處置，反而容易突破盲點。以下舉例：

(1)骨化性肌炎從肝主筋的觀點，在治療上除了調節免疫過亢外，加入柔肝養血及堅筋骨藥，可快速治癒。

(2)菊池氏病西醫以類固醇及抗生素難以緩解，病人常反覆腫塊、高熱、化膿、清創，中醫以和解表裏+扶正+清熱化瘀，常能快速治癒且不復發。

(3)急性高血壓大劑量降血壓西藥仍不降，在中醫屬腎虛肝風內動，以補氣+補腎引火歸元+疏肝緩肝，可快速緩解同時改善各種併發症。

(4)口腔癌糜爛潰瘍部分，以補腎引火歸元法，誘導糜爛潰瘍處癒合，回歸正常細胞；增生瘀腫部分，以清熱化瘀抑制癌細胞快速分裂。攻補兼施，效果甚佳。

(5)乳癌的治療，以清熱化瘀抑制癌細胞快速分裂外，同時考慮滋腎疏肝法，可誘導癌胚幹細胞休眠，並改善荷爾蒙紊亂導致雌激素過度作用在乳房靶點上，是乃釜底抽薪。

是故，儘管我們學習了很多西醫的病因病理，萬不可悖離中醫的核心理論，治療時才有著力點。

軸線圖與方藥佈陣

本書的另一重點在於「軸線圖與方藥佈陣」。

當邪氣入侵或臟腑失衡，身體以邪正相爭與應激作為因應，產生或亢熱、或僵滯、或低下狀態，疾病與處方在治療過程，會形成動態性的進退，其規律性與方藥佈陣，皆可以軸線圖作為參考依據，也是保障病人回歸平衡健康的治療模式。例如：

(1)腦挫傷急性期，以清熱化瘀+疏肝+通腑治療後，會進入緩解退化期，再以補腎+補氣養血修復腦損傷，則可保障病人恢復健康。

(2)免疫性疾病西醫以大劑量類固醇抑制後，呈現萎縮退化狀態，中醫初期以大補腎陽修復，之後會進入正氣來復及免疫反彈，最後再將免疫反彈的亢熱狀態調控下來，即進入陰平陽秘。

中西結合「新辨證論治」

是一套整合中西醫學術理論的純中醫治療「辨證論治法」：

必重視核心病機，辨病與辨證同施。

在明瞭疾病主要的矛盾及病因病理，擬出有效的治療關鍵方藥，並考慮病人當前所表現的證候，重新賦予新的治則治法。例如：

(1)惡性腫瘤的核心病機，是大瘀大熱，故清熱化瘀藥須貫穿治療全程。

(2)痛風的核心病機是濕熱瘀病理產物，急性發炎期以清熱化瘀利濕為主；慢性緩解期以辨證處方為主，再酌加清熱化瘀利濕。

(3)高血壓以辨證主，視臨床證型給予處方，再考慮有否痰濕瘀病理產物，血壓自然調控下來。

招招出奇，既無為亦無不為

本書病案之治療思路，謹守生理、病理、核心病機、證候、邪正相爭......，所擬之處方精簡、富變化、無定方、無定法，但大原則即遵循軸線圖之進退規律，治療思維及方法能被反覆實踐，治療過程容易追朔及重新佈局，且能顧護病人周全，最後引導回到陰平陽秘。所謂無為故能無不為也，立方遣藥不過度主宰及干擾，但必招招出奇，劑量及尺度運用靈活。

致謝

本書的付梓，初起因緣是為2022年培菁學苑（訓練準醫師）所設計的課程，期望中西醫學術理論，在邏輯的推演訓練下，能與臨床順利接軌。

・感謝簡鸞瑤、陳俐蓉二位醫師的殫精協作，講述內容得以整理成書。二位醫師的醫術精湛，才德兼倍，治學嚴謹，思辨清晰，實乃真中醫界棟樑之材。

・感謝吳東霖、張靜如、吳芝萱三位醫師的熱忱鼎力，培菁學苑得以迅速成軍並擴大延續，冀望未來能成就更多純誠正直、有肩膀、能治病的蒼生大醫，嘉惠病苦。

- 承蒙學術主委林坤成博士的肯定，於新北市中醫師公會開立進修課程。
- 感謝新北市中醫師公會詹益能理事長的全力支持並賜序鼓勵。
- 感謝恩師李政育教授多年如一日的提攜教誨，中西醫界的老師、同道好友的指導與陪伴，感謝上天賦予醫職，父母含莘養育。

本書見識疏淺，文章中尚有思慮不周之處，懇請海內外博雅大醫，賜予詳覽指正。

培真中醫診所

中醫師 **鄭淑鎂**

序於恩慈園

中華民國110年9月30日

簡鸞瑤醫師　序

司外揣內・簡約也

「司外揣內」為大數據（Big Data）之實踐

自古醫家透過四診八綱等方法，長時間觀察並彙整治療經驗，將人體外在體徵及各種病理現象，與內在臟腑生理功能及狀態之關聯性，逐一紀載於經典古籍上，供日後診療時「司外揣內」之依據。由此可知，善治之醫者皆大數據運用達人也。

以下這段《黃帝內經》的簡練文句，便是積累無數的經驗資料，所定出「五臟六腑生理功能與特性」之藏象基調：

「心者，生之本，神之變也，其華在面，其充在血脈，為陽中之太陽，通於夏氣。肺者，氣之本，魄之處也，其華在毛，其充在皮，為陽中之太陰，通於秋氣。腎者，主蟄封藏之本，精之處也，其華在髮，其充在骨，為陰中之少陰，通於冬氣。肝者，罷極之本，魂之居也，其華在爪，其充在筋，以生血氣，其味酸，其色蒼，此為陽中之少陽，通於春氣。脾胃大腸小腸三焦膀胱者，倉廩之本，營之居也，名曰器，能化糟粕，轉味而入出者也，其華在脣四白，其充在肌，其味甘，其色黃，此至陰之類通於土氣。凡十一藏取決於膽也。」

現代醫學日新月異的各種治療方法（化放療、輸液等），與精準微觀的診斷醫學，皆是古代醫家未曾遭遇的，對現代中醫師則可謂如虎添翼，只要秉持藏象基調的中醫治療思路，再予熟悉現代醫學的生理、病理與實驗室檢驗診斷，並反覆歸納與驗證，便可逐漸建構屬於現代中醫的大數據診療資料庫。此乃真正實踐純中醫之中西結合辨證論治，而非囿於西醫專科、專病主導下，套用中醫專藥、專方治療者流。

病毒肆虐年，中醫機會來

Covid-19 疫情影響全球人類近三年來，中醫藥的治療優勢可謂越來越鮮明。從穩定人體免疫辨識力、治療病毒感染症狀，到預防長新冠（long covid）後遺，相信每一位中醫藥從業人員，以及曾接受中醫治療的民眾，對中醫藥介入的「簡便廉效」，應該都十分有感！另外一方面，西醫的抗病毒藥物、科學家不眠不休的疫苗研發，對於陪伴驚慌失措的世人走過疫情，也立下不容抹滅的汗馬功勞。

面對複雜難辨的疾病、善變纏綿的病毒，以及樣貌多端的體質，吾輩現代中醫師，應自許「無恃其不來，正恃吾有以待也」，透過不斷精進、反覆熟悉，累積「司外揣內」、「遣方用藥」之簡約精準功力，泰然應接病家不斷拋出的各式變化球。誠如恩師李政育老師對學生們的帶領與期許：「持續努力精進，以突破現代醫學面臨的各種困境與盲點。」的確，病家才是最辛苦無助的，唯有中西醫界各展所長、同心攜手、前仆後繼，當每一點小我的努力逐漸匯聚洪流之際，則人類身心健康之最大福祉可期！

致謝

回首人生路上默默灌溉我成長的因緣：李政育老師、鄭淑鎂老師、劉桂蘭醫師等前輩的無私傾囊，不時為我醫路指引明燈；父母茹苦含辛養育並濡我以簡約恬淡、敦睦謙沖的身教；外子松山體貼包容，讓我努力前行無後顧之憂；廖炎智老師與三總進修課程所有中西醫老師們惠我良多，以及中西結合神經醫學會共同懷抱中醫學習熱忱、互勉砥礪的優秀同道們……此外尚有更多無法盡數詳誌的貴人相助與相伴…謹以此書獻給大家，合十感謝！

中醫師 **簡鸞瑤** 序於

中華民國111年10月10日

陳俐蓉醫師　序

找回初心的旅程

傳統的中醫，一般以四診八綱辨證論治來治療疾病，但時代進步，科學發明日新月異，在西醫的主流醫學下，當代的中醫師，必須同時具備中西醫學的素養，瞭解現代醫學的特長與優勢，包括生理藥理，以及疾病的病因病理，精確的檢驗數據等，為臨床的治療做可靠的參考。若能中西醫結合，汲取現代醫學的特長，又能掌握傳統中醫根本的藏象、病因病機，如此對於身體的觀察，疾病的診斷與治療，更能兼容並蓄，相輔相成，精確而完整。

習醫的初起，常學習了許多方法與處方，但在臨床時卻抓不到重點；或是被主訴或症狀的表徵所誤導，而忽略了疾病的根源。因此，能夠深切的明瞭中醫的藏象，掌握其根本病機的精髓，才是重中之重。治療並非一招一式，疊床架屋，處方進退，應精簡明確，周全嚴謹而靈活。藉由調理陰陽，使患者的身體回歸平衡，改善原本正常的功能，啟動患者自我修復的機制。

在協助編寫本書的過程中，就像是找回初心的旅程，回歸到中醫根本的核心，才能看那看不到的東西，聽那聽不到的聲音。以此反覆實踐，應用於臨床治療中，不斷啟發思維和想法，定能深入體會中醫的奧妙與智慧。「大道至簡」，是故，看似簡單，卻能千變萬化。醫道無涯，期盼「苟日新，日日新，又日新」，盡己綿薄之力，使病人早日康復，造福更多病家。

感恩有您

- 感恩執業初起，就能有幸聆聽恩師李政育老師的教導，讓我開拓了視野，增長了見識，才知道中醫原來可以治療許多危急重症難治之病。
- 感恩鄭淑鎂老師，對我的指導與提攜，您是我生命中最棒的人生導師，亦如母親般無微不至的關懷與照顧。
- 感謝每一位願意給我機會讓我治療患者，每一位都是我的老師，在過程中學習到非常寶貴的經驗。
- 感謝多年來曾提攜和幫助我的師長和同道。
- 感恩父母含辛茹苦的養育及家人的包容與善解。
- 感恩在我生命中，曾經幫助過我的人。

中醫師 陳俐蓉 序於

中華民國111年10月18日

Contents

前言

本書討論自病人進入診間，愁訴了一系列症狀、病名，我們承載了過去傳統中醫的理論，經過辨證論治，給予治則及處方。細想治則與遣方所依據的是甚麼? 該考慮些甚麼? 如何檢視與監督? 是否能達到治療的目標? 在動態平衡下處方與疾病的進退依據，預後如何監控? 如何能引導病人回歸陰平陽秘?

本書共分為十章

第一章：中西醫結合的方法學

第二章：中西醫結合診斷與辨證論治

第三章：疾病及處方的進退依據（如何保持動態平衡）

第四章：血檢及臨床（看血檢報告，如何處方）

第五~十章：從藏象及病因病機，如何與臨床接軌

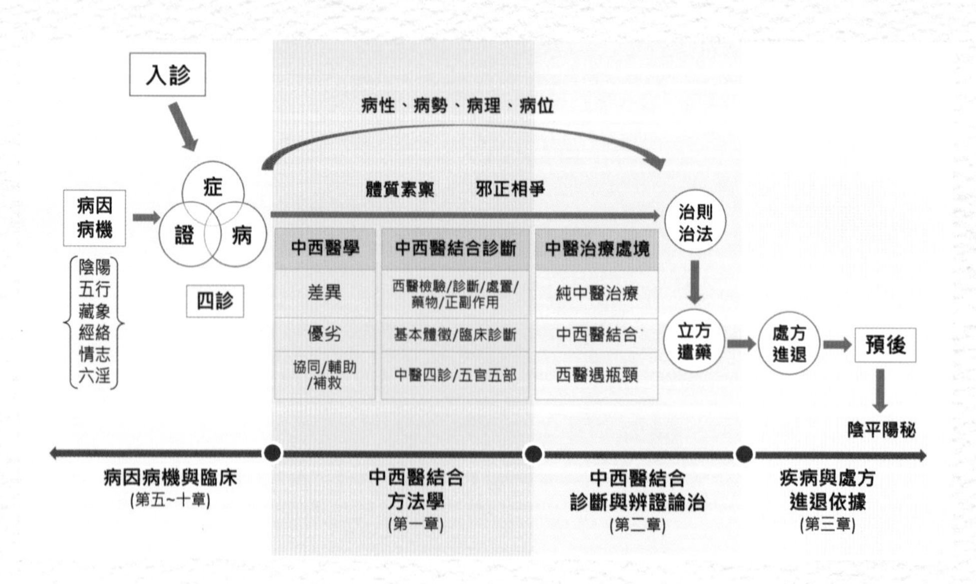

第一章 中西醫結合的方法學

探討中西醫學的差異、優劣、協同、輔助，或補救。
闡述中西醫結合的方法。
說明中西醫結合思路的運用。
簡述中西醫結合的臨床診斷。

第二章 中西醫結合診斷與辨證論治

探討症、病、證的定義及相互影響。
明瞭病因、病性、病勢、病理、病位的關鍵診斷。
說明體質素稟與邪正相爭的影響。
闡述中西醫結合診斷，中醫治療處境，中醫治則與遣方。

第三章 疾病及處方的進退依據(如何保持動態平衡)

說明軸線圖及方藥佈陣的運用。
疾病及處方進退的病案操作。

第四章 血檢報告及臨床(看血檢報告，如何處方)

從實驗室血檢判讀，探討血液常規、肝病、腎病、甲狀腺疾病、免疫性疾病、惡性腫瘤的診斷與治療。

第五~十章 臟腑及痰飲瘀病機與臨床

從傳統中醫的藏象與病因病機理論，如何與臨床作結合。
第五~九章介紹臟腑病機及臨床病案解說。
第十章介紹病理產物痰飲瘀病機及臨床病案解說。

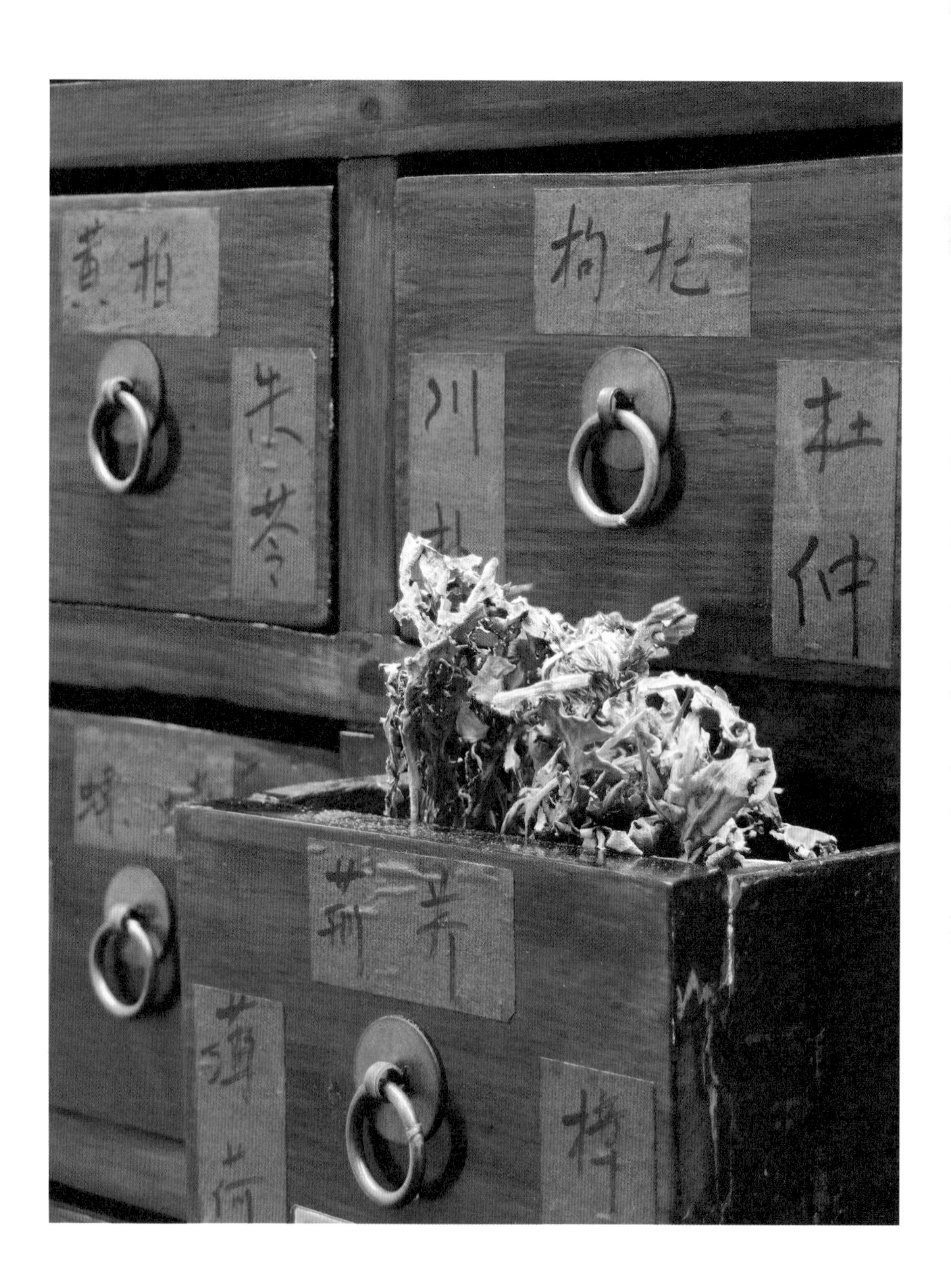
黄柏
枸杞
杜仲
荆芥
薄荷

中西醫結合方法學

中西醫結合方法學

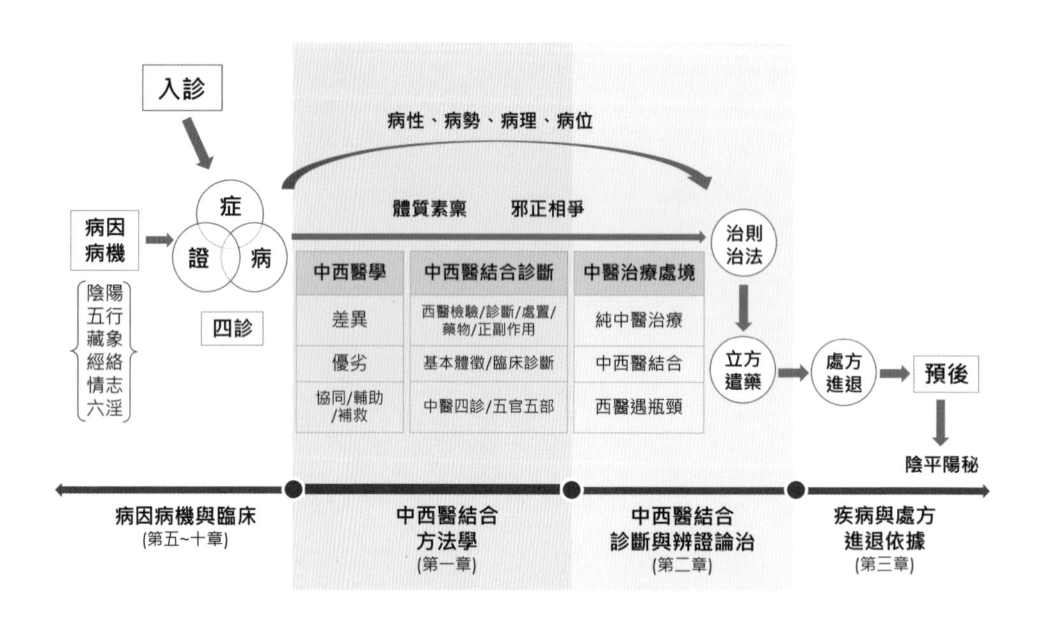

本章「中西醫結合方法學」講述病人自入診後，中醫師依據其愁訴及臨床表現，最後立下治則治法及遣方用藥所依據之方法與學理。現今以西醫為主流的醫療環境，來到中醫門診的病人，有極高比例同時也配合西醫的診斷與治療，中醫師欲於短暫的門診時間內，快速診斷與立方遣藥，而且療效出奇制勝，必須將中西結合方法學反覆熟悉、不斷累積經驗，始能瞭然於胸、信手捻來。

進入中西醫結合方法學探討前，先從幾個病案，說明中西醫結合治療的必要性：

案 1 腦惡性髓母細胞瘤→突昏厥

男童，13歲，腦惡性髓母細胞瘤

105/3月，手術＝小腦3cm。

106/8復發（歷經2次幹細胞療法 / 口服4月化療藥 / 服至107年4月）＝複檢 / 擴散全

腦及脊髓多病灶復發。
目前換藥：注射Avastin / 口服Thado、癌得星。
2周前腦壓高急診，MR＝腫瘤更大。
倦乏，無華，眠納便可，舌淡白薄，脈弦細弱。

初診 107/5/23

處方 **水煎藥**

黃芩5錢 黃連1.5錢 黃柏5錢 茯苓5錢 澤瀉5錢 丹參8錢 沒藥4錢 陳皮8錢 砂仁4錢 骨碎補8錢 黃耆5錢 7帖（劑/日）

〈治療思路〉

以清熱＋化瘀＋利濕，同時抑制腫瘤並降腦壓，腦壓改善則倦乏無力可改善。

二診 神清反應好，諸症改善

處方 **水煎藥**

黃芩5錢 黃連1.5錢 黃柏5錢 茯苓4錢 澤瀉4錢 丹參8錢 沒藥4錢 陳皮8錢 砂仁4錢 骨碎補8錢 黃耆10錢 14帖（劑/日）

三診 神清，諸善，WBC＝1700 Hb＝10.3 PLT＝12萬

處方 **水煎藥**

黃芩5錢 黃連1.5錢 黃柏5錢 茯苓5錢 熟地黃5錢 丹參8錢 沒藥4錢 陳皮8錢 砂仁4錢 黃耆20錢 14帖（劑/日）

〈治療思路〉

維持清熱化瘀利濕，抑制腫瘤並預防腦水腫。另加入黃耆、熟地黃，修復骨髓受抑，協助體力恢復，順利接續化療。

四診 諸善，WBC＝2600，西醫加重化療藥

處方 **水煎藥**

黃芩4錢 黃柏4錢 丹參8錢 沒藥4錢 茯苓4錢 陳皮8錢 砂仁4錢 黃耆20錢 骨碎補8錢 14帖（劑/日）

五診 諸善，無不適

處方 水煎藥

黃芩4錢　黃柏4錢　丹參10錢　沒藥4錢　陳皮8錢　砂仁4錢　黃耆20錢　骨碎補8錢

14帖（劑/日）

註：五診第二日清晨，家人突發現昏厥不知人，無發熱，緊急住院，輸血。（中藥共計服35劑）

《請問》

1.中醫治療過程順利，突然發生昏厥，可能是甚麼問題？腦腫瘤惡化、腦壓高、或是貧血？

2.應如何判斷？

《討論》

1.腦瘤惡化，或腦壓高，門診時應表現漸進且持續性頭痛、噁心、眩暈、或癲癇發作。

2.病人血象及體力尚可，而在夜半突發性暈厥，應是感染機率大，但無發熱，仍需鑑別。（按：因服類固醇，須有嚴重感染臨床才有症象。）

《西醫檢查結果》

病毒性腦炎。

影像檢查：腦部腫瘤病灶大減，僅剩零星小點，脊椎多處病灶幾無。

《省思》

此階段仍須藉由西醫檢查診斷，協助鑑別，並中西醫合療。

案 2 B 細胞淋巴癌

女姓，75歲，低惡性B細胞淋巴癌

PET影像檢查：鼻、咽、肝、橫膈膜、右眼，均有淋巴瘤。肝瘤4.4cm，腋胯多淋巴結，皮表多處硬結淋巴瘤。

中西醫合療後，持續中醫治療，淋巴瘤漸消散。

化療結束後半年期間，諸症改善，西醫複診皆善。

再半年後，持續性：

漸漸低熱難退，消瘦，納差，腹大，嚴重胃酸難緩解。

腰腿無力，喘悸，腹足水腫，虛暈。

《請問》

中醫漸漸控制不佳，是否為病情惡化急轉直下？

持續性低熱、消瘦......等諸症，是否與淋巴癌復發症狀極為相似？

《西醫檢查結果》

全身淋巴結多處腫大。淋巴癌無復發。係結核菌感染。

《省思》

此時須藉由西醫協助診斷鑑別。

入院檢查：全身多處淋巴結腫大。（但非淋巴癌 / 淋巴癌無復發。）

切片結果：係結核菌感染，西醫師改予抗結核菌藥。

病人認為淋巴癌改善，自行停服中藥，但8個月後淋巴癌再度復發。

CT檢查＝肝脾腫大，全身多處淋巴癌病灶，淋巴癌侵犯腦下垂體，ACTH升高。西醫給類固醇 / 日2粒。心搏過速，喘滿，納少，反應遲滯，身體僵緊，腹脹大，皮膚癢。

處方 **水煎劑**

何首烏5錢 山茱萸4錢 骨碎補8錢 丹參8錢 黃芩5錢 黃柏5錢 生杜仲8錢 陳皮8錢 砂仁4錢 續斷8錢 7帖（劑/日）

註：服7劑後諸症皆有改善。但仍胃酸嚴重：加黃連3錢、乾薑1.5錢、萊菔子8錢。再7劑後諸症緩解。西醫囑咐再度化療，但其家人擔心病人仍持續服抗結核西藥中，體力恐難支，決定先服中藥治療，暫不考慮化療。

案3 黃昏低熱

女姓，84歲

自述持續1個月黃昏低熱 / 37.5度，胃納減，輕微盜汗，無咳嗽。

頭悶脹，煩躁，眠難，納差，倦怠，二便常。脈弦弱，舌質暗紅，舌下絡脈瘀深。

一診

處方 **水煎藥**

何首烏5錢 山茱萸4錢 生杜仲8錢 黃芩5錢 黃柏5錢 青蒿8錢 知母8錢 地骨皮8錢 陳皮8錢 砂仁4錢 柴胡4錢 白芍3錢 7帖（劑/日）

〈治療思路〉

考慮本案病人係高齡，年輕期間曾爆發肺結核大流行，恐因年老體衰免疫力下降，潛藏的結核菌快速增殖感染，故先以補腎退熱養陰施治。

二診 以上處方服完1周，胃納增。但仍低熱、倦怠甚。

處方 **水煎藥**

再開立一周水煎藥，並囑咐會診西醫胸腔科。

《請問》

1. 服中藥後，為何低熱無改善？是藥力不足？還是有其他特殊原因？
2. 若無囑咐胸腔科會診，繼續低熱思路治療，恐會耽誤病情？

《西醫檢查結果》

肺腺癌3B，此低熱係因腫瘤熱，非結核菌因素。

三診 10日後其子陪同來院，檢查結果：肺腺癌3B，右肺6cm腫塊。
其子告知母親低熱已半年，甚至達39度，常服退熱劑。改以抗腫瘤處方：

處方 **水煎藥**

黃芩5錢 黃連3錢 黃柏5錢 丹參10錢 沒藥4錢 骨碎補8錢 茯苓5錢 陳皮8錢 枳殼5錢 柴胡4錢 黃耆10錢 5帖（劑/日）

註：5劑服完回診，已無低熱，體力進步。將配服 Iressa 繼續治療。

〈治療思路〉

・病人舌象瘀重，並持續腫瘤熱半年，屬腫瘤快速增殖期。
・故以清熱化瘀利濕，直接抑制腫瘤活性，加黃耆扶正增強抑癌能力。

案 4 脊髓結核 / 反覆清創

女姓，65歲，腰椎L4、L5結核菌感染。

自發病起到來本診所就診前，一年半期間，手術清創3次。

仍終日腰腿痛甚，作神經阻斷劑難緩解，終日臥床，不能站立、行走。

腰腹腿發熱，自胸頸、至耳下、頦、齒齦＝終日紅熱。

反覆潮熱後大汗，潮熱即無力疲痛顯，虛倦甚。

舌質紅 / 舌下絡脈瘀深，脈弦數弱，納便可。

《請問》

1.此病案是西醫治療已遇瓶頸，結核菌控制不佳，脊髓反覆化膿難緩解。

2.中醫該如何處方？如何監控治療有效？何時能停藥？

處方 水煎藥

柴胡4錢 黃芩5-8錢 黃連5-3錢 黃柏8-5錢 青蒿8錢 知母8錢 地骨皮8錢 丹參8-5錢 骨碎補8錢 生杜仲4-8錢 陳皮8錢 （劑/日）

〈治療思路〉

- 以清熱養陰＋化瘀＋堅筋骨，堅持治療成功。
- 初期熱象明顯，清熱化瘀藥加重。後期熱象較緩解，減少清熱化瘀藥劑量，加重生杜仲以堅筋骨。

〈治療結果〉

- 持續治療1月後，熱痛漸改善，漸可坐起、站立、行走。
- 持續治療3月後，順利手術取出以前腰椎手術內置鋼釘，漸無熱象。
- 持續治療1年後，腰椎皆無復化膿，諸症皆善，ESR皆正常，漸減中藥。

中西醫結合的方法學

從「入診→辨證論治→處方」

當病人進入診間，訴說一系列的症狀、愁苦或病名，接續由醫師以專業進行辨證論治，我們身為當代的中醫師，在治則及處方的制訂上，心中的依據及考慮是甚麼？處方與治療是否有效，如何檢視與監督？處於現今以西醫為主流的醫療環境，中醫的治療處境與過往有何差異？應如何因應？

中西醫結合治療的純中醫辨證論治，須具備：

- 中西醫學素養
- 考慮各層面、環節
- 融通中西醫學
- 善守中醫根本並闡發
- 處方架構與劑量須能達到效果

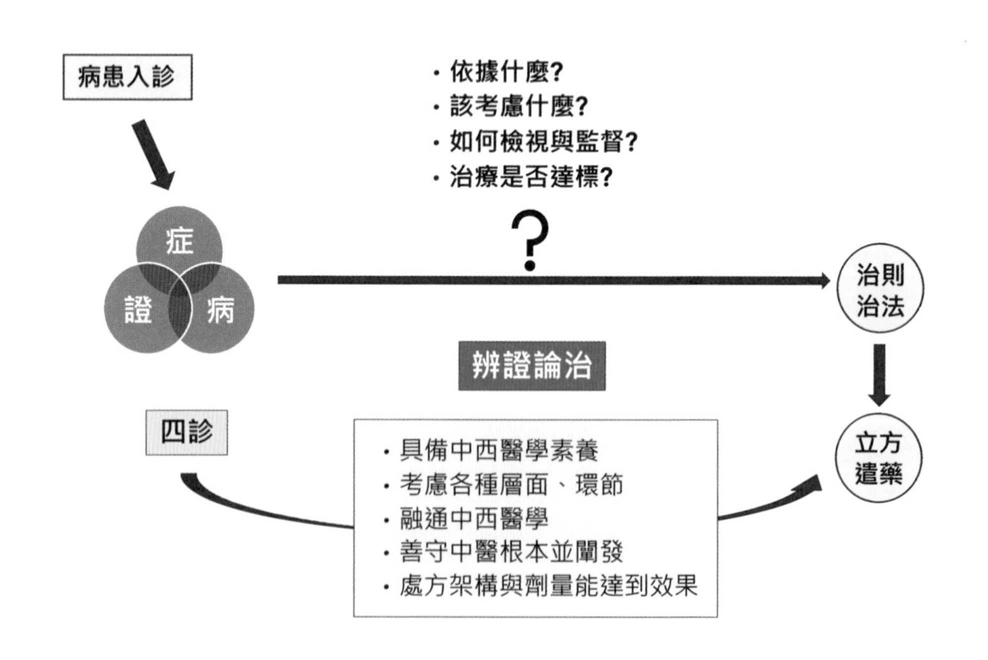

本章中西醫結合的方法學，可從以下五方面加以探討：

一、中西醫學異同處

二、中西醫結合方法

三、中西醫對疾病認識之差異

四、中西醫結合思路運用

五、中西醫結合臨床診斷

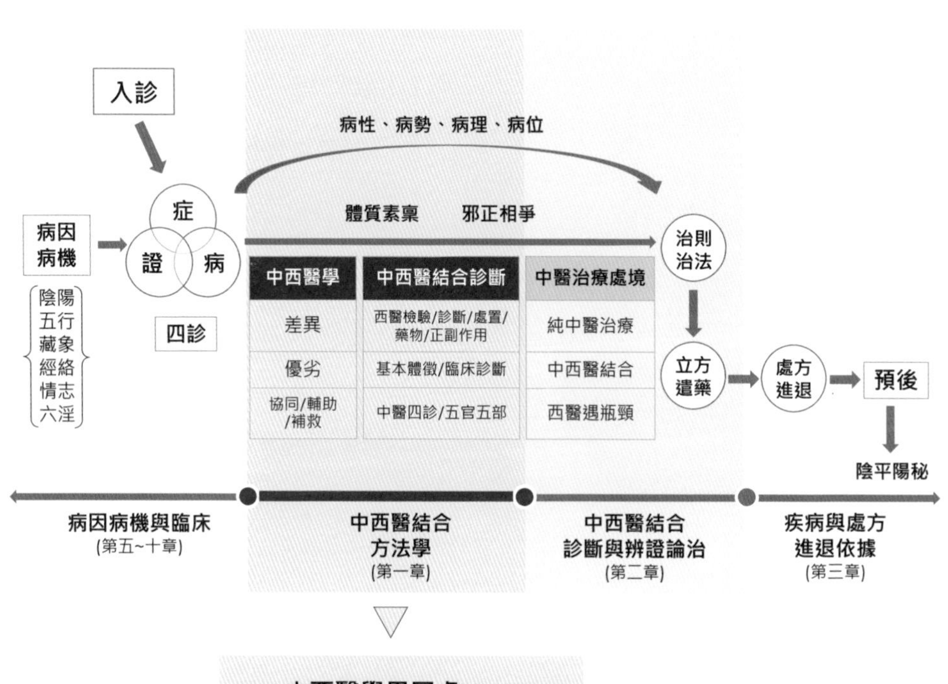

一、中西醫學異同處

異同		中　　醫	西　　醫
異	思考邏輯	橫向思考，以辨證論治為主軸。	縱向思考，以疾病論治為主軸。
	診斷脈絡	以疾病發展不同的臨床表現，給予不同的辨證名稱。	依疾病命名，針對主要矛盾治療貫穿整個病程。如降血壓、降血糖。
	介入時機	可隨時切入各階段治療。	須掌握疾病的整體、病因、病理、病位及進展。
	治療依歸	調理陰陽，回歸平衡，扶正祛邪	明確依病因、病理投藥。 如：免疫抑制劑、降壓劑。
同	治療考量	< 異病同治 > 如：多種疾病晚期屬脾腎陽虛階段 < 同病異治 > 如：皆主訴頭痛，依不同病因處置	< 異病同治 > 各種發炎性階段： 消炎止痛劑、類固醇、神經安定劑 < 同病異治 > 各種疾病晚期虛弱： 消炎止痛劑、營養、輸血、利尿

二、中西醫結合方法

<方法一> 瞭解疾病的病性、病勢與依歸

■ 免疫疾病

・舉例：多發性硬化症、紅斑性狼瘡

\>二者皆屬自體免疫疾病。多發性硬化症係中樞神經系統發炎及髓鞘受損，紅斑性狼瘡發病可能泛及身體各部位（包括腦部、內臟、各系統）。

\>急性發病期，病性屬熱性，病勢快且強，須積極以大劑清熱養陰藥阻擋疾病進展，或是配合西醫治療。

\>疾病緩解期，病性屬氣陰兩虛＋餘熱未盡，以清熱養陰藥，酌加扶正及和解。

>疾病後期神經及內臟損傷階段，尤其是因長期類固醇及免疫抑制劑調控下，病性屬寒瘀夾熱，須以大補腎陽法，酌加清熱解毒治療。

■ 感染性疾病

・舉例：病毒性腦炎、腦脊髓炎

>病邪入侵，乃因根本不固。病性屬正虛邪熾，病勢快且強，須儘快涼血降腦壓，以大劑扶正＋解表＋清熱利濕化瘀止痙藥施治，並配合西醫抗生素或清創。

>疾病緩解後，屬正虛邪戀，以扶正＋和解＋清熱養陰治療收功。

■ 出血性疾病

・舉例：腦出血、腦挫傷

>急性期病性屬大瘀大熱＋痰濕＋邪正相爭，病勢強且急，傳變迅速，處方劑量須大。

>以大柴胡湯加化瘀、清熱、利濕、通便、止痙，或乳沒四物湯加清熱、利濕、通便。

■ 佔位性疾病

・舉例：腦腫瘤、高顱內壓、椎間板突出

>病性屬濕瘀熱，治療須以能改善疾病主要矛盾為主，再加上清熱化瘀利濕，消除神經因佔位後的瘀腫發炎。

■ 缺血缺氧性疾病

・舉例：TIA、血管性癡呆

>病性屬氣虛血瘀、腎虛寒瘀。病勢雖較和緩，但仍須積極糾正病理性體質，否則會進行性惡化或頻繁復發，加重治癒的困難度。

■ 代謝性疾病

・舉例：肝性腦病、腎性腦病、糖尿病神經病變

>病性屬寒瘀夾大量病理性代謝產物，病勢急且傳變迅速。

<方法二> 瞭解疾病的病位

中醫：病位辨證	西醫：疾病的損傷部位
· 表裏辨證：表病 / 裏病 / 表裏出入 · 臟腑辨證：虛實盛衰 / 病理產物 · 經絡辨證：經脈病症特點 · 六經辨證：六經病症 / 傳變 · 衛氣營血：衛氣營血病症 / 傳變 · 三焦辨證：三焦病症 / 傳變	· 中樞神經：錐體外系、癲癇、脊髓壓迫 · 周邊神經：肋間神經痛、雷諾氏病 · 腦 神 經：耳中風、梅尼爾氏病 · 肌肉疾病：重症肌無力、肌肉失養症 · 血管疾病：糖尿病神經炎、血栓靜脈炎

■ 中醫：病位辨證

· 表裏辨證：表病 / 裏病 / 表裏同病 / 表裏出入

>邪氣入侵在表、或入裏、或表證未解病邪入裏，或素有宿疾又新感表邪。

>正勝邪却，則疾病由裏出表。如SLE嚴重急性期攻陷腦部及內臟，造成中樞及周邊神經或臟器損傷，在治療緩解後，漸進表現筋膜、肌肉、關節、皮膚、黏膜、末梢神經的病症，之後漸進性痊癒。

>正不勝邪，則表邪內陷入裏。如老年或體虛者急性感染，即快速引發肺炎、敗血症。

· 臟腑辨證：臟腑虛實、盛衰 / 病理產物

>臟腑的生理、病理、虛實、盛衰，氣機太過與不及，亢害與承制，在臟腑病機規律指導下，提供明確的病位辨證。

>各種病變產生痰飲瘀的病理產物，是疾病的結果及發病因素，須加入考量並處置。

· 經絡辨證：十二經脈、奇經八脈 / 病症特點

>透過觀察經絡中的氣血盛衰及運行異常，可反映臟腑病變機理。

>疾病的深淺及部位，亦可觀察病候係屬何經？ 病在經、在絡、在臟、或在腑？

· 六經辨證：六經病症 / 傳變

>以臟腑經絡為基礎，明確體現外感內傷的病位、病性、邪正盛衰。

>太陽病的病位在表，屬膚表肌腠失調。陽明病的病位在裏，多涉及肌肉、胸、

胃、腸。少陽病半表半裏，多涉及膽、三焦、免疫。太陰病的病位較深，多涉及脾、胃、體液、肝臟合成營養能力。少陰及厥陰病的病位更深，多涉及心、肝、腎、腦。

‧衛氣營血辨證：衛氣營血病症 / 傳變

>衛氣營血是外感與內傷疾病，透過生理層次、病理順序，相互影響與傳變。

>可充分了解病位深淺、病情順逆、正邪虛實、病性及病勢。

‧三焦辨證：三焦病症 / 傳變

>三焦所分屬的病變部位，其病機反應疾病的病位、傳變與轉歸的規律。

■ 西醫：疾病的損傷部位

‧中樞神經：例如錐體外系、癲癇、脊髓壓迫

>錐體外系統損害：可出現肌張力的改變，不自主運動，如帕金森氏症候群、舞蹈症。

>癲癇發作：是各種原因導致腦部的損傷。

>脊髓神經壓迫：會有相應神經損傷部位痠痛、麻木、無力，甚至二便失禁。

‧周邊神經：例如肋間神經痛、雷諾氏病

>肋間神經痛：因挫傷、腫瘤、或帶狀皰疹......等，導致肋間神經損傷或發炎，有明確的表現部位。

>雷諾氏病：因免疫、內分泌、血管、神經......因素，導致末梢血管神經過度反應之痙攣及缺血。

‧十二對腦神經：例如耳中風、梅尼爾氏病

>耳中風：因耳中小血管阻塞、耳膜受傷、感染或壓力所引起之聽神經損傷。

>梅尼爾氏症：內耳半規管的淋巴水腫，合併自律神經病症所導致。

‧肌肉：例如重症肌無力、肌肉失養症

>重症肌無力：因免疫攻擊，導致神經傳導介質乙醯膽鹼無法作用在肌肉上。

>肌肉失養症：四肢及身體的肌肉逐漸無力，最後影響呼吸及心臟。

‧血管：例如糖尿病神經病變、血栓靜脈炎

>糖尿病神經病變：以感覺神經功能喪失為主，慢性且對稱性的感覺減退及異常。

>血栓靜脈炎：靜脈血管發炎症同時伴有血栓形成，炎症及血栓，互為因果。

<方法三> 瞭解西醫處置、用藥及優劣勢

■ **瞭解西醫處置、用藥**

・瞭解疾病初、中、後各期各階段，西醫的處置及用藥的優點與不足。

・如腫瘤佔位性急性高顱內壓，西醫以手術或放療方式處置，或肝癌復發，西醫以經皮穿電燒或酒精注射......等方法，又如自體免疫疾病，西醫以類固醇、消炎劑、免疫抑制劑治療......等，中醫介入治療時該如何協同。

■ **瞭解西醫治療方法的優勢與不足**

・例如麻醉會導致心腦腎及組織的低灌流，肝癌經皮穿電燒或酒精注射會導致肝胃及胸腹腔發炎鬱血，長期使用精神安定劑會導致老化癡呆的提早，類固醇的使用會導致身體激素的反饋性低下......等。

・針對西醫治療方法的優點或瓶頸，提供或預防、或協同、或補強、或糾正，使病人獲得更好的照顧。

<方法四> 掌握西醫診斷方法及判讀

■ 瞭解西醫各項檢查：神經理學檢查、腦脊髓液檢查、電腦斷層、核磁共振、血管都普勒、血管攝影、肌電圖檢查、X光檢查、PET檢查、血檢報告......。

■ 瞭解西醫判讀檢查報告的臨床意義，掌握西醫處置用藥，再參考疾病的病因病理，最後以中醫辨證論治，重新整理一套中西醫結合之純中醫治療法則。

<方法五> 瞭解中西醫的強項及不足

以下舉例說明中西醫治療的強項及不足，例如：

■ **中醫**

除了攻克疾病與修復損傷的各種治法，更善於調理陰陽、平衡機體、清除病理產物。例如：清熱解毒、活血化瘀、平肝降逆、化痰利濕、補氣養血、補腎陰陽、和解表裏......等法。

■ **西醫**

・例如手術：能快速解決許多問題，但病人的年齡、手術範圍、麻醉時間......等，皆會影響預後及併發症的產生，協同中醫治療可積極預防並改善各種併發症。

・例如藥物：類固醇、降壓藥、降糖藥、免疫抑制劑、抗生素、消炎藥、止痛

劑、升壓劑、利尿劑......，皆有其快速改善的優勢，但亦有許多副作用，中醫應充分瞭解並協助補救。

- 例如癌症化放療：中西醫合療可令癌症獲得更好的控制，並預防化放療的副作用，協助病人順利完成療程。

＜方法六＞ 掌握中西醫同時處置的協同、阻抗、補救

以下舉例說明，中西醫在疾病治療中的協同、阻抗、與補救：

■ 感染性疾病

- 西醫：以抗生素、消炎藥為主要治療。
- 中醫：根據邪正相爭與正氣盛衰，給予解表法、和解法、清熱解毒藥、補氣養血藥......等方藥。

■ 免疫性疾病

- 西醫：以解熱鎮痛劑、免疫抑制劑、類固醇為主要治療。
- 中醫：根據病程深淺、西醫處置的副作用，給予清熱養陰、或補腎養陰、或大補腎陽......等方藥。

■ 水腫、腔室積液

- 西醫：以利尿劑為主要治療。
- 中醫：根據水濕產生的原因及體質盛衰，中醫有淡滲利濕、溫陽利水、清熱利濕、健脾利濕......等諸法。

■ 疼痛

- 西醫：以解熱鎮痛劑為主要治療，其他如抗癲癇劑、嗎啡。
- 中醫：根據疼痛產生的原因，中醫有活血化瘀止痛、補氣養血止痛、疏肝解鬱緩肝止痛、補腎溫陽止痛......等諸法。

■ 高血壓

- 西醫：以利尿劑、血管擴張劑、交感神經拮抗劑為主要治療。
- 中醫：根據高血壓產生的原因及體質盛衰，中醫依辨證論治法，有補氣養血降壓法、補腎陰陽降壓法、平肝降逆降壓法、疏肝理氣降壓法......等。

■ 糖尿病

・西醫：以降血糖藥、注射胰島素為主要治療。

・中醫：根據糖尿病的不同病程，中醫有清熱養陰法、補腎養陰法、引火歸元法、大補腎陰腎陽法......等，可同時降血糖並改善中後期併發症。

三、中西醫對疾病認識之差異

以下以神經疾病為例，說明中西醫對疾病認識之差異。

神經疾病相當於中醫古籍中：中風、厥、癲、癇、痿、痙、痺、卒中、偏枯、躄、鬱症、癡呆、頭痛、眩暈、震顫掉......等，諸多篇章之探討範疇。

1. 傳統中醫病因病機 vs. 現代醫學可能涉及之疾病

中醫的：「中風」

■ 內風

・係指：腦血管疾病，又稱「卒中」。

・類中風：暫時知覺喪失，醒後無癱或口眼喎斜。

・真中風：卒倒、昏迷、半身不遂，或口眼歪斜，言語障礙等。區分中絡、中經、中腑、中臟。

■ 外風

・外感風邪：症見發熱、頭痛、汗出、脈浮緩。

■ 現代醫學

・中醫「內風」：腦栓塞、腦梗塞、腦出血、面神經麻痺、TIA（類中風）。

・中醫「外風」：感冒。

中醫的：「厥」

■ 定義

・突然性的昏倒，四肢厥冷，之後逐漸甦醒。

■ 病因病機

・陽亢，飲食不節，精神刺激或劇痛，氣機逆亂。

・元氣虛弱、勞損、病後、失血，氣血不能上承。

■ **中醫論厥**

・暴厥、寒厥、熱厥、煎厥、薄厥、尸厥。

・痰厥、食厥、氣厥、血厥、蛔厥、暑厥。

■ **現代醫學**

・中醫的「厥」：TIA、高血壓腦病、癲癇、貧血、自律神經紊亂。

中醫的：「癲」

■ **定義**

・神志異常，情志喜笑或不樂，語無倫次。

■ **病因病機**

・痰氣鬱結

>抑鬱淡漠目呆，哭笑無常，語無倫次，或喃喃自語妄見妄聞，鬼臉，心煩易怒，寐難，懶散，飲食少思。

>舌苔薄膩，脈弦滑。

・心脾兩虛

>反應遲鈍，神思恍惚，心悸易驚，善悲，肢體困乏，穢潔不知，無華，納少。

>舌質淡，脈細弱。

■ **現代醫學**

・中醫的「癲」：思覺失調，躁症，鬱症。

中醫的：「癇」

■ **表現**

・發作無時，抽搐昏扑，口吐白沫，兩目上視。

・醒後神智如常。

■ **病因**

・先天不足、驚恐、痰擾清竅。

■ 區分

- 陰癇、陽癇。
- 巢元方：驚癇、風癇、食癇、痰癇。
- 孫思邈：心癇、肝癇、肺癇、腎癇、腸癇。

■ 現代醫學

- 中醫的「癇」：癲癇。

中醫的：「痙」

■ 定義

- 熱性病出現背強反張，口噤不開的病症。
- 症見：惡寒，頭熱，面赤，目赤，頸項強急，背反張，卒口噤，獨頭動搖，脈沉細或勁急......等。

■ 病因病機

- 六淫侵襲，化燥、化風所致。
- 凡熱盛傷陰，誤吐，誤下的重症......等，亦能致痙。

■ 現代醫學

- 中醫的「痙」：腦感染、破傷風、中風後遺、各種神經性張力過強。

中醫的：「痺」

■ 定義

- 肢體關節痠痛、麻木、重著及屈伸不利。

■ 病因病機

- 風寒濕熱，乘虛襲入，氣血不暢，經絡阻滯。
- 痰濁瘀血，阻于經隧，深入關節筋脈。

■ 現代醫學

- 中醫的「痺」：痛風、類風濕、退化性關節炎、骨化肌炎。

以上疾病之鑑別處

痺	四肢腫脹、疼痛、變形，久則肌肉瘦削枯萎。
	多由外因而起，關節疼痛或腫脹。
痿	肢體但不任用，並無痛處，多為氣血虛。
	多由內因而成，無關節疼痛或腫脹。
腳氣	下肢緩縱痿軟，不堪任地。
	麻木、腫脹、疼痛，屬於邪氣實。

風	動而或勁
痺	不仁或痛
痿	弱而不用
厥	逆而寒熱

2. 現代醫學疾病臨床表現 vs. 傳統中醫探討範疇

以下以紅斑性狼瘡及多發性硬化症，舉例說明：

■ 紅斑性狼瘡 SLE

中醫依據SLE發病時，其病程及侵犯的部位所表現的各種症狀與體徵，提出不同的傳統疾病名稱，例如：

・神經精神症狀

>臨床表現：記憶缺陷，注意不集中，認知障礙，頭痛、易怒、失眠、多夢、遲鈍、焦慮憂鬱、妄想......等。

>中醫傳統病名：「躁」、「鬱」、「失眠」。

・腦血管病變

>臨床表現：腦部栓塞、梗塞、出血。

>中醫傳統病名：「偏癱」、「大厥」、「卒中」。

・腦膜炎

>臨床表現：頭痛、頸項強直、腦膜刺激綜合癥。

>中醫傳統病名：「頭痛」、「痙病」、「溫病」。

・共濟失調

>臨床表現：肢體協調紊亂，不能維持軀體姿勢和平衡。

>中醫傳統病名：「痙攣」、「瘛瘲」、「驚風」。

・狼瘡腎炎

>臨床表現：浮腫、蛋白尿、血尿、高血壓、腎臟衰竭。

>中醫傳統病名：「水腫」、「癃閉」、「溺血」。

系統 SLE 神經損傷	
臨床表現	**中醫隸屬**
• 神經精神症狀 • 腦血管病變 • 腦膜炎 • 共濟失調 • 腎炎、腎衰	• 躁症、鬱症、失眠 • 偏癱、大厥、卒中 • 頭痛、痙病、溫病 • 痙攣、瘛瘲、驚風 • 水腫、癃閉、溺血

■ **多發性硬化症**

中醫依據多發性硬化症所表現的各種症狀與體徵，提出不同的傳統疾病名稱：

・肢體

>臨床表現：肢體無力、癱瘓、肌張力增高、共濟失調......等。

>中醫傳統病名：「痿症」、「痺症」、「風痱」。

・語言

>臨床表現：構音障礙伴隨肢體無力。中醫傳統病名：「瘖痱」。

・腦損傷

>臨床表現：頭痛、頭暈、反應遲滯。中醫傳統病名：「頭痛」、「眩暈」。

・行動

>臨床表現：行路不穩，肢體協調與平衡困難。中醫傳統病名：「骨繇」。

・視力

>臨床表現：視力障礙、複視。中醫傳統病名：「視瞻昏渺」、「青盲」。

多發性硬化症	
臨床表現	**中醫隸屬**
• 肢體無力、癱瘓 • 語言障礙伴肢體無力 • 頭暈、頭痛 • 行路不穩，共濟失調 • 視力障礙	• 痿症、痺症、風痱 • 瘖痱 • 眩暈、頭痛 • 骨繇 • 視瞻昏渺、青盲

四、中西醫結合思路運用

例一：以「肝豆狀核變性」為例說明中西結合思路之實際運用

■ 臨床表現

・亦稱威爾森氏症（Wilson's Disease），是一種遺傳性疾病，患者的體內會積聚銅。

・臨床表現：典型的症狀與腦部及肝臟有關。

>腦部症狀如震顫，體僵，手足拘急，口歪頸斜，言語不清，人格變異，幻覺。

>肝臟症狀如嘔吐、衰弱、腹水、腿部水腫、黃疸、搔癢。

■ 傳統中醫

・依據臨床表現的症狀辨證，應屬肝腎虧損，肝風內動證候。

>內經：諸風掉眩，皆屬於肝。

>治則：適用平肝熄風法。

・處方舉例：大定風珠加方、建瓴湯加方

（大定風珠加方：龜板 鱉甲 龍骨 牡蠣 珍珠母 蜈蚣 全蝎 地龍）

（建瓴湯：龍骨 牡蠣 代赭石 懷牛膝 白芍 生地黃 山藥 柏子仁）

・實際狀況：龜板、鱉甲、龍骨、牡蠣、珍珠母、蜈蚣、全蝎、地龍、代赭石......等，含銅量很高，若納入用藥將導致病情日益趨重。

■ 中西醫結合

・染色體隱性遺傳性銅代謝異常。

・銅沉積全身：腦豆狀核、肝臟、腎臟、眼角膜。

・中醫病機

>先天稟賦不足，肝腎素虧，痰瘀熱毒。

>肝腎陰虛，又夾風、火、痰、瘀之毒邪，而有癲狂、黃疸、鼓脹、震顫、積聚、骨折、角膜色素沉澱......諸症，久病亦致虛入腎。

・治則：

>清熱解毒＋扶正＋柔肝化瘀

>再視臨床表現，給予利濕、通腑、疏肝理氣諸藥。

>視病程狀況，給予不同程度的扶正治療。

以上治則貫穿各階段病程。

肝豆狀核變性
中醫病因病機

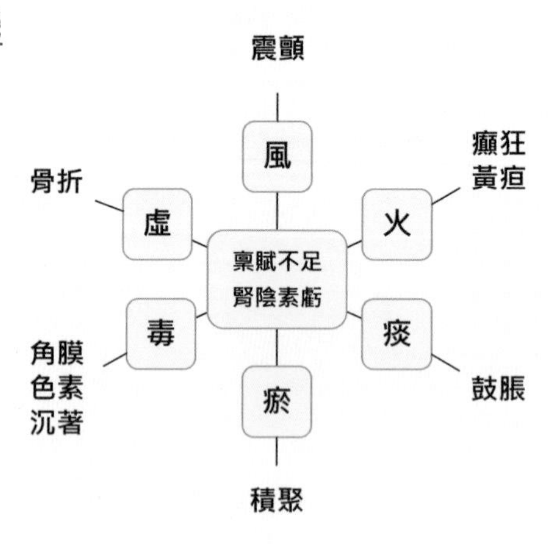

肝豆狀核變性
治療大原則

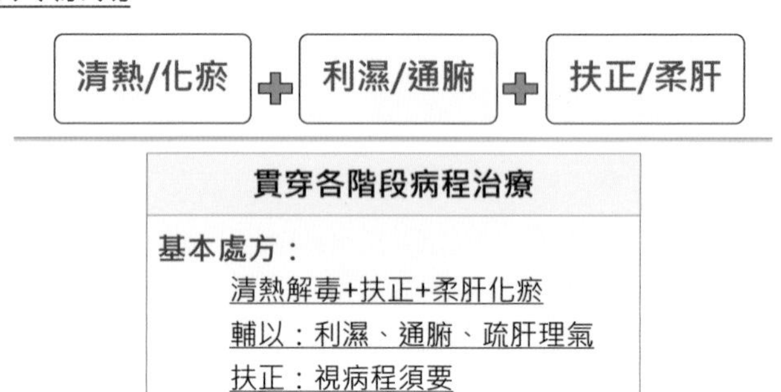

例二：以「周期性麻痹」為例說明中西結合思路之實際運用

■ 臨床表現

- 反覆發作之全身或局部性的肌肉無力、四肢軟癱、腹痛吐瀉。
- 誘發因素：疲勞、受涼、精神刺激、飢餓、飽餐、飲酒、劇烈運動......等。

■ 傳統中醫

- 依據臨床表現，因其肌肉無力、四肢軟癱，證型應屬肝腎陰虛、氣血兩虛、脾胃氣虛、肝鬱氣滯、寒濕浸淫......等虛證。

■ **中西醫結合**

・病因

>因甲狀腺亢進，導致鉀離子暫時性移入細胞內，造成低血鉀症。

>藥物誘發：類固醇、干擾素、利尿劑、抗病毒藥物......等，亦可能誘發本病。

・中醫治則

>依病程及神經損傷程度，給予平肝降逆、或滋養肝腎、或引火歸元、或補腎之陰陽。

（註：請詳見「中醫常見內分泌疾病診治心法—甲狀腺疾病」篇。）

周期性麻痺	
傳統中醫	**中西醫結合**
• 氣血兩虛 • 脾胃氣虛 • 肝腎陰虛 • 寒濕浸淫	• 鉀離子代謝異常 • 平肝降逆、滋養肝腎 • 吐瀉：養胃和中 • 共濟失調、腎衰 • 西藥誘發：利尿劑、類固醇、干擾素、抗病毒

五、中西醫結合臨床診斷

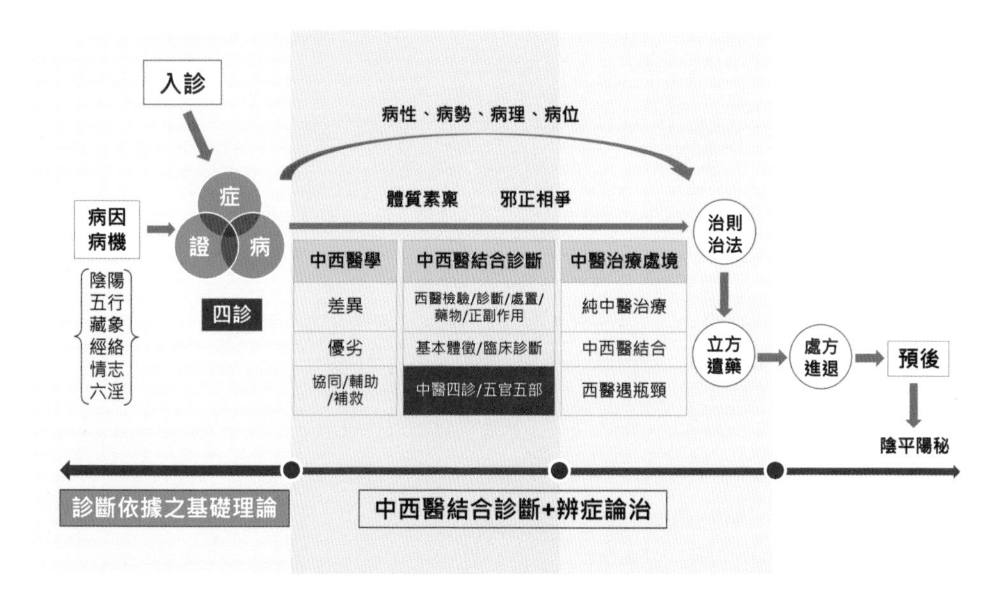

本段概述中西結合臨床診斷所依據之中醫基礎理論：

陰陽五行學說

■ 陰陽相互關係

・相互對立：例如交感神經與副交感神經，功能相互對立、反饋、協調。

・相互依存：陰陽互根、互損，無陰則陽無以化，無陽則陰無以生。

・相互消長：陰陽偏勝與偏衰，是機體失衡的病理狀態。

・相互轉化：重陰必陽，重陽必陰。例如急性感染時熱毒深重，耗損正氣，突發厥冷，脈微欲絕。

■ 生命發展過程中，離不開陰陽的相互關係

・興奮和抑制、合成與分解、新生和衰亡、儲存和釋放。

・氧化和還原、產毒和解毒、凝血和抗凝血、功能亢進與缺陷。

・損壞和修復、增強和抑制、致敏和脫敏......。

■ 陰陽五行

・生理：五臟相互資生，相互制約。

・病理：例如土敗木賊，木火刑金。

・診斷：例如肝病（面青，喜酸，脈弦）、心火（面赤，口苦，脈洪）。

・治療：例如培土生金、壯水制火、滋水涵木。

藏象學說

■ 「心」的病機

・生理：主血脈，主神明。

・病機涵蓋：心臟功能、血氧、內分泌、腦神經、自律神經。

■ 「肺」的病機

・生理：主氣，主宣發肅降，通調水道。

・病機涵蓋：呼吸、氣機、血液、免疫、津液、水分調節。

■ 「脾」的病機

・生理：主運化，主統血。

・病機涵蓋：胃、小腸、內分泌、消化系統、體液調節、離子恆定。

■ 「肝」的病機

・生理：主疏泄，主藏血。

・病機涵蓋：肝臟，肝經，血液、情志、神經、內分泌、免疫。

■ 「腎」的病機

・生理：藏精，主水，主納氣，主骨生髓。

・病機涵蓋：泌尿、生殖、腎上腺、神經、內分泌、免疫、細胞的再生與修復。

（詳細探討請參閱本書第五章～第十章 / 各臟腑病機及臨床）

藏象病機

心	主血脈，主神明	心臟功能、血氧、內分泌 腦神經、自律神經
肺	主氣，宣發肅降 通調水道	呼吸、氣機、血液、免疫 津液、水分調節
脾	主運化，統血	胃、小腸、內分泌、消化 體液、離子恆定
肝	主疏泄，藏血	肝臟、肝經、血液、情志 神經、內分泌、免疫
腎	藏精，主水，納氣 主骨生髓	泌尿、生殖、腎上腺、神經、 內分泌、免疫、細胞的再生

氣血津液精

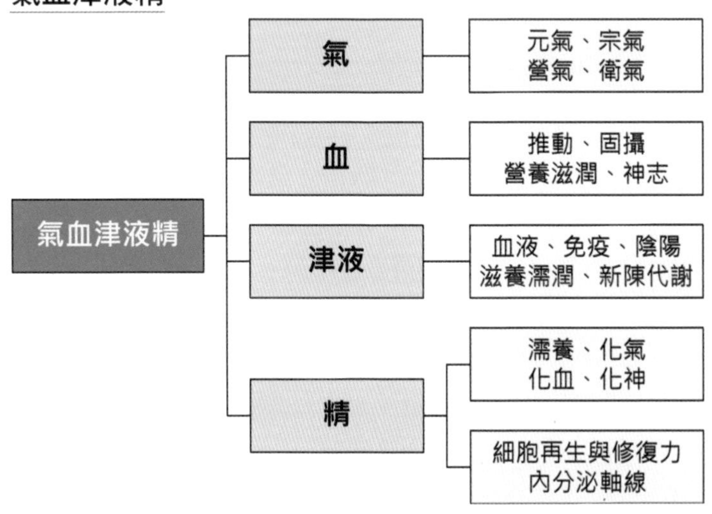

經絡學說

■ 經絡與神經的不同

- 傳導不同：二者傳導的速度、路線、方向，皆不同。
- 可阻滯性不同：如以重量阻滯，經感停止，但疼痛不停止。以冰敷阻滯，22℃可阻斷經感， 10℃可阻斷外周神經傳導。

■ 經絡與神經的密切關係

- 自主神經：針刺合谷、足三里、陽陵泉，可促進自律神經的活化。
- 截癱病人：刺激下肢穴位感傳消失，說明經絡亦須通過脊髓神經傳導至大腦皮層感覺區。

病因病機

- 六淫：細菌、病毒 / 四時太過，內生五邪。
- 血瘀：經脈阻滯、離經之血→缺氧、缺血、水腫、壞死。
- 痰濁：阻礙氣血運行、阻礙氣機升降出入、蒙蔽神明。
- 情志：直接傷及內臟，影響臟腑氣機升降出入。
- 外傷：挫傷、墜墮、刀刃、燒燙、凍傷、蟲獸傷、溺水......。
- 飲食勞倦：飲食不節、營養不良、過度疲勞。
- 邪正相爭：細菌病毒、免疫疾病、惡性腫瘤......，皆有邪正相爭。
- 陰陽失調：陰陽格拒，陰陽互損，陰陽偏盛偏衰。
- 升降失常：升降不及，升降太過，升降失調、升降反作。

中醫五部五官 / 寒熱虛實的判斷

- 中醫從五色、五官、五部與基本體徵著手。
- 並藉由觀察：面色、皮膚、神識、肌肉、表情、痰液、二便、舌象、脈動.....，以探知並診斷疾病的深淺虛實。

（請參閱本書第二章 / 中西醫結合診斷與辨證論治）

基本體徵診斷

- 結合西醫基本體徵的診斷，如生命徵象、神經學檢查、觀察咳嗽、痰液、引流液、面色、膚色、腹壓、水腫、二便......的狀態。

• 再加入各種影像、電生理與實驗數據診斷方法，可明確得知病性、病程、病勢，提供極佳的治療參考依據。

（請參閱本書第二章 / 中西醫結合診斷與辨證論治）

西醫實驗數據診斷

參考西醫各項檢查的診斷，並依據診斷結果加入中醫的辨證論治，給予適當的處方。

- 生命徵象
- 尿液檢查
- 血液學檢查
- 生化檢查
- 腎功能檢查
- 電解質檢查
- 免疫性學檢查
- 癌症相關檢查
- X光、電腦斷層、MR、神經電生理檢查、超音波、PET、腦電圖......

（請參閱本書第四章 / 血檢診斷及臨床 ）

中西醫結合診斷與辨證論治

中西醫結合診斷與辨證論治

本章討論中西醫結合診斷與辨證論治之要法。內容涵蓋病患自入診起，至醫師開出處方的思考過程須具備的中西醫學素養，本章節探討：症-病-證，病因-病性-病勢-病理-病位，體質素稟，邪正相爭，中西醫結合診斷，中醫治療處境，治則治法，遣方立藥。

當病人進入診間，訴說一系列的症狀、愁訴或病名，身為當代的中醫師，除依循第一章「中西醫結合方法學」的思路，尚須接續考慮病因-病性-病勢-病位-病理，病人的體質及素秉，疾病與正氣產生的邪正相爭狀態（屬亢？屬虛？或僵滯？），依據中西醫結合的診斷方式，並考量中醫治療的處境（純中醫接手、或中西醫合療、或西醫遇瓶頸後中醫接手），彙整以上諸多面向，重新整理出一套因應現今以西醫為主流醫療環境下的「中西醫結合—新辨證論治」。

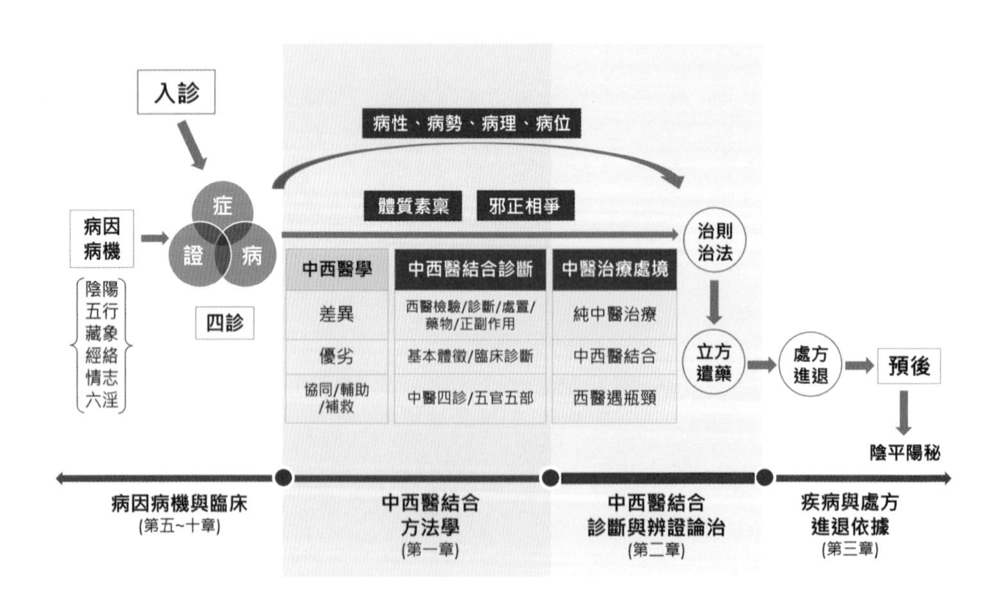

一、症、病、證

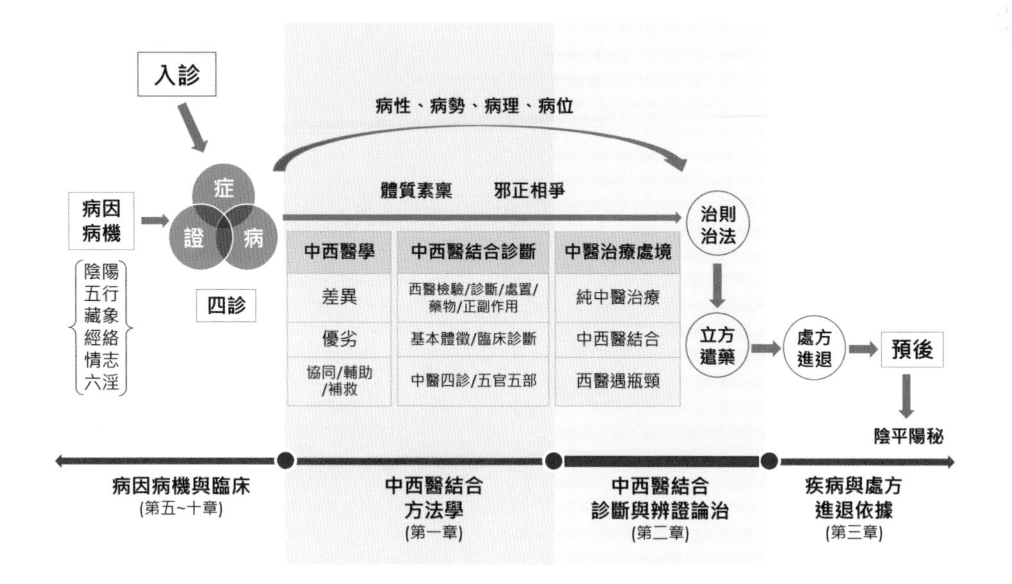

■ **症**

・患者自覺身體的異常變化。
・疾病本質的外在表現。
・經四診判斷，表現形體的異常特徵。
・證與病的外在現象。

■ **病**

・內外之邪作用於體內，出現邪正相爭，陰陽失調的異常狀態。
・有具體的病因、病機、發病的特定規律性，有一定的轉歸。

■ **證**

・在疾病發生和演變過程中，某階段的反應。
・透過脈與症，揭示病因、病機、病位、病性、病勢。
・為中醫論治提供依據。

症 / 病 / 證

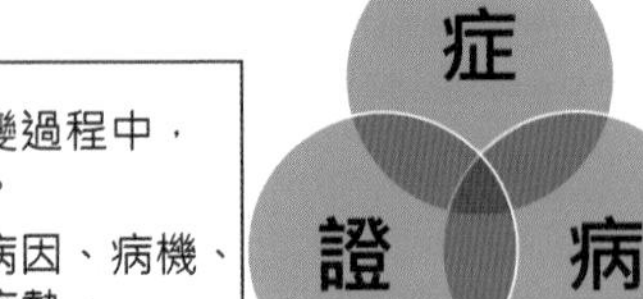

臨床常見症、病、證三者互為影響之三種情況：因證致病、因病致證、證病相因。

■ **因病致證**

- 如：頭部創傷、急性感染、腫瘤快速增殖期、自體免疫疾病急性期。
- 表現：表風熱、表裏三焦實熱等證候。

■ **因證致病**

- 如陰虛陽亢證候，可能導致高血壓、高血糖、甲亢、失眠...等疾病。

■ **病證相因**

- 更年期骨質疏鬆，為陰虛陽亢證候，而陰虛陽亢更造成蝕骨細胞亢進而更惡化骨鬆。
- 老年性骨質疏鬆，為腎陰陽兩虛證候，而腎陰陽兩虛亦是影響成骨細胞退化的元兇。
- 更年期多呈現交感神經亢進之肝腎陰虛證候，而肝腎陰虛更加重煩躁、潮熱、交感神經亢進......等更年期症狀。

二、病因、病性、病勢、病理、病位

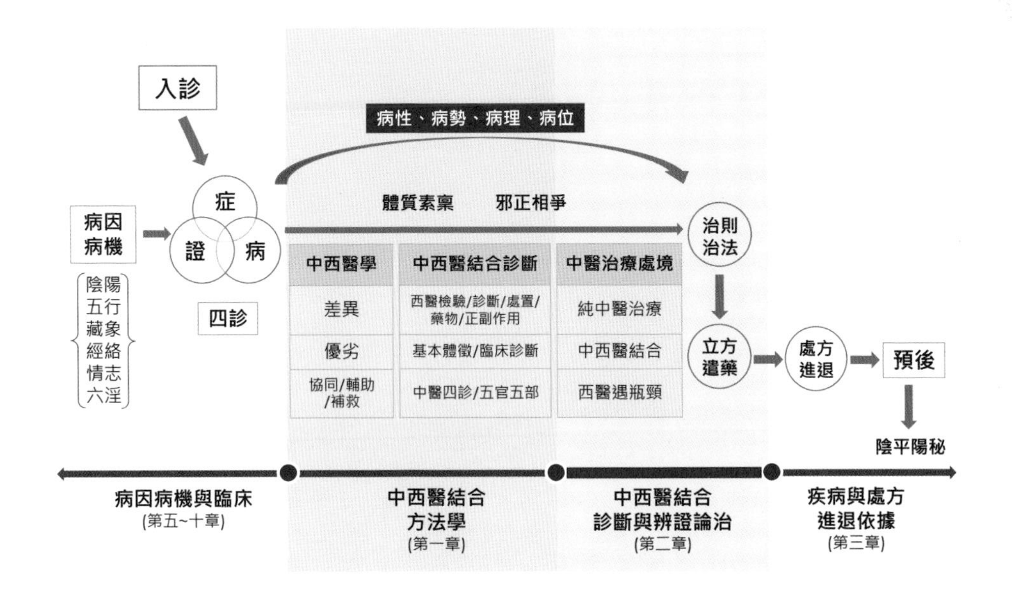

(一) 病因

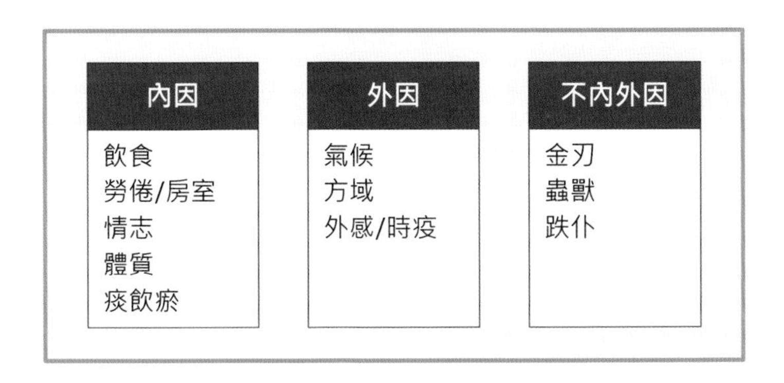

（二）病性

1. 以邪正兩造之強弱細察病性

・從邪氣實或輕、正氣強或弱、及邪正相爭交互思考。

・病性影響範圍如下，可做為治療指導參考：

>疾病進展的速度。

>邪正相爭的程度與力道。

>攻克或補益的治療原則。

>證候處方與藥物劑量的大小。

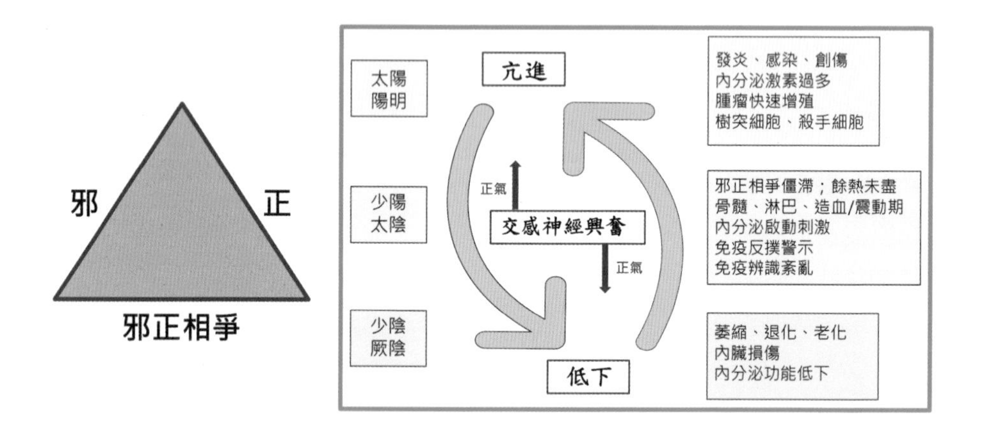

2. 以不同疾病在病程各階段，探討病性之型態

■ **亢進 / 熱性**

・發炎、感染、急性挫傷、免疫疾病急性期、惡性腫瘤增殖期、或內分泌疾病陽亢期、醫源性、遺傳性......等。

・病性屬熱性、或大熱性、或大瘀大熱。

・再依其病性所產生的痰、飲、濕、瘀等病理產物，及病人體質正氣強弱、邪正相爭，而表現三焦實熱夾痰瘀、或陰虛火旺夾痰瘀、或熱邪熾盛夾痰瘀、或疾病晚期之正虛邪實......等。

・治療上依其病性為主，給予清熱、化瘀、化痰利濕之辨病性藥物，再加上臨床表現證候之辨證處方。

・治則歸納：病性為主+證候處方。

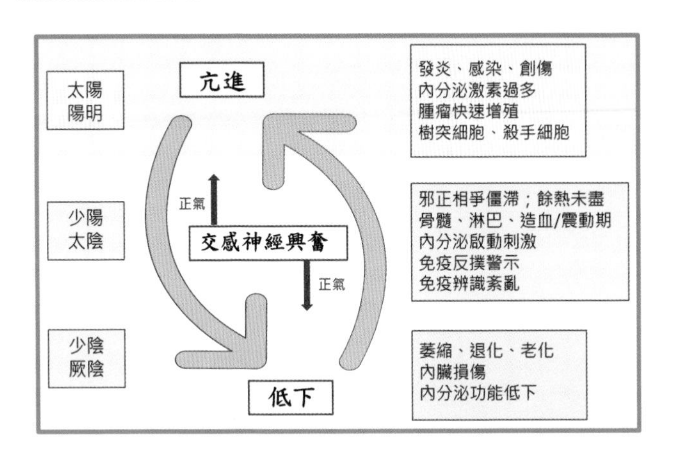

■ **虛實寒熱夾雜**

・病性屬慢性進展（可為寒性或熱性），或急性期治療後進入緩解期，或各種慢性病、內分泌紊亂，或某些病理性老化。

・此期也可能夾雜代謝廢物，並與病人的素稟及正氣交錯，形成各種寒熱虛實夾雜的證候。

・治療上依臨床表現證候之辨證處方為主，再加上或寒或熱之病性，及所夾之病理產物（或痰或瘀）之對治藥物。

・治則歸納：辨證處方為主+病性為輔。

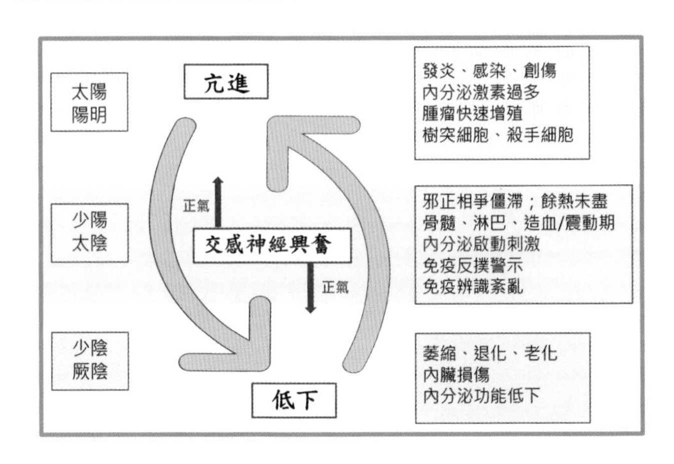

■ 低下 / 寒性

・營養不良，各種感染、急慢性損傷後遺不能恢復，亢熱性損傷後遺，萎縮退化期，年老體衰、慢性病晚期，臟器衰竭，內分泌低下，醫源性，遺傳性……等。
・其病性屬虛寒、或寒瘀。治療上以辨證處方為主。
・治則歸納：以辨證處方為主。

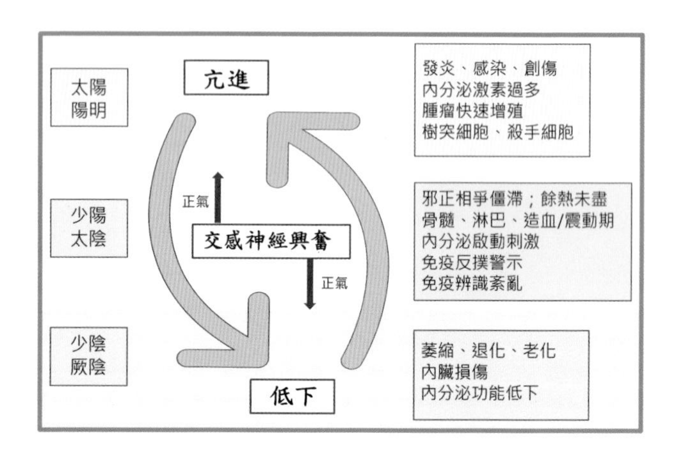

（三）病勢

病勢決定處方藥物的劑量，與治療的積極度，須與病性合參，視其寒熱虛實，或攻補、或調理陰陽，大原則如下：

・病勢強：處方需劑量大、積極治療，以抑制疾病主要矛盾為主。
・病勢緩：處方劑量可減，但須加入調理體質辨證處方。

■ 病勢依病程進展與病勢強弱可大致區分為四類：

①急性熱亢期 / 病勢強

・大劑清熱化瘀，並抑制陽亢證候。
・以求短期間內抑制各種急性期熱亢性疾病，減少機體損傷。

②緩解期 / 病勢緩

・攻克處方劑量可減少。
・並加入調理體質陰陽之辨證處方。

③萎縮退化期 / 病勢強

- 以大劑量扶正處方，糾正陰陽逆亂。
- 積極治療，以求修復各種損傷退化。

④病理性老化 / 病勢緩

- 以調理體質，平衡陰陽的處方為主。
- 再加上糾正潛在疾病的病理性矛盾。

(四)病理

依疾病產生的病理現象，微觀或宏觀，在辨證處方上給予積極性的治療策略，往往可逆轉疾病的進展，此乃促進病人健康修復之關鍵。

例如：

- 各種熱性病導致的臟器纖維化，給予化瘀柔肝之品，如何首烏、菟絲子、當歸、丹參，再加上臨床證候之處方，可糾正肝硬化、肺纖維化、神經肌肉萎縮退化......等。
- 治療惡性腫瘤，在各臨床證候上，加入一定劑量清熱化瘀藥抑制腫瘤增長，並考慮可能產生的病理性代謝廢物，給予化痰及通利二便，可兼收治療與預防的優勢。
- 在高尿酸血症的病人，在辨證的處方上，加上清熱、化瘀、利濕的主要病理矛盾之中藥，可改善病人反覆發作的頻率。
- 腎氣虛的病人，應加入補腎藥，可攔截疾病往應激性或陽亢性發展，減少病人內耗性損傷。

臨床常見以下八種病理現象：

常見八種病理現象							
發炎性	增生性	應激性	纖維化	佔位性	缺氧缺血性	萎縮退化性	代謝廢物阻滯

■ **發炎性**

・各種感染、創傷、惡性腫瘤、輻射性灼傷、藥物灼傷、免疫性疾病、內分泌激素過多、骨髓發炎或增生、陰虛體質......等，在急慢性期皆會有發炎性病理。

・急性期以大劑清熱解毒、或清熱養陰，若有水蓄痰飲（如肺積水、腦水腫），須加入化痰飲藥物，並視邪正相爭及交感應激狀況，給予解表、或和解之處方，如葛根湯、柴胡桂枝湯、大柴胡湯、柴苓湯。

・且依病人正氣狀況，適時給予補氣、補腎藥，以存抗邪根本，注意開脾胃及通利二便。

・例如：創傷性急性腦壓高腦水腫

>以大柴胡湯+清熱解毒+活血化瘀+利濕通便為主方，若正氣弱同時加入補氣或補腎藥。

>慢性化後清熱藥劑量可減，再加入改善發炎後的病理性損傷，如慢性纖維化、間質細胞增生、血管萎縮阻塞、或積存黏液性水濕性病理產物。

>此階段須配合體質調理，依臨床辨證的處方，再加入清熱養陰、化瘀養血、化痰利濕之品，可有效改善慢性發炎，糾正病理性損傷。

・例如：慢性肝炎導致肝硬化

>以清熱柔肝法，如小柴胡湯+黃連、連翹、何首烏、當歸、丹參、茯苓、陳皮。

>若舌質瘦薄、脈弦弱，合併腎虛，加杜仲、菟絲子、黃耆（少量）。

>以上可有效截斷反覆肝炎發作，並改善纖維化。

■ **增生性**

・實質性增生病灶的病性多屬瘀證（臨床以熱瘀居多）。

・如：良惡性腫瘤增生、各種纖維性增生、間質細胞增生、血管內皮肥厚增生、腸黏膜息肉增生......等。

・但臨床須視病人正氣，考慮是熱瘀、寒瘀、或寒熱虛實夾雜。

・若合併病理產物，則有痰熱瘀、寒痰瘀、或痰濕瘀虛實夾雜。

・例如觀察病灶增生：

>若瘀紅熱腫，且病人正氣足，給予清熱化瘀利濕。

>若淡暗漫腫，給予補氣化瘀利濕。

>若暗紅色黑，給予補氣溫陽化瘀，酌加清熱利濕。

■ **應激性**

- 當身體承受壓力，如宏觀的天氣驟變、急性創傷、感染、手術等，或微觀的細胞發炎、缺血缺氧......等病變。
- 腎上腺髓質—交感神經系統會過度興奮，導致體溫、血糖、乳酸、血脂、類固醇......等異常增高，血液流變學、血小板黏附與聚集功能異常。
- 以上身體損傷後之應激反應，造成嚴重程度不同的續發性傷害，如急性高血糖、高血壓、高血凝、嚴重疼痛、各種內分泌亢進、血管痙攣......等，嚴重可能導致中風、心肌梗塞、尿毒，甚至直接危害生命。
- 治療各種應激性傷害，除了考量臨床症象與證候外，須適時加入疏肝及補腎藥，緩解腎上腺髓質—交感神經系統，則各種高亢反應較易調控下來。

■ **纖維化**

- 組織器官在各種因素損傷後，或纖維細胞過度表現，或生長荷爾蒙不足，形成修復能力困難之病理性纖維化，最後導致身體各種不可逆轉的退化萎縮。
- 此時須考慮以柔肝養血的方法處置。
- 以何首烏、熟地黃、當歸、菟絲子、沙苑蒺藜......等為主方。
- 再視臨床病性、病勢、症象、證候，合併給予或清熱、或化瘀、或補氣、或溫陽。
- 如此可漸進改善纖維化的病理現象。

■ **佔位性**

- 如腦膿瘍、腦出血、腫瘤壓迫、創傷後血塊擠壓、或椎間盤突出、或各種腔室積液......。
- 須視病情進展程度，若已嚴重佔位，以內科治療不能緩解，須盡快配合外科手術減壓。

■ **缺血缺氧性**

- 如：氣喘、慢性心衰、腎衰、貧血、妊娠毒血症、低血壓......等，皆會導致組織器官低灌流。
- 組織細胞灌流不足，會引發代謝降低及電解質紊亂，細胞內外的能量、酶、廢物無法交換、釋出，導致水腫浸潤、萎縮或纖維化，最後細胞死亡。
- 缺血缺氧性的病理，屬氣虛、血虛或腎陽虛，可能夾瘀、夾痰、夾濕，須以補氣養血或大補腎陽的處方，視情況加入活血化瘀、化痰飲、利濕之藥施治。

・例如：氣喘急性發作導致缺血缺氧性腦水腫、昏迷軟癱

>此時腦部存在許多代謝廢物（以痰濕居多），須以大補陽合併化痰利濕、醒腦通竅法施治。

>如用補陽還五湯，重用黃耆，加人參、茯苓、澤瀉、麻黃、桂枝、乾薑、附子，加黃芩或黃柏預防化燥。

■ 萎縮退化性

・各種創傷性、發炎性、陽亢性疾病，最後會進入萎縮退化期。或各種缺血缺氧性疾病、各種慢性病晚期、老年體虛、病理性老化，亦屬此病理。

・萎縮退化性病理，全身性或局部性的神經、血管、肌肉、內臟、內分泌......等功能皆低下，細胞再生修復力困難，在中醫屬腎陽虛、脾腎陽虛，須以大補氣血、大補脾陽腎陽，為組織器官及細胞增加供血供氧，並帶來大量營養，活化並修復萎縮退化的損傷，另外若有代謝廢物須一併清除。

・例如：SLE 緩解期腦退化及神經脫髓鞘（已投入大量類固醇後）

>須以大補氣血、大補脾陽腎陽施治，並加入清熱化瘀柔肝或利濕之藥。

>如補陽還五湯、聖愈湯、自擬補腎方（熟地、當歸、山茱萸、炒杜仲、黃耆），加乾薑、附子、玉桂子、黃芩、黃柏、丹參、何首烏、菟絲子、茯苓，並注意開脾胃。

>須慎防補養至一段時日後，當正氣來復，即免疫反撲之時。

■ 代謝廢物阻滯

・只要身體損傷，無論發炎或缺血缺氧，皆會誘導各種代謝廢物的過度釋放或異常增高。

・如：興奮性谷氨酸、凝血酶、血漿蛋白、血小板、白血球、介白質、干擾素、前列腺素、血糖、乳酸、血脂、類固醇......等。

・這些病理性代謝廢物，會阻礙神經傳導，並干擾組織器官的修復，故治療時，須考慮一併處置。

・這些代謝廢物，臨床上會以血瘀、痰濁、飲濕呈現，若適時給予化瘀、化痰、利濕之品，會增加意想不到的治療效果。

・例如：出血性腦中風或動脈瘤破裂

>在急性期過後，生命徵象穩定，卻仍神識昏蒙不醒，此際給予補氣養血加化痰

瘀的處方。

>如：補陽還五湯加溫膽湯，協助修復腦神經並清除代謝廢物，常會快速清醒。

（五）病位

■ 西醫重視疾病的損傷部位

・中樞神經：例如錐體外系、癲癇、脊髓壓迫

>錐體外系統損害：可出現肌張力的改變，不自主運動，如帕金森氏症候群、舞蹈症。

>癲癇發作：是各種原因導致腦部的損傷。

>脊髓神經壓迫：會有相應的神經損傷部位之痠痛、麻木、無力，甚至大小便失禁。

・周邊神經：例如肋間神經痛、雷諾病

>肋間神經痛：因挫傷、腫瘤、或帶狀皰疹......等，導致肋間神經損傷或發炎，有明確的表現部位。

>雷諾氏病：因免疫、內分泌、血管、神經......因素，導致末梢血管神經過度反應之痙攣及缺血。

・十二對腦神經：例如耳中風、梅尼爾氏症

>耳中風：因耳中小血管阻塞、耳膜受傷、病毒感染、或壓力所引起之聽神經損傷。

>梅尼爾氏症：內耳半規管的淋巴水腫，常合併自律神經病症所導致。

・肌肉：例如重症肌無力、肌肉失養症

>重症肌無力：因自體免疫攻擊，導致神經傳導介質—乙醯膽鹼無法作用在肌肉上。

>肌肉失養症：四肢及身體的肌肉逐漸無力，最後影響呼吸及心臟。

・血管：例如糖尿病神經病變、血栓靜脈炎

>糖尿病神經病變：以感覺神經功能喪失為主，慢性、對稱性的感覺減退及異常。

>血栓靜脈炎：靜脈血管發炎同時伴有血栓形成，炎症與血栓兩者互為因果。

■ 中醫以病位辨證

・表裏辨證：表病 / 裏病 / 表裏同病 / 表裏出入

>邪氣入侵在表、或入裏、或表證未解而病邪已入裏，或素有宿疾又新感表邪。

>正勝邪却，則疾病由裏出表。如SLE嚴重急性期攻陷腦部及內臟，造成中樞及周邊神經或臟器損傷，在治療緩解後，漸進表現皮膚、黏膜、關節、末梢神經的病症，之後漸進痊癒。

>正不勝邪，則表邪內陷入裏。如老年或體虛者急性感染，即快速引發肺炎、敗血症。

・臟腑辨證：臟腑虛實、盛衰 / 病理產物

>臟腑的生理、病理、虛實、盛衰，氣機太過與不及，亢害與承制，在臟腑病機規律指導下，提供明確的病位辨證。

>各種病變產生痰飲瘀的病理產物，是疾病的結果及致病因素，須加入考量並處置。

・經絡辨證：十二經脈、奇經八脈 / 病症特點

>透過觀察經絡中的氣血盛衰及運行異常，可反應臟腑病變機理。

>疾病的深淺及部位，亦可觀察病候係屬何經? 病在經、在絡、在臟、或在腑?

・六經辨證：六經病症 / 傳變

>以臟腑經絡為基礎，明確體現外感內傷的病位、病性、邪正盛衰。

>太陽病的病位在表，屬膚表肌腠失調。陽明病的病位在裏，多涉及肌肉、胸、胃、腸。少陽病半表半裏，多涉及膽、三焦、免疫。太陰病的病位較深，多涉及脾、胃、體液、肝臟合成營養能力。少陰及厥陰病的病位更深，多涉及心、肝、腎、腦。

・衛氣營血辨證：衛氣營血病症 / 傳變

>衛氣營血是外感與內傷疾病，透過生理層次、病理順序，及其相互影響與傳變。

>可充分了解病位深淺、病情順逆、正邪虛實、病性及病勢。

・三焦辨證：三焦病症 / 傳變

>上中下三焦所分屬的病變部位，其病機反應疾病的病位、傳變與轉歸的規律。

三、體質因素

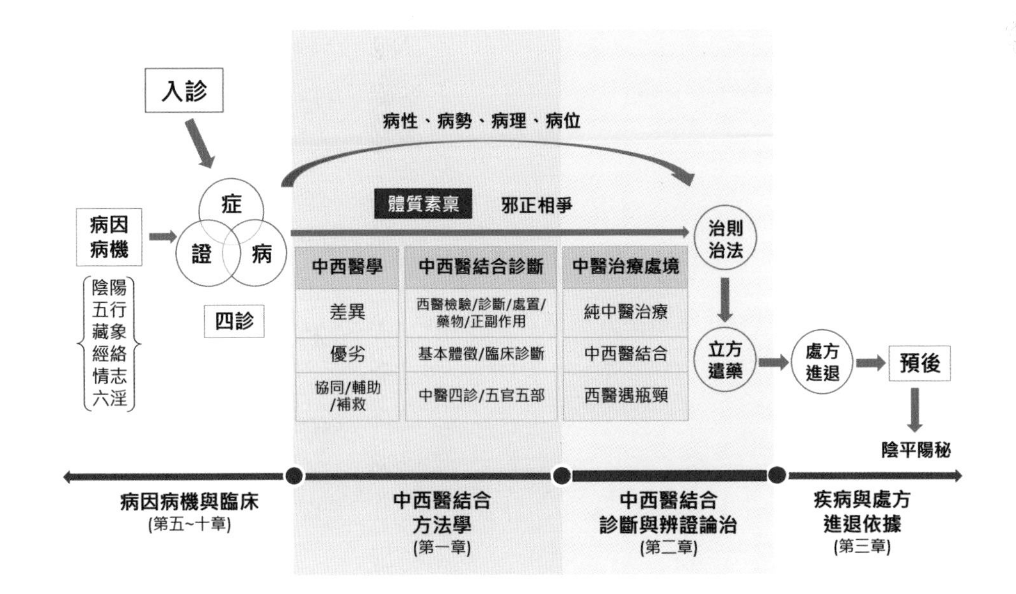

<體質形成因素>
地域
氣候
性別
營養
遺傳
作息
勞損
職業
年齡
疾病
母胎
情緒

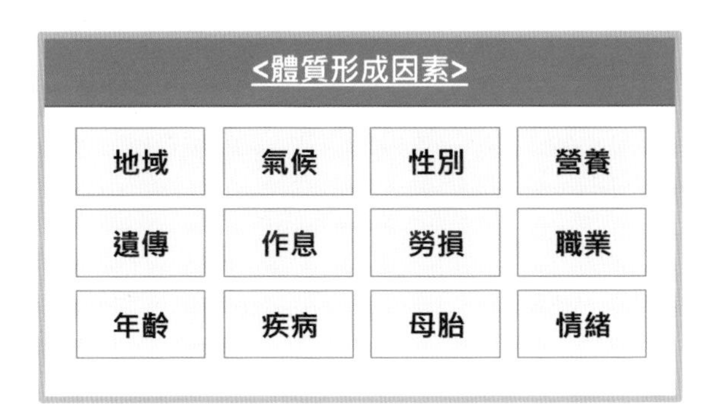

■ 體質與疾病之關係乃「同氣相求」

・「同氣相求」指易感性。

・乃某種體質容易感受相應的六淫之邪（六氣），如：

 >易風為病者，表氣素虛。

 >易寒為病者，陽氣素弱。

>易熱為病者，陰氣素衰。

>易傷食者，脾胃必虧。

>易傷勞者，中氣必損。

>發病之日，即正氣不足之時。

■ **常見之病理性體質**

如：陰虛、陰虛陽亢、陽虛、陽虛水濕、表裏不和、氣虛、血虛、氣血兩虛、氣滯血瘀、痰濕、血瘀、血熱......等。

■ **中醫考慮體質證候，非僅聚焦於疾病表象**（以內分泌疾病為例）

・因虛致實

>長期熬夜，持續緊張壓力，形神耗傷後，導致肝腎陰虛、肝鬱化火後的甲狀腺亢進，屬因虛致實之證。

>治療時須注意適時補腎疏肝（緩肝），而非長期給予抑制亢進的治療手段。

・因實致虛

>當甲亢造成低血鉀症，導致心臟、神經、肌肉功能損傷之周期性麻痺，是屬因實致虛之證。

>不能因見其虛，即大肆修補，仍須考慮治療甲亢本病，標本兼顧。

・因病致證

>病人因有內分泌亢進，表現庫欣氏症的體態，而有痰濕瘀熱壅滯之證，此乃因病致證。

・因證致病

>病人因素稟或勞損，有陰虛火旺的證候，將來進展成高血壓、或甲亢、或糖尿、或內分泌亢進......等的機率相對較高，此屬因證致病。

・病證相因

>更年期骨鬆為陰虛陽亢的證候，而陰虛陽亢更造成蝕骨細胞亢進而惡化骨鬆。

>老年性骨鬆為腎陰陽兩虛證候，而腎陰陽兩虛亦是影響成骨細胞退化的元兇。

四、邪正相爭 vs. 應激

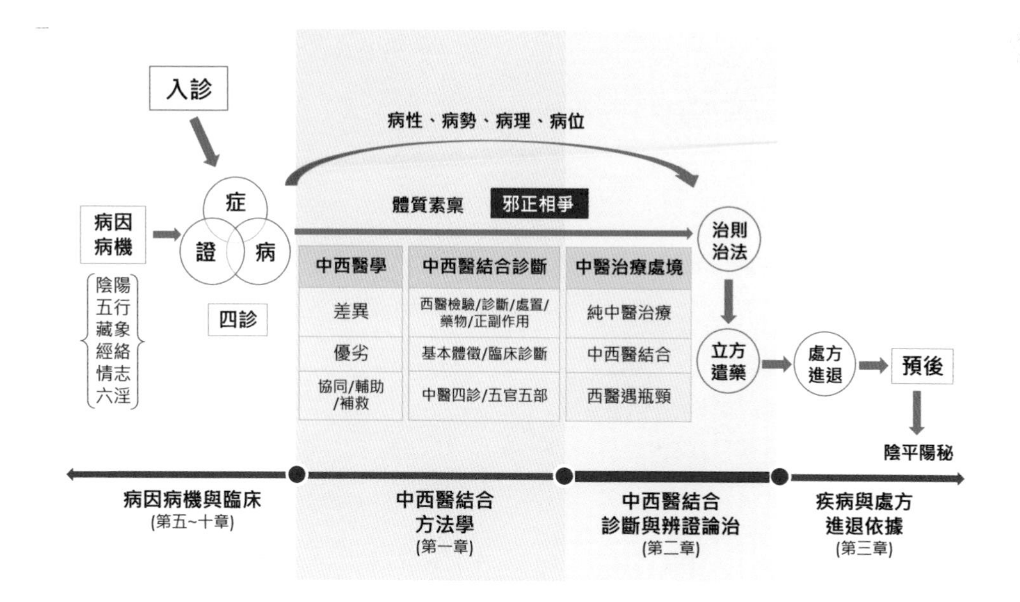

(一) 邪正相爭

邪正相爭之由來

邪正相爭是疾病發展的重要過程。當內外之邪作用於體內時，身體以「邪正相爭」作為因應，而邪氣對身體的病理損傷、身體試圖祛除邪氣的種種方式，皆會透過神經、內分泌、與免疫系統，進行應付與調整，同時也決定疾病的預後與轉歸。

・狹義的邪氣：指外感致病因素。

・廣義的邪氣：包括內外致病因素。

・正氣：乃人體抵抗邪氣侵襲，適應生活環境，以及維持正常生理運作的能力。

邪正相爭的五種狀態

邪正相爭，除了考慮外感因素誘發，尚須考慮伏邪（如肝炎病毒、EB病毒、帶狀皰疹、HIV......伺機性感染）、免疫疾病、感染後餘熱未盡、骨髓及淋巴系統躁動、內分泌紊亂、交感神經紊亂......等，所導致的身體失衡過程，可有以下幾種狀態：

■ **正虛邪盛**

- 邪氣亢盛，正氣虛弱=抗邪無力。
- 邪氣可迅速由表入裏、由陽入陰而傳變，甚至出現直中、逆傳等嚴重病勢，迅速導致五臟交虧、元氣衰憊的局面。
- 治療應著重扶正，正強則邪衰。

■ **邪正俱盛**

- 邪氣亢盛，正氣亦強=抗邪反應激烈。
- 在傷寒病多見於太陽、陽明階段。在溫熱病多見於衛分、氣分階段。在內傷雜病，則多見於疾病之初、中期。
- 在臨床上多表現為實熱證。
- 治療應著重祛邪，邪去則正安。

■ **正盛邪衰**

- 正氣強盛，邪氣衰退=陰陽自和。
- 病勢由裏出表，由陰出陽，由深出淺。
- 「陰陽自和」、「氣血自和」而自癒。

■ **邪正相持**

- 正氣不弱，邪氣不衰=邪正勢均力敵，相持不下。
- 此時，邪氣稽留於一定部位，不能深入傳交，正氣亦不能完全祛邪外出，多表現半表半裏。
- 治療上以和解法，扶正祛邪同施。

■ **正虛邪戀**

- 正氣已虛，邪亦不盛=正氣無力祛邪盡出，邪氣亦缺乏傳變、擴展之勢的遷延狀態。
- 多見於疾病的晚期。
- 治療上當以扶正為主，兼以祛邪。

體質在邪正相爭中之影響

- 素體陽盛者，易邪從熱化：疾病演變為陽熱之實證，病位在三陽和六腑。
- 素體陰盛者，易邪從寒化：疾病演變為寒實或虛寒，病位在三陰和五臟。

・素體陽盛者，一般不易感受病邪，一旦感邪則發病急速，傳變較少，病程較短。

・素體陽氣虛弱者，則易於感邪，且邪易深入，疾速惡化傳變，或病程纏綿。

影響疾病之從化與傳變

■ 從化

・邪氣各有不同的性質，當侵入人體之後，隨體質的陰陽、虛實、燥濕等不同，而發生性質變化。

・章虛谷言：「外邪傷人，必隨人身之氣而變。」

>從化的發生，主要取決於邪正相爭的形勢。

>當邪氣的屬性，與病人的體質根本相反的情況下（如：寒與熱、燥與濕等），從化現象尤為明顯。

・《醫宗金鑑・傷寒心法要訣》：「人感受邪氣雖一，因其形臟不同，或從寒化，或從熱化，或從虛化，或從實化，故多端不齊也。」

>由於從化現象多端，致使很多疾病始同終異，或始異終同。

■ 傳變

正氣虛衰或邪氣極盛狀態下，病勢易迅速由淺入深，由一臟波及另一臟。

如外感疾病的六經傳變、衛氣營血傳變、三焦傳變，內傷雜病經絡與臟腑之間的傳變及生克制化等。傳變可能循以下幾種模式：

・順傳

>外感邪氣依病理層次深淺，由淺入深，依次傳變。

>如傷寒病按太陽→陽明→少陽......厥陰，循經傳。

>或溫熱病由衛→氣→營→血，依次傳變。

・越經傳

>如溫熱病初病衛分，不經氣分而直接傳營分或血分。

>或傷寒病不經陽明，而直接傳太陰、少陰......等。

・內陷

>邪氣盛，病勢強，迅速傳裏，致使虛處受邪。

・兩感

>表裏兩感，即表裏同傳。

>陰陽兩感，則陰陽同傳。

・鬱伏

>邪氣停留於體內，既不消散亦不傳變。

>鬱伏久易化火、化燥、入血、或入絡。

（二）應激反應

應激反應乃身體內分泌—神經—免疫系統，為因應抵禦疾病所產生的邪正相爭。有以下幾種不同表現：

■ 亢熱階段

・發炎、感染、創傷初期、內分泌激素過多、腫瘤快速增殖期......。

・此時邪正相爭激烈，表現亢熱證候。

・交感神經興奮亢進、正氣強盛，免疫細胞（樹突細胞、殺手細胞）大量聚集。

・中醫六經範疇：太陽陽明併病、三陽合病。

■ 邪正相爭僵滯於表裏之間

・此時邪正相爭程度中等、或邪正俱憊。

・屬骨髓、淋巴、造血之震動期，餘熱未盡階段。

・此際內分泌啟動刺激交感神經、免疫啟動警覺性反撲、或免疫處於辨識紊亂。

・已有交感之自律神經啟動，而表現少陽證之胸悶、口乾、頭暈，或有肝鬱脾虛，但尚未出現過度熱亢，故以疏肝健脾或柴胡、白芍、大棗加清熱養陰。

・中醫六經範疇：少陽（少陽熱）、太陰（肝鬱脾虛）。

■ 萎縮、退化、老化階段

・此時正氣虛衰，無力啟動及反應，或正邪俱衰（各種功能低下，免疫疾病及內分泌雖紊亂，但亦無能力或條件啟動）。

・交感無力偵測或反應，各種內分泌或神經傳導遲滯，細胞再生及修復力低下。

・如：內臟損傷、內分泌功能低下、神經肌肉損傷。

・正氣大虛，進入大補腎陰腎陽階段。

・中醫六經範疇：少陰、厥陰。

邪正相爭—應激反應

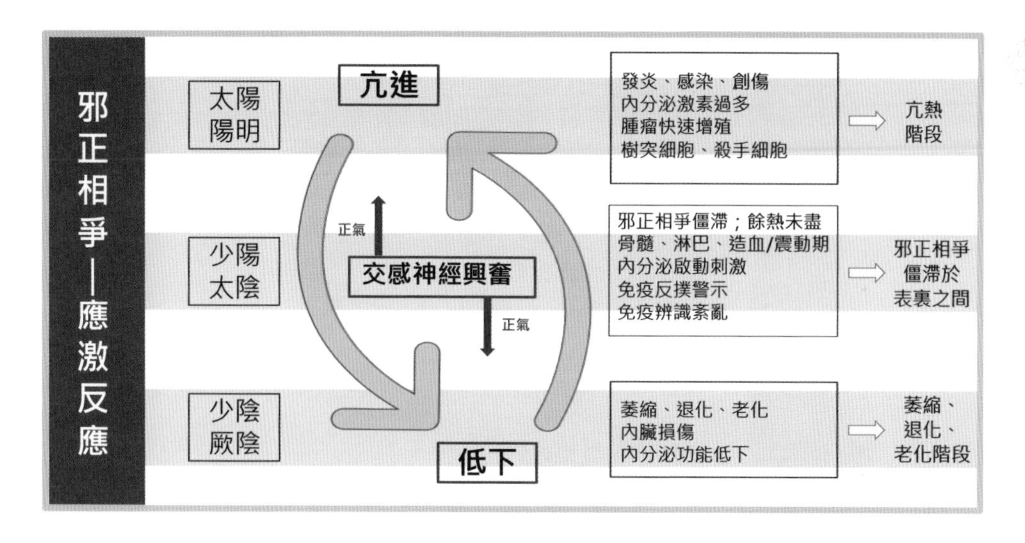

五、中西醫結合診斷

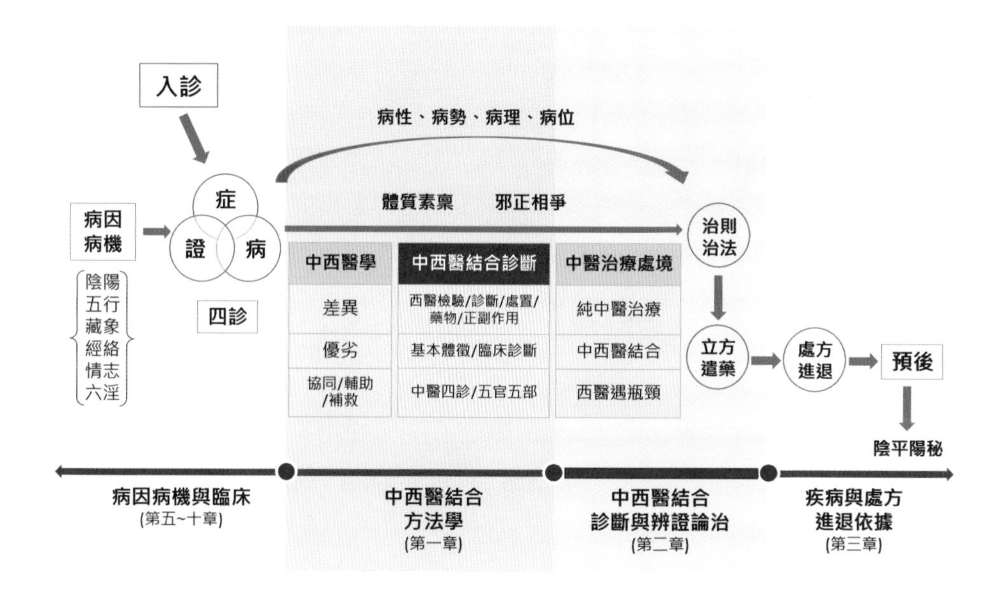

中西醫結合之關鍵診斷

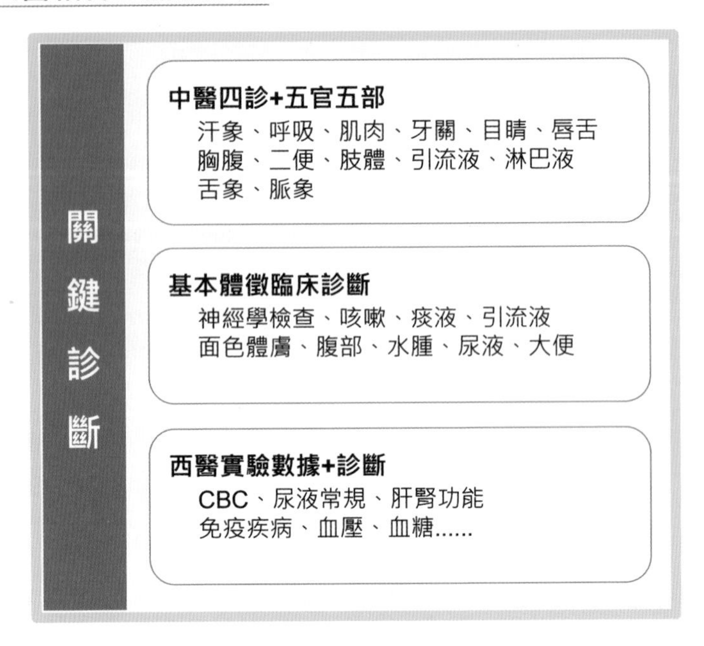

(一)中醫四診+五部五官五色

以中醫的病因病機、四診、觀察五部五官的症象體徵，再加入西醫的病因病理，可明確診斷病人的寒熱虛實，提供治則及遣方的依據。

症象	寒熱虛實的判斷	
	實證、熱證	**虛證、寒證**
神 識	躁擾易怒、言聲粗大、妄見鬼神	神識昏蒙、靜默呆滯
熱 象	高熱不退、或面紅赤但熱不高	逆冷
	寒熱往來或黃昏後發熱 = 氣陰兩虛	
色 象	膚赤面赤、面膚紅腫、面膚瘀紫	面色蒼白、甚至浮腫
汗 象	大汗、汗出如油，質黏、重濁味穢	冷汗、或無汗、味淡或無味
呼吸氣息	喘急氣粗，呼吸音大	呼吸短促，但乏力
肌 肉	僵緊硬腫	鬆軟無彈性
肢 體	兩手握固，拘急僵硬，張力急且強	肌肉軟而無力，張力弱且鬆

症象	寒熱虛實的判斷	
	實證、熱證	虛證、寒證
痰 液	痰涎壅盛，痰液粘稠，味腥臭腐敗	痰稀且多，無臭味
牙 關	牙關緊合，口噤不食，口臭	牙關鬆軟無力，無口臭
唇、舌	唇厚瘀黑，或舌絳外吐，甚者舌捲焦黑	唇白或暗紫，舌體胖大鬆軟
目 睛	避光，目不易閉，眼瞼痙攣，眼腫 目赤多眵，閉眼硬緊	閉目或定睛，淚清
胸腹症狀	胸肋滿脹，連臍腹皆硬，腹如覆盤大實痛	腹鬆軟，但可能喘急夾飲 （腹胸心積水）
二 便	二便閉，便秘，尿閉，尿味腥臭色黃	腹瀉、尿失禁、尿清無臭味， 少尿或無尿
脈 動	脈弦緊急實洪大，或沈實遲大	細弱遲結代
粘膜皮膚	潰爛、紅、腫、熱、焦熟	冰冷、白、瘀紫或青紫
引流液	濃稠，或仍有血水，或參雜膿液	清澈
淋巴液	黏稠味穢腥臭	清澈稀濕無味

（二）基本體徵診斷

中醫從五色、五官、五部與基本體徵著手。並藉由觀察：面色、皮膚、神識、肌肉、表情、痰液......，以探知並診斷疾病的深淺虛實。

■ 神經學檢查

- 探知神經功能缺損的程度及預後。

■ 觀察咳嗽狀態

- 探知橫膈肌功能、 痰液的深淺、病人心肺狀態。

■ 觀察痰液

- 痰液濃稠黏膩、或水狀清稀、或乾咳無痰。
- 可知肺部排痰能力、代謝廢物的多寡、感染主要來自肺部或其他部位。
- 提供中醫虛實寒熱辨證的參考。

■ **觀察引流液**

・引流液清澈、或濃稠度高、仍有血水或參雜膿液。

・探知症象：屬寒症、或熱症、或仍有感染。

■ **觀察面色膚色**

・明亮紅潤，或面赤目赤，或暗沉晦滯。

・體膚：冷、或溫、或熱、或濕黏、或乾枯、或乾燥脫屑、或暗疹。

・可探知病情的寒熱虛實。

■ **觀察腹部**

・腹部舒緩，大便正常

>表示腸蠕動正常，營養吸收及廢物代謝可順利進行。

・腹部膨滿、脹大、硬痛、便秘

>可能是腸蠕動麻痹，部分平滑肌痙攣，幽門痙攣，氣體、糞便的停滯，代謝廢物的阻滯並干擾神經......等。

>會增加肝、腎毒性及內因性感染機率。

■ **觀察水腫狀態**

・是否有下肢水腫，或面腫，或全身硬腫，或寸口動脈按壓有陷痕。

・是否伴隨喘悸，是否有腹水，缺盆是否浮腫......等。

・可知病位及內臟的損傷程度。

■ **觀察小便**

・尿液的色澤與尿量，解尿時的暢滯。

・可探知虛實寒熱外，亦可推斷是否發炎，器官低灌流，肝、腎損傷，麻醉及止痛劑的過當，藥物過敏......等。

■ **參考中醫脈象的主症主病**

特別是危重病時，須與其他症象合參，避免思慮不周，影響判斷與治療。如：

・麻醉藥、嗎啡止痛、類固醇、胰島素、甲狀腺素、升壓劑......等，會造成脈動的假象。

・類固醇、升壓劑，使瀕臨休克者，脈動仍長大有力。

・顱內壓升高，腦疝危症，脈動可能沉遲有力。

・低血鈉可能脈動數或遲。

(三)西醫實驗數據診斷(請參閱本書第四章/血檢診斷及臨床)

■ **生命徵象**

・體溫、血壓、血氧、心搏、尿量

■ **尿液檢查**

■ **血液學檢查**

・RBC、Hb、WBC、WBC DC、PLT、APTT、PT

■ **生化檢查**

・AST、ALT、LDH、γ-GT、T-protein、Albumin

・T/D-Bilirubin、Amylase、Lipase

・TG、CHO、 ac glu、Ammonia、HbAlc

■ **腎功能檢查**

・BUN、Creatinine、BUA、eGFR

■ **電解質**

・Na^{+}、K^{+}、Ca^{2+}、Mg^{2+}

■ **免疫性**

・ESR、CRP、ANA、C3、C4

・各種免疫性疾病相關檢驗

■ **其他診斷方法**

・X光、電腦斷層、MR、超音波、PET、腦電圖......

六、中醫治療處境

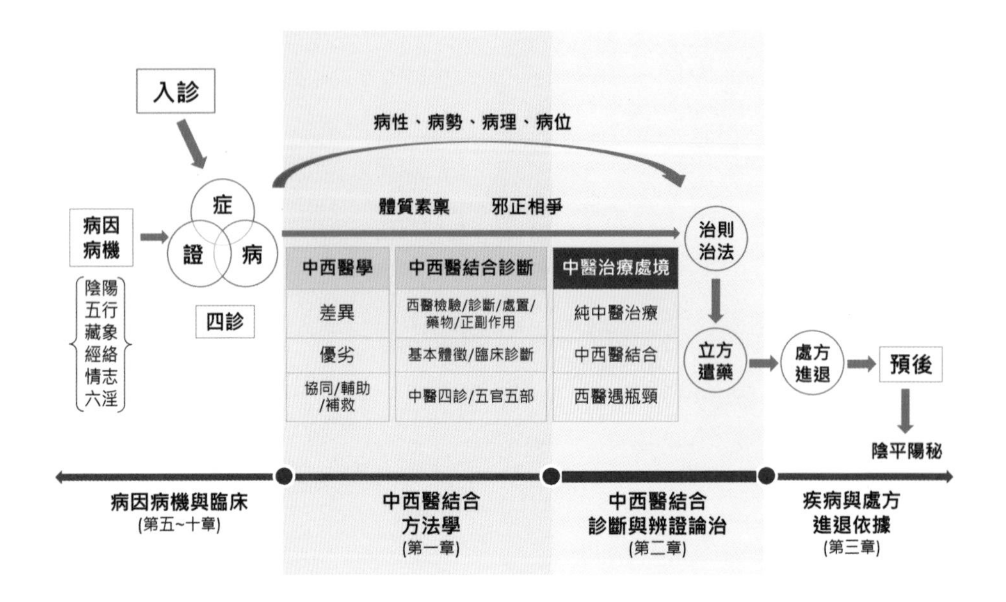

(一)純中醫治療

- 純中醫治療時，若病性及病勢強（即邪氣強），處方劑量須大，力求即時撥亂反正。
- 如急性熱亢期（邪正俱盛）、或萎縮退化（正虛），或邪正相爭僵滯、免疫躁動（邪正相持），皆須以大劑處方積極治療，方可抑制疾病的進展與傳變。
- 若病勢弱，且正氣佳（正強邪弱），則以能引導身體進入陰平陽秘即可。

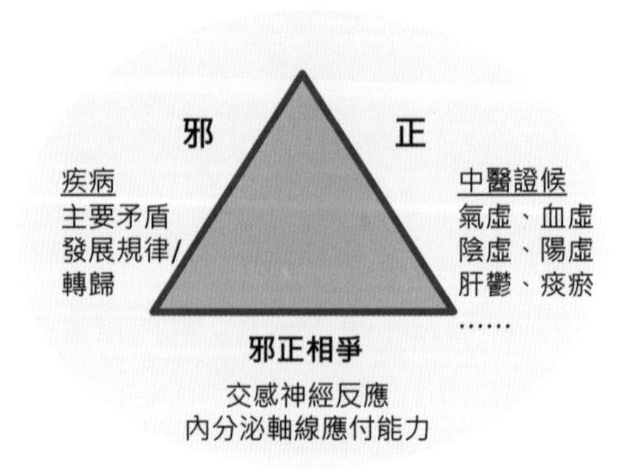

（二）中西醫合療

中西醫合療具備五大優勢

■ 加成

如中醫的清熱解毒、清熱利濕藥，具廣效的抗菌及抗發炎作用，協同西藥的解熱及抗生素，有加成的效果。

■ 補強

如西藥的止痛效果不佳，中藥可透過疏肝緩肝止痛法、補氣養血止痛法、活血化瘀止痛法......等，達到補強的效果。

■ 糾正

如透過大補腎陽、或大補氣血，可糾正長期使用類固醇所導致的萎縮退化狀態。

■ 戒斷

通過中醫的治療，可有效協助減少或戒斷如類固醇、止痛劑、抗癲癇劑、抗組織胺、降壓劑、降糖劑......等西藥。

■ 修復

中醫在修復各種損傷，如腦退化、神經損傷、挫傷後遺症......等，有很明確的治療效果，優於西醫的各種醇化藥物。

舉例一：幾種常見疾病的中西醫治療差異

以下透過幾種常見疾病，揭示中西醫治療的差異，亦充分體現中醫的治療優勢：

■ 感染性疾病

- 西醫以抗生素、消炎藥，為急性發炎期的主要治療法，其餘則靠病人自身的正氣強弱等待修復，所以常導致惡化及傳變。
- 中醫以解表法或和解法，加清熱解毒，並視正氣強弱給予補氣養血、或補腎養血，替病人製造抗病的有利條件，常能阻斷疾病的進展。

■ 免疫性疾病

- 西醫以解熱鎮痛劑、免疫抑制劑、類固醇、仿生物製劑、抗癌藥物......為主藥治療，抑制效果迅速，但無調節或馴化免疫的功能；另外對於長期藥物導致的副作用仍無有效的修復方式。

- 中醫在急性亢熱期，以清熱養陰為主；在疾病緩解遷延期，以補腎養陰清熱為主；在萎縮退化期，以大補腎陽合清熱養陰，可協助戒斷類固醇並修復損傷。

■ **水腫及腔室積液**

- 西醫以利尿劑為主要治療。但利尿劑僅能利出血漿內的體液，造成血液黏稠度高，且代謝廢物積累體內，對於微細組織及細胞內的水腫無效。
- 中醫以清熱利濕改善因發炎所導致的體液及淋巴液增生；以健脾及淡滲利濕，改善脾虛所導致的水腫；以溫陽利水改善微細循環因缺氧缺血所導致的組織細胞水腫。

■ **疼痛**

- 西醫以止痛劑、嗎啡、抗癲癇劑、阻斷療法......等為主，直接阻斷神經感覺。
- 中醫依病情及體質，給予活血化瘀止痛、或補氣養血止痛、或疏肝理氣緩肝止痛，或補氣溫陽止痛，以糾正疾病的主要矛盾為主，不以神經阻斷為考量。

■ **高血壓**

- 西醫以利尿劑、血管擴張劑、交感神經阻斷劑，為主要降血壓方法。
- 中醫以病人所表現的體質及證型，給予補氣養血降壓、或平肝重鎮降壓、或補腎法降壓，從體質面根本改善，則病人可因體質條件改善後，停服或減服西醫降血壓藥。

■ **糖尿病**

- 西醫以降糖藥、或注射胰島素為主要治療法，但對於晚期併發症無有效因應對策。
- 中醫以病人所表現的體質及證型，初期以清熱養陰為主，中期以補腎養陰，後期大補腎陰腎陽，可有效改善體質，進而停服或減服西藥，同時改善併發症。

類型	西 醫	中 醫
感染性疾病	抗生素 、消炎藥	清熱解毒、補氣養血 和解法、解表法
免疫性疾病	解熱鎮痛劑、類固醇 免疫抑制劑	清熱養陰、補腎養陰 大補腎陽
水腫、腔室積液	利尿劑	淡滲利濕、溫陽利水 清熱利濕
疼痛	止痛劑、嗎啡、抗癲癇劑	活血化瘀、補氣養血 疏肝理氣、補氣溫陽
高血壓	利尿劑、血管擴張劑 交感神經阻斷劑	補氣養血、補腎法 平肝降逆法
糖尿病	降糖藥、胰島素	清熱養陰、補腎養陰 大補腎陰腎陽

舉例二：免疫疾病 / 中醫協助類固醇戒斷治療

免疫疾病純中醫治療

- 急性期：以大劑清熱養陰為主，視症象加入疏肝、或平肝、或重鎮降逆。
- 緩解期：以補腎加清熱養陰為主，視症象加入疏肝、平肝、或少量桂附引火歸元、或少量補氣養血。
- 萎縮退化期：以大補腎陰腎陽，加清熱養陰，預防化燥、浮越。但在用大補藥處方期間，須慎防免疫反彈。

免疫疾病中西醫合療

- 急性期：
  >以大劑清熱養陰為主，視症象加入疏肝、或平肝、或重鎮降逆。
- 緩解期：
  >短期西藥治療，以清熱養陰為主，依辨證加入疏肝、平肝、或滋腎、或少量桂附引火歸元、或少量補氣養血。
  >長期西藥抑制，大補腎陰腎陽。
  >協助西藥戒斷，偏亢奮階段，加重清熱養陰、或平肝重鎮。

>協助西藥戒斷，偏萎縮退化階段，以補腎補氣養血，加重桂附劑量。

・萎縮退化期：

>以大補腎陽（加重桂附劑量），加清熱藥反制化燥，並慎防免疫反彈。

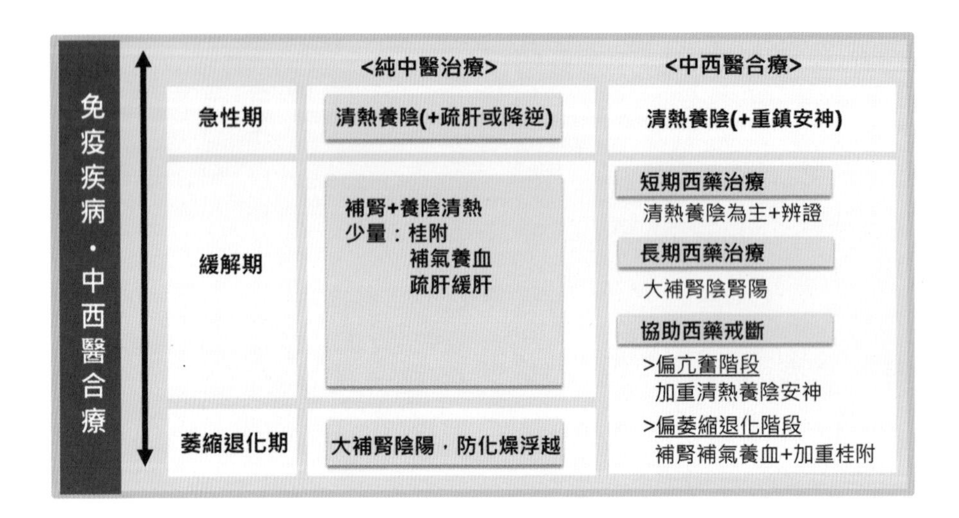

（三）西醫遇瓶頸

當西醫遇瓶頸後，由中醫接手時，醫師應考慮：

■ 糾正受抑制

・如手術麻醉、或止痛劑、或精神安定劑、或交感神經阻斷劑......等，都有一定程度的身體抑制，長期服用癡呆退化的提早，西醫並無適當的處置與方法。

・中醫的補氣養血化瘀、或大補腎陰腎陽，可糾正其副作用。

■ 糾正免疫或應激反撲

・身體因感染或疾病壓力，免疫系統、腎上腺、內分泌、交感神經系統......，會誘發邪正相爭，西醫以抑制性治療常導致邪正僵滯不下。

・此際表現為實熱或亢熱症、或陰虛陽亢、或消耗性低熱，或虛亢並見，長期損傷內耗。

・中醫以清熱平肝、或滋腎養陰、或和解養陰、或補腎清熱和解......等法，可以補強西醫的不足。

■ 清除病理代謝廢物

- 急慢性發炎、或急性損傷、或缺血缺氧、或萎縮退化、或各種病理現象，都會產生病理代謝廢物，這些代謝廢物以痰、濕、瘀表現，西醫雖有化痰、利尿、清除血栓......等藥物，但藥物常難達病所。
- 中醫視病因病機的不同，在化痰飲及化瘀的基礎上，加上或清熱、或補氣養血、或溫陽、或疏肝，可令藥達病所，並糾正發病機理。

■ 修復損傷

- 許多疾病的中晚期，身體進入萎縮退化階段，西醫的各種營養劑、促進劑，初期效果佳，但一段時日後，身體會處於反饋性營養不良或難以修復狀態。
- 中醫的補氣養血、補腎陰陽、大補陽......諸法，可喚醒並修復損傷退化，補強西醫的瓶頸。

■ 糾正病理性體質

- 西醫以抑制性、目標性治療，然後等待病人自行恢復，在病理性體質上，沒有導正的方法或藥物。
- 中醫透過辨證法，依病人處於何種證型給予適當的治療，如氣血虛給予補氣養血，陰虛陽亢給予滋腎平肝，少陽性低熱給予和解清熱養陰......等，有效糾正病理性體質，改善亞健康狀態，阻止病情的進展。

■ 回歸陰平陽秘

- 透過中醫調理陰陽，令身體回歸平衡且能自我修復狀態，此乃中醫之優勢。
- 身體回歸陰平陽秘，表示病人回復到通過營養、睡眠、規律生活、調息養神，即可自我修復的生理狀態，機能相互平衡制約，自然不易處於再度復發或失衡的病理狀態。

七、中醫治則與遣方 ～ 看那看不見的訊息

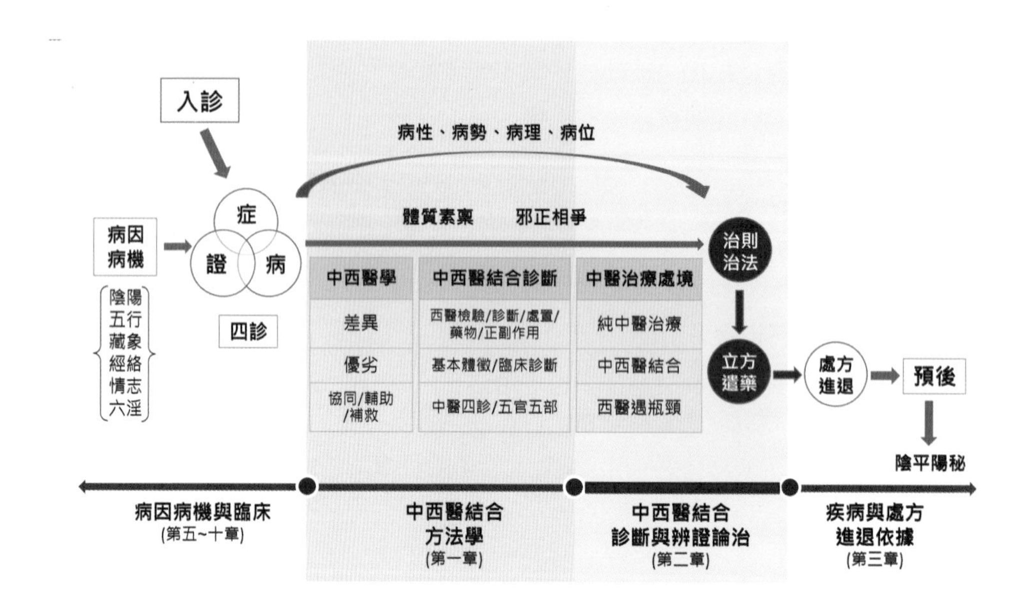

以下分別循二種思路，仔細說明中醫治則與遣方的原則歸納與臨床運用：

思路一：中西結合治療=疾病+證候+邪正相爭→治則與遣方

思路二：中西結合治療=症／病／證→治則與遣方

（一）中西結合治療=疾病+證候+邪正相爭→治則與遣方

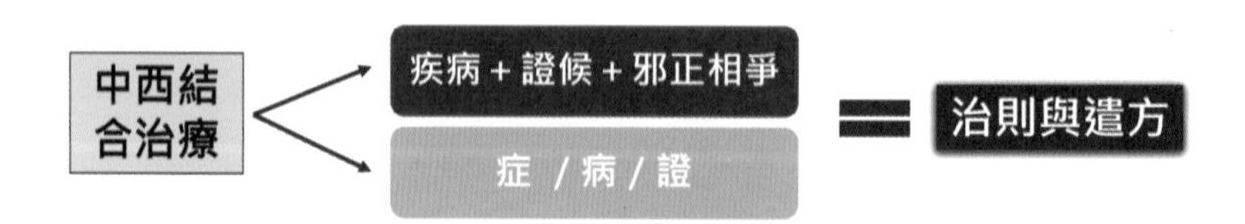

■ 傳統中醫

傳統中醫治療以辨證為主，診斷後給與相應的辨證處方。

■ 中西醫結合

・中西醫結合診斷與治療，全方位考慮疾病、證候與邪正相爭三者。

・找出疾病的主要矛盾、分析病人體質證候，以及該病、該證透過邪正相爭所產生的紊亂，進而判斷疾病的發展規律與轉歸，最後給與適當的治療處置。

・疾病、證候與邪正相爭三者的進退，指導處方的劑量大小、或寒或熱藥、或攻或補、或升或降：

①疾病

疾病的病因、病性、病勢、病位、病理，及產生的病理性代謝廢物，是疾病主要的矛盾。

②證候

病人的主要體質證候，可能影響疾病的傳變與轉歸，亦可作為中醫根本處方的指導。

③邪正相爭

邪正相爭的程度，表現疾病處於熱亢、或虛寒、或僵滯狀態。

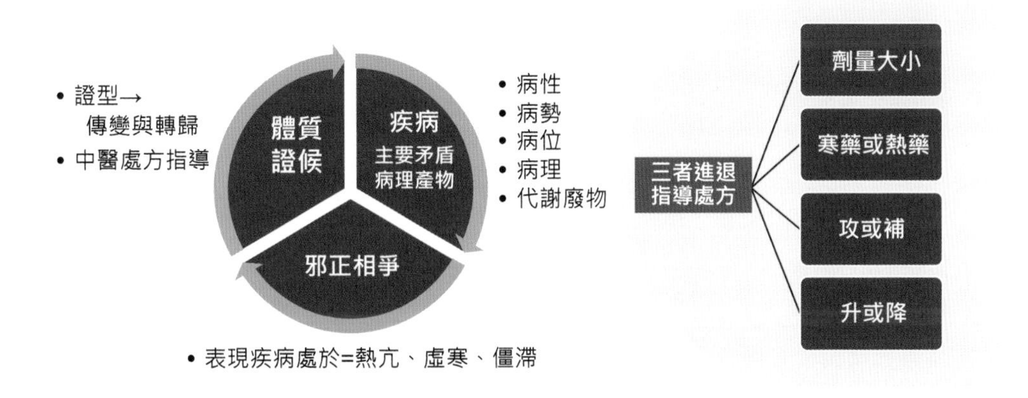

以病為主 / 以證為主 / 以平衡邪正相爭為主？

在考慮治療處方之擬定時，究竟該以病為主？或者以證為主？或者以平衡邪正相爭為主呢？

＜以病為主＞

■ 說明：以糾正疾病的矛盾及其產生的病理產物，為主要治療立方。

■ 適用於以下的狀態：

・病證相合，但屬邪正俱盛者，此際表現或陽亢、或熱亢、或熱毒血瘀、或表裏三焦實熱......等實熱症。

・病人生命力強，無貧血，無低蛋白血症，無臟器實質性損傷。

・無證可辨，但正氣強者。

・危急症，但生命力強者，以祛邪為主。

・疾病初中期，但正氣不虛者。

■ 舉例：

・如惡性腫瘤初中期，正氣不虛，其主要疾病矛盾為大瘀大熱，病理產物為痰濕，故治療時以清熱化瘀+除痰利濕為主。

・如腦挫傷急性期高顱內壓，正氣不虛者，以清熱化瘀+利濕+疏肝+通腑，糾正疾病矛盾為主要治則。

＜以證為主＞

■ 說明：以病人的體質證候為主要治療考量。

■ 適用於以下的狀態：

・病證相合，但屬虛弱性、萎縮退化性。

・病人生命力弱，或年老體衰，或貧血，或營養不佳，或有腎衰、心衰......等。

・非病理性，症象非因疾病導致。

・危急症，但生命力弱者，以扶陽救逆為主。

・各種疾病的中晚期、萎縮退化階段。

■ 舉例：

・如高血壓病人，表現氣血兩虛夾瘀證候，以補氣養血+化瘀為主要治則，血壓自然穩定。

・如糖尿病晚期產生各種併發症，且西藥控制不佳，證候表現腎陰陽兩虛，以大補腎之陰陽，酌加清熱化瘀，即可有效控制血糖並改善併發症。

<以平衡邪正相爭為主>

■ 說明：以平衡邪正相爭對人體造成的紊亂為主。

■ 適用於以下的狀態：

・邪正相持，餘熱未盡，邪伏體內，藏於半表半裏，以和解法治療。

・免疫疾病緩解期，以和解+清熱養陰為主。

・骨髓躁動，處於低熱狀態，以和解+滋腎養陰為主。

・凡見脈弦、胸悶吸短、口苦......少陽脈證，皆可考慮以平衡邪正相爭為主。

■ 舉例：

・如急性感染緩解後，仍處於煩躁、倦怠、低熱，以和解表裏+清熱養陰治療。

・如B或C肝炎病毒，正氣不虛且慢性化時，以和解+扶正+清熱化瘀為主要治則。

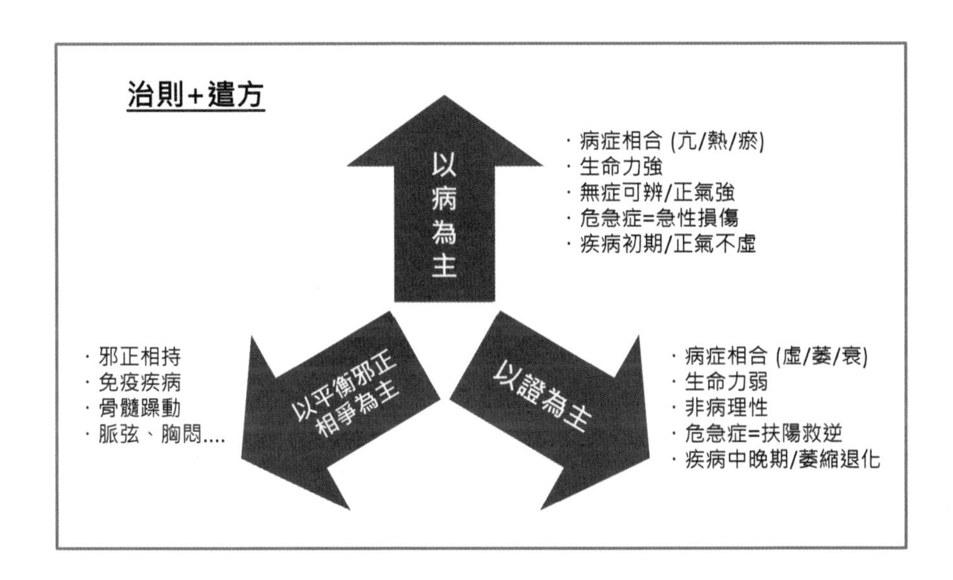

實際臨床病案舉例說明

<以惡性腫瘤為例說明>

■ **各階段之考量各異**

・初中期 / 正氣不虛：以病為主（祛邪為主）

・化放療 / 中醫介入：以平衡邪正相爭+扶正為主

・中晚期 / 虛症階段：以證為主（扶正為主）

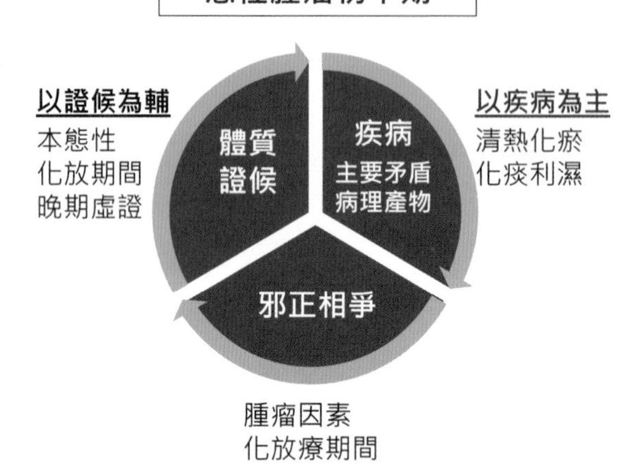

■ 說明：

・惡性腫瘤具有快速增殖的生物特性，主要矛盾為大瘀大熱、夾痰濕之病理。

・中醫治療，須考慮介入時機及各病程臨床表現，辨病、辨證（體質證候）、邪正相爭，三者合參，各有倚重。

・病程 vs. 中醫介入時機

①純中醫治療

>本態性 / 正氣不虛：清熱化瘀（利濕）

>正氣虛衰：清熱化瘀+扶正

②中西合療

>依三階段治療+清熱化瘀（三階段治療 / 病案例舉：請參閱中醫治癌新法）

③西醫遇瓶頸

>本態性 / 正氣不虛：清熱化瘀（利濕）為主+扶正

>腫瘤惡液質：扶正為主+清熱化瘀

<以高血壓為例說明>

■ 高血壓治療以辨證（體質證候）為主

・考慮加入緩解邪正相爭之疏肝理氣、或重鎮平肝法。

・兼排除病理產物之化痰、利濕、化瘀、通便法……。

■ 高血壓的病機

・初期病在肝腎（本虛標實），日久陰損及陽，發展過程有挾痰、挾瘀之變。

・主要病機為肝鬱氣滯、肝陽上亢、肝腎陰虛、痰濕中阻、氣血兩虛、腎陰陽兩虛……等。

■ 中醫治療

・肝鬱氣滯：疏肝理氣、或疏肝緩肝

・肝陽上亢：重鎮安神

・肝腎陰虛：滋補肝腎之陰

・痰濕中阻：清熱化痰化瘀、或健脾利濕、或通利二便

・氣血兩虛：補氣養血化瘀

・腎陰陽兩虛：大補腎陰腎陽

在主要證型處方上，考慮加入補腎滋陰、或疏肝、或引火歸元、或溫陽、或重鎮，即可調控血壓、神經、及內分泌。

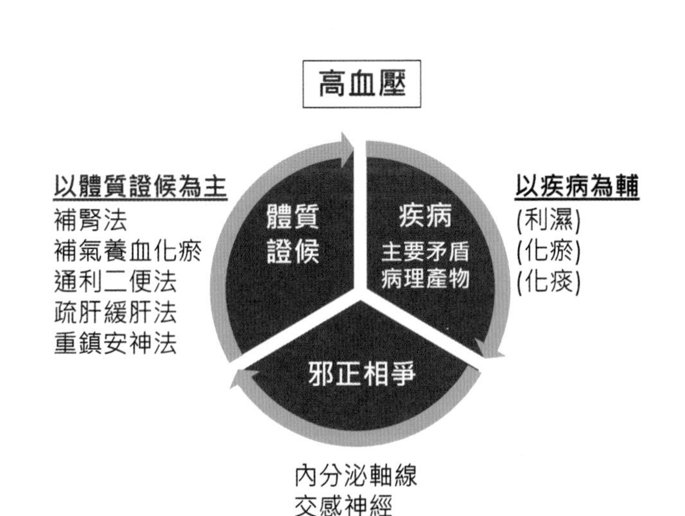

病案例舉：心繞道術後高血壓

63歲男性，半年前心臟繞道手術後，血壓升高，四肢麻木，腰僵緊，乏力倦怠，稍動即喘，下肢水腫，面青黃無華，眠納便常，舌胖大嫩暗紅 / 舌下瘀。

第一方 水煎劑

熟地黃5錢 當歸4錢 山茱萸4錢 黃柏5錢 丹參5錢 砂仁8錢 黃耆15錢 炒杜仲8錢 乾薑1錢 附子1.5錢 玉桂子3錢 茯苓4錢 澤瀉4錢 （劑/日）

註：以上續調5周（35帖）後，血壓進步，體力及氣色改善，水氣退。

第二方 水煎劑

熟地黃5錢 當歸4錢 山茱萸4錢 黃柏5錢 丹參5錢 砂仁8錢 黃耆15錢 炒杜仲8錢 玉桂子1.5錢 柴胡4錢 白芍3錢 大棗5錢 （劑/日）

〈治療思路〉

- 第一方：本案病人血壓高，證候屬氣虛+腎陽虛+水濕，故以補氣+補腎溫陽+利濕施治，證候改善，則血壓自降，無須考量手段性降血壓諸藥。
- 第二方：當正氣漸回復，血壓、體力、氣色改善後，腎上腺及交感神經漸啟動，表現氣虛+腎虛+肝鬱，故以補氣+補腎+疏肝緩肝施治。
- 在軸線圖上，本案是由底層低下狀態，經第一方治療後正氣來復，漸往中層邪正相爭移動，再續以第二方調治。

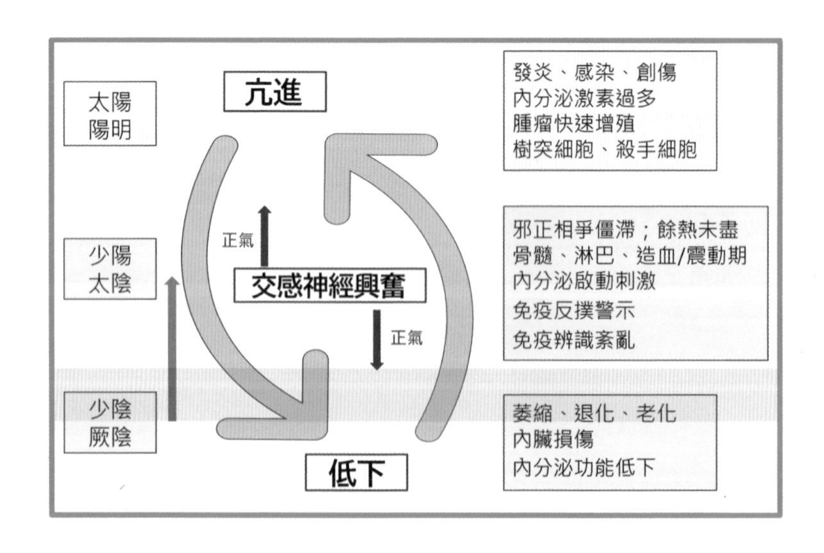

＜以菊池氏症為例說明＞

■ 菊池氏病（Kikuch's disease）

・又稱為組織球壞死性淋巴炎，屬病毒感染與自體免疫誘發的疾病。典型的症狀是反覆高熱不退，淋巴結腫大，並伴有上呼吸道感染，或體重減輕、關節痠痛、噁心、嘔吐、盜汗、皮疹......等。

・西醫治療以抗生素、解熱鎮痛劑、類固醇為主，但效果不佳，稍減藥或停藥即快速復發。病人常因反覆高熱及淋巴結腫大化膿，多次住院治療及手術清創，即使緩解，病程長期遷延，難以戒斷西藥。

・中醫治療從疾病矛盾、體質證候、邪正相爭三方面著手，可獲得良好效果。

>疾病矛盾：發炎、淋巴結腫大且硬結如瘤，以清熱+化瘀+利濕除痰為主。

(清熱=發炎，化瘀=硬瘤，利濕除痰=淋巴結腫大)

>體質證候：多因病毒感染，淋巴結又易化膿，其氣必虛，必加扶正之藥。

>邪正相爭：必以和解法，改善免疫過度反應。

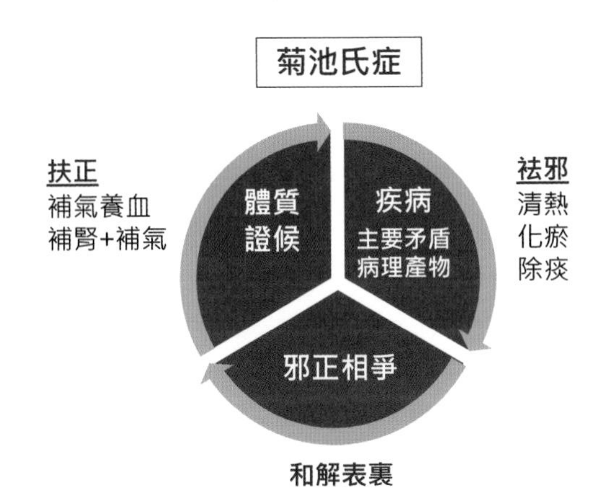

菊池氏病	正虛：邪之所湊 其氣必虛			邪實：細菌病毒 免疫過度反應
	氣血兩虛 氣虛腎虛	邪正相爭	淋巴病變	發炎反應
急性期	扶正	和解	化瘀	清熱
	補氣養血		化痰利濕	
遷延期	補氣補腎 脾腎兩補	和解	化瘀化痰	清熱養陰

■ 治則：扶正+和解+清熱+化瘀（化痰利濕），應貫穿菊池氏病的整個病程。
・急性期：補氣養血+表裏兩解+清熱+化瘀（化痰利濕）
・遷延期：補腎養血+和解+清熱養陰+化瘀（除痰）

病案例舉一：菊池氏症／反覆發熱，淋巴結腫大

女性，43歲。（胞姐=膽囊癌）

左項多枚淋巴結腫大，反覆發熱（38~39度）/ 已半年，長期服抗生素及類固醇，稍停西藥服即發熱不退。

煩躁，倦怠，燥渴，無華，眠納便常。

脈弦，舌質暗紅 / 舌下瘀深。

一診

處方 水煎藥

柴胡4錢 黃芩8錢 黃連3錢 連翹5錢 丹參8錢 沒藥4錢 陳皮8錢 甘草3錢 黃耆15錢 7帖（劑/日）

二診

淋巴結減小 / 但仍硬腫，輕度低熱（37.1~37.6度），自行停服抗生素，便秘或溏便。

處方 水煎藥

柴胡4錢 黃芩5錢 黃連3錢 連翹5錢 丹參8錢 沒藥4錢 陳皮8錢 甘草3錢 黃耆10錢 白芍3錢 骨碎補4錢 14帖（劑/日）

三診

淋巴結全消退，諸症改善，體力佳，無不適。鞏固療效。

處方 水煎藥

柴胡4錢 黃芩4錢 黃連1.5錢 連翹4錢 丹參8錢 沒藥4錢 陳皮8錢 甘草3錢 黃耆10錢 青蒿4錢 地骨皮4錢 14帖（劑/日）

〈治療思路〉

本案全程以補氣+和解+清熱+化瘀，快速改善菊池氏病長期遷延不癒。因無表證，

所以不須解表（桂枝、白芍）。

- 一診：

正虛邪熾，故加重補氣及清熱藥劑量，再加入柴胡、甘草和解緩中，快速抑制病毒細菌複製及改善免疫過度反應。

- 二診：

淋巴結減小及低熱減輕後，降低補氣及清熱藥劑量，但深度淋巴結仍硬腫，故再加入骨碎補，協助軟堅散結。

- 三診：

考慮久熱傷陰，必干擾骨髓淋巴細胞的恆定，故降低清熱藥，另加入養陰藥，修復免疫躁動。

病案例舉二：菊池氏症 / 反覆高熱，淋巴結腫熱痛

女性，37歲。三個月前左頸多枚淋巴腫熱痛，榮總診斷：菊池氏病。

持續反覆高熱，抗生素無效，每日服4顆類固醇 / 停藥即發熱。

眠淺易醒，燥渴，納差，大便4日1行，鼻涕倒流。

舌淡嫩暗紅，苔白 / 舌下輕瘀，脈弦弱。

血檢：WBC=2500 ESR=23 CRP=1.73 IgG=1718 其餘指數正常

處方 水煎劑

柴胡4錢 半夏4錢 黃芩5錢 黃連1.5錢 連翹5錢 白芍3錢 大棗5錢 黃耆10錢 陳皮8錢 砂仁4錢 大黃1錢 丹參8錢 熟地黃5錢 炒杜仲8錢 （劑/日）

註：服4帖後自行停服類固醇，無復發低熱，再續服中藥，頸淋巴結漸改善。
逢過勞或值經，再發低熱：加青蒿5錢、地骨皮5錢。
感冒時：加桂枝5錢、黃連3錢
六個月期間內共服150帖，痊癒並無再復發。

〈治療思路〉

- 本案以熟地黃、杜仲、黃耆扶正，改善因正虛誘發病毒感染及低熱疲勞。以黃芩、黃連、連翹、丹參、半夏，清熱化瘀除痰，協助抗發炎及抗菌，消除淋巴結腫大。以柴胡、白芍、大棗和解緩肝，緩解邪正相爭。
- 全程以補腎補氣+和解+清熱+化瘀（化痰）治療成功。

<以高尿酸血症為例說明>

■ 高尿酸血症治則

・急性期：以病為主（濕熱瘀=清熱化瘀利濕），考慮加入體質（辨證）處方。

・緩解期：以證為主，酌加去病之藥（清熱化瘀利濕）。

■ 病理及治療思路

・尿酸的產生，主要在肝臟及小腸；尿酸的排泄，主要在腎臟（佔2/3）及小腸（佔1/3）。

>在肝臟，可能是轉移酶的缺乏（氣血兩虛、或脾虛濕熱），或過度表現（瘀熱、濕熱夾瘀）。

>在小腸，可能是反吸收過度（陽明腑熱），或清除能力不足（脾虛）。

>在腎臟，可能是實證（濕熱夾瘀），或虛證（寒濕夾瘀）。

・各種原因所產生的尿酸痛風發作，都會產生濕、熱、瘀的病理產物。

・主要矛盾為「濕、熱、瘀」，故清熱、化瘀、利濕、通便，須貫穿整個病程治療。

>急性發作期：以去病為主（清熱、化瘀、利濕），治本為輔（調理體質證候）。正當紅腫熱痛期，應治標為先，以清熱、化瘀、利濕、通利二便為主，再視或外感、或體虛，酌加解表或補氣藥治療。

>緩解期：治療以調理體質證候為主。依病人體質，以調理肝腎及脾胃處方為主，酌加清熱、化瘀、利濕藥，並通利二便。

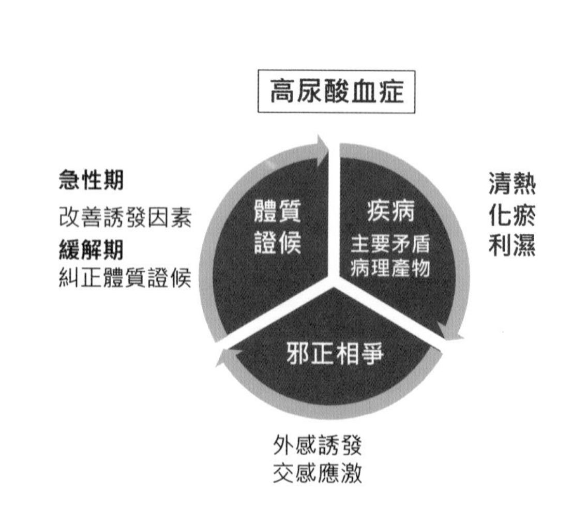

高尿酸血症病因病理

- **尿酸產生**
  - 主要在肝臟及小腸
- **尿酸排泄**
  - 2/3由腎臟排泄
  - 1/3由小腸清除

肝臟

- 酶 缺 乏：氣血兩虛、濕熱
- 酶過度表現：瘀熱、濕熱夾瘀
- ATP耗竭
  - 前期：肝陽上亢夾瘀、肝經瘀熱
  - 日久：肝腎陰虛+血枯血瘀

小腸

- 反吸收過度 ：陽明腑熱
- 清除能力不足：脾虛

腎臟

- 實症：濕熱夾瘀
- 虛症：寒濕夾瘀

病案例舉一：痛風（心衰腎衰／大補腎陽）

男性，63歲。慢性心衰及腎衰病史。

症象與體徵：

心搏無力，稍動即喘顯，神疲乏力，面浮白無華，頭痛，頭暈，眠難，

頻尿，骨痠，納差，心悸，自汗，體腫，下肢腫脹，大便少。

反覆發痛風（膝關節、蹠骨端大都穴處），長期服降尿酸西藥控制／稍停藥即發作。

舌淡暗紅，脈弦弱。血檢：UA=9.2 Cr=3.5 BUN=48

緩解期

處方 水煎藥

黃耆20錢 當歸4錢 丹參4錢 川芎3錢 乾薑3錢 附子3錢 玉桂子3錢 枳實5錢 黃柏5錢 龍膽草5錢 茯苓5錢 麻黃1錢 （劑/日）

註：斷續求診，服藥14~28劑，諸症皆有改善，且可停降尿酸藥西藥一段時日。

〈治療思路〉

・本案以補氣養血溫陽合併清熱化瘀利濕治療。

・以補陽還五湯精神補氣養血化瘀，薑附桂溫陽，黃柏、龍膽草、茯苓清熱利

濕，共同改善心衰、腎衰，同時強肝且增加腎臟代謝尿酸能力。麻黃通十二經脈，加少量麻黃可刺激神經，擴張腎臟末梢微細血管，加強處方療效。

病案例舉二：痛風（虛勞 / 補氣養血）

男性，40歲。高中教師，近二年常發痛風（左足背及蹠骨端大都穴處），UA=7.1。長期工作過勞，常熬夜。面膚無華，頭暈頭痛，倦怠乏力，食少腹脹，二便可。舌淡白齒痕少苔，舌下輕瘀，脈弦弱。

急性期治療

1.放血療法

2.**處方** 水煎藥

黃芩5錢 黃連3錢 黃柏5錢 丹參8錢 懷牛膝5錢 茯苓8錢 澤瀉8錢 黃耆15錢 熟地黃5錢 陳皮5錢 砂仁5錢 7帖（劑/日）

〈治療思路〉

- 急性期以清熱化瘀利濕為主（芩連柏、丹參、苓瀉），考慮病人過勞之氣血兩虛，加黃耆、熟地以補氣補血，加陳皮、砂仁理氣助消化，加懷牛膝引藥達病所。
- 體弱者放血後須加補氣養血藥，避免傷口伺機感染，並協助快速復原。放血傷口須厚敷紫雲膏2日，不可碰水，則傷口癒合快。

緩解期處方

處方 水煎藥

熟地黃5錢 當歸4錢 川芎3錢 丹參5錢 黃耆15錢 黃柏5錢 茯苓4錢 陳皮5錢 砂仁5錢 炒杜仲8錢 （劑/日）

註：緩解期處方共服7周，多年無再復發。

〈治療思路〉

從根本體質修復，提高肝臟酵素（酶）產生及分解能力，改善腎臟對尿酸過濾率，故可持久不復發。病人日後需作息得宜，不過勞熬夜，亦是重要因素。

高尿酸血症急性期與緩解期之治則

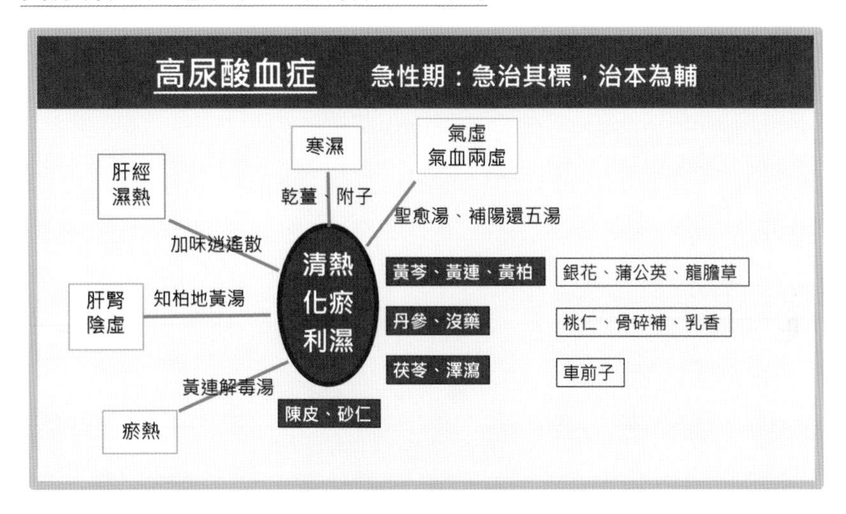

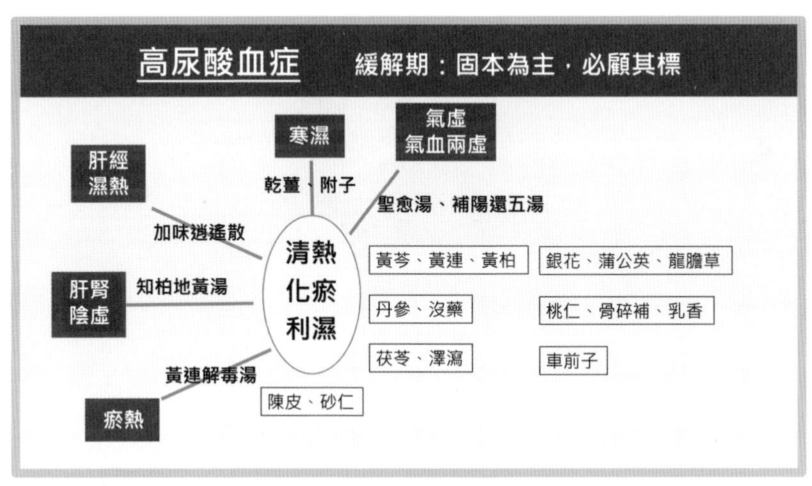

<以骨質疏鬆症為例說明>

■ 治療骨鬆須病證合參

・更年後骨質疏鬆：病（腎虛）+證（陰虛）

・老年性骨質疏鬆：病（腎虛）+證（陰陽兩虛）

<說明>

・腎虛為骨質疏鬆症的主要矛盾，故補腎填精堅筋骨，須貫穿整個治療過程，並考慮體質證候及邪正相爭，酌情加入益氣健脾（老年骨鬆 / 促腸胃吸收），或疏肝養陰（更年期婦女骨鬆 / 內分泌及交感紊亂）。

・更年後骨鬆症，常偏陰虛，可能是陰虛陽亢、肝腎陰虛、肝鬱氣滯、或夾濕熱痰瘀。

・老年性骨鬆症，常偏陽虛，可能是肝鬱脾虛、氣血兩虛、腎陰陽兩虛、脾腎陽虛、或夾寒瘀痰凝。

・二者皆可能合併氣滯血瘀。

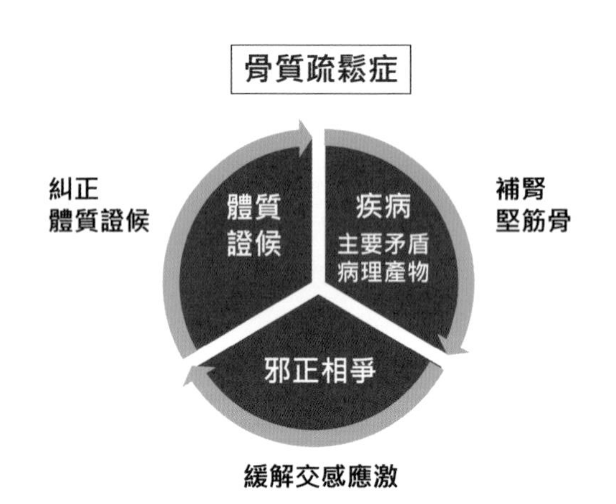

■ 骨質疏鬆症的治則及證型

主要治則：著重肝脾腎（以補腎填精為主，輔以益氣健脾，疏肝養血）

合併證型：

・更年後骨鬆

>偏陰虛，可能是陰虛陽亢、肝腎陰虛、肝鬱氣滯、或夾濕熱痰瘀。

・老年性骨鬆

>偏陽虛，可能是肝鬱脾虛、氣血兩虛、腎陰陽兩虛、脾腎陽虛、或夾寒瘀痰凝。

** 二者皆可能合併氣滯血瘀。

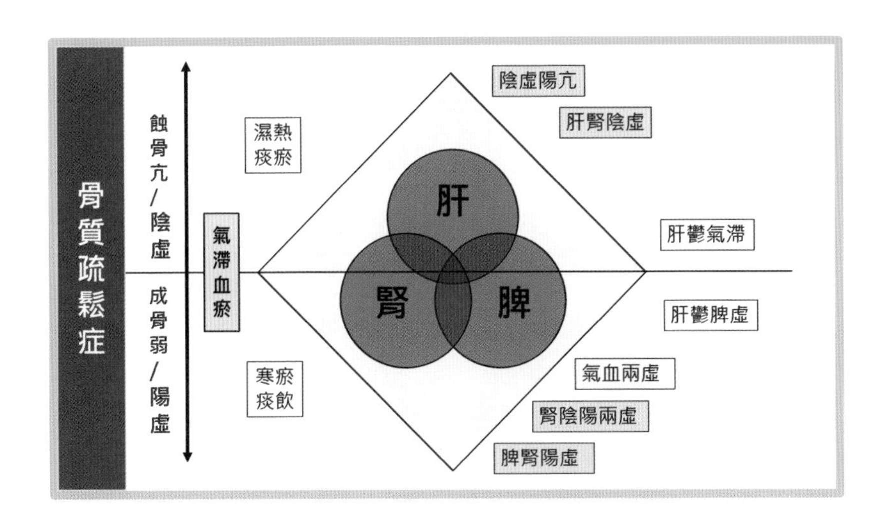

■ 骨質疏鬆症的處方模型

・以補腎填精為主：熟地黃、山茱萸、炒杜仲、骨碎補、續斷、菟絲子

・合併證候：

>陰虛陽亢：加懷牛膝、龍骨、牡蠣、黃連、黃柏、大棗

>肝陰虛：加柴胡、白芍、大棗、黃連、黃柏，考慮加少量桂附。

>腎陰虛：加黃柏、（青蒿、知母、地骨皮 / 擇用）、（黃芩、黃連 / 擇用），考慮加少量桂附。

>肝鬱氣滯：加柴胡、白芍、川芎

>肝鬱脾虛：加柴胡、白芍、陳皮、砂仁、黃耆、二朮，考慮加少量桂附。

>腎陽虛：加黃耆、乾薑、附子、玉桂子，溫陽藥劑量較大。

>脾腎陽虛：加陳皮、砂仁、黃耆、二朮、乾薑、附子、玉桂子，溫陽藥劑量較大。

>寒飲水濕：在脾腎陽虛、腎陽虛的證候處方中，再加入茯苓、澤瀉。
>痰濁：陳皮、砂仁、半夏、（白芥子、萊菔子、葶藶子、銀杏葉）。
（寒痰加補氣溫陽健脾 / 熱痰加清熱養陰藥）
>血瘀：加丹參、沒藥、桃仁、川芎（擇用，視寒熱加減）。

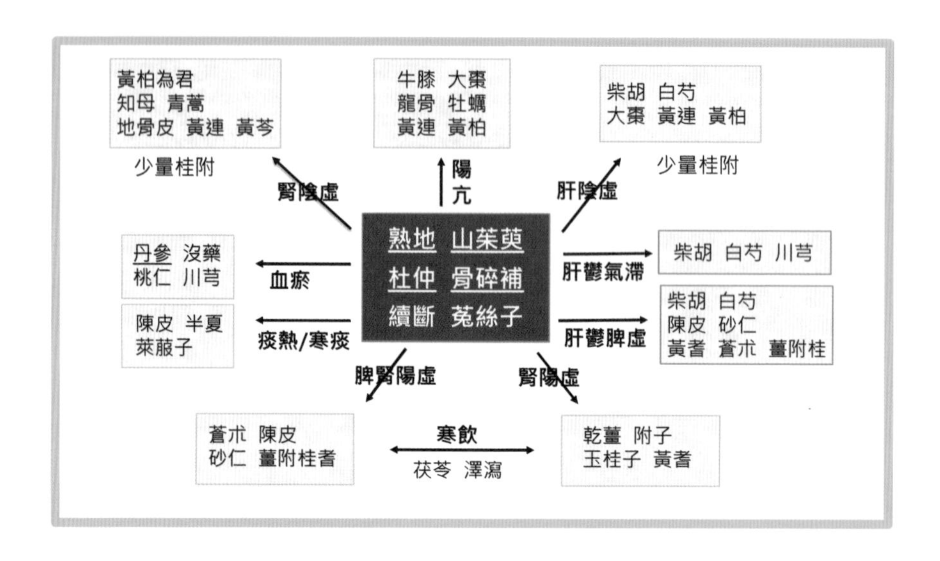

病案例舉一：老年壓迫性骨折

女性，87歲。嚴重骨質疏鬆症，腰椎L3 / L4壓迫性骨折，症已2月。
腰背痛甚，著支架，輪椅代步，無法起身。
高血壓，慢性心衰，多言即喘甚，消瘦，短小佝僂，納少。
舌暗紅 / 舌下絡瘀，脈弦弱數。

處方 **水煎劑**

熟地黃5錢 山茱萸4錢 炒杜仲8錢 骨碎補8錢 附子3錢 玉桂子5錢 黃柏5錢 蒼朮4錢 黃耆15錢 陳皮5錢 砂仁5錢 （劑/日）

註：以上處方服24帖，疼痛減輕。

再服14帖（共38帖），可起身緩步自行。

再服80帖（共118帖），腰痛改善，可正常活動。

調養期間，睡眠漸難，且有口乾、頻尿、牙齦浮腫......等症狀，處方漸進減除玉桂子、附子，並加入柴胡、白芍、大棗，燥渴仍不退加黃連1.5錢。

<後記> 此病人於89歲曾發生出血性腦中風，腦壓高昏迷，經本院中醫調治痊癒，追蹤至94歲（110年）仍健康。

〈治療思路〉

- 考量此案病人年老骨鬆壓迫性骨折合併慢性心衰竭，全身性筋骨及臟腑功能亦必衰退，故以大補腎陰腎陽法施治。
- 調養初期，加重溫陽藥，合併諸藥強力喚醒並修復全身衰退的機能。
- 一段時日後，正氣來復，漸有化燥症象。此時若墨守原方，必會導致虛火上炎（免疫機制及交感神經過度反應），而變生諸症（如口腔潰瘍、失眠、煩躁、皮膚紅疹，甚至血壓血糖升高......等），故減除桂附溫陽之品，加入柴芍棗緩肝，必要時再加入黃連除煩熱，方能引導進入陰平陽秘的自我修復狀態。
- 倘若改方後仍躁擾不退，就要盡快轉彎，改以知柏地黃湯或建瓴湯為主方，並加入清熱藥，待諸陽亢熱象緩解後，再轉回平補。
- 在軸線圖上，本案是由底層低下狀態，經大補腎陽後，正氣來復漸見化燥，往中層邪正相爭移動。

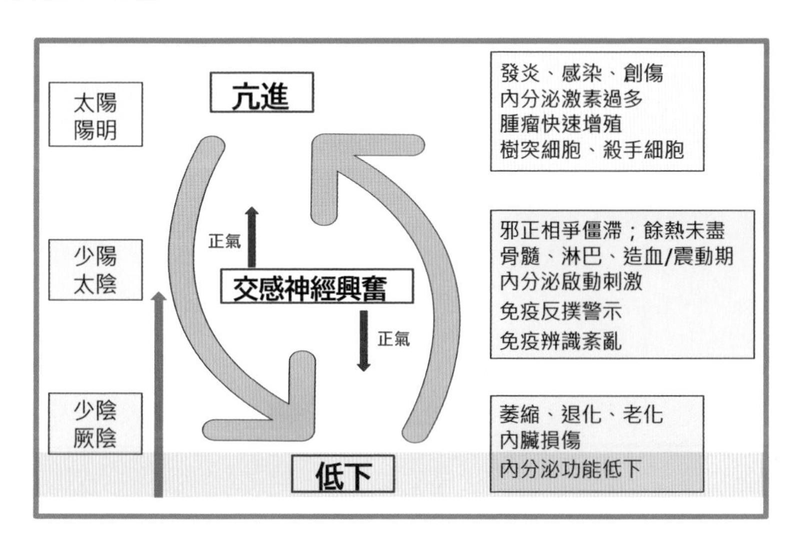

病案例舉二：骨膜炎

女性，65歲。骨質疏鬆症。平素：高瘦，燥渴，眠難，肢端瘦消。

（4年前因按摩雙腿，致左=足踝足背紅腫熱痛，併發蜂窩組織炎，服西藥數月仍紅腫不退，來本院經中醫調治後痊癒，當時曾告知病人其體質容易併發骨膜炎。）

本次就診，係因右足內踝扭傷，紅腫熱痛已4月，服西藥消炎止痛無緩解。

右肩背痛，偏頭痛，背痛，胸悶吸短。舌質瘦薄暗紅 / 舌下瘀深，脈弦數。

處方 **水煎劑**

黃芩8錢 黃連5錢 黃柏8錢 懷牛膝5錢 陳皮8錢 丹參8錢 沒藥4錢 骨碎補8錢 車前子4錢 （劑/日）

註：以上處方共服42帖痊癒。

（後14帖減清熱藥，改黃芩5錢、黃連3錢、黃柏5錢，加炒杜仲8錢）

〈治療思路〉

- 此案病人高瘦，燥渴，舌質瘦薄暗紅 / 舌下瘀深，屬陰虛血熱血瘀體質，其蝕骨細胞必定活躍，易導致病灶處於發炎現象（陰虛血熱），且瘀象重必夾高血凝，其內生性的免疫易過度表現，細菌病毒易在病灶滯留孳生，故會有稍經按摩或扭傷，即發病灶嚴重難癒的紅腫熱現象。
- 以大劑清熱化瘀藥，改善主要瘀熱病理，加利濕協助清除代謝廢物。加骨碎補壯骨強筋化瘀，懷牛膝強筋骨並引藥達病所。
- 在軸線圖上，本案是在上層亢熱狀態，病性及病勢強，且正氣不虛，故以祛邪及清理病理產物為主，邪去則病自安。

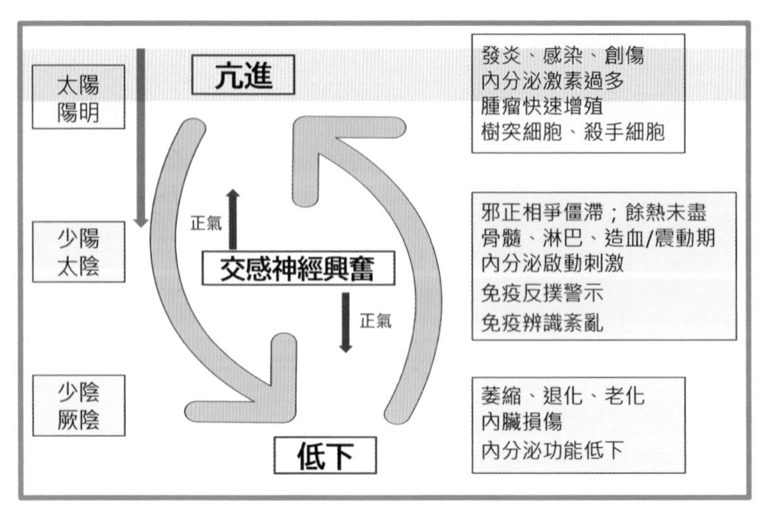

（二）中西結合治療＝症／病／證→治則與遣方

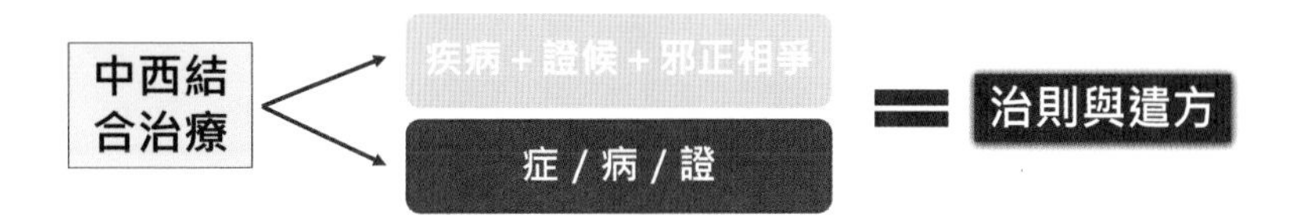

本段以病案舉例說明：症、病、證三者同時考量之中西醫結合治療思路。

案一：膽脂瘤／以辨證為主

女姓，42歲。右耳膽脂瘤，耳道黴菌感染，入秋發生眩暈後發病。

頭脹痛，耳鳴，耳悶塞，聽力減退。右頸項肩背強痛，每2~3日須至耳鼻喉科掏耳減壓，或中醫小針刀針灸放血，可維持一周緩解。體多脂，睡眠、胃納、排便正常，面晦無華，平日少感冒，易飢，口乾。舌瘦薄暗紅少苔／舌下瘀，脈弦。

初診 109/10/24

處方 水煎藥

半夏4錢 天麻4錢 白朮4錢 茯苓4錢 黃連1.5錢 黃柏5錢 附子1錢 玉桂子1.5錢 黃耆10錢 大棗8錢 炒杜仲8錢 丹參8錢 7帖（劑/日）

二診 11/2

原本服中藥起諸症漸改善，但近二日發腸胃炎，諸症復起，且有尿少及水腫現象。

處方 水煎藥

柴胡4錢 葛根4錢 羌活3錢 白芍3錢 黃芩5錢 黃連3錢 陳皮8錢 砂仁4錢 黃耆10錢 丹參8錢 茯苓4錢 7帖（劑/日）

三診 之後，調回原方（捨去玉桂子、附子）

處方 水煎藥

半夏4錢 天麻4錢 白朮4錢 茯苓4錢 黃連1.5錢 黃柏5錢 黃耆10錢 大棗8錢 炒杜仲8錢 丹參8錢 7帖（劑/日）

治療經過與結果：

共服14帖：聽力恢復 / 耳鳴耳悶改善，膽脂瘤減小，原佔1/2 耳道，現佔1/4耳道。

約服20帖：台大檢查耳道正常，無分泌物。認為當初應是他院診斷錯誤，只有黴菌感染。

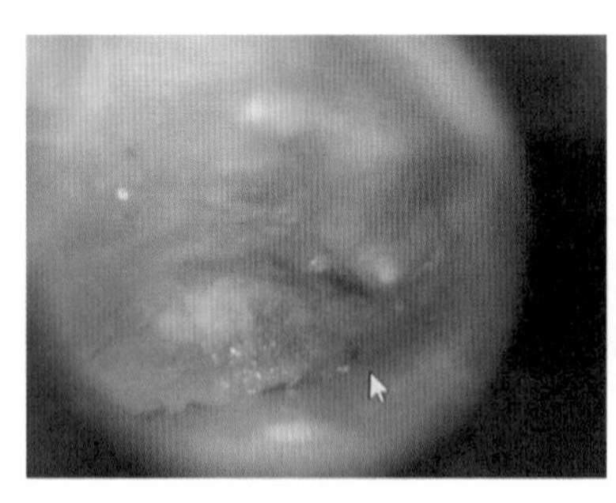

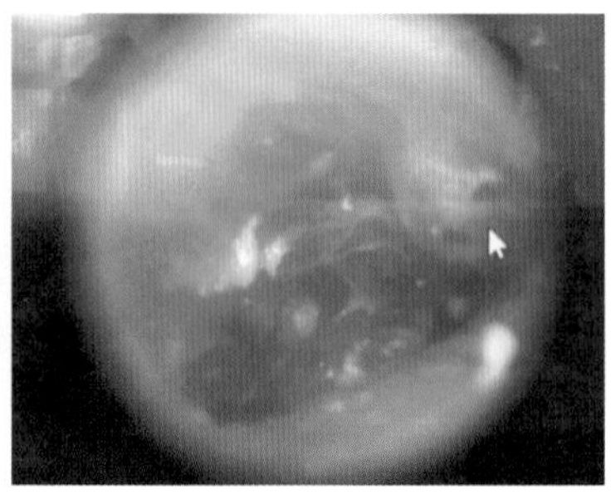

治療前　　**治療後**

■ 病案分析（本案以辨證為主）

症：耳鳴、耳悶塞、聽力減退、左頸項肩背強痛

病：膽脂瘤+耳道黴菌感染，眩暈（發病之前）

證：脾虛+腎陰虛夾亢夾瘀

- 入秋變天發眩暈，屬脾虛夾痰濕之足太陰痰厥頭痛。
- 舌質瘦薄暗紅少苔 / 舌下瘀、脈弦，體多脂，面晦無華，少感冒，消穀善飢。符合腎虛陽亢夾瘀（必夾濕熱）。

■ 以辨體質證候為主處方

證候：脾虛+腎虛陽亢+瘀、熱、痰濕

治則：（本：健脾+補腎）/（標：清熱、化瘀、化痰利濕）

立方：半夏白朮天麻湯（健脾、利濕、化痰）+杜仲（補腎）、桂附（引火歸元）+黃連、黃柏（清熱）+丹參（化瘀）+大棗（緩解腎虛陽亢）

■ 治療思路探討

- 此病案屬「因證致病」，由脾虛痰濕與腎陰虛夾亢夾瘀之證候，日積月累形成膽脂瘤、耳道黴菌、體多脂、消食善飢、眩暈頭痛......疾病與症狀。

- 原本不易感冒看似體健，其實是腎虛陽亢所致之假象，其實本質為腎虛（長期腎上腺應激）導致陽亢（交感神經表現過亢），此類矛盾常導致體胖多脂的痰熱瘀狀態，精神體力差且易感燥熱。
- 以半夏天麻白朮湯精神，重用杜仲補腎，加少量桂附，引火歸元，加重大棗緩肝，協助緩解腎虛陽亢。
- 該處方服用7天後，因患腸胃炎暫改為感冒處方，仍續用丹參、茯苓以兼顧痰瘀體質。

■ **處方之「開」與「闔」**

- 一診：以補脾補腎是闔，清熱化瘀利濕是開。補腎與桂附引火歸元是闔，但補腎後交感不亢是開，加大棗緩肝雖補脾亦是開。（開闔相濟）
- 二診：因感冒邪正相爭再次閉塞（腎虛陽亢），出現水腫、尿少，改以補氣+和解表裏+化瘀利濕，改善腎血管痙攣。（開闔相濟，以開為主）
- 感冒改善後，回復原處方，但感冒初癒，恐閉塞留邪，捨玉桂子、附子。（開闔相濟）
- 如此處方在一開一闔間可逐漸達到陰平陽秘，亦即同時調治腎虛陽亢，與導致反覆耳道感染的痰瘀濕體質。

<膽脂瘤 / 以辨證為主>

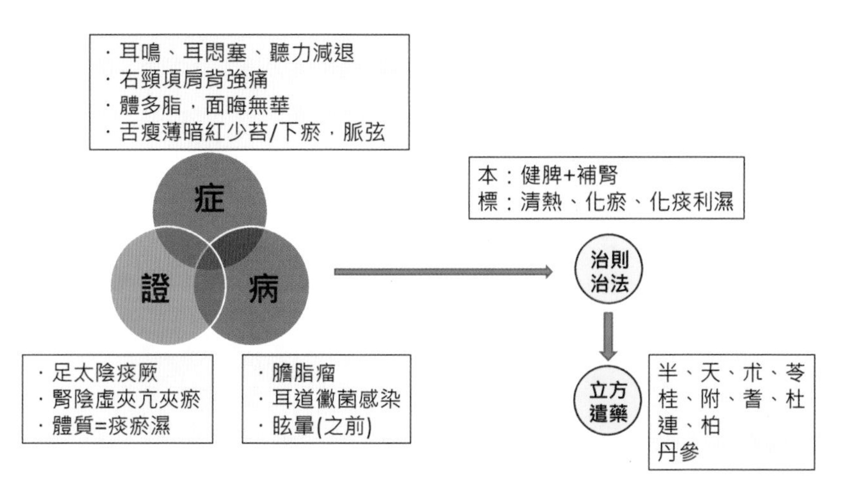

案二：腦挫傷急性期 / 病證合參

男性，18歲。初診三日前騎機車載女友車禍，頭部創傷昏迷送ICU觀察，其女友當場無生命跡象。

初診 100/7/16

昏迷，鼻飼，有痛覺及光覺反應。頭面嚴重瘀腫，全身性水腫，

發熱，肌膚紅熱脫屑，腹脹硬滿，便秘，癲癇發作。顱骨骨裂，髖骨骨折，兩膝瘀腫。舌質暗紅，脈弦緊數。

處方 **水煎藥**

黃芩8錢 黃連5錢 黃柏8錢 澤瀉8錢 茯苓8錢 桃仁8錢 紅花4錢 枳實5錢 厚朴5錢 柴胡6錢 白芍4錢 半夏4錢 生薑3錢 大棗5錢 大黃3錢 2帖（劑/日）

二診 100/7/18

頭痛，眩暈，嘔吐，意識混亂，躁擾，嗜睡，便秘。

處方 **水煎藥**

黃芩8錢 黃連5錢 黃柏8錢 澤瀉8錢 茯苓8錢 乳香3錢 沒藥3錢 桃仁5錢 赤芍5錢 枳實5錢 厚朴5錢 柴胡6錢 半夏5錢 生薑3錢 大棗5錢 大黃5錢 2帖（劑/日）

三診 100/7/20

處方 **水煎藥** 同二診方，2帖

四診 100/7/22

已醒，得知女友歿，悲傷，躁擾，嗜睡，大便日1行。

處方 **水煎藥**

黃芩5錢 黃連3錢 黃柏5錢 澤瀉8錢 茯苓8錢 乳香3錢 沒藥3錢 赤芍4錢 枳實5錢 陳皮5錢 柴胡6錢 半夏4錢 生薑3錢 大棗10錢 大黃5錢 2帖（劑/日）

治療經過與結果：

- 病人共服143帖。健康無後遺症，大學畢業，從軍退伍，結婚生育二子。
- 急性期處方以清熱+化瘀+利濕+和解+通腑治療，降腦壓並清除病理產物。
- 緩解期處方以補氣養血、大補腎陰腎陽，修復腦挫傷後遺。

■ 病案分析（本案以病證合參）

症：昏迷、瘀腫、發熱、便秘、癲癇

病：腦挫傷急性期、高顱內壓

證：表裏三焦實熱+血瘀+痰濕

■ 以病證合參處方

治則=清熱+化瘀+利濕+和解+通腑

立方=大柴胡湯+芩連柏+乳香、沒藥、丹參+茯苓、澤瀉+大黃

■ 治療思路探討

・腦挫傷急性期，有大量濕、瘀、熱代謝廢物：

>顱內出血（血瘀）。

>腦淋巴與脊髓液快速增生（痰濕）。

>腦細胞持續發炎腫脹（熱毒），引起急性腦水腫、顱內壓升高。

>此際交感神經亢奮（陽亢、肝鬱氣滯）、胃及腸道麻痺（便秘）。

>頭部呈現大瘀腫，肌膚紅熱脫屑，體僵硬滿脹，腹硬腫，神識昏蒙或躁擾。

・腦部挫傷急性期，優先降腦壓，須盡快利出大量的病理代謝廢物，故以大柴胡湯+清熱、利濕、化瘀，搭配大黃通腑，緩解腹腔壓力，則腦壓可連帶改善。

・一診時先給二帖，觀察病人可順利服入藥物，便改以乳香、沒藥加重化瘀，加上大棗緩解因情緒起伏影響神經的穩定性。

<腦挫傷急性期 / 病證合參>

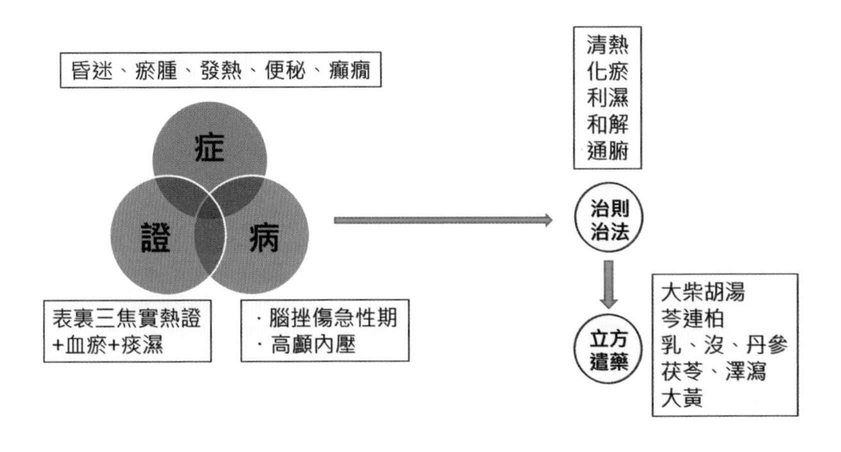

案三：急性高血壓 / 以辨證為主

女性，88歲。曾TIA數次，血壓常高至200，常急診。

初診 105/1

胸悶吸短，胃酸逆流，胃脹痞甚，納差，口乾，二便少，

項肩強，頭暈痛，面黃無華，憂鬱低潮，舌暗紅，脈弦弱

處方 水煎劑

柴胡4錢 黃芩5錢 半夏4錢 陳皮8錢 砂仁4錢 大棗5錢 黃耆15錢 當歸4錢 何首烏5錢 山茱萸4錢 炒杜仲8錢 高麗參3~5錢（劑/日）

註：住院期間高麗參5錢（1周），出院緩解後改3錢。
　　胃酸過多加萊菔子8錢。
　　共服58劑，血壓平穩。
　　後續因蜂窩炎、胃潰瘍、皮膚癌來院治療，但無血壓困擾。

■ 病案分析（本案以辨證為主）

症：頭暈、頭痛、胃脹胃酸、胸悶吸短、虛弱

病：高血壓

證：柴胡脈證+氣血兩虛+腎虛

■ 以辨證為主處方

治則=補氣養血+補腎+和解（疏肝緩肝）

立方=小柴胡湯+人參、黃耆、當歸+何首烏、山茱萸、炒杜仲

■ 治療思路探討

- 老人急性高血壓，常因天氣驟變、失眠，身體機能儲備不足，導致內分泌軸線紊亂。
  >期間必有腎上腺素、交感神經的過度表現。
  >此際全身細小動脈強烈痙攣，若無即時控制緩解，恐會進展至腦水腫、心衰、腎衰，甚至中風的階段。
- 本案以小柴胡湯精神，調節交感神經， 改善小動脈痙攣。加何首烏、山茱萸、杜仲補腎強精，緩解腎上腺因機能不足，所導致之因虛致亢。人參、黃耆、當歸補氣養血，加強腦及臟器之血流灌注，並協助補腎藥穩定身體儲備機能。
- 整體處方標本兼顧， 故可快速緩解症狀並預防復發。

<急性高血壓 / 以辨證為主>

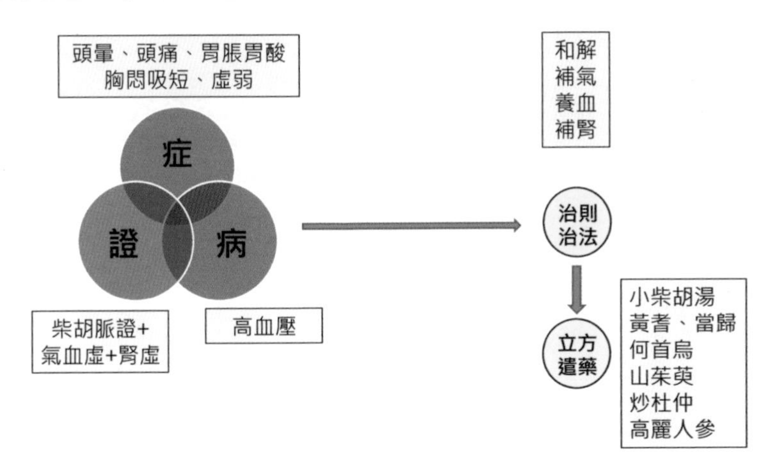

案四：陰虛陽亢高血壓 / 以辨證為主

男性，44歲。四年前自頸椎手術後，發高血壓、糖尿病、失眠（終日夜不能入眠）。西藥效果不佳（西藥=降血壓、降血糖、抗焦慮、安眠藥）口乾渴，煩躁，焦慮，心神不寧，心悸，心搏快，項強，頭痛，消瘦，髮灰白，面晦無華，便秘 / 3日1行。舌質瘦薄紅，脈弦數。

處方 水煎劑

代赭石8錢 龍骨5錢 牡蠣5錢 黃連3錢 黃柏8錢 生杜仲8錢 白芍5錢 生地黃5錢 砂仁8錢 懷牛膝8錢 川芎3錢 大棗8錢 大黃1錢 （劑/日）

註：服上藥漸改善，續調半年全停中西藥，恢復健康。

■ 病案分析（本案以辨證為主）

症：燥渴，便秘，焦慮，心悸，不眠，符合陰虛陽亢

病：高血壓，糖尿病，失眠

證：陰虛陽亢

■ 以辨證為主處方

治則=平肝重鎮（疏肝緩肝）+補腎、清熱、通腑

立方=建瓴湯（川芎、大棗）+生杜仲、黃連、黃柏、大黃

■ **治療思路探討**

- 44歲男子滿頭灰白髮，而神情亢奮焦躁，係因數年不能深層睡眠，陰虛陽亢內耗所致。
- 以建瓴湯重鎮安神，加生地黃、杜仲補腎，黃連、黃柏清熱，大黃通便，大棗緩肝，治療因手術麻醉後腎上腺及交感神經應激反應，所導致之陰虛陽亢、陰虛火旺症象。
- 建瓴湯對治陰虛陽亢、陰虛火旺之腎上腺、內分泌、腦神經......等過度亢奮，不能鎮靜，導致之原發性高血壓、高血糖、頑固性失眠、甲狀腺亢進、腦腫瘤瘀熱......等疾病，有很好的療效。原方中加黃連、大棗、川芎，協助清熱疏肝緩肝，效果更好。
- 手術麻醉通常會影響腦心腎的低灌流，神經及內分泌受抑制，清醒後多表現倦怠遲滯，當以補氣升提，如補中益氣湯加黃芩、木香、延胡索（可同時預防術後感染及疼痛），約2~4周體力可恢復（視手術麻醉時間及手術面積，恢復時間各有差異）。
- 但有少數另一型態，即麻醉清醒後，腎上腺及中腦神經反彈性亢奮，如本案病人表現術後失眠、血壓高、血糖高、煩躁、焦慮、心悸、便秘、乾渴......等陽亢症象，服西藥抑制效果不佳，長期內耗已然形成腎陰虛火旺之老態，若無中醫糾正，日後更可能變生甲亢、骨髓炎、結核感染、失智、慢性腦神經損傷......諸病症。

<陰虛陽亢高血壓 / 以辨證為主>

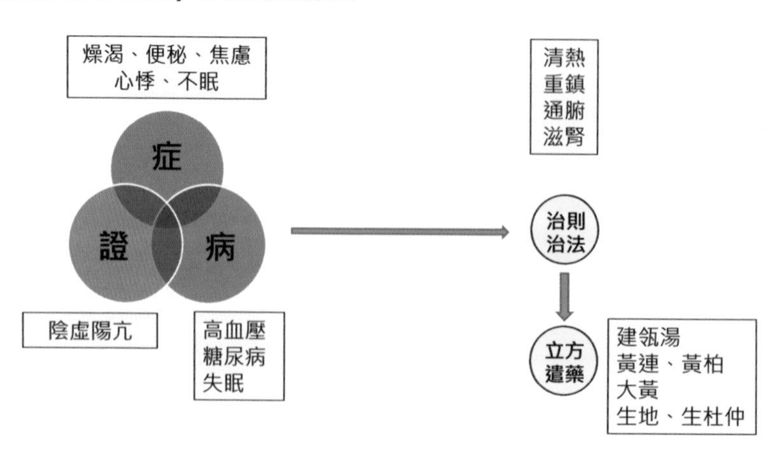

案五：潰瘍性＋增生性胃癌／症病證合參

女性，81歲。107/5/22急診=嗜睡，噁心納少，Hb＝5，輸血。

檢查：胃大面積潰瘍性惡性腫瘤，胰臟及淋巴轉移，腹膜多處轉移。

西醫囑化療（告知若無化療，餘命少於一年）/ 病人無化療，轉求中醫治療。

初診 107/6/2

無痛，納可，乏力， ALB＝2.68 Cr＝2.5

舌淡暗齒痕 / 舌下瘀，脈弦弱。

處方 水煎劑

陳皮8錢 砂仁8錢 黃芩5錢 黃連1.5~3錢 乾薑1錢 附子1錢 黃耆10錢 何首烏5錢 山茱萸4錢 骨碎補8錢 丹參8~10錢 沒藥4錢 茯苓5（4~8）錢（劑/日）

(胃酸多加萊菔子)

註：以上處方每日一帖，持續調養至110/3月，體力佳，活動正常，
複檢MRI：淋巴腫3.2cm，餘數枚小零星 / 胃腺癌浸潤性。
複檢胃鏡：潰瘍面已痊癒合，漫腫性腫瘤縮小，充血性胃黏膜改善。
110/3月底，因腸胃炎夜半吐瀉，突腦出血逝。

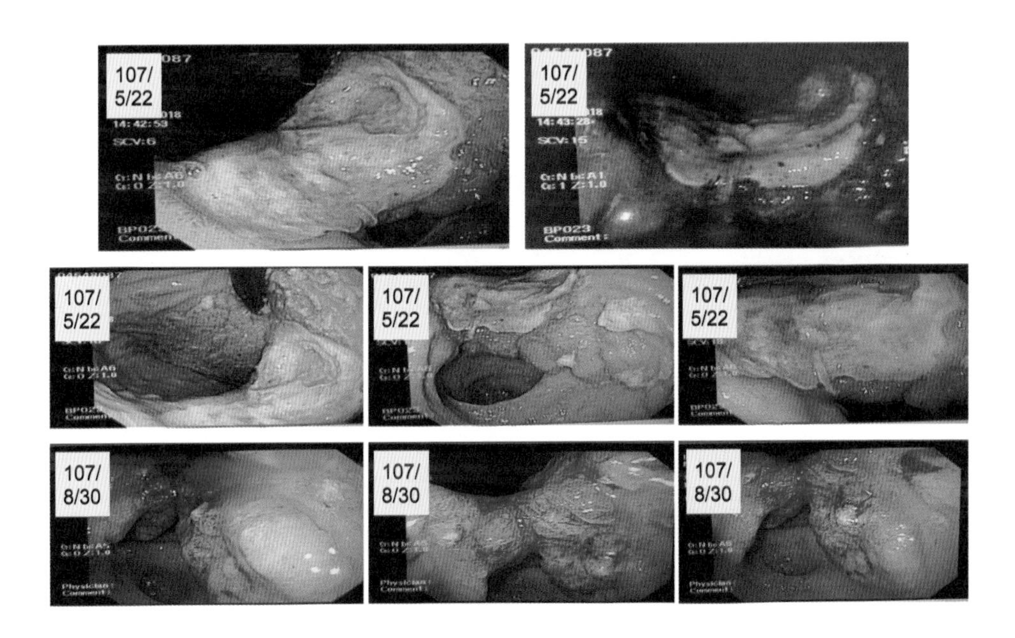

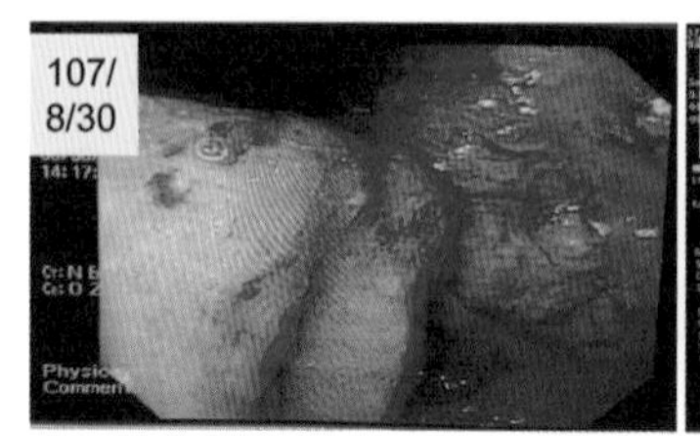

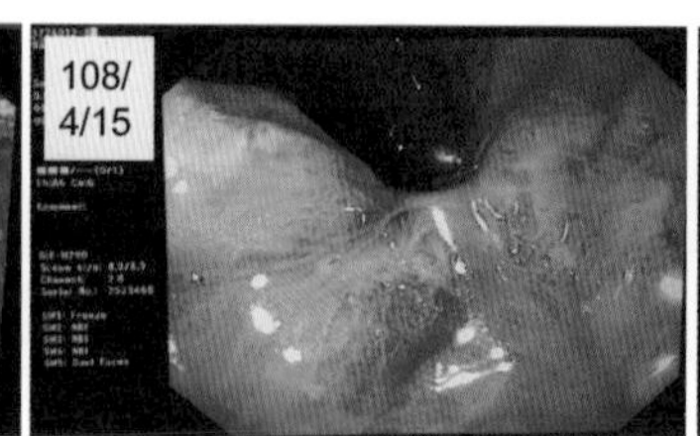

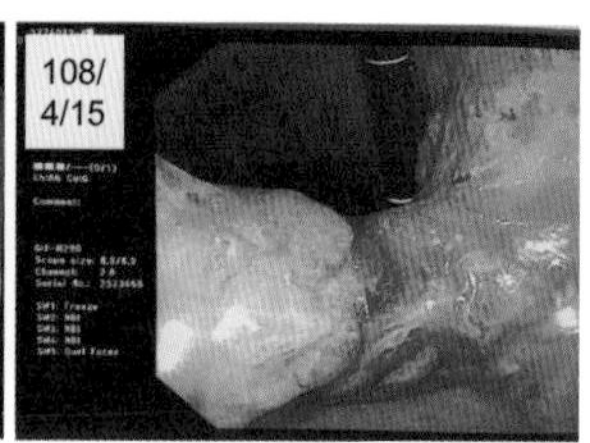

■ 病案分析（本案症病證三者合參）

症：胃大面積潰瘍性惡性腫瘤（無臨床症狀）

病：胃癌四期

證：脾胃寒熱升降失調+腎虛+瘀熱痰濕

■ 以症病證三者合參處方

治則=清熱化瘀+健脾養胃+補腎

立方=清熱（黃芩、黃連）、化瘀（丹參、沒藥）+健脾（陳皮、砂仁、黃耆、茯苓）+補腎（何首烏、山茱萸、骨碎補）、（少量薑附修復胃黏膜）

■ 治療思路探討

・以黃芩、黃連、骨碎補、丹參、沒藥、茯苓，清熱化瘀利濕，抑制腫瘤快速膨脹增殖，改善發炎及出血，並令脫水固定，不再長大。

・以黃耆、何首烏、山茱萸、骨碎補，少量薑附，修復潰瘍性胃癌，並誘導正常細胞生成。加陳皮、砂仁，理氣促消化。

・全方寒熱藥互用，攻補兼施，得以治療成功。

<胃癌(潰瘍性+增生性) / 症病證合參>

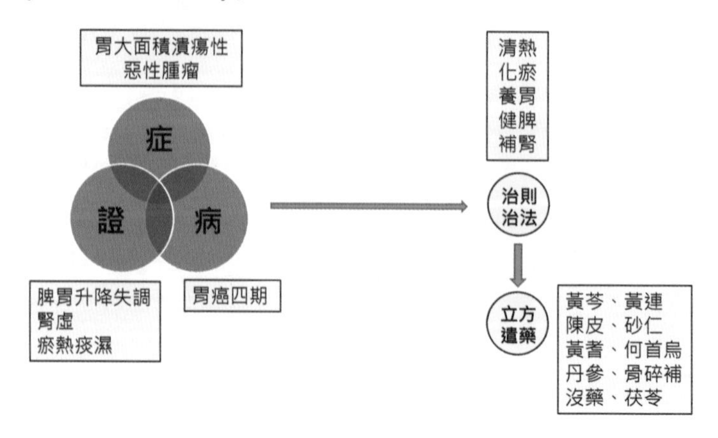

案六：口咽癌 / 症病證合參

男性，70歲。右咽及上顎糜爛紅腫，疼痛甚，症狀近一個月。
平素高血壓，眠淺易醒 / 安眠藥3年，面青晦暗，大便硬 / 日1行。
舌暗紫 / 下瘀深，脈弦弱。囑咐配合西醫檢查，但病人無檢查。

初診 108/4月

處方 水煎藥

熟地黃5錢 山茱萸4錢 炒杜仲8錢 黃連3錢 黃柏5錢 黃芩8錢 丹參8錢 附子1.5錢
玉桂子3錢 陳皮5錢 砂仁4錢 黃耆10錢 7帖（劑/日）

註：服用7帖後咽痛減，再給7帖 / 共14劑=改善，之後自行停藥。

復發後再回診 108/8月

初診後4個月復發，症復2周，但無之前痛，再次囑咐西醫診斷。

註：同上方再服14劑=諸症改善多，同時西醫確診口咽癌，轉赴化放療。

■ 病案分析（本案症病證三者合參）

症：咽及上顎糜爛紅腫疼痛。舌暗紫 / 下瘀深，脈弦弱。

病：口腔癌

證：腎虛+瘀+熱

■ 以症病證三者合參處方

治則=補腎溫陽+清熱+化瘀

立方=補腎溫陽（熟地黃、山茱萸、杜仲、耆、桂、附）+清熱（芩、連、柏）+化瘀（丹參）

■ 治療思路探討

- 潰瘍性口腔癌，咽及上顎糜爛紅腫，屬腎虛+瘀熱。
- 年齡已高，面青晦暗，舌紫暗且瘀深，脈弦弱......，亦符合腎虛+瘀+熱。
- 以清熱化瘀，抑制腫瘤快速增殖，並抗菌消炎，改善感染。
- 腎虛無力修復口腔上皮細胞，以補腎（補氣）+引火歸元，修復口腔黏膜大面積潰瘍，並引導生成正常細胞。

<口咽癌 / 症病證合參>

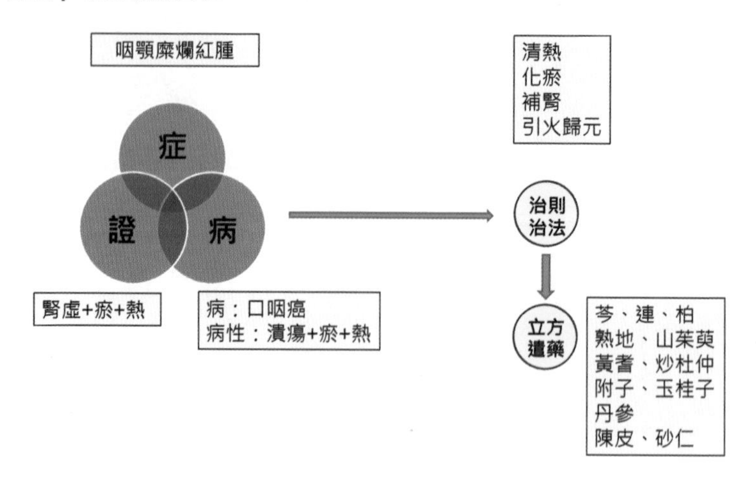

案七：惡性腦膜瘤 / 以辨病為主

男性，62歲。惡性腦膜瘤4cm / 2期，侵犯頭骨，癲癇暈厥後發現。

108/10/10手術，西醫建議術後放射性治療，病人轉求中醫，並約定每三月MR檢查是否復發，再考慮放療。

初診 108/12/2

體質壯碩，面膚晦暗紅，日夜頻尿但少（日1h=1行 / 夜1.5h=1行 / 已數年）。

病灶發熱刺痛。舌質胖大暗紅 / 舌下瘀，脈弦滑。

處方 **水煎藥**

黃芩8~10錢 黃連3~5錢 黃柏5~8錢 丹參10~15錢 沒藥4錢 骨碎補8錢 砂仁8錢 柴胡4錢 白芍3錢 川芎4錢 7帖（劑/日）

註：續服至109/10，MR皆善，確定無須再放療，西醫一年後追蹤。
　　體重減，氣色佳，舌脈瘀熱症象退。

■ **病案分析（本案以辨病為主）**

症：體壯碩，病灶發熱刺痛。舌胖大暗紅 / 下瘀，脈弦滑。

病：惡性腦膜瘤

證：三焦實熱證+痰瘀

■ **以辨病為主處方**

治則=清熱+化瘀+疏肝

立方=清熱（芩、連、柏）+化瘀（丹參、沒藥、骨碎補）+疏肝（柴、芍、芎）

■ **治療思路探討**

- 惡性腦膜瘤手術後純中醫治療，且病人正氣不虛，以大瘀大熱論治。
- 頻尿、脈弦，加柴胡、白芍，和解疏肝。

<惡性腦膜瘤 / 辨病為主>

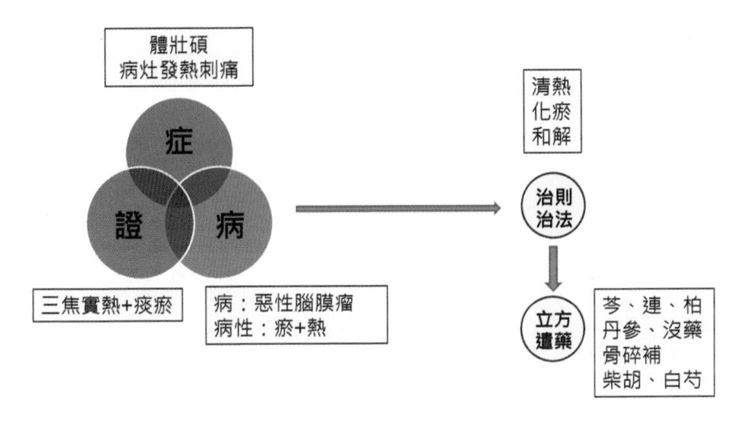

案八：惡性腦膜瘤 / 症病證合參

女性，93歲。左腦2個惡性腦膜瘤（4cm / 3cm）。

侵犯頭骨，頭維穴周圍高突硬塊，周邊有青筋數條，紅瘀青紫，暴脹如大蚓。

日夜不眠，不能鎮靜，焦躁易怒暴力。

唇舌紅絳紫瘀 / 舌下瘀脈怒張，脈弦數。

一診

處方 **水煎藥**

懷牛膝8錢 龍骨5錢 牡蠣8錢 黃連3錢 黃柏8錢 陳皮5錢 砂仁5錢 丹參8錢 柏子仁5錢 代赭石8錢 14帖（劑/日）

二診 可睡8h

處方 **水煎藥**

懷牛膝8錢 龍骨4錢 牡蠣4錢 黃連1.5錢 黃柏8錢 陳皮5錢 砂仁5錢 丹參10錢 柏子仁5錢 骨碎補10錢（劑/日）

■ 病案分析（本案症病證合參）

症：狂躁易怒、失眠，頭部青筋紅脹。舌瘀，脈弦數。

病：惡性腦膜瘤。病性本質=瘀熱證。

證：陰虛陽亢+瘀熱

■ 以症病證合參處方

治則=重鎮安神+清熱+化瘀

立方=重鎮安神（建瓴湯）+清熱（連、柏）+化瘀（丹參、骨碎補）

■ 治療思路探討

・以建瓴湯重鎮平肝，改善惡性腦腫瘤快速增殖期，所產生的陽亢躁動症象。
・以大劑清熱化瘀，抑制惡性腦腫瘤。

<惡性腦膜瘤／症病證合參>

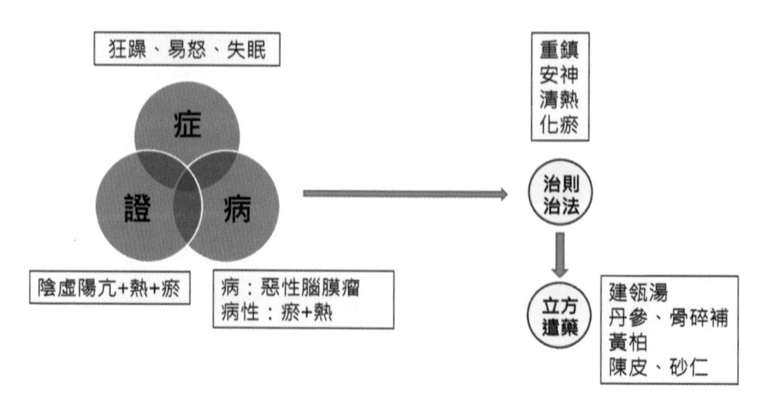

案九：胃潰瘍 / 以辨證為主

男性，71歲。病史：心臟病、胃潰瘍、腎結石（2次碎擊 / 上一次在去年）
胃潰瘍，服西藥4年。近期胃痛甚已四個月，諸治無效，自澳洲回台就醫。
平日眠難 / 易醒難再眠，大便日2行，胃納少，食後脹痞甚久不消化。
面膚萎黃無華，口乾渴。舌質瘦薄暗紅 / 少苔 / 齒痕，脈弦弱。

一診

處方 水煎藥

何首烏5錢 炒杜仲8錢 黃芩5錢 黃連3錢 乾薑3錢 附子3錢 陳皮8錢 砂仁8錢 黃耆15錢 當歸4錢 柴胡4錢 白芍4錢 7帖（劑/日）

處方 科學中藥

何首烏1.5g 炒杜仲1.5g 黃芩1g 黃連1g 乾薑1g 附子1g 陳皮1.5g 砂仁1.5g 黃耆1.5g 柴胡1g 白芍1g 2x7日

註：以上共服二週 /（每日1次水藥+1包藥粉）

二診 胃痛改善多，幾乎不痛，胃納善，氣色進步。但近日盜汗顯，眠淺。

處方 水煎藥

何首烏5錢 炒杜仲8錢 黃芩5錢 黃連3錢 乾薑1.5錢 附子1.5錢 陳皮8錢 砂仁8錢 黃耆10錢 當歸4錢 柴胡4錢 白芍4錢 青蒿4錢 地骨皮4錢 大棗8錢 7帖（劑/日）

處方 科學中藥

何首烏1.5g 炒杜仲1.5g 黃芩1g 黃連0.5g 乾薑0.5g 附子0.5g 砂仁1.5g 黃耆1.5g 柴胡1g 白芍1g 青蒿1.5g 地骨皮1.5g 2x7日

註：以上共服二週 /（每日1次水藥+1包藥粉）

三診 盜汗已無，睡眠可，胃納善，體力佳。

處方 水煎藥

何首烏5錢 山茱萸4錢 炒杜仲8錢 黃芩5錢 黃連3錢 附子1錢 玉桂子1.5錢 陳皮8錢 砂仁8錢 黃耆10錢 當歸4錢 柴胡4錢 白芍4錢 7帖（劑/日）

處方 科學中藥

何首烏1.5g 山茱萸1.5g 炒杜仲1.5g 黃芩1g 黃連0.5g 乾薑0.5g 附子0.5g 肉桂0.5g

砂仁1.5g 黃耆1.5g 柴胡1g 白芍1g 2x7日

註：以上共服二週 /（每日1次水藥+1包藥粉）

■ 病案分析（本案以辨證為主）

症：胃痛甚、無華、脹痞、眠難，舌質瘦薄暗紅 / 少苔 / 齒痕，脈弦弱。

病：胃潰瘍、胃痛、心臟病史。

證：脾胃升降失調、腎陽虛+脾虛+肝鬱氣滯

■ 以辨證為主處方

治則=寒熱互用，補氣、補腎、溫陽+疏肝理氣。

立方=寒熱互用（芩連、薑附）=補氣、補腎、溫陽（何首烏、杜仲、薑、附、耆）+疏肝理氣（柴、芍、陳、砂）

■ 治療思路探討

- 由面膚及舌脈象，符合腎陽虛+脾虛（胃黏膜修復困難，屬腎虛），胃痛甚、眠難，符合肝鬱氣滯。
- 一診：黃耆補氣，首烏、杜仲、薑、附補腎溫陽，共同改善胃寒痛、促進蠕動、修復潰瘍。黃芩、黃連改善胃慢性發炎。何首烏、當歸，養血柔肝，協助補氣溫陽諸藥改善久病導致之萎縮性胃炎。柴胡、白芍、陳皮、砂仁，疏肝理氣，協助止痛助消化。
- 二診：氣色進步，納善，胃已不痛，但轉為盜汗、眠淺，實為腎虛改善後，交感亢進，須預防化燥，遂減少薑、附、耆的劑量，加入青蒿、地骨皮、大棗。
- 三診：交感神經亢進回穩，改回補腎法收功。

<胃潰瘍 / 以辨證為主>

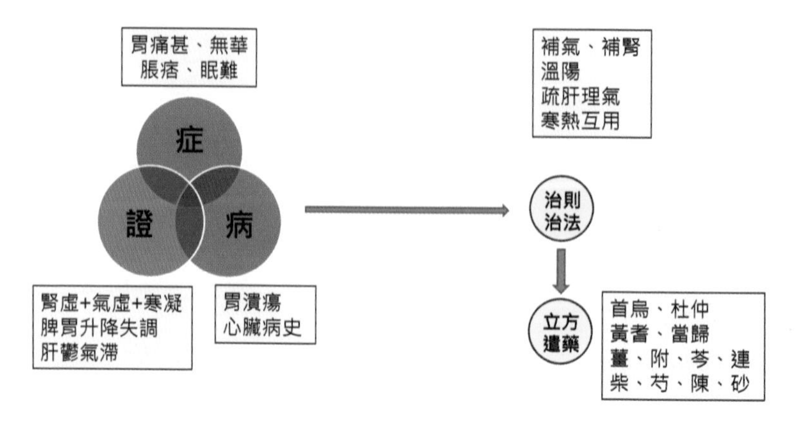

案十：腸梗阻 / 症病證三者合參，以辨病為主

女性，60歲。腹腔手術3次（2次肌瘤 / 1次術除1側卵巢）。

甲狀腺低下20年 / 補充甲狀腺素。平日入眠極難，大便2~3日1行。

昨夜急性右腹痛，急診，檢查=腸梗阻，西醫要求住院手術，病人希轉求中醫。

目前禁食中，西醫要求三日後若無改善，須積極處置。

潮熱、自汗、煩躁、右腹硬滿痛。

一診

處方 水煎藥

黃芩8錢 黃連5錢 連翹5錢 乾薑3錢 附子3錢 枳實8錢 厚朴8錢 桃仁8錢 丹參8錢 芒硝2錢 大黃3錢 3帖（劑/日）

處方 科學中藥

黃芩1.5g 黃連1.5g 連翹1.5g 枳實1.5g 厚朴1.5g 桃仁2g 丹參2g 桃核承氣湯2g 2x3日

註：以上共服3日/（每日2次水藥+2包藥粉，間隔3~4h服1次）

二診 右腹無痛，臍中按輕痛，大便日1行。

處方 水煎藥

黃芩5錢 黃連5錢 連翹5錢 乾薑3錢 附子3錢 枳實5錢 厚朴5錢 桃仁8錢 丹參8錢 黃耆8錢 大黃3錢 4帖（劑/日）

註：痊癒

■ 病案分析（本案症病證三者合參，以辨病為主）

症：右腹硬滿痛，潮熱、自汗、煩躁。

病：急性腸梗阻

證：陽明腑病

■ 症病證三者合參，以辨病為主處方

治則=清熱+化瘀+理氣+溫陽（補氣）+通腑

立方=清熱（黃芩、黃連、連翹）+化瘀（桃仁、丹參）+理氣消滯（枳實、厚朴）+溫陽（薑、附、耆）+通腑（大黃）

■ 治療思路探討

- 病人曾腹腔鏡手術三次，腹部及腸周環境必多沾連，故易形成腸梗阻，腸胃道長期處於缺氧缺血狀態。
- 急性腸梗阻，病灶區域必=瘀+腫+熱，而周邊血氧常供應不足（消耗性），易導致局部化膿或壞死。
- 治療處方，須能達到：清除細菌，改善發炎+增加腸道供血供氧+清除代謝廢物+溫瀉通便=清熱+化瘀+理氣+通腑+溫陽（補氣）。
- 以清熱、化瘀、理氣、通腑，改善瘀腫、感染，清除代謝廢物。以溫陽（補氣），改善局部供血供氧，慎防腸壞死，並引藥達病所。
- 以上共同治療成功，故能快速於二日內改善症狀，病人也因此如願避免了腹腔手術。

<腸梗阻 / 以辨病為主>

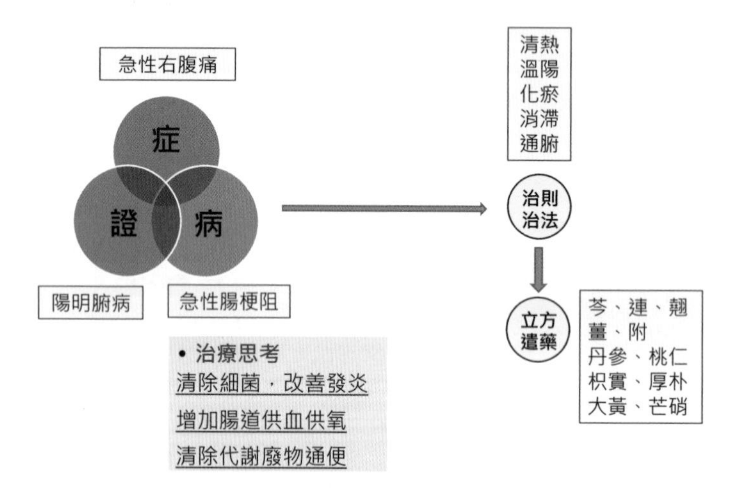

案十一：血小板再生不良 + 白血病前期 + 經崩 / 以辨證為主

女性，41歲。月經先期，經崩四日，經痛甚。

診斷：血小板再生不良，低Hb，白血病前期，腺肌瘤3.5cm。

長期：脾臟發炎，低熱，Hb=4+，血小板3~5萬間，

過去曾數月服龜鹿二仙膠，近期白血球及芽細胞偏高，Hb=10，PLT=4.3萬，西醫診

斷為白血病前期，囑咐化療。

目前服鐵劑、葉酸、B12。暫無化療，轉求中醫。

虛倦，五心熱，盜汗，逆冷，面膚晦暗，皮膚癢，心悸，眠難。舌暗紅，脈弦弱。

處方 **水煎藥**

熟地黃5錢 山茱萸4錢 黃芩8錢 青蒿8錢 骨碎補8錢 生杜仲8錢 當歸4錢 陳皮8錢 砂仁4錢 黃耆8錢 （1劑/日）

註：以上處方加減，共服42劑後，諸症改善，月經輕痛，週期及經量正常。
PLT=9.3萬，WBC及芽細胞正常。
之後因國外工作過勞，且須熬夜應酬，服藥斷續。
回復經量過多1日，但血檢仍可維持。

■ 病案分析（本案以證為主）

症：虛倦，五心熱，盜汗，逆冷，面晦，膚癢，心悸，眠難，經崩。

病：血小板再生不良、白血病前期、肌腺症。

證：腎陰虛+氣血兩虛+熱瘀

■ 以辨證為主處方

治則=補腎+補氣養血+清熱養陰

立方=補腎（熟地、山茱萸、杜仲、骨碎補）+補氣養血（黃耆、當歸）+清熱養陰（黃芩、青蒿）

■ 治療思路探討

- 病人五心熱、盜汗、心悸、眠難、長期低熱，屬腎陰虛，臨床雖表現虛倦、逆冷，及血小板再生困難，但疾病潛在免疫過亢，血中伏火，虛不受補，故自服龜鹿二仙膠一段時日，導致白血球及芽細胞偏高，進展成白血病前期。
- 處方以熟地黃、山茱萸、黃芩、青蒿，滋補腎陰，穩定骨髓，抑制免疫過亢。以生杜仲、骨碎補、當歸、少量黃耆，協助熟地黃及山茱萸，穩定生理軸線，改善月經過多。
- 全方穩當，平衡陰陽，故可於寒熱虛實夾雜之紊亂狀態，撥亂反正。若醫者只見低熱、五心熱、白血球芽細胞增生、經量過多......等熱象，給予大劑清熱養陰抑制，或可得一時之效，也可能更虛更亢，各血象平衡無望。但若只見貧血、低血小板、體虛諸症而用大補法（如同病人服龜鹿二仙膠），亦會致骨髓更紊亂，甚至變生他症，治療終究失敗。

・本案治療成功，在於補腎、清熱養陰、補氣三大主軸的平衡及相互約制，令補虛不化燥滯邪，祛邪不虛害傷正，劑量拿捏穩當，可引導骨髓原生池回歸平衡。

<血小板再生不良+白血病前期+經崩 / 以辨證為主

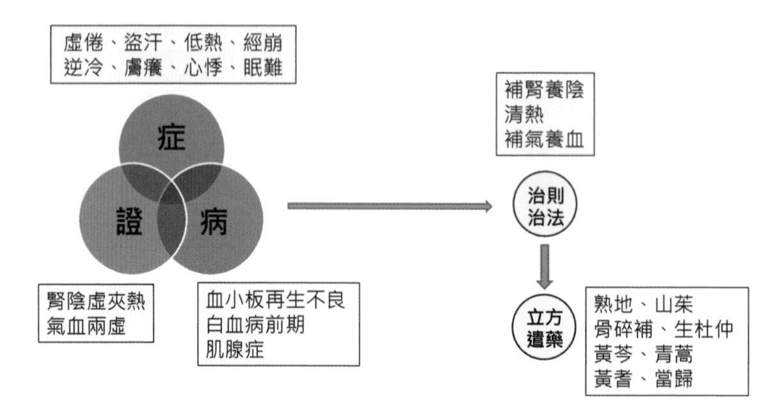

案十二：無菌性小腦炎 / 暈厥後軟癱，智力損 / 病證合參

男性，38歲。2年前突跌倒暈厥，無熱象。

醫院診斷：免疫性小腦炎、小腦萎縮症。

病史：氣喘20年，鼻竇炎史，口腔白斑，平日易口糜。

言語困難，吟詩狀顫音，助行器，行動極緩慢困難，手顫抖甚，表情僵硬甚至變形，吞嚥分解動作，喜悲難控制，指鼻試驗困難，交替動作困難，Babinski徵陽性，跟-膝-脛試驗困難。意識可但退化至3~5歲，入眠難，無低熱，頭暈頭痛頭脹，視物模糊，發病後血糖升高，目前 ac glu=160 HbAlc=7.5 服降血糖西藥。

大便2日1行，舌瘦紅，脈弦弱。

處方 水煎劑

熟地黃5錢 山茱萸4錢 玉桂子5錢 附子3錢 黃柏5錢 川芎3錢 陳皮5錢 砂仁4錢 黃耆20錢 （劑/日）

註：持續服藥二個月後，手不抖有力，可持筷挾麵條，指鼻試驗改善。
吟詩狀顫音改善，說話較清楚，喜悲可控制，吞嚥進步，好眠。
可去助行器由人攙扶行走。接續治療。

■ 病案分析（本案以病證合參）

症：行難、語難、低智、眩暈、眠難。

病：免疫性小腦炎、小腦損傷、錐體外束癥。

證：腎陽虛（大劑量類固醇之後+萎縮退化階段）/ 夾熱（免疫體質+糖尿病）

■ 以病證合參處方

治則=大補氣血、大補腎陽+清熱藥反制

立方=大補氣血、大補腎陽（熟地黃、山茱萸、桂、附、耆）+清熱藥（黃柏）

■ 治療思路探討

- 免疫性小腦萎縮症，初期西醫必以大劑量類固醇治療，本病程歷經二年，中醫接手時，依症象體徵已進入腦細胞萎縮退化階段，故以大補腎陽施治，因病人有糖尿病及易口糜，不宜用乾薑，但遇天冷發氣喘，復加乾薑1.5錢。
- 病人合計服70劑後，發口糜、眠難、盜汗、膚癢，血糖復升高，處方須積極預防免疫反撲。故捨去玉桂子、附子、山茱萸，減少北耆劑量（原先20 錢，減量為15錢），漸進加重清熱藥（黃連、青蒿），並加入柴胡、白芍。
- 合計服280劑，可去杖行動正常自理，無顫音，吞嚥正常。口糜、盜汗、咳喘、血糖及口腔白斑改善，停服降血糖西藥。

<無菌性小腦炎＋暈厥後軟癱、智力損 / 病證合參>

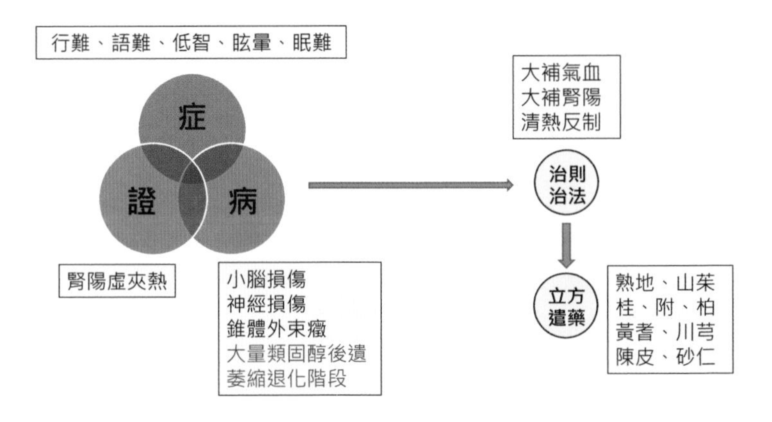

疾病與處方的進退依據

疾病與處方的進退依據

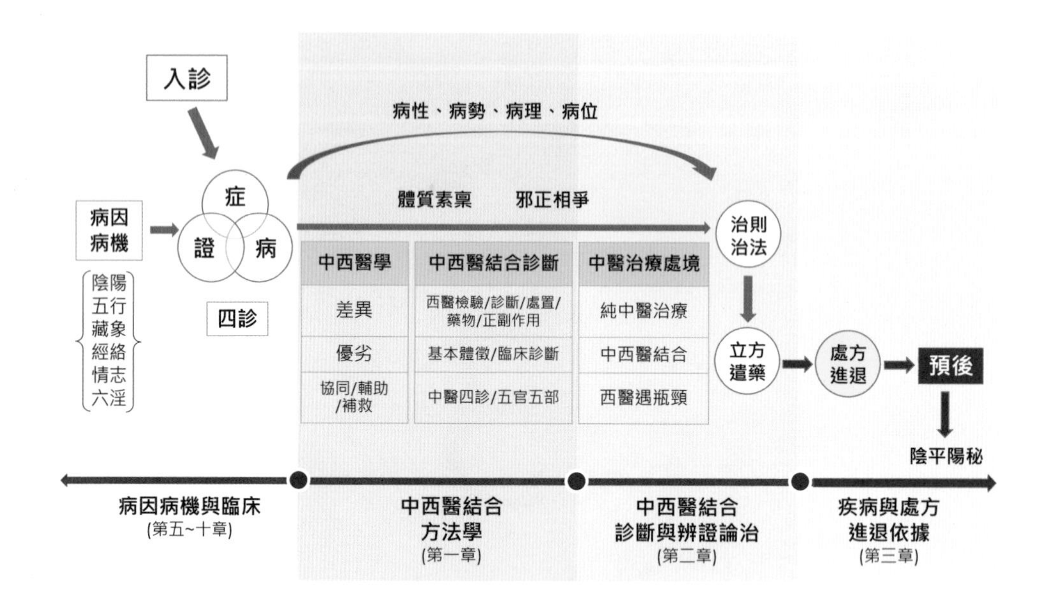

本章討論制定治則治法並立方遣藥後，處方如何依據治療過程，進行有規律性的調整，引導病人身體進入陰平陽秘的生理狀態。

陰平陽秘是評估中醫療程是否繼續，或告一段落的指標，且能藉此作為推測疾病是否容易再次復發的參考。身體回歸陰平陽秘，表示病人回復到通過營養、睡眠、規律生活、調息養神，即可自我修復的生理狀態，機能相互平衡制約，自然不易再度復發或失衡。

一、軸線圖的運用

不論外感、內傷、疾病的病程、或中醫治則治法，都能以下面的軸線圖充分表達，圖中箭頭表示內分泌軸線的變化方向。

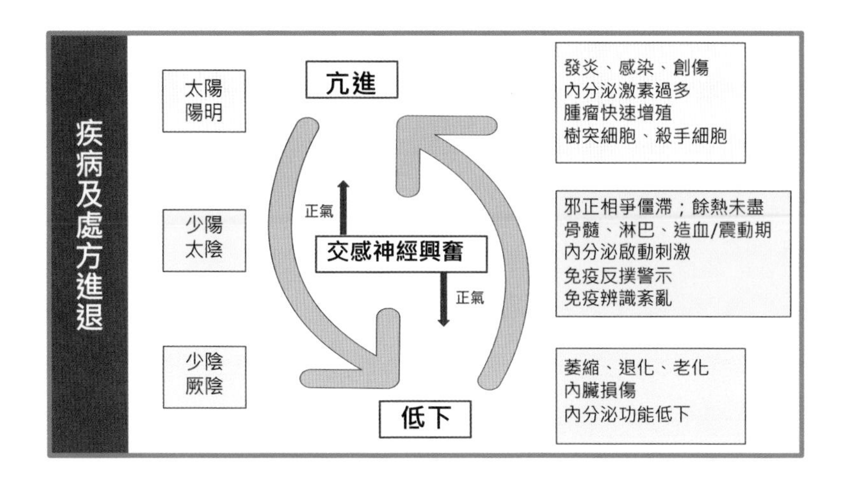

(一)外感

上圖總括當細菌、病毒等外邪入侵，身體出現邪正相爭、疾病深淺、正氣強弱、及預後之各種狀況，並揭示外感邪氣由表入裏，或由裏出表。例如：

■ **瘡瘍內陷(由表入裏)**

・瘡瘍內陷，疔瘡走黃，表現症象由表入裏。

・病程由太陽表→陽明→少陽→太陰......到厥陰裏。

■ **敗血症危象漸進緩解(由裏出表)**

・正氣來復，由危轉安，表現症象由裏出表。

・病程由厥陰裏→少陰→太陰→少陽.....到太陽表。

(二)內傷

身體因各種內傷疾病、或外界環境變動(如溫差、急性損傷、手術、情緒壓力)，會啟動內分泌軸線，由腎上腺與交感神經→啟動免疫、神經、激素，結合身体應付能力的太過或不及，共同決定亢衰程度。如：

■ **急性熱亢症象**

・內分泌軸線啟動，神經、免疫、內分泌反應過度。

■ **交感神經過度反應**

・應激性損傷，如：高血壓、高血糖、血管痙攣、胃潰瘍、失眠。

■ **餘熱未清**

・因邪正相爭後，正虛邪憊，此時交感及自律神經敏感，骨髓、神經及免疫處於震動性低熱。

■ **萎縮衰退**

・內分泌軸線無力啟動，表現各種萎縮衰退症象。

（三）病程

■ **由亢熱→正衰**

・從邪正相爭激烈的熱亢階段，若無即時治療，最終會進展至退化萎縮階段。

（四）治則治法的依據

■ **由抑亢至扶正**

・當疾病處於亢熱階段，以大劑清熱養陰加平肝重鎮治療後→亢熱症退，會出現衰憊症象。

・此時須適時改以補腎疏肝加清熱養陰，考慮或加少量補氣養血，或加少量桂附，將衰憊症象修復起來。

・直至舌象、脈象、症象進入陰平陽秘狀態，則疾病治療方可告一段落。

■ **由大補至抑亢**

・當病人處於退化萎縮狀態，以大補氣血、大補脾陽、腎陽處方施治→病人身體機能迅速進步後→可能會再產生反彈性熱亢。

・此時須改以補腎疏肝→若仍熱亢，應盡速改回清熱養陰加平肝重鎮的處方，將熱亢緩解下來。

・直至舌象、脈象、症象進入陰平陽秘狀態，疾病治療才算完成。

■ **處方轉折處**

從舌象、脈象、症象，參考修正，例如：

・陽症熱亢

經大劑清熱養陰藥處置後，舌質從紅絳變淡紅，脈象從弦緊數變弦細弱，且有虛憊症象，此際即是改以補腎疏肝加清熱養陰，或加少量補氣、桂附引火歸元之時機。

- 退化萎縮狀態

  以大補脾陽腎陽處方治療後，病人身體改善，漸有口乾舌燥、失眠多夢、煩躁、口糜、舌紅、脈弦數等，即考慮熱亢反彈，須盡速去除溫陽藥、減少補氣藥，加入疏肝藥、加重清熱養陰，或盡快改回清熱養陰加重鎮平肝。

（五）回歸陰平陽秘（何時停藥？不復發？）

最終應回到陰平陽秘：口和、脈靜、心平、身安，是屬陰平陽秘的狀態。

- 身體回歸陰平陽秘

  口不乾、不苦、不酸，口水不黏、不膩。

  舌質淡紅無瘀、舌苔平整。脈象平和有根。

  睡眠安好、食慾正常、二便及排汗正常。

  氣色紅潤，行動輕健。

- 表示病人在通過營養、睡眠、規律生活、調息養神，即可恢復自我修復的生理平衡與規律，疾病即不易再復發。

（六）處方進退

1. 處方治療的規律，依據疾病進退表現，給予不同的治法，最後回歸陰平陽秘。

- 陽性熱亢表現，給予：清熱（重鎮）→和解→扶正（補腎）
- 邪正相爭階段，給予：清熱+和解→和解+扶正
- 萎縮退化表現，給予：扶正（補腎）→和解→清熱（重鎮）

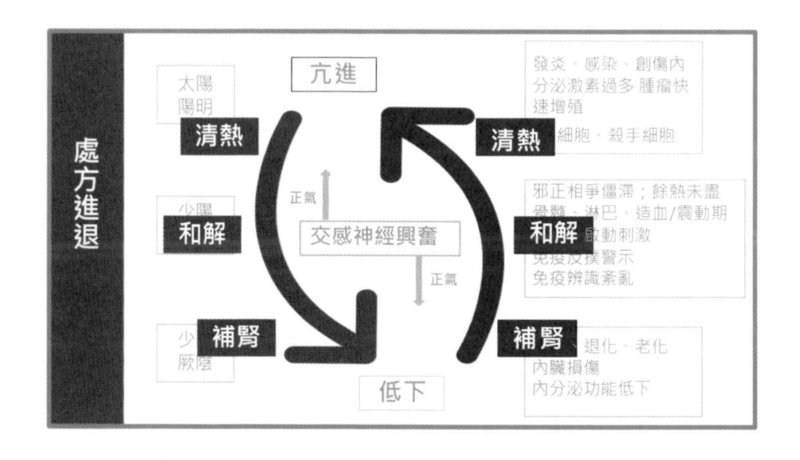

2.並非每種疾病的治療，都會完整依循上述的規律，回到陰平陽秘（口和、脈靜、心平、身安），也可能在某一階段正氣自行回復。各階段治法亦非壁壘分明，有許多漸進跨越處。

以下舉例說明處方進退規律：

・各種炎性疾病，從急性期→緩解期→損傷修復期，處方由：

大劑清熱養陰→減少清熱藥的劑量+加入少量補氣藥+和解藥→和解藥→和解藥+補腎藥+少量桂附引火歸元→大補腎陽脾陽→陰平陽秘

<處方規律>

實亢（大劑清熱、重鎮平肝）→實亢稍緩解（降低清熱藥+疏肝）→進入和解 / 肝鬱氣滯（疏肝+理氣）→肝鬱脾虛 / 亢衰同現（疏肝+健脾+補腎+引火歸元）→脾腎兩虛（大補脾陽腎陽）→修復→陰平陽秘

・各種免疫性疾病，從萎縮退化期→損傷修復→免疫反彈→陰平陽秘，處方由：

大補腎陽脾陽→和解藥+補腎藥+少量桂附引火歸元→和解藥→清熱養陰（或重鎮+清熱）→陰平陽秘

<處方規律>

脾腎兩虛（大補脾陽腎陽）→亢衰同現（疏肝+健脾+補腎+引火歸元）→進入和解 / 肝鬱氣滯（疏肝+理氣）→漸化燥上亢（加重清熱藥+疏肝）→實亢（大劑清熱、重鎮平肝）→緩解→陰平陽秘

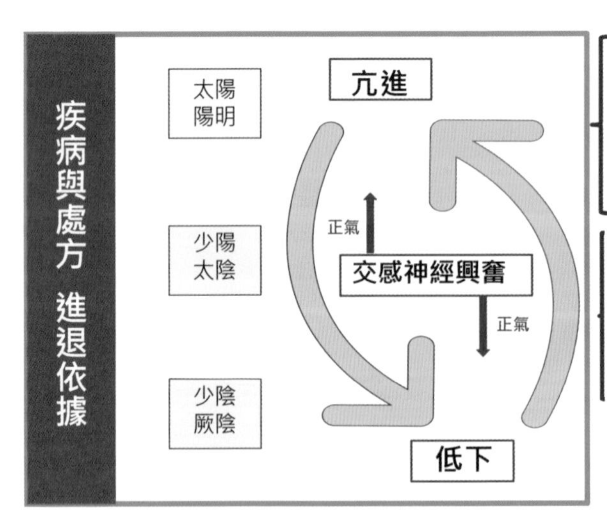

實亢：胃熱熾盛、消穀善飢血糖升高、合併肝鬱化火、肝陽上亢...等。
治：清熱+重鎮平肝

清熱+疏肝

疏肝理氣+健脾

亢衰同現：肝木尅脾土、胸腹癲癇、慢性胃炎...。
治：清熱溫陽寒熱互用，加入疏肝、補腎，或引火歸元。

虛衰：土敗水寒、脾腎陽虛低蛋白血症、肝硬化腹水。
治以溫補脾陽、腎陽。

二、軸線圖 vs. 方藥佈陣

(一)常用的處方藥物

■ 中西醫結合之純中醫治療思路

- 重視核心病機,生理、病理、四診、西醫診斷、中醫辨證......多方合參,重新賦予新的治則治法與方藥。
- 處方精神及方藥切入的技巧、劑量增減、各階段的轉折變化,力求精簡明確,盡可能引導病人身體回復至陰平陽秘狀態。
- 使用藥物簡潔、無定方、無定法,但大原則即遵循上圖所示之進退規律。

■ 個人常用的藥物(無定方)

清熱解毒:黃芩、黃連、黃柏、連翹

養　　陰:青蒿、地骨皮、天門冬、麥門冬

重鎮安神:懷牛膝、龍骨、牡蠣、代赭石

解　　表:麻黃、桂枝、羌活、葛根、荊芥

和　　解:柴胡、白芍

疏肝緩肝:大棗、甘草、川楝子、延胡索

理　　氣:陳皮、砂仁、枳實、厚朴

補　　氣:黃耆、人參

養血柔肝:熟地黃、當歸、何首烏、菟絲子

涼血止血:大小薊、牡丹皮、生地黃、白茅根

補　　腎:熟地黃、山茱萸、炒杜仲、菟絲子、何首烏

溫　　陽:乾薑、附子、玉桂子、吳茱萸

堅筋壯骨:炒杜仲、骨碎補、續斷、懷牛膝

化　　瘀:丹參、沒藥、桃仁、川芎、乳香

除　　痰:半夏、萊菔子、銀杏葉、白芥子、竹茹

利　　濕:茯苓、澤瀉、車前子、蒲公英、龍膽草

常用藥物			
黃芩、黃連、黃柏、連翹	清熱解毒	養血柔肝	熟地、當歸、首烏、菟絲子
二冬、青蒿、地骨皮	養　陰	涼血止血	大小薊、牡丹皮、生地黃、白茅根
懷牛膝、龍骨、牡蠣 代赭石	重鎮安神	補　腎	熟地、山茱萸、杜仲 菟絲子、何首烏
麻黃、桂枝、羌活 荊芥、葛根	解　表	溫　陽	乾薑、附子、玉桂子、吳茱萸
柴胡、白芍	和　解	堅筋壯骨	杜仲、骨碎補、續斷、懷牛膝
川楝子、元胡、大棗、甘草	疏肝緩肝	化　瘀	丹參、沒藥、桃仁、川芎、乳香
陳皮、砂仁、枳實、厚朴	理　氣	除　痰	半夏、萊菔子、銀杏葉 竹茹、白芥子
黃耆、人參	補　氣	利　濕	茯苓、澤瀉、車前子 蒲公英、龍膽草

（二）方藥在軸線圖上的運用

依軸線圖可區分為上中下三層，說明如下：

■ 上層：

・屬太陽、陽明，邪熱亢進階段

・以重鎮平肝藥、清熱解毒藥、養陰涼血藥......處置。

■ 中層：

・屬少陽、太陰，邪正相爭階段

・以疏肝緩肝藥、理氣健脾藥......處置。

■ 下層：

・屬少陰、厥陰，萎縮退化階段

・以補氣藥、養血藥、補腎藥、溫陽藥、柔肝藥......處置。

■ 貫穿上中下之間：

・外感邪氣、病理產物之痰濕瘀，可能貫穿於各階段病程之間。

・以解表藥、化瘀藥、祛痰藥、利濕藥......處置。

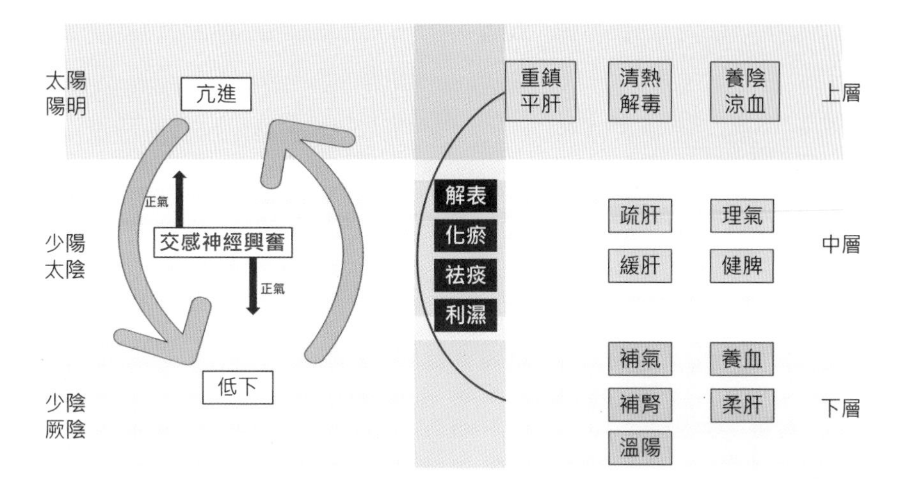

(三) 臨床藥陣

清熱解毒

<清熱解毒>藥陣

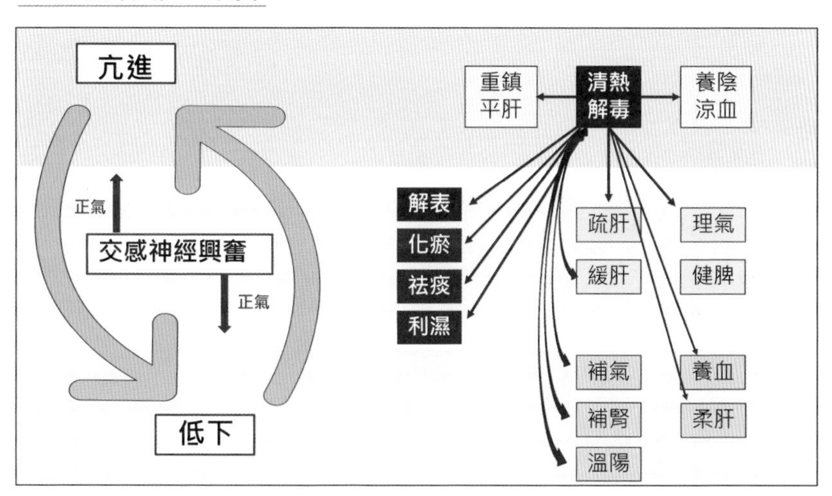

<陽亢症象>

■ 煩躁、失眠、不能鎮靜

・清熱解毒+重鎮平肝

・黃連、黃柏、代赭石、懷牛膝、龍骨、牡蠣、生地黃、白芍

■ 腫瘤性陽亢

・清熱解毒+活血化瘀+重鎮平肝

・黃芩、黃連、黃柏、丹參、沒藥、骨碎補、代赭石、懷牛膝、龍骨、牡蠣、生地黃、白芍

■ 神經精神疾病 / 陽亢性

・清熱解毒+重鎮平肝+緩肝

・黃連、黃柏、代赭石、懷牛膝、龍骨、牡蠣、生地黃、白芍、生杜仲、大棗

<高血壓 / 腎虛陽亢型>

三種處置法：

■ 清熱+補腎+重鎮平肝

・黃連、黃柏、代赭石、懷牛膝、龍骨、牡蠣、生杜仲、生地黃、白芍

■ 清熱+補腎+疏肝緩肝

・黃連、黃柏、何首烏（或地黃）、山茱萸、炒杜仲、柴胡、白芍、（大棗）

■ 清熱+補腎+疏肝+引火歸元

・黃連、黃柏、何首烏（或地黃）、山茱萸、炒杜仲、柴胡、白芍、附子、玉桂子

<糖尿病>

■ 初期熱性階段

・清熱+養陰，以清熱解毒藥為主

・加上糖尿病的發病原因之處方（如免疫因素、或感染、或大腦調控失靈、或肝醣過度釋放、或高血凝之血瘀......）

■ 中期

・補腎+清熱養陰

・補腎+清熱養陰+引火歸元

■ 晚期

・大補腎陰腎陽+清熱養陰

<免疫疾病>

熱亢期依症象有三種處置法：

■ 清熱解毒+養陰

・黃芩、黃連、黃柏、青蒿、知母、地骨皮

■ 清熱解毒+養陰+疏肝

・黃芩、黃連、黃柏、青蒿、知母、地骨皮、柴胡、白芍

■ 清熱解毒+養陰+疏肝+滋腎

・黃芩、黃連、黃柏、青蒿、知母、地骨皮、白芍、何首烏、生杜仲

<感冒、咳嗽>

■ 感冒，發熱、頭痛、體痛、咳嗽

・清熱解毒+解表

・柴胡、桂枝、麻黃、白芍、黃芩、黃連、連翹

■ 感冒，體虛、發熱、頭痛、體痛、咳嗽

・清熱解毒+解表+補氣（補腎）

・柴胡、桂枝、麻黃、白芍、黃芩、黃連、連翹、黃耆、（人參）、（何首烏、杜仲）

■ 感冒，咳嗽嚴重、頭痛、體痛、咳嗽

・清熱解毒+解表+補氣+少量溫陽

・柴胡、桂枝、麻黃、白芍、黃芩、黃連、連翹、黃耆、少量乾薑與附子

■ 氣喘，感冒喘咳嚴重、頭痛、體痛、咳嗽

・清熱解毒+解表+補氣+補腎溫陽

・柴胡、桂枝、麻黃、白芍、黃芩、黃連、連翹、黃耆、乾薑、附子、何首烏、炒杜仲（清熱解毒、溫陽藥=同時加重劑量）（考慮+丹參、當歸，柔肝化瘀）

■ 感冒，體虛、胸腔積液、發熱、頭痛、體痛、咳嗽

・清熱解毒+解表+補氣（補腎）+利濕化痰

・柴胡、桂枝、麻黃、白芍、黃芩、黃連、連翹、黃耆、（人參）、（何首烏、杜仲）、茯苓、澤瀉、半夏

<惡性腫瘤>

■ 主方=清熱解毒+化瘀+（利濕化痰）

・黃芩、黃連、黃柏、丹參、沒藥、骨碎補

■ 初中期 / 正氣不虛：以清熱化瘀為主

■ 化放療 / 虛實夾雜：聖愈湯+小柴胡湯+清熱化瘀

■ 中晚期 / 虛證階段：扶正藥+清熱化瘀

<痛風>

■ 清除病理產物=清熱+化瘀+利濕

・黃芩、黃連、黃柏、丹參、沒藥、茯苓、澤瀉

■ 急性期=以清除病理產物為主+體質處方

■ 緩解期=以體質處方為主+清熱化瘀利濕

<急性肝炎>

■ 清熱解毒+疏肝利膽

・黃芩、黃連、黃柏、柴胡、白芍、丹參、茵陳、大黃

<血枯>

■ 瘀熱性=柔肝養血+清熱+化瘀

・何首烏、當歸、菟絲子、黃芩、黃連、黃柏、丹參

■ 寒瘀性=柔肝養血+補氣（溫陽）+化瘀+少量清熱預防化燥

・何首烏、當歸、菟絲子、黃耆、乾薑、附子、玉桂子、丹參、黃芩（或黃連、黃柏）

血枯

・各種因素導致間質細胞增生，或各種纖維化，或表皮生長因子不足。

・如腦退化、肝硬化、肺纖維化、皮膚晦暗、異位性皮膚炎。

・血枯須鑑別所合併之體質，究屬因寒或因熱、陰虛或陽虛，以體質證候處方，再加入柔肝養血藥。

<餘熱未盡>

■ 各種感染後遺

・和解表裏+清熱+養陰+化痰+（扶正）

・柴胡、白芍、黃芩、黃連、青蒿、地骨皮、陳皮、葛根、萊菔子、黃耆

■ 腦損傷緩解期

・補氣養血+清熱解毒+化痰+化瘀

・黃耆、當歸、川芎、丹參、黃芩、黃連、竹茹、陳皮、半夏、茯苓

■ 骨髓或淋巴性發炎

・清熱+養陰+滋腎

・知柏地黃湯+黃芩、黃連、青蒿、地骨皮

■ 蜂窩組織炎

・清熱+化瘀+利濕+化痰+扶正解表

・黃芩、黃連、黃柏、丹參、沒藥、銀杏葉、茯苓、澤瀉+扶正解表

重鎮平肝

<重鎮平肝>藥陣

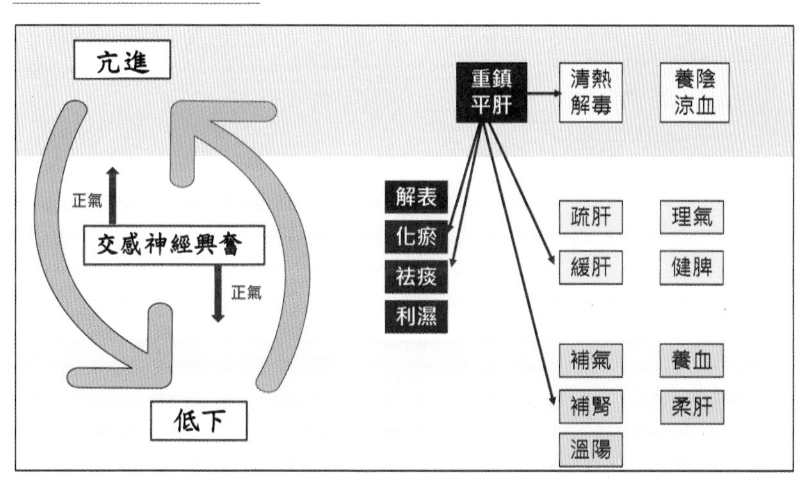

■ 重鎮平肝+清熱解毒

・代赭石、懷牛膝、龍骨、牡蠣、白芍、生地黃、黃連、黃柏

・適用：各種陽亢熱性症象，如嚴重失眠、原發性高血糖或高血壓、免疫性疾病、神經精神疾病、各種腦病。

■ 重鎮平肝+清熱解毒+緩肝

・代赭石、懷牛膝、龍骨、牡蠣、白芍、生地黃、黃連、黃柏、大棗（重用）

・適用：各種陽亢熱性症象（糖尿病除外），以重鎮平肝+清熱解毒，尚難緩解，且兼有焦躁不易鎮靜者。

■ 重鎮平肝+清熱解毒+化瘀

・代赭石、懷牛膝、龍骨、牡蠣、白芍、生地黃、黃芩、黃連、黃柏、丹參、沒藥、骨碎補

・適用：腦部良惡性腫瘤、功能性垂體腫瘤、內分泌腫瘤、腦血管疾病、神經精神疾病夾瘀象......，各種表現陽亢熱性症象者。

■ 重鎮平肝+清熱解毒+祛痰

・代赭石、懷牛膝、龍骨、牡蠣、白芍、生地黃、黃芩、黃連、半夏、陳皮、萊菔子、葛根

・適用：各種急慢性腦部疾病，表現陽亢熱性症象，且合併躁擾昏蒙，痰涎黏稠壅盛者。

■ 重鎮平肝+清熱解毒+補腎（引火歸元）

・代赭石、懷牛膝、龍骨、牡蠣、白芍、生地黃（或何首烏）、黃柏、炒杜仲、黃耆、附子、玉桂子　（黃耆、桂、附，皆須少量，此際用意為避免亢熱緩解時突現虛症）

・適用：長期壓力及過勞、或中老年體虛、或各種陽亢熱性症象發作一段時日，身體已見虛耗，或脈象重按無根，或舌瘦薄無苔......等，符合腎陰虛陽亢者。

疏肝(和解)

＜疏肝＞藥陣

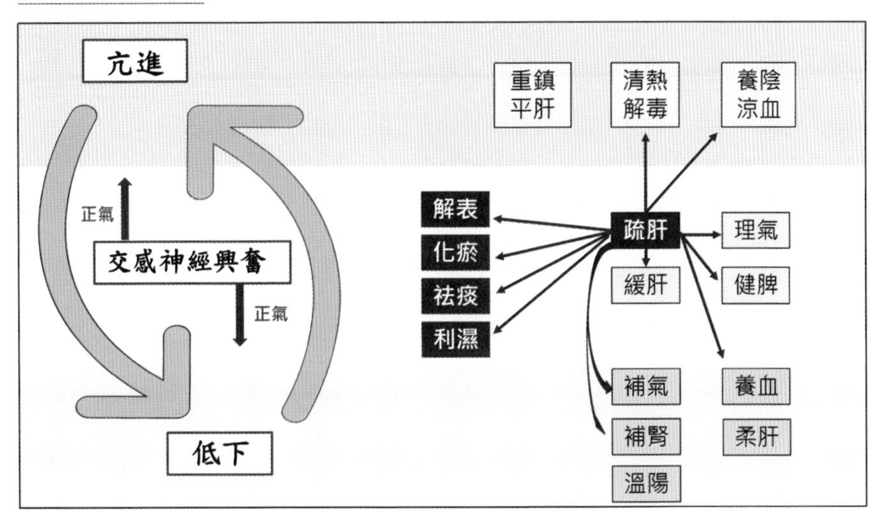

■ 疏肝+清熱

・柴胡、白芍、黃芩、黃連、（川楝子、延胡索）

・適用：各種肝鬱化火症象，如失眠、肝炎、免疫疾病、慢性胃炎，凡有脈弦合併熱象者。

■ 疏肝+清熱+養陰

・柴胡、白芍、黃芩、黃連、黃柏、青蒿、地骨皮、（二冬）

・適用：各種肝鬱化火症象合併急速傷陰，或日久傷陰，如免疫性疾病、結核菌感染、感染疾病使用抗生素仍低熱、黃昏後低熱盜汗、骨髓及淋巴躁動......。

■ 疏肝+緩肝

・柴胡、白芍、大棗

・協助治療各種疾病，合併有脈弦、胸悶吸短、項強、眠難、精神緊張......諸症。

■ 疏肝+理氣

・柴胡、白芍、（大棗）、陳皮、砂仁、（枳殼）

・協助治療各種疾病，合併有脈弦、胸悶、胃脹、氣滯、大便不暢......諸症。

■ 疏肝+理氣+健脾

・柴胡、白芍、陳皮、砂仁、黃耆、人參
・協助治療各種疾病，合併有脈弦、胸悶、胃脹、氣滯、大便不暢、消化慢、水濕......諸症。

■ 疏肝+解表+清熱
・柴胡、白芍、桂枝、黃芩、黃連、（連翹）、（黃柏）
・適用：各種感染，或感染後遺，而有脈弦、項強、胸悶氣滯、寒熱往來、邪正相爭......諸症。

■ 疏肝+化瘀
・柴胡、白芍、丹參、（沒藥）、（骨碎補）
・協助治療各種疾病，合併有脈弦、胸悶吸短、項強、眠難，而有明顯瘀象者。

瘀象區分內瘀及外瘀

・外瘀者，有明顯外在致瘀因素，如急性挫傷內出血、蜂窩組織炎患部暗瘀、腫瘤實質性腫塊、痛風患處濕瘀熱象......等。
・內瘀者，以舌象為觀察重點，凡舌偏紫或暗，舌下絡脈瘀紫，皆會導致原發疾病因瘀更見僵滯變異，如蕁痲疹、濕疹、良惡性腫瘤、腦退化......，處方皆須考慮加入袪瘀藥。

■ 疏肝+養血
・柴胡、白芍、熟地黃、當歸、川芎
・適用：肝血虛，而有脈弦、胸悶......。

■ 疏肝+養血+清熱
・柴胡、白芍、熟地黃、當歸、川芎、黃芩、黃連、（黃柏）
・適用：肝血虛夾血熱，而有脈弦、胸悶、燥渴、發炎、失眠......。

■ 疏肝+養血+清熱+化瘀
・柴胡、白芍、熟地黃、當歸、川芎、黃芩、黃連、（黃柏）、丹參、（沒藥）、（骨碎補）

・適用：肝血虛夾血熱血瘀，而有脈弦、胸悶、燥渴、發炎、失眠，且舌有瘀象……。

■ 疏肝+補氣

・柴胡、白芍、（大棗）、黃耆、（清熱藥反制）

・補氣藥協助疏肝藥，可擴張血管，並避免因擴張血管後導致腦血流減少之虛暈倦怠。

■ 疏肝+補腎+（引火歸元）

・柴胡、白芍、（大棗）、黃耆、何首烏（或熟地黃）、山茱萸、炒杜仲、（附子）、（玉桂子）、（清熱藥反制）

・疏肝加補腎藥，協助治療各種肝鬱氣滯、肝鬱化火、肝陽上亢、肝風內動、陰虛陽亢……諸證，而有脈弦弱者。腎氣足則肝不苦急，腎上腺及內分泌充足穩定，則無須啟動交感神經運作，自然脈靜、身安。

・若病程進入腎陽虛，即腎上腺已無力啟動，須捨柴胡、白芍，並加重黃耆、附子、玉桂子的劑量。

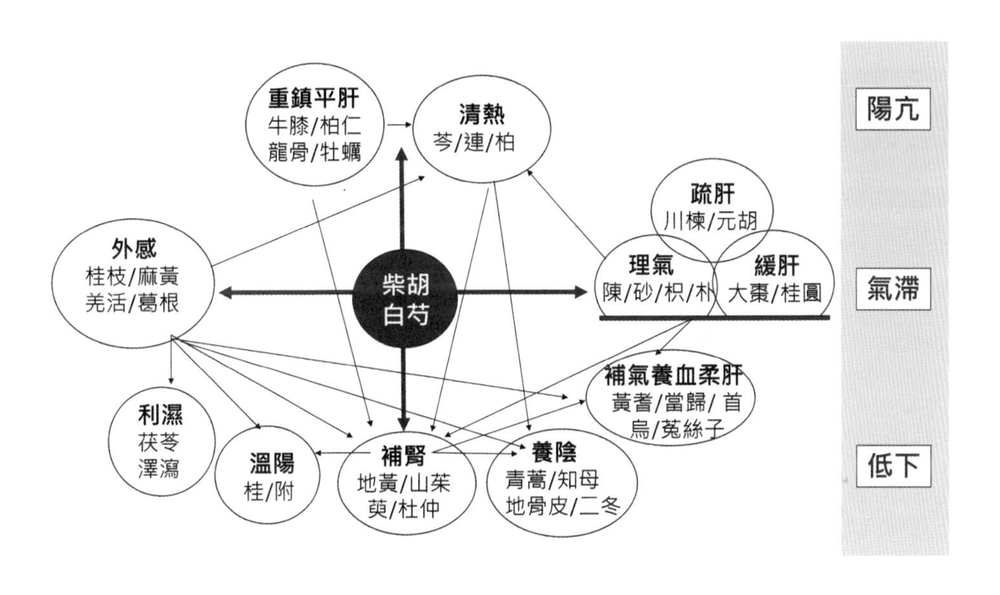

養血 / 柔肝

＜養血柔肝＞藥陣

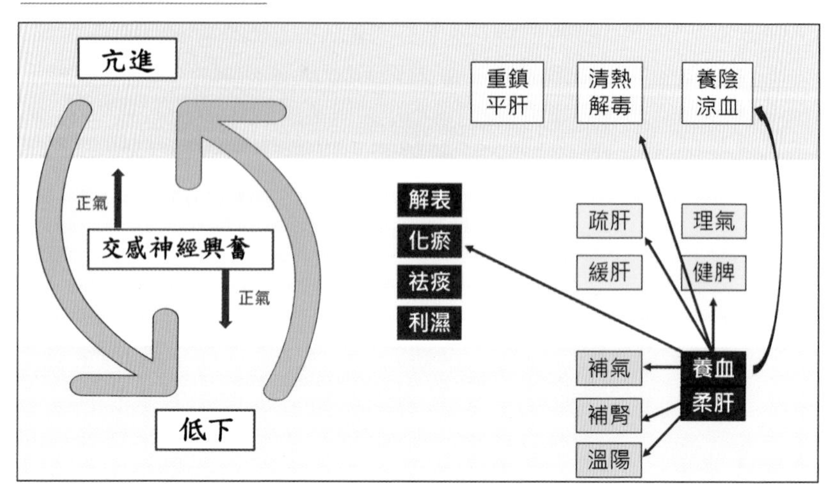

<養血>

■ 養血+清熱

・生（熟）地黃、當歸、白芍、（川芎）、黃芩、黃連、（黃柏）

・適用：各種熱症合併肝血虛者，如肝炎、月經過多屬熱症者、免疫疾病、熱性病緩解後夾餘熱未盡者......。

■ 養血+清熱+養陰

・生（熟）地黃、當歸、白芍、（川芎）、黃芩、黃連、（黃柏）、青蒿、地骨皮

・適用：各種熱症陰傷合併肝血虛者，如肝炎、月經過多屬熱症者、免疫疾病、熱性病緩解後夾餘熱未盡者、腫瘤性發熱......，兼有傷陰或低熱不退現象。

■ 養血+疏肝

・熟地黃、當歸、川芎、柴胡、白芍

・適用：肝血虛，而有脈弦、胸悶......。

■ 養血+疏肝+清熱

・熟地黃、當歸、川芎、柴胡、白芍、黃芩、黃連、（黃柏）

・適用：肝血虛夾血熱，而有脈弦、胸悶、燥渴、發炎、失眠......。

■ 養血+疏肝+清熱+化瘀

・熟地黃、當歸、川芎、柴胡、白芍、黃芩、黃連、（黃柏）、丹參、（沒藥）、（骨碎補）

・適用：肝血虛夾血熱血瘀，而有脈弦、胸悶、燥渴、發炎、失眠，且舌有瘀象……。

■ 養血+健脾

・熟地黃、當歸、（白芍）、（川芎）、陳皮、砂仁、（白朮）、（茯苓）

・適用：各種疾病，合併脾虛、氣血虛者。

■ 養血+化瘀

・熟地黃、當歸、（白芍）、（川芎）、丹參、（沒藥）、（骨碎補）

・適用：各種疾病，合併血虛、血瘀者。

■ 養血+補氣

・熟地黃、當歸、白芍、川芎、黃耆、（人參）

・適用：各種疾病，合併氣虛、血虛者。

■ 養血+補腎

・熟地黃、當歸、白芍、川芎、山茱萸、炒杜仲、黃耆

■ 養血+補腎+引火歸元

・熟地黃、當歸、白芍、川芎、山茱萸、炒杜仲、黃耆、附子、玉桂子

・黃耆適量，附子、玉桂子少量

■ 養血+大補腎陰陽

・熟地黃、當歸、白芍、川芎、山茱萸、炒杜仲、黃耆、（人參）、乾薑、附子、玉桂子、黃柏（或黃芩、或黃連）

・黃耆增量，乾薑、附子、玉桂子增量，甚至加人參，加芩連柏反制化燥。

・適用：各種疾病，合併腎虛、血虛者。須依脾虛及腎虛程度加重補氣藥及溫陽藥，並加入清熱藥反制化燥，亦須考慮痰濕瘀病理產物。

<柔肝>

■ 柔肝+養血

・何首烏、當歸、（菟絲子）、（沙苑蒺藜）、熟地黃、白芍、川芎

■ 柔肝+清熱

・何首烏、當歸、（菟絲子）、黃芩、黃柏

■ 柔肝+清熱+解表

・何首烏、當歸、（菟絲子）、黃芩、連翹、荊芥、蒲公英

■ 柔肝+清熱+解表+化瘀

・何首烏、當歸、（菟絲子）、黃芩、連翹、荊芥、蒲公英、丹參

■ 柔肝+清熱+化瘀

・何首烏、當歸、(菟絲子)、黃芩、黃連、(黃柏)、丹參、(沒藥)、(骨碎補)

■ 柔肝+補氣

・何首烏、當歸、黃耆

■ 柔肝+補氣+溫陽

・何首烏、當歸、黃耆、乾薑、附子、玉桂子

柔肝法適用於血枯諸症

・各種或因感染、或免疫、或腫瘤、或挫傷、或陰虛血熱，導致急慢性發炎，導致間質細胞增生，或慢性纖維化，須以大劑柔肝藥，視情況加清熱、養陰、化瘀、解表、補氣養血......施治。

・表皮生長因子不足、老年再生修復力困難、各種疾病萎縮退化期，如異位膚炎、腦退化、肝硬化、肺纖維化、皮膚晦暗......，表現氣虛、血虛、腎虛者，須以柔肝藥，視情況加補氣、補血、補腎、補陽......諸藥，可令細胞再生，糾正進行性損傷退化。

補氣

＜補氣＞藥陣

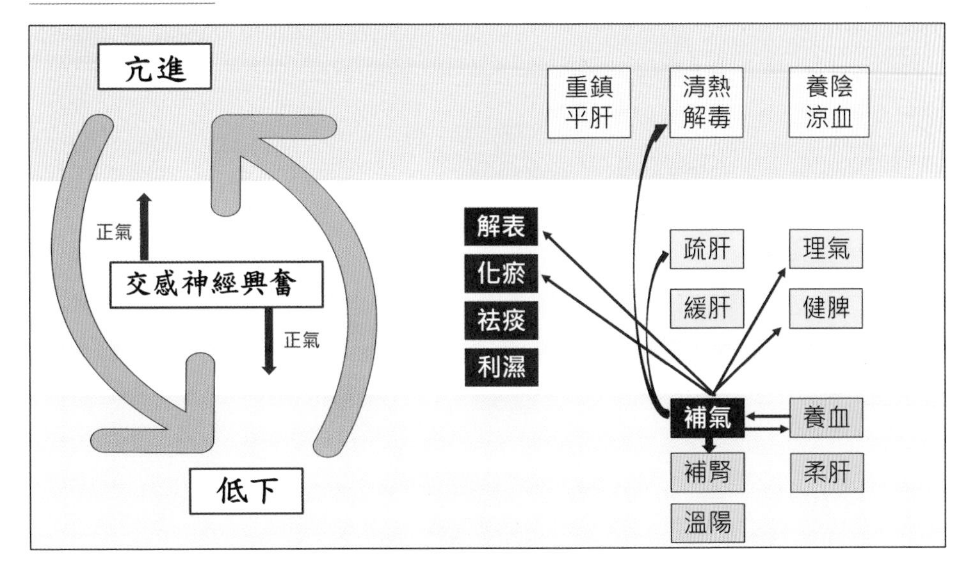

■ 補氣+養血

・黃耆、（人參）、熟地黃、當歸、白芍、川芎

■ 補氣+補腎

・黃耆、（人參）、熟地黃、山茱萸、炒杜仲、（附子）、（玉桂子）

■ 補氣+理氣

・黃耆、（人參）、陳皮、砂仁

■ 補氣+健脾

・黃耆、（人參）、陳皮、砂仁、白朮、茯苓

■ 補氣+疏肝

・黃耆、（人參）、柴胡、白芍

■ 補氣+清熱解毒

・黃耆、（人參）、黃芩、黃連、黃柏

■ 補氣+解表+清熱

・黃耆、（人參）、柴胡、桂枝、白芍、（麻黃）、黃芩、黃連

■ 補氣+化瘀

・黃耆、（人參）、丹參、沒藥、骨碎補

補腎

<補腎>藥陣

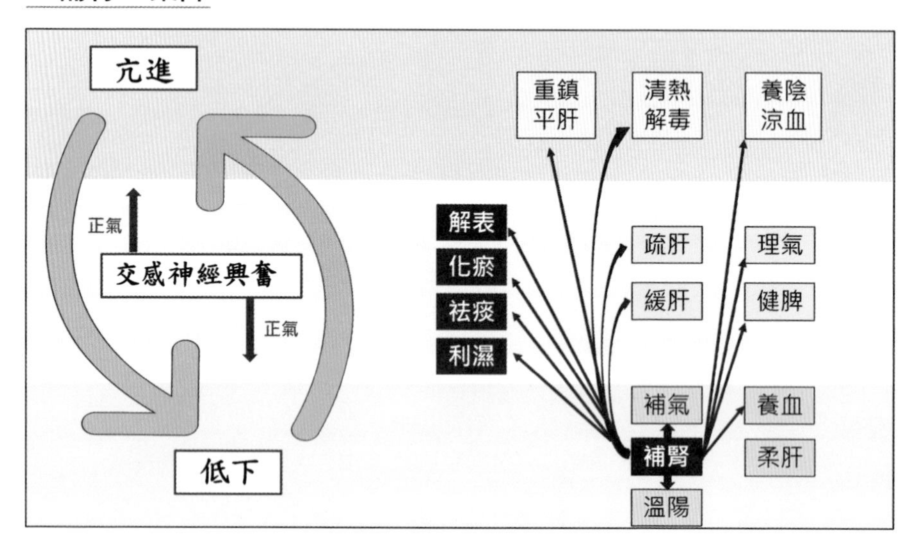

■ 補腎+清熱

・熟地黃（或何首烏）、山茱萸、炒杜仲、（骨碎補）、（黃連）、黃柏

・適用：各種腎陰虛症，如高血壓、糖尿病、失眠、更年障礙......。

■ 補腎+養陰涼血

・生地黃、山茱萸、生杜仲、（黃連）、黃柏、青蒿、地骨皮

・適用：骨髓或淋巴躁動，產生之腎陰虛合併或低熱、或盜汗、或煩躁不安......。

■ 補腎+平肝重鎮+清熱

・生地黃（或何首烏）、生杜仲、懷牛膝、白芍、龍骨、牡蠣、（黃連）、黃柏

・適用：腎虛夾陽亢諸病症。

■ 補腎+理氣

・熟地黃（或何首烏）、山茱萸、炒杜仲、（骨碎補）、陳皮、砂仁

・補腎藥加理氣藥，避免滋膩，促進藥效吸收。

■ 補腎+健脾

・熟地黃（或何首烏）、山茱萸、炒杜仲、白朮、黃耆、陳皮、砂仁

・脾腎兩補，必加補氣藥推動。

■ 補腎+疏肝+（緩肝）

・熟地黃（或何首烏）、山茱萸、炒杜仲、柴胡、白芍、（大棗）

・補腎藥加疏肝緩肝，可緩解各種因腎虛導致之肝陽躁動。

■ 補腎+養血

・熟地黃、山茱萸、炒杜仲、當歸、白芍、黃耆

・精血同源，補腎藥加補血藥，必加補氣藥推動。

■ 補腎+補氣

・熟地黃、山茱萸、炒杜仲、當歸、黃耆、（人參）

・補腎藥須有補氣藥推動，效果較佳。

■ 補腎+溫陽

・熟地黃、山茱萸、炒杜仲、當歸、黃耆、（人參）、乾薑、附子、玉桂子

・適用：各種脾腎陽虛之晚期病程，或萎縮退化難以修復，或長期西藥抑制，化放療損傷，或各種慢性病西藥漸無效......。

■ 補腎+解表

・熟地黃、當歸、炒杜仲、黃耆、柴胡、桂枝、白芍、黃芩、（麻黃）

・適用：體虛感冒者，如老人、或婦女值經期間、或青少年、或長期過勞者，可誘導專一免疫快速產生，並預防因急性感染而變生諸症。

■ 補腎+化瘀

・熟地黃（或何首烏）、山茱萸、炒杜仲、骨碎補、丹參、（沒藥）

・適用：腎虛合併血瘀症者，如中風後遺、老人腦萎縮退化、老人腫瘤......。

■ 補腎+祛痰

・熟地黃（或何首烏）、山茱萸、炒杜仲、黃耆、陳皮、半夏、葛根、萊菔子

・適用：腎虛夾痰者，如氣喘、胃弱痰多......。

■ 補腎+利濕+（溫陽）

・熟地黃（或何首烏）、山茱萸、炒杜仲、黃耆、茯苓、澤瀉、（附子）、（玉桂子）

・適用：腎陽虛夾水濕，必加補氣、溫陽藥。

補腎法適用

・但見舌質瘦、或薄、或無苔、或剝苔。脈弦弱、或細弱、或重按無力者。

・各種疾病中晚期，症見腎虛、退化萎縮、再生修復困難。

・小兒發育遲弱，老年人體虛衰弱，長期過勞、或熬夜、或營養不良。

・男女性更年後，胎前產後，不孕不育，自律神經失調，內臟損衰。

・化放療損傷，各種疾病西藥漸無效......。

三、疾病及處方進退／病案操作

案一：糖尿病反覆發作

病程：由亢→衰

治療：由抑亢→扶正

青年男性，三軍總醫院診斷=糖尿病，病人拒服西藥。

病人自32~44歲期間（民國82~93年），反覆發作糖尿病。

發病時 ac/pc glu=150~200/180~220，

起病期間，會突然消瘦、口乾、溲多，溲多即更消瘦倦怠乏力。

每次發病，到本院服水煎藥約15~30劑，前後發病求診共10回，

服中藥後均能回復身體健康，血糖回復ac/pc glu =90/100

《初期處方》82~85年期間

處方 **水煎藥**

生地黃5錢 石膏10錢 知母4錢 梔子3錢 黃芩4錢 黃連3錢 黃柏4錢 蒼朮4錢 黨參8錢 陳皮8錢 （劑/日）

《中期處方》86~89年期間

處方 **水煎藥**

生地黃5錢 山茱萸4錢 玉桂子3錢 附子1.5錢 黃柏5錢 黃芩5錢 黃耆10錢 生杜仲5錢 菟絲子5錢 蒼朮5錢 桑白皮8錢 陳皮8錢 （劑/日）

《後期處方》90~93年期間

五心熱，午後氣逆上咽，勞易暈，爬山喘虛。

舌質瘦絳紫瘀，舌下脈瘀，脈弦數芤。

處方 **水煎藥**

熟地黃5錢 山茱萸4錢 玉桂子5錢 附子3錢 黃柏4錢 黃連1.5錢 黃芩4錢 黃耆15-20錢 生杜仲8錢 懷牛膝5錢 蒼朮5錢 陳皮8錢 （劑/日）

註：病人十多年間糖尿病反覆發作，斷續服中藥救急，皆能緩解維持一段時日，血糖正常且身體輕安。可惜病人耐心不足，稍有緩解即停中藥，若能從體質根本調理，應能維持健康不致反覆發病。

疾病及處方進退

- 初期：正氣不虛，以清熱養陰為主。
- 中期：補腎養陰，引火歸元，加入少量的玉桂子、附子、黃耆。
- 後期：大補腎陰腎陽，增加玉桂子、附子、黃耆的劑量，並加入清熱藥反制。

案二：甲亢，周期性麻痺

病程：由亢→衰

治療：由抑亢→疏肝→扶正

男性，43歲。長期過勞，平日工作輪三班制，常須值大夜班。

近三月發甲狀腺亢進，併發周期性麻痺，服西藥1個月（Newmazole，Inderal）。

消瘦，近期體重驟減30kg（由100kg降至70kg），口燥渴，終日失眠，手抖，心搏快，心悸，莫名亢奮，煩躁焦慮，胃脹痞溏，大便日2~3行，反覆發全身乏力、喘虛、下肢癱軟。舌偏紅，脈弦緊數弱。

第一階段處方 **水煎劑**（以原發性甲亢論治）

代赭石8錢 龍骨5錢 牡蠣5錢 白芍5錢 生杜仲8錢 懷牛膝8錢 蒼朮8錢 陳皮8錢 砂仁4錢 黃柏8錢 （劑/日）

註：以上處方續服3周（共計21帖）後，有倦意，好眠。

<治療思路>

- 此際病人甲亢諸症俱起，又合併周期性麻痺，見其舌偏紅，脈弦緊數弱，屬陰虛陽亢階段，以建瓴湯為主方，黃柏用八錢，配合諸藥重鎮安神，平肝降逆。
- 此案因長期過勞熬夜輪班，係屬因虛致實之虛亢，非實熱性陽亢，故不可因病人亢奮燥渴即給予過多清熱藥，恐會淪虛虛之害。但若見實熱性陽亢，以建瓴湯處方時，仍須再加黃芩、黃連。

以上諸症改善多，無再發周期性麻痺（全身乏力、喘虛、下肢癱軟）。但精神壓力大，情緒不穩，每日仍溏便數次。病人表示因工作關係，不方便每日服煎劑，遂改以水煎藥減半與科學中藥粉交替服用。

第二階段處方 **水煎劑**（以疏肝緩肝+清熱+補腎論治）

柴胡4錢 白芍4錢 甘草1.5錢 陳皮8錢 砂仁4錢 蒼朮8錢 黃芩4錢 黃柏4錢 大棗8錢 生杜仲8錢 懷牛膝5錢 菟絲子5錢 7帖（2日服1帖）

處方 **科學中藥**

柴胡1.5g 白芍1.5g 甘草1g 砂仁1.5g 蒼朮1.5g 黃柏1.5g 菟絲子1.5g 杜仲1.5g 何首烏1.5g 2x7日（每日1包）

註：改水煎藥2日1帖，合併科學中藥粉每日1包。

以上處方服二個月後，自述回診西醫血檢皆正常，遂自行停服中藥。

<治療思路>

- 經第一方處置，陽亢症象較緩和，但仍須平肝降逆，故於柴胡劑中加入清熱藥，並加入補腎藥。
- 以逍遙散處方精神，加清熱藥、懷牛膝、大棗，可達疏肝平肝緩肝降逆。
- 陽亢後必損腎之根基，加入生杜仲、菟絲子、何首烏等補腎藥，腎不虛則可協助改善肝氣橫逆。

自行停服停中藥三個月後，甲亢再度復發，症狀已二周，鉀低，乏力，脹氣，煩躁，失眠，手抖，心搏過速，舌瘦薄紅，少苔，脈弦數弱。

第三階段處方 **水煎劑**（以大補腎陰腎陽論治）

熟地黃5錢 山茱萸4錢 黃柏8錢 生杜仲4錢 炒杜仲4錢 附子3錢 玉桂子5錢 蒼朮5錢 陳皮5錢 懷牛膝5錢 黃耆10錢 7帖（2日服1帖）

處方 **科學中藥**

知柏地黃湯9 蒼朮1.5 肉桂1 附子1 牛膝1.5 2x7日（每日1包）

註：以上處方共服14日，但之後病人自行停服中藥。
電話追蹤表示上述症象皆有改善。

<治療思路>

- 因第二階段處方改善後即停服中藥，未接續調理至陰平陽秘，故很快即復發。
- 此際見甲亢諸症，其舌瘦薄紅少苔、脈弦數弱，故以大補腎陰腎陽處方施治。
- 可惜病人僅服7帖、及科學中藥7日，自覺改善後又停服中藥。理應續服至症象全好、氣色佳、舌象恢復紅活、脈象和緩有力，即可不再復發。

二年後，因過勞再度復發甲狀腺亢進、周期性麻痺。

血檢：K=4.2（3.5~5.5） FT4=2.95（<1.7） TSH=0.005（<4.7）

處方一 **水煎劑**

熟地黃5錢 山茱萸4錢 黃柏8錢 生杜仲5錢 炒杜仲5錢 龍骨4錢 牡蠣4錢 蒼朮5錢 陳皮8錢 懷牛膝5錢 黃耆5錢 （劑/日）

註：以上處方共服21帖，諸症改善，莫名焦躁亦改善。

處方二 **水煎劑**

熟地黃5錢 山茱萸4錢 黃柏8錢 生杜仲5錢 炒杜仲5錢 附子1.5錢 玉桂子3錢 蒼朮5錢 陳皮8錢 懷牛膝5錢 黃耆5錢 （劑/日）

註：以上共服9帖。改善後自行停藥，追蹤10年無再復發。

<治療思路>

- 以補腎處方，加龍骨、牡蠣改善腎虛陽亢。
- 焦躁緩和後，改以附子、玉桂子引火歸元，修復長期過勞及發病耗損之腎虛。

・此時黃耆不宜過多，仍須預防化燥復亢。

疾病及處方進退

・第一階段：以建瓴湯加杜仲、黃柏，平肝降逆，重鎮安神，抑制甲狀腺亢進。
・第二階段：陽亢緩解，以疏肝緩肝+清熱+補腎，腎不虛可預防肝火亢進上炎。
・第三階段：大補腎陰腎陽。因前二階段，病人於症狀改善即停服中藥，無經過中醫以軸線圖規律修復亢進後的損傷，長期處於亞健康狀態之病理性耗損，故第三階段及二年後復發，皆以大補腎陰腎陽，治療諸虛損，並抑制甲亢。
・追蹤：經補腎法修復後，自此身輕體健，無再復發甲亢及周期性痲痺。

案三：嚴重周期性痲痺

治療：由大補→抑亢

男性，33歲。二尖瓣脱垂病史，長期勞損+過度熬夜=逾八年。
甲狀腺亢進，消瘦，煩躁，失眠，心搏快但極乏力。
嚴重周期性痲痺，常突軟癱，原每周一發，近期每晨必發，且日發數次，每次發作全身軟癱乏力，下肢尤甚，須由家人按摩多時才能起身。
四肢畏冷痠麻知覺差，溏便／日多行。舌暗瘦紅／舌下瘀，脈弦細緊。

第一階段處方 水煎劑

熟地黃5錢 山茱萸4錢 生杜仲5錢 炒杜仲5錢 白芍4錢 蒼朮8錢 乾薑1.5錢 附子1.5錢 玉桂子3錢 黃耆8錢 陳皮8錢 砂仁4錢 黃柏5錢 （劑/日）

註：以上處方續服6周（共35劑）
服藥期間，周期性痲痺原從每日數發→漸每周發一次→清晨將發不發→無發作。
曾經自行3日停服中藥=停藥期間每日發作2次。
服中藥期間，食披薩及汽水有發作，但症狀輕減。（過去必大發作）

〈治療思路〉

・病人長期過度熬夜損耗，致周期性痲痺反覆發作，已損傷神經、肌肉及心臟，屬腎陰陽兩虛階段，故以補腎處方，加黃柏、薑、附、玉桂子，腎陰陽兩補。
・生炒杜仲各5錢，可強力補腎利腰間血，但不致化燥（純用生杜仲補腎無力，純用炒杜仲恐化燥助邪），加蒼朮合併乾薑，改善甲亢多溏便。加黃柏5錢可約制薑附桂之熱。加黃耆8錢，協助改善神經、肌肉及心臟因鉀離子失衡之損傷。

（回復本態性甲亢）

小發，眠淺，胸以上煩熱，五心熱，煩躁，溏便 / 日3行，脈滑弱。

第二階段處方 水煎劑

代赭石8錢 龍骨5錢 牡蠣5錢 白芍5錢 生地黃5錢 懷牛膝5錢 蒼朮8錢 生杜仲8錢 黃柏5錢 生甘草1.5錢 大棗5錢 陳皮8錢 砂仁4錢 （劑/日）

註：以上處方續服6周（共42帖）

諸症改善，好眠，無發作，之後藥量減半，續服共半年後停藥。

追蹤至今已逾10年，體態壯碩，症象善，不曾復發。

〈治療思路〉

- 身體損傷修復後，病人回復本態性陽亢，故以建瓴湯再將陽亢抑制下來，方能回復陰平陽秘健康狀態，因原本損傷已被修復，故漸進停藥後仍不會再復發。
- 臨床常見有自體免疫體質，或長期熬夜損傷，或糖尿病患，原本症象進展至須以腎陰陽兩補法治療，病人各種症狀陸續快速改善，待身體進步到幾近健康時，可能會迅速反彈為本態性熱亢症象，此時要快速修正處方，改以建瓴湯或免疫過亢方處置，若拘泥於原方，常會治療失敗。

（育生免疫過亢方：黃芩、黃連、黃柏、青蒿、知母、地骨皮、蒼朮）

疾病及處方進退

- 第一階段：大補腎陰腎陽。修復長期熬夜耗損及反覆周期麻痺之心臟、神經、肌肉損傷。
- 第二階段：建瓴湯加方。治療損傷修復之後，回復本態性陽亢。

案四：高血壓 / 重鎮平肝補腎

治療：由大補→抑亢

女性，68歲。高血壓，糖尿病，左面及手抽搐 / 持續二年。

失眠，健忘，手麻，指端暗，掌癢，胃輕痛，口乾，眩暈。

舌暗紅 / 舌下瘀，脈弦緊。

BP=145/90 acglu=160（服降壓、降糖西藥）

處方 **水煎劑**

熟地黃5錢 當歸4錢 白芍4錢 川芎3錢 黃連1.5錢 黃柏5錢 丹參5錢 柴胡4錢 天麻5錢 生杜仲8錢 陳皮8錢 砂仁4錢 黃耆15錢 （劑/日）

註：10周 / 共服70帖，諸症改善。

血壓血糖維持1個月 BP=120/65 acglu=100 囑全停西藥續調。

第11周後血糖反彈上升，修正處方仍無緩解（黃耆改10，加黃芩5）。

第14周起acglu=310，手麻掌癢更顯，口乾，眠淺，遂改方如下：

處方 **水煎劑**

懷牛膝5錢 龍骨4錢 牡蠣4錢 黃連1.5錢 黃柏8錢 白芍5錢 生地黃5錢 砂仁8錢 生杜仲8錢 丹參5錢 代赭石5錢 黃耆8錢 （劑/日）

<治療思路>

- 初期處方：因神經損傷及諸虛症狀，以補氣養血+補腎+疏肝+化瘀+清熱。
- 後期處方：重鎮平肝+清熱。服70劑後，血壓血糖改善並全停西藥，且諸症改善，當正氣來復，隨即漸漸化躁反彈，口乾眠難，血糖升高及掌癢更顯，雖降低黃耆且增加黃芩劑量，亦無法緩解。遂改以建瓴湯加生杜仲、黃連、黃柏抑制陽亢，加丹參化瘀改善掌癢。因恐全方過度抑制導致虛暈，加黃耆8錢，維持腦部供血。
- 本案因經過補氣養血及補腎修復，故第二階段再以建瓴湯加方將陽亢調控下來，待血糖正常、膚癢改善、口和、眠進、脈平，即可回復健康生理狀態。

疾病及處方進退

- 第一階段：補氣養血+補腎+疏肝+化瘀+清熱，服70帖後正氣來復。
- 第二階段：以第一階段處方，減少黃耆並增加黃芩，仍血糖升高及膚癢燥渴。
- 第三階段：建瓴湯+黃柏、黃耆。以平肝重鎮、清熱、補腎為主，酌加補氣。

案五：急性腦挫傷 / 高顱內壓

（此案再次沿用，但本處完整記載療程，揭示處方進退）

病程：由邪正相爭→虛衰

治療：疏肝降逆+清熱化瘀+利濕通腑→補脾→大補氣血、大補腎

男性，18歲。三日前騎機車載女友車禍，頭部創傷昏迷送ICU觀察，其女友當場無生命跡象。

初診 100/7/16

昏迷，鼻飼，有痛覺及光覺反應。頭面嚴重瘀腫，全身性水腫，頭痛，眩暈，嘔吐，發熱，腹脹硬滿，便秘。意識混亂，躁擾，嗜睡、癲癇。顱骨骨裂，髖骨骨折，兩膝瘀腫。舌質暗紅，脈弦緊數。

處方 **水煎劑**

柴胡6錢 白芍4錢 半夏4錢 生薑3片 大棗5錢 枳實5錢 厚朴5錢 大黃3錢 黃芩8錢 黃連5錢 黃柏8錢 桃仁8錢 紅花4錢 澤瀉8錢 茯苓8錢 2帖（劑/日）

二診 100/7/18 仍便秘

處方 **水煎藥**

柴胡6錢 半夏5錢 生薑3片 大棗5錢 枳實5錢 厚朴5錢 大黃5錢 黃芩8錢 黃連5錢 黃柏8錢 乳香3錢 沒藥3錢 桃仁5錢 赤芍5錢 澤瀉8錢 茯苓8錢 2帖（劑/日）

三診 100/7/20

處方 **水煎藥**

同二診方，2帖（劑/日）

四診 100/7/22 神智清醒，得知女友歿，躁擾，悲傷，大便日1行

處方 **水煎藥**

柴胡6錢 半夏4錢 生薑3片 大棗10錢 枳實5錢 陳皮5錢 大黃5 黃芩5錢 黃連3錢 黃柏5錢 乳香3錢 沒藥3錢 赤芍4錢 澤瀉8錢 茯苓8錢 2帖（劑/日）

五診 100/7/25 神清，躁擾，髖骨骨折處痛顯，大便日1行

處方 **水煎藥**

柴胡6錢 半夏4錢 大棗10錢 枳實5錢 陳皮5錢 大黃3錢 黃芩5錢 黃連3錢 黃柏5錢 乳香3錢 沒藥3錢 骨碎補5錢 澤瀉8錢 茯苓8錢 7帖（劑/日）

六診 100/7/30 躁擾減，髖骨骨折處痛顯，大便日1行

處方 **水煎藥**

柴胡5錢 半夏4錢 大棗5錢 乾薑3錢 附子3錢 枳實5錢 陳皮5錢 大黃3錢 黃芩5錢 黃連1.5錢 黃柏5錢 乳香3錢 沒藥3錢 澤瀉8錢 黃耆10錢 8帖（劑/日）

七診 100/8/8 膝腫痛，頭腫減，大便日3行

處方 **水煎藥**

黃芩5錢 黃柏5錢 澤瀉8錢 乳香3錢 沒藥3錢 枳實5錢 陳皮5錢 柴胡5錢 半夏4錢 大棗5錢 乾薑5錢 附子5錢 黃耆10錢 8帖（劑/日）

八診 100/8/5 頭暈、膝腫痛，頭腫減，大便日1行

處方 **水煎藥**

半夏4錢 天麻5錢 白朮4錢 茯苓4錢 澤瀉4錢 陳皮4錢 炒杜仲5錢 骨碎補5錢 黃耆15錢 川芎3錢 黃芩5錢 乾薑3錢 附子3錢 大黃1錢 7帖（劑/日）

九診、十診 100/8/22 100/8/29

處方 **水煎藥**

同八診方，共14帖（劑/日）

十一診之後 100/9/7~100/12/21

常虛倦乏力，記憶力差，易受驚，反應較遲鈍，勞即頭暈脹，面白無華。

口和，胃納可，二便常，眠可。舌淡紅瘦薄，脈細弱。

處方 **水煎藥**

熟地黃5錢 山茱萸4錢 炒杜仲8錢 當歸4錢 川芎3錢 白芍3錢 黃耆15錢 黃柏5錢 陳皮5錢 砂仁5錢 乾薑1.5錢 附子1.5錢 玉桂子5錢 （劑/日）

註：自初診至十診，共續服53帖。

十一診以後接續調養，再服90帖，前後共服143帖。

病人無腦損傷或退化之後遺症。

之後大學畢業、當兵、工作順利、結婚、生育二子。

〈治療思路〉

- 本案腦挫傷，頭部大瘀腫，急性高顱內壓，急性期以降腦壓及清除瘀塊為主。故以大柴胡湯，加大劑清熱、化瘀、利濕、通腑。
- 四診清醒，得知女友歿悲傷，加大棗緩肝。
- 六診之後，腦壓改善，躁擾及腦發炎改善，漸進加入補氣及溫陽藥（黃耆、乾薑、附子），減少清熱及利濕藥。
- 八診之後，以半夏白朮天麻湯，加補氣、補腎、溫陽，修復腦損傷。
- 十一診之後，以補腎+補氣養血+引火歸元，持續修復腦損傷，直至脈平身安。

疾病及處方進退

- 一診~三診：疏肝降逆+清熱+化瘀+利濕+通腑
- 四診~五診：疏肝緩肝+清熱+化瘀+利濕
- 六診~七診：疏肝+清熱+化瘀+利濕+補氣+溫陽（補氣溫陽藥漸增，清熱利濕藥漸減）
- 八診~十診：補脾胃+補腎+溫陽
- 十一診之後：補腎+補氣養血+引火歸元

案六：老人出血性中風

病程：由邪正相爭→氣虛→肝鬱化火

治療：由疏肝→扶正→清熱緩肝

女性，89歲。三日前=後腦出血性中風，終日昏睡，腦壓高，頭痛，嘔吐，眩暈意識紊亂，有痛覺，輕知人，腹壓稍硬，便秘，納呆。

一診 **水煎劑**

柴胡4錢 白芍4錢 枳實4錢 陳皮5錢 大黃1錢 黃芩5錢 黃連1.5錢 半夏4錢 丹參5錢 川芎3錢 乾薑1錢 大棗5錢 茯苓4錢 澤瀉4錢 黃耆10錢 4帖（劑/日）

二診 **水煎劑** 神識進步，大便日1行，仍終日昏睡，有輕微感冒症狀。

柴胡4錢 桂枝5錢 白芍3錢 陳皮8錢 砂仁4錢 大黃1錢 黃芩5錢 黃連1.5錢 丹參5錢 川芎3錢 茯苓4錢 澤瀉4錢 黃耆15錢 5帖（劑/日）

三診 **水煎劑**

柴胡4錢 桂枝5錢 白芍3錢 陳皮8錢 砂仁4錢 大黃1錢 黃芩5錢 黃連1.5錢 丹參5錢 川芎3錢 茯苓4錢 黃耆20錢 5帖（劑/日）

註：前後共服14帖，順利出院到診所就醫，輪椅，右側較無力，虛倦，命名遲鈍。

四診 **水煎劑**

同處方三，5帖（劑/日）

五診 **水煎劑** 整體改善多，無昏睡，夜眠難，痰黏稠，口乾苦。

柴胡4錢 白芍3錢 陳皮8錢 砂仁4錢 大黃1錢 黃芩4錢 黃連1.5錢 黃柏4錢 丹參5

川芎3錢 黃耆15錢 大棗10錢 5帖（劑/日）

〈治療思路〉

- 本案初期腦壓輕度升高，以疏肝+清熱+化瘀+利濕+通腑為主方，因年事已高，加黃耆扶正，少量乾薑協助推動（溫瀉法）。
- 腦壓改善後，神經功能漸進步，漸進加入黃耆劑量，減少茯苓、澤瀉。
- 第五診後，正氣來復，神經復亢，降低黃耆劑量，增加清熱藥，並加大棗緩肝，緩解交感神經躁動。

疾病及處方進退

- 處方一：疏肝+清熱+化瘀+通腑+補氣。以降腦壓、通利二便、修復神經為主。
- 處方二：增加黃耆劑量（15錢）。人漸清醒，腦壓漸穩，加強修復神經損傷。
- 處方三：再增加黃耆劑量（20錢），捨澤瀉。加強修復神經損傷。
- 處方四：同處方三。持續修復神經損傷。
- 處方五：降低黃耆劑量，增加清熱藥，加大棗緩肝。正氣來復，交感亢進。

案七：老人惡性腦膜瘤 / 陽亢型 （此案再次沿用，但本處完整記載療程，揭示處方進退）

病程：由亢→衰→緩和

治療：由抑亢→平補

女性，93歲。左右腦頭維穴處各有2cm惡性腦膜瘤（4cm / 3cm），肺部有2cm不明腫瘤（未切片，因躁動不能進行MRI追蹤）

侵犯頭骨，頭維穴周圍高突硬塊，周邊有青筋數條，紅瘀青紫，暴脹如大蚯蚓狀，日夜不能入眠，不能鎮靜，焦躁易怒，暴力傾向。血壓高，血糖偏高。

唇舌紅絳紫瘀 / 舌下瘀脈怒張，脈弦數。

第一階段處方

處方一 水煎藥

懷牛膝8錢 龍骨5錢 牡蠣5錢 黃連3錢 黃柏8錢 陳皮5錢 砂仁5錢 丹參8錢 柏子仁5錢 代赭石8錢 14帖（劑/日）

處方一服14帖後，較能鎮靜，可睡8h。

處方二 **水煎劑**

懷牛膝8錢 龍骨4錢 牡蠣4錢 黃連1.5-0錢 黃柏8錢 陳皮5錢 砂仁5錢 丹參10~8錢 柏子仁5錢 骨碎補10~8錢 （劑/日）

註：處方二每日服一帖，持續服二年。

第二階段處方

二年後諸症改善，頭部腫瘤消退，血管暴脹回復正常。適逢冬末（111年2月），突行路不穩，踉蹌跌挫，反應遲鈍。急改處方，預防中風。

處方一 **水煎藥**

柴胡4錢 白芍4錢 黃柏8錢 陳皮8錢 砂仁4錢 丹參8錢 炒杜仲8錢 黃耆12錢 大棗10錢 8帖（劑/日）

上方服8帖後，行路較穩，反應較好，體力尚可。

處方二 **水煎劑**

柴胡4錢 白芍4錢 黃柏8錢 陳皮8錢 砂仁4錢 丹參10錢 炒杜仲8錢 黃耆10錢 骨碎補10錢 14帖（劑/日）

嗜睡，倦怠，脈弦細緊。

處方三 **水煎劑**

柴胡4錢 白芍4錢 黃柏8錢 陳皮8錢 砂仁4錢 丹參10錢 黃耆10錢 何首烏8錢 炒杜仲10錢 14帖（劑/日）

註：處方二（每日一帖）續服三個月後，身體平安穩定。
　　111年5~7月之間，歷經感染新冠肺炎、蜂窩性組織炎，皆以中西醫結合治療，順利平安度過。之後平安體健，脈靜身和，惟舌仍瘀象明顯。
　　111年7月之後，改2日服1帖，鞏固療效。

疾病及處方進退

- 第一階段處方：重鎮平肝+清熱化瘀
- 第二階段處方：疏肝+補腎+清熱化瘀

案八：鼻痛＋高血壓／鼻咽癌前期

病程：由陰虛陽亢→虛衰→脈靜身安

治療：補腎+疏肝+清熱+化瘀

女姓，89歲。高血壓，膽囊術除 / 易溏便。

平日服西藥=降壓藥、止痛劑、安眠藥、贊安諾。

現病史：

鼻痛甚持續一年半 / 終日疼痛 / 下午更痛→即血壓升高。（西醫診斷=鼻咽癌前期）

左鼻甲骨腫大 / 曾雷射=常鼻涕黃稠。

每日畏寒發熱，全身無力，自汗盜汗，膝僵冷，站起身時會後退2步，無飢餓感 / 胃納可。乾渴，焦躁易怒，憂鬱低潮，終日喋喋不休，黃昏坐立難安。

BP=163/83（服西藥），（久咳，痞脹，左胸肋痛）=久。

脈弦弱，舌淡暗紅 / 下瘀。

初診 111/3/9

處方二 **水煎劑**

何首烏5錢 炒杜仲8錢 骨碎補8錢 懷牛膝5錢 黃芩4錢 黃柏4錢 丹參8錢 陳皮8錢 砂仁4錢 柴胡4錢 白芍4錢 玉桂子1.5錢 7帖（劑/日）

〈治療思路〉

- 以補腎引火歸元+平肝降逆，改善腎陰虛陽亢所導致之血壓升高、焦躁易怒、膝腿無力......上盛下虛諸症，並引熱下行，令肝不橫逆，進而降低鼻腔鬱血瘀腫。
- 再以清熱化瘀，治療鼻腔瘀腫痛。

二診 111/3/16

自述服第一劑後即鼻痛改善，本周僅冷汗1次，行路較穩當，起身時後退狀況改善，神情愉悅。

處方 **水煎藥**

何首烏5錢 炒杜仲10錢 懷牛膝5錢 黃芩4錢 黃柏4錢 丹參8錢 陳皮8錢 砂仁4錢 柴胡4錢 白芍4錢 玉桂子1.5錢 附子1錢 7帖（劑/日）

三、四診 111/3/23~3/30

鼻痛及自盜汗改善，大便輕失禁，但病人明顯愁訴=口乾 / 胸悶 / 胃脹 / 低潮。

處方 **水煎藥**

何首烏5錢 炒杜仲8錢 黃芩4錢 黃柏4錢 丹參5錢 陳皮8錢 砂仁4錢 柴胡4錢 白芍4錢 玉桂子1.5錢 附子1錢 大棗8錢 黃耆8錢 共21帖（劑/日）

〈治療思路〉

- 腎虛陽亢改善後，會呈現腦貧血及諸虛弱狀態，須慎防突發性虛暈、或重感冒、或行走動作反應遲鈍。
- 病人已表現大便輕度失禁，加黃耆補氣升提。此際若補氣溫陽藥加入太多，則鼻痛隨即復發，若加太少，則諸虛證叢發。

五診 111/4/13

感冒，膝痛乏力，多溏，咳嗽。行路穩健，血壓改善 / 已停服西藥三周。

處方 **水煎藥**

何首烏5錢 炒杜仲8錢 黃芩4錢 黃連1.5錢 丹參5錢 陳皮8錢 砂仁4錢 柴胡4錢 白芍3錢 黃耆12錢 葛根4錢 羌活3錢 乾薑1錢 附子1錢 14帖（劑/日）

〈治療思路〉

- 當腎虛陽亢漸改善，則行路穩健，血壓改善，但病人交感神經鬆懈，會進入容易感冒及虛倦狀態。

六診 111/4/27

Hb＝9.8 Cr＝0.85 憂鬱低潮，虛倦乏力，溏便/日2行，下肢腫脹。

處方 **水煎藥**

熟地黃5錢 山茱萸4錢 炒杜仲8錢 黃芩4錢 黃連1.5錢 丹參4錢 陳皮8錢 砂仁4錢 柴胡4錢 白芍3錢 乾薑1錢 附子1錢 玉桂子1.5錢 黃耆10錢 14帖（劑/日）

〈治療思路〉

- 經過前期治療，症現高齡且長期陽亢耗損之本虛狀態。
- 因屬脾腎兩虛，但鼻腔瘀腫未完全消退，慎防復發，故以補腎補氣+疏肝+引火歸元治療。（此際補氣及溫陽藥須慎用，不可過多）

七診 111/5/13

鼻痛輕度復發，多溏便，仍憂鬱低潮。

處方 **水煎藥**

何首烏5錢 炒杜仲8錢 黃芩4錢 黃柏4錢 丹參8錢 陳皮8錢 白朮8錢 柴胡4錢 白芍3錢 玉桂子1.5錢 附子1錢 黃耆10錢 14帖（劑/日）

〈治療思路〉

・鼻腔復痛，加重清熱化瘀藥。多溏便，去熟地改用何首烏，加白朮健脾。

八診 111/5/27

感冒，倦怠，下肢腫改善。

處方 **水煎藥**

柴胡4錢 葛根4錢 羌活3錢 黃芩5錢 黃連3錢 白芍3錢 陳皮8錢 砂仁5錢 白朮5錢 黃耆10錢 丹參5錢 炒杜仲8錢 14帖（劑/日）

九診 111/6/8

倦怠，低潮，怨念，鼻症偶輕發。

處方 **水煎藥**

何首烏5錢 炒杜仲8錢 丹參8錢 黃芩5錢 黃連3錢 陳皮8錢 砂仁4錢 白朮5錢 黃耆10錢 柴胡4錢 白芍3錢 14帖（劑/日）

疾病及處方進退

・初期處方：補腎引火歸元+平肝降逆+清熱化瘀
・症狀漸改善：漸虛弱→漸感冒→漸水氣
・處方調整：補腎引火歸元+疏肝+補氣健脾+清熱化瘀

案九：肢端肥大症 / 腦垂體腫瘤

病程：由陽亢→邪正相爭

治療：重鎮+清熱+養陰+化瘀→疏肝+補腎+清熱+化瘀

女姓，45歲，肢端肥大症。自106年起，每月注射GH抑制劑（MRI皆無發現腫瘤）

直至109年6月，發現腦下垂體瘤 0.3cm / 手術切除，術後hGH仍過高。

血檢：110年8月 hGH=5 111年2月 hGH=6（正常值：0.01~3.6）

症狀及體徵：

手掌大且腫胖，面腫大，手指及指關節=反覆腫脹紅熱痛麻 / 或逆冷甚且暗黑。

前額及顛頂痛，肩頸項痛，體重著，全身自頸項起如被牽拉僵緊。

每日反覆盜汗 / 常上半身全濕透。

眠納便常。脈弦弱，舌瘦暗紅 / 舌下瘀。

初診 111/3/12

處方 **水煎劑**

懷牛膝8錢 黃連3錢 黃柏8錢 青蒿4錢 丹參10錢 骨碎補10錢 沒藥4錢 茯苓4錢 陳皮8錢 砂仁4錢 6帖（劑/日）

二診 111/3/18 無盜汗，頭痛減，體較輕盈。

處方 **水煎劑**

同初診方 12帖

三診 3/30 盜汗幾日，手腫脹（晨至午明顯 / 未服中藥前終日腫脹痛 / 冷暗有改善），頭痛體困更改善。

處方 **水煎劑**

懷牛膝8錢 黃連3錢 黃柏8錢 青蒿5錢 丹參15錢 骨碎補8錢 沒藥4錢 陳皮8錢 砂仁4錢 14帖

四診 4/22 諸善，經間盜汗，伏感。

處方 **水煎劑**

柴胡4錢 葛根4錢 羌活3錢 白芍3錢 黃芩5錢 黃連3錢 黃柏5錢 青蒿5錢 丹參8錢 沒藥4錢 骨碎補8錢 陳皮8錢 砂仁4錢 14帖（劑/日）

五診 5/11 原終日不舒，現偶不舒，仍伏感。

處方 **水煎劑**

柴胡4錢 葛根4錢 羌活3錢 白芍3錢 黃芩5錢 黃連3錢 黃柏5錢 青蒿5錢 丹參8錢 沒藥4錢 骨碎補8錢 陳皮8錢 砂仁4錢 14帖（劑/日）

六診 6/4 僅晨手僵，胸悶痰哽 / 症久。111/5 hGH=1.43

處方 **水煎劑**

丹參8錢 陳皮8錢 砂仁4錢 柴胡4錢 白芍3錢 黃芩5錢 黃連3錢 黃柏5錢 骨碎補8錢 何首烏8錢 生杜仲8錢 14帖（劑/日）

疾病及處方進退

- 陽亢期處方：重鎮+清熱養陰+化瘀
- 緩解後處方：疏肝+補腎+清熱+化瘀

案十：胃潰瘍 / 胃痛難緩解

治療：由大補→交感亢→陰平陽秘

男性，71歲。病史：心臟病、胃潰瘍、腎結石（曾2次碎擊）。

胃潰瘍，服西藥4年。

近期胃痛甚已四個月，諸治無效，自澳洲回台就醫。

平日眠難 / 易醒難再眠，大便日2行，胃納少，食後脹痞甚久不消化。

面膚萎黃無華，口乾渴。舌質瘦薄暗紅 / 少苔 / 齒痕，脈弦弱。

一診

處方 **水煎劑**

何首烏5錢 炒杜仲8錢 黃芩5錢 黃連3錢 乾薑3錢 附子3錢 陳皮8錢 砂仁8錢 黃耆15錢 當歸4錢 柴胡4錢 白芍4錢 7帖（2日1帖）

處方 **科學中藥**

何首烏1.5g 炒杜仲1.5g 黃芩1g 黃連1g 乾薑1g 附子1g 陳皮1.5g 砂仁1.5g 黃耆1.5g 柴胡1g 白芍1g 2x7日

註：以上共服二週。

二診 胃痛改善多，幾乎不痛，納善，氣色進步。近日盜汗顯，眠淺。

處方 **水煎劑**

何首烏5錢 炒杜仲8 黃芩5錢 黃連3錢 乾薑1.5錢 附子1.5錢 陳皮8錢 砂仁8錢 黃耆10錢 當歸4錢 柴胡4錢 白芍4錢 青蒿4錢 地骨皮4錢 大棗8錢 7帖（2日1帖）

處方 **科學中藥**

何首烏1.5g 炒杜仲1.5g 黃芩1g 黃連0.5g 乾薑0.5g 附子0.5g 砂仁1.5g 黃耆1.5g 柴胡1g 白芍1g 青蒿1.5g 地骨皮1.5g 2x7日

註：以上共服二週。

三診 盜汗善，眠可，胃善，體力佳。

處方 **水煎劑**

何首烏5錢 山茱萸4錢 炒杜仲8錢 黃芩5錢 黃連3錢 附子1錢 玉桂子1.5錢 陳皮8錢 砂仁8錢 黃耆10錢 當歸4錢 柴胡4錢 白芍4錢 7帖（2日1帖）

處方 **科學中藥**

何首烏1.5g 山茱萸1.5g 炒杜仲1.5g 黃芩1g 黃連0.5g 乾薑0.5g 附子0.5g 肉桂0.5g 砂仁1.5g 黃耆1.5g 柴胡1g 白芍1g 2x7日

註：以上共服二週。

〈治療思路〉

- 一診：黃耆補氣，首烏、杜仲、薑、附補腎溫陽，共同改善胃寒痛、促進蠕動、修復潰瘍。黃芩、黃連改善胃慢性發炎。何首烏、當歸，養血柔肝，協助補氣溫陽諸藥改善久病導致之萎縮性胃炎。柴胡、白芍、陳皮、砂仁，疏肝理氣，協助止痛助消化。
- 二診：氣色進步，納善，胃已不痛，但轉為盜汗、眠淺，實為腎虛改善後，交感神經亢進。此時須預防化燥，遂減少薑、附、耆的劑量，加入青蒿、地骨皮、大棗。
- 三診：交感神經亢進回穩，改回補腎法收功。

疾病及處方進退

- 一診：補腎溫陽+補氣養血+清熱+疏肝理氣
- 二診：胃痛改善，但盜汗、眠淺→減薑、附、耆，加青蒿、地骨皮、大棗。
- 三診：諸善，體力佳，改回補腎+疏肝。

案十一：免疫性紫斑

治療：由和解表裏+扶正→疏肝+扶正

女童，2歲9個月大。免疫性血小板低下（PLT=3000~5000）。104/12/2 感冒誘發。

初診 104/12/19

PLT=5000 全身紫斑，（西醫給類固醇，病人無服）

易反覆感冒，大便2日1行，胃納少。

舌質暗紅嫩 / 中剝苔，脈弦弱。

第一階段處方 **水煎劑** 105/1/8~5/31期間

柴胡4錢 桂枝5錢 白芍3錢 黃芩5錢 甘草3錢 大棗5錢 黃耆15錢 熟地黃5錢 當歸3錢 陳皮8錢 山楂4錢 （1帖 / 服3日）

第二階段處方 **水煎劑** 105/6月~12月期間

柴胡4錢 白芍3錢 黃柏5錢 大棗5錢 黃耆15錢 熟地黃5錢 當歸3錢 炒杜仲8 陳皮8錢 山楂4錢 （1帖 / 服3日）

註：105/01/08血檢：PLT=59k Lym=43% Seg=44%
105/01/22血檢：PLT=150k Lym=49% Seg=39%
105/02/11血檢：PLT=243k Lym=39% Seg=53%（西醫不再排追蹤）
105/03/18血檢：PLT=297k Lym=40% Seg=52%
（囑附再持續服中藥，直至=舌象無剝苔、脈平穩有根、體健、淋巴球及中性球比例正常，方可停藥。）
105/06/03血檢：PLT=231k Lym=38% Seg=54%
105/12/23血檢：PLT=301k Lym=30% Seg=62%（停藥，健康，無復發）

〈治療思路〉

- 兒童免疫性疾病，須考慮先天不足，並加強修復受攻擊之目標。
- 本案兒童因感冒及誘發血小板低下之免疫性紫斑症，且平日易感冒，治療處方須能截斷反覆感冒、調節免疫、修復造血。
- 前期處方以柴胡桂枝湯和解表裏，加黃耆扶正，加熟地、當歸補血，並開脾胃。當血小板已穩定修復，且不易感冒之後，改以和解+補氣+補腎，持續修復免疫。直至舌象無剝苔、脈平穩有根、體健少感冒、淋巴球及中性球比例正常，方可停藥。
- 追蹤至111年 / 近10歲大，該童皆健康少感冒，且此病無復發。

疾病及處方進退

- 第一階段：和解表裏+補氣+補血+開脾胃。改善正虛感冒，修復造血。

・第二階段：和解+補氣+補腎。鞏固療效，誘導回復陰平陽秘。

案十二：免疫性小腦炎、小腦萎縮症萎縮

治療：由大補腎陽→補腎+疏肝→補腎+清熱養陰

男性，38歲。2年前凌晨，在醫院陪伴妻子待產之際，於病房門口突然無預警性暈厥。台大醫院診斷為免疫性小腦炎、小腦萎縮症。

初發病時身體無發熱，免疫科血液檢查正常。

病史：氣喘20年，鼻竇炎史，口腔白斑，平日易口糜。

初診

言語困難，吟詩狀顫音，助行器，行動極緩慢困難，手顫抖甚，表情僵硬甚至變形，吞嚥分解動作，喜悲難控制，指鼻試驗困難，交替動作困難，Babinski徵陽性，跟一膝一脛試驗困難。意識可，但退化至3~5歲，入眠難，無低熱，頭暈頭痛頭脹，視物模糊。發病後血糖升高，服降血糖西藥，目前ac glu=160　HbA1c=7.5 。

大便2日1行，舌瘦紅，脈弦弱。

處方　水煎劑

熟地黃5錢　山茱萸4錢　玉桂子5錢　附子3錢　黃柏5錢　川芎3錢　陳皮5錢　砂仁4錢　黃耆20錢　14帖（劑/日）

二診　體溫正常，天冷易咳喘，易倦，較好眠。

處方　水煎劑

同初診處方，加乾薑1.5錢　14帖（劑/日）

三~五診

處方　水煎劑 維持二診處方

三診　指鼻試驗及交替動作改善 / 可對焦，手不抖，有力。（共服28帖）

四診　可夾麵，血糖改善ac glu=125 （共服42帖）

五診　起身行走較穩，顫音改善，吞嚥進步，但不咬即吞。（共服56帖）

六診 口糜顯、復眠難、acglu=165（共服70帖）

處方 **水煎劑**

熟地黃5錢 當歸3錢 川芎3錢 陳皮5錢 砂仁4錢 黃耆15錢 黃芩5錢 黃柏5錢 骨碎補4錢 炒杜仲4錢 柴胡4錢 白芍3錢 14帖（劑/日）

七診 口糜及睡眠改善。雙手持筷匙不抖，腿無力。（共服84帖）

處方 **水煎劑**

熟地黃5錢 山茱萸4錢 陳皮5錢 砂仁4錢 黃耆15錢 黃柏5錢 黃連1.5錢 懷牛膝5 骨碎補5 炒杜仲8錢 14帖（劑/日）

八診~二十診

處方 **水煎劑** 維持七診處方

九診 步行較穩，晚間說話較清楚。（共服112帖）

十診 去助行器，acglu=120。（共服126帖）

十一至二十診 反覆口腔潰瘍、盜汗、膚癢。以七診處方加黃連1.5錢（共3錢）、青蒿4錢。

註：以上二十診，合計服280帖，可去杖行動正常自理，無顫音，吞嚥正常。口糜、盜汗、咳喘、血糖及口腔白斑改善，停服降血糖西藥。

〈治療思路〉

- 免疫性小腦萎縮症，病程歷經二年，初期西醫必以大劑量類固醇治療，依症象判斷係進入腦細胞萎縮退化階段，以大補腎陽、大補氣血治療。
- 因病人有糖尿病及易口糜，故不用乾薑，但天冷發氣喘，復加乾薑1.5錢。
- 合計服70帖後，發口糜、眠難、血糖復升高，此際處方須預防免疫反撲。故捨去玉桂子、附子、山茱萸，減少北耆劑量（原先20錢，減量為15錢），加重清熱藥，加入柴胡、白芍。
- 合計服84帖後，口糜及睡眠改善，以補氣血加補腎養陰治療，但期間反覆口糜、盜汗、膚癢，加青蒿及加重黃連。
- 本案未進展至免疫反撲後的陰虛陽亢階段，若是免疫反撲，則須快速改以免疫過亢方、或知柏地黃湯、或建瓴湯，加重清熱藥治療。

・第一階段（五診前）：大補腎陽、大補氣血，修復小腦神經，糾正大劑量類固醇後遺（荷爾蒙反饋受抑）。
・第二階段（第六診）：補腎補氣+清熱+疏肝，腦神經改善後化燥=眠難，口糜，血糖復升高。
・第三階段（七診後）：補腎補氣+清熱+養陰，持續修復神經，並預防化燥。

案十三：家族型小腦萎縮症萎縮 / 陽亢型

治療：由大補→抑亢

女性，53歲。4年前頭面及右耳挫傷後，諸症陸續惡化進展，林口長庚醫院診斷為小腦萎縮症。有家族病史，胞妹及妹之女兒皆小腦萎縮病患，胞妹較早發病，症狀較嚴重，胞妹之女症狀嚴重程度與其相當。

初診

右耳聽力差僅可聽低頻音，平衡感極差，企鵝狀闊步，持杖仍須攙扶，在家須扶牆壁緩步前進，嚴重眩暈，頭晃動，指鼻試驗困難，交替動作困難，Babinski徵陽性，跟一膝一脛試驗困難。易怒，躁鬱，緊張焦慮，眼震嚴重，表情僵硬，下肢無力且僵緊疼痛，動喘，虛倦，燥渴，入眠極難，多驚夢，頻尿，漸消瘦，肌弱無力。
大便日1行，舌質淡暗紅 / 下瘀，脈弦。

前期處方 107/8月~107/10月

處方 **水煎劑**（為期二個月）

熟地黃5錢 山茱萸4錢 炒杜仲8錢 黃連1.5錢 黃柏5錢 川芎3錢 白芍4錢 大棗8錢 黃耆15錢 陳皮5錢 砂仁5錢 當歸4錢 天麻8錢 附子1.5錢 玉桂子1.5錢 （劑/日）

中期處方 107/11月~108/5月

處方 **水煎劑**（為期六個月）

熟地黃5錢 山茱萸4錢 炒杜仲8錢 黃連1.5~3錢 黃柏5~8錢 川芎3錢 白芍4錢 大棗8錢 黃耆10錢 陳皮5錢 砂仁5錢 丹參4錢 天麻4錢 （劑/日）
（初期=黃連1.5錢、黃柏5錢 / 漸化燥後調整=黃連3錢、黃柏8錢）

後期處方 108/6月~109/5月

處方 **水煎劑**（為期一年）

生地黃5錢 生杜仲8錢 黃柏8錢 白芍5錢 川芎3錢 丹參4錢 大黃1錢 懷牛膝8錢 柴胡4錢 黃耆8錢 陳皮5錢 砂仁5錢 （劑/日）

〈治療思路〉

- 病程損傷4年，再加上更年期及家族遺傳病史，理應以大補腎陰腎陽、大補氣血論治。但從症象觀察，需考慮可能是創傷後誘發免疫失調，適逢更年期間雌激素銳減，不能約制交感神經，雖一派萎縮退化、腎陰陽兩虛症象，仍須慎防化燥及免疫反撲。
- 初期雖以補腎法治療，但北耆用15錢，玉桂子、附子各1.5錢，並加一定劑量清熱藥反制，慎防化燥及免疫反撲。
- 中期以後化燥，去玉桂子、附子，加重清熱藥，減北耆劑量。
- 後期處方，預防陰虛陽亢，以生地黃、生杜仲易熟地黃、炒杜仲，再減北耆，加入懷牛膝、大黃。

註：經由中醫調理10個月，肌肉復長有力，體力佳，指鼻試驗及交替動作改善，可去杖自由行動，行路膝可彎曲，在家無須扶牆壁行走，但過馬路仍需攙扶，眼震改善，回復社交，因娶媳與其胞妹及女兒會面，驚覺進步很多，原三人症狀相當，現落差極大。持續調理至一年半後，媳婦生產，可在家協助育孫。

後記：111年7月，其胞妹因漸萎縮軟癱後辭世。

疾病及處方進退

- 第一階段：補腎+補氣養血+引火歸元。修復腦損傷。
- 第二階段：補腎+清熱+緩肝。漸化燥，減黃耆，捨桂附，增加清熱藥劑量。
- 第三階段：滋腎+平肝潛陽。回復免疫躁動，改平肝潛陽。

案十四：小腦萎縮症萎縮 / 免疫性小腦炎

治療：補腎+引火歸元+清熱+化瘀→補腎+清熱+化瘀

女性，84歲。半年前小腦發炎，台大診斷為免疫性小腦炎（但免疫血檢指數皆陰性）。發病前數周，血壓升高 / 西藥仍難降。平素性急易緊張，長期照護中風的先生不遺餘力，精神壓力大。

初診

血壓高西藥難降（BP 170/100），眠難，坐輪椅，無法起身。

語遲，顫音，複視，虛弱無華，表情僵緊。

指鼻試驗困難，交替動作困難，Babinski徵陽性，跟一膝一脛試驗困難。

神智清醒，胃納、二便皆正常。

舌暗紅 / 舌下瘀，脈弦弱。目前服類固醇（日/10mg）

處方 水煎劑

熟地黃5錢 山茱萸4錢 生杜仲8錢 骨碎補8錢 懷牛膝5錢 黃連3錢 黃柏5錢 丹參8錢 白芍3錢 陳皮5錢 砂仁5錢 蒼朮4錢 附子1錢 玉桂子1.5錢 7帖（劑/日）

二診 睡眠進步，語言進步，大便正常。

處方 水煎劑

熟地黃5錢 山茱萸4錢 炒杜仲8錢 骨碎補8錢 懷牛膝5錢 黃芩5錢 黃連3錢 黃柏5錢 丹參10錢 白芍3錢 陳皮5錢 砂仁5錢 7帖（劑/日）

三診 起身跨行進步，語言更進步，指鼻試驗改善。

處方 水煎劑

熟地黃5錢 山茱萸4錢 炒杜仲8錢 骨碎補8錢 懷牛膝5錢 黃芩5錢 黃連3錢 黃柏5錢 丹參8錢 陳皮5錢 砂仁5錢 14帖（劑/日）

四診

可雙手攙扶行走，但腿乏力。複視有改善，血壓改善（服西藥，BP＝125/78），睡眠及二便正常。

處方 水煎劑

熟地黃5錢 山茱萸4錢 炒杜仲8錢 骨碎補8錢 懷牛膝5錢 黃連3錢 黃柏5錢 丹參4錢 陳皮5錢 砂仁5錢 黃耆10錢 14帖（劑/日）

五診

說話清楚，攙扶可行走入診間。感冒、腹脹、眠難。

處方 水煎劑

改感冒處方。

〈治療思路〉

- 本案病人發病前即屬陰虛陽亢，發病半年仍餘熱未盡，故以補腎法，加重清熱藥，以少量桂附引火歸元，病人舌暗瘀深，加重丹參。
- 二診：漸化燥，加重清熱藥。舌質瘀象不退，加重丹參劑量。
- 四診：陽亢瘀象漸退，減清熱藥及丹參劑量，再增加黃耆劑量。

疾病及處方進退

一診：補腎+引火歸元+清熱+化瘀。修復腦損傷，預防免疫躁動。
二診：補腎+清熱+化瘀（加重清熱化瘀）。漸化燥，舌質瘀象不退。
四診：補腎+清熱+化瘀（減少清熱化瘀）。陽亢及瘀象減。

血檢診斷及臨床

血檢診斷及臨床

第一部分 血檢報告判讀

一、免疫疾病

■ AchR Ab（乙醯膽鹼接受器抗體）

・意義：由神經細胞釋放乙醯膽鹼，刺激肌肉細胞上的乙醯膽鹼接受器，造成電流變化，引起肌肉收縮。AchR Ab為攻擊乙醯膽鹼接受器的抗體。

・診斷：重症肌無力

・須加驗：抗骨骼肌抗體（Anti- Skeletal Muscle Ab）

■ ANA（Anti-Nuclear Ab / 抗核抗體）

・意義：一群專門對抗細胞核內成分的抗體。

・診斷

>SLE：ANA>1：160（須加驗Anti-dsDNA）

>各種免疫疾病：ANA(+)=佔50%

>各種炎症、惡性腫瘤：呈弱陽性

■ Anti-dsDNA（抗雙股DNA抗體）

・診斷：紅斑性狼瘡（SLE）

>有高度特異性。陽性1：10X(+) / 或更高。

>ANA(+)，再加驗Anti-dsDNA(+)=確診SLE。

■ Anti-CCP（抗環瓜氨酸抗體）

・診斷：類風濕性關節炎

>Anti-CCP診斷類風濕性關節炎，準確率95%，具有很高的專一性。

>RF：有25%偽陽性及25%偽陰性。

■ RF / RA / IgM-RF（類風濕性因子）

- 診斷：類風濕性關節炎

  >RF偏高：有1/2 機率罹患類風濕。

  >確診類風濕性關節炎患者中，有1/4 RF檢測為陰性。

Anti-Cardiolipin Ab（ACA / 抗牛心磷脂質抗體）

- 屬於抗磷脂質抗體（Antiphospholipid antibodies, aPL）中最重要的一種。
- ACA升高，常見出現的疾病有：SLE、惡性腫瘤、梅毒、感染症。
- 抗磷脂質症候群（APS / Antiphospholipid syndrome）

  >45歲前發生血栓疾病機率高，如：中風、心肌梗塞、血小板減少症、流產，且以女性居多。

  >原發性APS：無伴隨自體免疫疾病或其他病症者。

  >繼發性APS：併發自體免疫疾病，如SLE、乾燥症、癌症、感染。

Anti-TPO Ab（抗甲狀腺過氧化酶抗體）

- 診斷：自體免疫甲狀腺疾病
- Anti-TPO Ab=(+)

  >70~90%：橋本氏甲狀腺炎

  >85%：自發性甲狀腺功能低下

  >50%：葛瑞夫茲氏病

Anti-Thyroglobulin Ab（Anti-Tg Ab / 抗甲狀腺球蛋白抗體）

- 診斷

  >橋本氏甲狀腺炎：檢測Anti-Tg Ab、Anti-TPO Ab

  >葛瑞夫茲氏病：檢測Anti-Tg Ab、TSH-Receptor Ab

補體C3、C4

- C3、C4上升：急性發炎
- C3、C4下降：

  >補體消耗性疾病：如SLE（特別是SLE腎炎）、低補體性腎炎、細菌性心內膜炎、擴散性血管內凝集（DIC）。

  >補體消耗性疾病，C3、C4、CH50=同時降低。

  >蛋白質低下性疾病：尿毒症、慢性肝病、腹腔疾病。

■ CRP；C-Reactive Protein（C反應蛋白）

・意義：

>身體急性發炎及組織受損的指標。

>亦可用於區別細菌感染（高值），或病毒感染（正常或低值）。

>適用於：即時性反應，半衰期僅數小時。

>重要指標：急性發炎、組織受損，術後或各種治療後評估復原狀態。

・CRP升高：

>高度上升（千倍）：嚴重急症，如心肌梗塞、嚴重外傷、手術、惡性腫瘤。

>其他疾病：細菌感染（高值）、病毒感染（正常或低值）、感染、發炎、惡性腫瘤。

■ ESR；Erythrocyte Sedimentation Rate（紅血球沉降速率）

・意義：輔助診斷發炎、損傷。（非特異性）

・上升：與發炎有關

>急慢性感染、組織受損、惡性腫瘤、類風濕、貧血、懷孕......。

■ Haptoglobin（血紅素結合蛋白）

・意義：

>急症及發炎狀態的指標。

>是一種急性蛋白，當身體組織損傷、發炎、壞死，會快速升高。

・Haptoglobin上升：溶血、發炎、膽道阻塞。

■ ENA Ab Panel（可萃取核抗體組合檢查）

・意義：指體內一群可對抗細胞核萃取物的抗體，常見有六種。

・使用時機：Anti-ENA(+)，或ANA(+)，藉以評估可能發生的疾病。

・ENA Ab Panel所包含的六種抗體，及對應疾病：

1.Anti-RNP：混合性結締組織炎(95~100%)，SLE(20~30%)，進行性全身硬化症(PSS)(+)。

2.Anti-Smith：SLE（高度專一性，常伴隨腎炎）

3.Anti-SSA（Anti-Ro)：Sjogren's (75%)，SLE(15~25%)，進行性全身硬化症(PSS)(10%)。

4.Anti-SSB（Anti-La)：Sjogren's (60%)，SLE(30~40%)，進行性全身硬化症(PSS)

(5~10%)。

5.Anti-Scl-70：擴散性進行性硬皮病 (75%)。

6.Anti-Jo-1：多發性肌炎、皮肌炎。

■ LDH；Lactate Dehydrogenase（乳酸脫氫酶）

・意義：

>是一種和葡萄糖代謝有關的酵素，廣泛存在身體各器官組織。

>身體細胞受到損害或死亡，都會釋放LDH。

>LDH分布：肝、腎、心肌、肌肉、紅血球......較多。

・LDH升高：

>心肌梗塞、肝臟疾病、肌肉萎縮、骨骼疾病。

>肝炎、貧血、白血病、癌症、肺栓塞、肺炎。

■ Globulin（球蛋白）

・意義：評估身體免疫狀況及肝臟疾病的嚴重程度。

・診斷

>升高：過敏反應、病毒入侵、惡性腫瘤。

>高於白蛋白（Albumin），即A/G < 1=肝硬化、肝癌。

>無法解釋的長期球蛋白升高→經電泳分析M-protein升高：惡性淋巴瘤、骨髓性腫瘤。

■ HLA-B27（B27型人類白血球抗原）

・診斷：僵直性脊椎炎

>僵直性脊椎炎患者：HLA-B27(95%陽性)。

>HLA-B27陽性：20%日後將發展成僵直性脊椎炎。

■ Cryoglobulin 冷凝球蛋白

・意義：在低溫下產生沉澱的免疫球蛋白。

・診斷：免疫疾病、四肢血管病變。

>舉凡誘發全身自體免疫反應之疾病，皆可引起冷凝球蛋白升高。

如：雷諾氏症，多發性骨髓瘤，淋巴瘤，淋巴性白血病，溶血性貧血，B/C肝炎。

>四肢血管病變：雷諾氏病。

■ HIV Ab；Anti-HIV（人類免疫不全病毒抗體）

・診斷：愛滋病篩檢

>從病毒感染至抗體產生：3~6月（空窗期）

>愛滋病毒感染，侵犯T淋巴球，進行複製病毒，終至伺機性感染發生。

>感染HIV的無症狀帶原期可長達10年，並可在這段期間持續傳染給他人，故本抗體篩檢至為重要。

■ IgA（total）；Immunoglobulin A（免疫球蛋白A）

・意義：IgA是黏膜組織遭受感染時，由局部黏膜的漿細胞所產生的抗體。

・血清檢體、分泌物（淚液、汗水、唾液、乳汁），皆可測得。

・IgA上升

>黏膜組織受感染：特別是消化道、呼吸道感染。

>其他原因上升：皮膚、腸道、腎臟......受到感染，肝臟門脈硬化。

>IgA上升，會同時激發IgE上升。

■ IgE（total）；Immunoglobulin E（免疫球蛋白E）

・意義：評估過敏疾病及過敏體質的重要指標。

・升高：

>氣喘、過敏性鼻炎、蕁麻疹、過敏性腹瀉。

>體內有寄生蟲。

■ IgM（total）；Immunoglobulin M（免疫球蛋白M）

・意義

>評估急性感染、評估孕婦子宮內感染、診斷與監控Waldenstrom巨球蛋白血症。

>病毒感染、血液感染、子宮內感染。

・診斷

>IgM上升：感染、子宮內感染、原發性膽汁性肝硬化、巨球蛋白血症。

>IgM降低：蛋白質流失、遺傳缺陷、免疫抑制劑、毒素。

■ Immunoglobulin Electrophoresis（免疫球蛋白電泳）

・意義

>測定血液、尿液、CSF中，是否發生單株免疫球蛋白異常升高現象。

>此種異常蛋白，主要由漿細胞或淋巴細胞產生。

・診斷

>多發性骨髓瘤、獨立性漿細胞瘤、B細胞淋巴瘤。

■ **Insulin Antibody（胰島素抗體=IgG抗體）**

・診斷：胰島素依賴型糖尿病

・抗體對體內的影響

>中和血中胰島素，導致血糖升高。

>延緩胰島素代謝。

>延長胰島素半衰期。

>導致自發性低血糖症。

>激發補體系統，引起微血管病變。

・胰島素抗體引起的症狀：

>胰島素治療效果差，胰島素過敏，注射胰島素部位脂肪萎縮，夜間低血糖症。

■ **Insulin Receptor Antibody（胰島素受器抗體）**

・診斷：對胰島素治療無反應，或反應極差→導致持續性高血糖。

二、荷爾蒙

■ **ACTH；Adrenocorticotropic Hormone（促腎上腺皮質激素）**

・意義：區分腎上腺皮質分泌異常，是由腦下腺或腎上腺所引起。

・診斷

>ACTH上升：愛迪生氏症

（原發性腎上腺功能低下。因cortisol不足，產生負回饋。）

>ACTH低下：庫欣氏症

（腎上腺過度分泌皮質固醇。ACTH因負回饋效應而被抑制。）

>ACTH、cortisol皆升高：腦下垂體疾病引起ACTH過度分泌；腫瘤產生異位ACTH。

>ACTH、cortisol皆低下：腦下腺功能不足→續發性腎上腺功能低下。

■ **Aldosterone（醛固酮）**

・診斷：高醛固酮血症，評估高血壓病因。

>原發性高醛固酮血症：Conn's syndrome 腎上腺癌。

（臨床表現：高Aldosterone、高血壓、低renin、低血鉀、高尿鉀）

>續發性高醛固酮血症：肝硬化、腎動脈狹窄、腎囊腫、腎病症候群、鬱血性心衰、利尿劑濫用。

■ Androstenedione；AD（雄烷二酮）

・意義：AD由腎上腺及性腺產生，屬於一種雄性素。

・診斷

>女性多毛、多囊性卵巢、腎上腺增生、腎上腺癌、性腺癌。

■ E2；Estradiol（雌二醇）

・意義

>最主要的女性荷爾蒙，刺激女性生殖器官及第二性徵發展。

>評估：卵巢功能、月經異常、人工受孕時濾泡監測、更年期判斷。

>E2高峰：排卵前24h、排卵後8~10日。

・診斷

>年輕女性E2過低：可能受泌乳素抑制=內膜增生不足=月經過少甚至停經。

>懷孕婦女E2低：著床不易，容易流產。

>更年期婦女E2降低→負回饋現象FSH、LH上升。（更年期症狀、骨質疏鬆症）

>男性E2過多：出現男性女乳症。

■ LH；Luteinizing Hormone（黃體激素）

・意義

>評估女性生殖功能、卵巢方面疾病，男性睪丸功能，腦下垂體方面疾病。

>LH偏高：卵巢或睪丸功能不足，產生負回饋效應。

・診斷

>LH偏高：女性（多囊性卵巢、卵巢退化、原發性卵巢功能低下），男性（原發性睪丸功能低下）

>LH降低+GH降低：卵巢或睪丸功能低下的原因，是腦下垂體疾病或下視丘功能不足=繼發性生殖功能疾病。

>多囊性卵巢：月經第3日，LH比FSH高2~3倍。

■ Progesterone；P4（黃體素）

・生理

>P4由卵巢的黃體或胎盤分泌。

>排卵後 →P4上升 →刺激下視丘體溫中樞 →釋放正腎上腺素 →體溫上升。

>懷孕後 →卵巢繼續分泌黃體素→12周後由胎盤繼續分泌。

・診斷

>女性黃體功能不足，評估是否已排卵，追蹤懷孕初期狀態是否穩定。

>簡單評估法：排卵前Progesterone最好<1ng/mL。排卵後最好>15ng/mL。

■ FSH；Follicle Stimulating Hormone（濾泡刺激素）

・意義

>FSH對女性生殖週期：促進卵巢成長及發育，令卵巢正常分泌E2，誘導排卵。

>FSH和LH共同測定，評估女性生殖功能、卵巢疾病、腦下垂體疾病、男性睪丸功能。

・生理

>FSH刺激作用下 →排卵前24h（E2分泌最高點） →LH大量分泌 →排卵（FSH、LH高濃度）→E2↑+Progesterone↑

・月經第三日FSH數值評估卵巢功能

>月經第三日（濾泡期）：正常3~12 mIU/mL

>FSH>14：卵巢已衰竭

>FSH=8~14：卵巢有衰退現象

>LH比FSH高出2~3倍+月經不規則+多毛+肥胖=多囊性卵巢

・診斷

>FSH上升：

下視丘或垂體亢進、垂體腫瘤、更年期、停經、卵巢衰退、原發性無月經症、無睪症、精母細胞瘤。

>FSH下降：

下視丘或垂體功能低下、腎上腺亢進、次發性無月經症、多囊性卵巢。

■ Prolactin；PRL（泌乳激素）

・Prolactin主要功能

刺激乳房組織生長，刺激及維持乳汁分泌，抑制性腺功能。

・生理

>早晨空腹時抽血，屬壓力性荷爾蒙，以間接脈衝式分泌。

>E2促進PRL製造和釋放，同時抑制泌乳。

>生產後E2下降 / 開始泌乳。

>Dopamine抑制PRL的製造和分泌。

・診斷

>月經過少或閉經、乳汁外溢、懷疑下視丘—腦垂體異常。

>PRL過高，會產生負回饋 →E2下降 →導致月經過少或無月經症。

>PRL過高：常合併黃體不足、無月經症、多毛、多囊性卵巢、子宮內膜異位症。

>PRL過高原因：甲狀腺低下、藥物因素、腦垂體因素（垂體腫瘤）。

■ T3（total）；Triiodothyronine（三碘甲狀腺素 / 總量）

・意義：評估甲狀腺亢進的最佳指標

・生理

>T3形成：20%直接由甲狀腺製造，80%由T4脫碘轉換。

>血中T3：99.7%與TBG結合，0.3%未和蛋白質結合（Free T3）

・診斷

>T3上升：甲狀腺功能亢進。

>T3偏低：甲狀腺功能低下，非甲狀腺疾病（老年人、久臥病床、營養不佳）

■ FT3；Free T3（游離三碘甲狀腺素）

・意義：FT3和FT4共同主宰整體甲狀腺素的功能。

・生理

>血中FT3含量非常稀少（T3=5%，FT3=總T3的0.25%）。

>最具實質效能的甲狀腺素，能正確反應甲狀腺實際狀況。

>FT3：未與蛋白質（TBG）結合的游離T3。

>真正具有活性，能穿過細胞膜進入細胞質，和細胞核內的受體結合產生細胞反應。

・診斷

>真正甲狀腺疾病：甲狀腺亢進或低下，FT3與總T3平行。

>甲狀腺結合球蛋白（TBG）變化所引起：總T3改變，FT3不變。

T4（total）；Thyroxine（四碘甲狀腺素 / 總量）

・意義：評估甲狀腺功能及甲狀腺疾病治療成效。

・生理

>血液中T4有99.95%迅速和蛋白質（TBG）結合。

>0.05% Free T4=真正具有生理活性，執行甲狀腺素功能。

>TBG濃度改變 →T4改變

・診斷

>甲狀腺亢進：T4上升、TSH下降

>甲狀腺低下：T4下降、TSH上升

>腦垂體疾病：T4、TSH同時上升或下降

FT4；Free T4（游離四碘甲狀腺素）

・意義：評估甲狀腺疾病的優良指標

・生理

>血液中0.05%游離T4=未與蛋白質結合=具極高生理活性。

・臨床

>以FT3、FT4、TSH 取代 T3、T4、TSH。

>T4會因非甲狀腺因素波動。

（因蛋白質疾病或藥物影響，TBG會發生改變，進而導致T4濃度平行改變。）

Thyroglobulin；Tg（甲狀腺球蛋白）

・診斷

>上升：甲狀腺腫或功能亢進、甲狀腺發炎或損傷、甲狀腺癌（乳突癌 / 濾泡癌）。

・監控與追蹤：分化性甲狀腺乳突癌 / 濾泡癌=手術及放射碘治療後是否復發。

>服用甲狀腺素者：

Thyroglobulin<1 ng/mL 治療成功；Thyroglobulin>5 ng/mL 懷疑復發。

>未服用甲狀腺素者：

Thyroglobulin<5 ng/mL 治療成功；Thyroglobulin>10 ng/mL 懷疑復發。

・注意偽陽性或偽陰性

>若體中有抗甲狀腺球蛋白抗體（Anti-Thyroblobulin Ab），會導致偽陽性或偽陰性。

■ TBG；Thyroxine-Binding Globulin（甲狀腺結合球蛋白）

・意義：協助區分T3或T4異常，是真正甲狀腺疾病或受TBG濃度影響。

・生理：TBG是T3、T4主要結合蛋白。

・診斷

>TBG變化時+T3、T4改變+FT3、FT4無改變：非甲狀腺疾病。

>TBG上升：懷孕、雌激素治療、避孕藥、紫質沉著症。

>TBG下降：腎病、肝病、癌症、肢端肥大症、使用雄性素及類固醇。

■ TSH；Thyroid Stimulating Hormone（甲狀腺刺激素）

・意義：

>診斷自體免疫甲狀腺疾病（如：橋本氏甲狀腺炎、葛瑞夫茲氏症。）

>協助評估甲狀腺球蛋白（Thyroglobulin）檢驗結果的正確性。

・生理

>腦下垂體分泌TSH / 直接控制並調節T3、T4。

>受血中T3、T4負回饋抑制。

>TSH反應真正甲狀腺疾病。

>TSH不受TBG影響（T3、T4 隨TBG改變）。

・診斷

>甲狀腺亢進：T3、T4升高，TSH下降。

>甲狀腺低下：T3、T4下降，TSH升高。

■ Anti-Thyroglobulin Ab；Anti-Tg Ab（抗甲狀腺球蛋白抗體）

・病理機轉

>Anti-Tg Ab產生，與長期攝取碘過量有關。

>碘耐受性不佳，或帶有自體免疫基因者，容易受刺激引發。

>Anti-Tg Ab會引發甲狀腺炎，組織受到緩慢進行性破壞。

・診斷：若Anti-Tg Ab 陽性

>40~70%=橋本氏甲狀腺炎（雖甲低=但仍應限碘）

>70%=自發性甲狀腺功能低下

>40%=葛瑞滋氏症

■ Anti-TPO Ab（抗甲狀腺過氧化酶抗體）

・病理機轉

>TPO是甲狀腺素形成的重要催化劑，抗體與之結合後會抑制其酵素活性，並引發補體作用。

>Anti-TPO Ab產生細胞毒殺效應，破壞甲狀腺細胞，導致甲狀腺低下。

・診斷：若Anti-TPO Ab陽性

>70~90%：橋本氏甲狀腺炎

>85%：自發性甲狀腺功能低下

>50%：葛瑞夫茲氏病

■ TSH-Receptor Ab；TRAb（甲狀腺刺激素接受器抗體）

・意義：

>葛瑞夫茲氏病專一性指標。

>鑑別葛瑞夫茲氏病，或毒性結節型甲狀腺腫。

・病理機轉

>結構類似TSH的IgG抗體，能使甲狀腺TSH Receptor誤認其為TSH而與之結合 → 刺激甲狀腺分泌甲狀腺素 →導致甲狀腺亢進。

・診斷

>TRAb(+)：甲亢=葛瑞夫茲氏病（>85%）、其他自體免疫甲狀腺疾病、不明原因甲狀腺腫。

>TRAb(-)：毒性結節性甲狀腺腫

>葛瑞夫茲氏病：二種抗體陽性（Anti-Tg Ab、Anti-TPO Ab）+TRAb陽性+凸眼

>橋本甲狀腺炎：二種抗體陽性（Anti-Tg Ab、Anti-TPO Ab）+TRAb陰性

■ PTH-intact；iPTH（副甲狀素）

・作用：調節人體血鈣。

・診斷

>原發性副甲亢：副甲狀腺良性腫瘤=iPTH升高+高血鈣

>繼發性副甲亢：慢性腎衰（低鈣+高磷）=iPTH升高+低血鈣

■ ADH；Antidiuretic Hormone（抗利尿激素）

・診斷

>ADH過高：抗利尿激素分泌不適當綜合徵（SIADH）=排尿減少。

>ADH不足：排尿增加=尿崩症（對ADH不敏感）。

■ Cortisol（腎上腺皮質固醇）

・檢測：上午8點，或下午4點

・診斷

>升高：腦垂體損傷或功能不足、腎上腺損傷或不足、近期服類固醇藥。

>降低：腦垂體分泌過多ACTH、腦垂體腫瘤、腎上腺腫瘤、腎上腺增生、壓力、熬夜。

■ Testosterone（睪酮素）

・意義：評估男性更年期，男性性功能低下。女性不孕症，女性男性化。

・生理

>男性睪酮素來自睪丸。

>女性睪酮素來自腎上腺、卵巢、androstenedione代謝。適量睪酮素促進產生雌激素。

・診斷

>過量導致：女性不孕、毛髮過多、男性性徵、停經及肥胖。

（過量原因：多囊性卵巢、腎上腺增生、腎上腺腫瘤、卵巢癌）

>低下：男性更年期、男性性功能低下。

（低下原因：LH不足、睪丸衰退、泌乳素過高、腦垂體低下、肝腎疾病）

■ 尿液=Metanephrines（甲基腎上腺素）、Normetanephrines（去甲基腎上腺素）

・診斷：嗜鉻細胞瘤、神經節母細胞瘤、神經母細胞瘤

■ Renin（total）（血漿腎素濃度）

・診斷：腎血管性高血壓、腎動脈狹窄症、原發性高醛固酮血症

三、腫瘤指標

■ CEA；Carcinoembryonic Antigen（癌胚抗原）

・生理

>胚胎期到胎兒期所正常產生的胎兒腫瘤抗原。

>CEA大量存在：成人消化道（胃及腸道管腔）、胎兒的血清。

・診斷

>CEA明顯上升：大腸癌、肺癌、胰臟癌、胃癌、膽道癌。

>癌症治療後：CEA仍高，短期內易復發。

>腫瘤手術後15日內：CEA須正常，若仍高表示有殘餘或復發。

>轉移性肝癌：CEA升高（原發性肝癌：CEA不上升）

>CEA輕度升高：肝硬化、胰臟炎、結腸炎、肺炎、支氣管炎、肺結核、肺氣腫、免疫疾病。

■ AFP；Alpha-Fetal Protein（Alpha胎兒蛋白）

・意義：應用於

>肝硬化、肝癌、男性睪丸癌的追蹤篩檢。

>婦產科胎兒神經管缺損，計算唐氏症的發生機率。

・診斷

>癌症：肝癌（AFP↑）、睪丸癌（AFP↑）

>懷孕第15~20周：唐氏症（AFP↓、β-HCG↑）、神經管缺陷（AFP↑）

>其他疾病（AFP輕至中度上升）：酒精性肝病、病毒性肝炎、慢性活動性肝炎、內臟器官發炎。

■ ALK-P；Alkaline Phosphatase（鹼性磷酸酶）

・生理：大量存在肝臟、骨骼、小腸、胎盤。

・診斷

>肝臟疾病：中度上升（1.5~3倍）=肝膿瘍、肝硬化、肝癌、膽道阻塞。

>骨骼疾病：高度上升（4~5倍）=骨癌、多發性骨髓瘤、骨折。

>其他疾病：中度上升（2~3倍）=青少兒童、惡性腫瘤、敗血症、懷孕。

■ β2-Microglobulin（β2微球蛋白）

・診斷

>上升：多發性骨髓瘤、淋巴瘤（何杰金、非何杰金、淋巴球白血病）

■ β-HCG（β-人類絨毛膜激素）

・診斷

>懷孕（第10周上升）、子宮外孕、流產

>唐氏症（妊娠16~21周檢測=β-HCG上升+AFP下降）

>腫瘤：子宮滋養層癌、男性睪丸癌

■ CA 125；Carbohydrate Antigen 125（**癌症抗原125**）

・診斷

>卵巢癌：特異性。（非黏液性表皮細胞卵巢癌）

>其他腫瘤：子宮內膜癌、輸卵管癌。

>非癌性疾病（輕度上升）：懷孕第一期，月經期，卵巢或子宮發炎，良性腫瘤，自體免疫性疾病，肝炎，肝硬化，急慢性胰臟炎。

■ CA 15-3；Carbohydrate Antigen 15-3（**癌症抗原15-3**）

・診斷

>乳癌：特異性（適合監測治療效果）

（但靈敏度只有50%，乳癌患者中約有一半的人CA 15-3不會上升。）

>其他癌症：肺癌、卵巢癌、宮頸癌、子宮內膜癌。

■ CA 19-9；Carbohydrate Antigen 19-9（**癌症抗原19-9**）

・CA19-9存在：胃、小腸、胰臟、肝臟、肺臟

・診斷

>胰臟癌：特異性

>其他癌症：膽囊癌、消化道腫瘤、胃癌（須同時檢測CA 19-9、CA 72-4）

>良性疾病：消化道發炎，肝炎，膽結石，黃疸，膽汁鬱積（CA 19-9上升至1000以上）

■ CA 72-4；Carbohydrate Antigen72-4（**癌症抗原72-4**）

・CA 72-4上升

>胃癌：特異性

>追蹤黏液性卵巢癌（CA125：追蹤非黏液性表皮細胞卵巢癌）

>非癌症疾病：瀰漫性胃潰瘍

■ Cyfra 21-1（**細胞角質抗原**）

・診斷

>非小細胞肺癌：專一性（小細胞肺癌：NSE 專一性）

>輕微上升 / 良性疾病：氣喘、肺炎、肺結核、良性肺病、肝病、腎衰。

（註：小細胞肺癌=極惡，非小細胞肺癌包括=扁平上皮細胞肺癌、腺細胞肺癌、大細胞肺癌......）

PSA；Prostatic Specific Antigen（前列腺特異性抗原）

・意義：前列腺癌的初步篩檢、病情監控、治療追蹤。

・生理

>正常值上限=4.0 ng/mL

>主要功能：使精液液化。

>以兩種形式存在於血清中：游離型（free form PSA / F-PSA）及結合型PSA。

>結合型PSA主要由肝臟代謝，F-PSA可經由腎臟排出體外。

>良性攝護腺肥大：F-PSA明顯高於攝護腺癌患者。

>前列腺腫瘤：F-PSA較正常人低。

・診斷

>PSA上升：前列腺癌、肥大、發炎

>當PSA=（4~10ng/mL），評估良性攝護腺肥大或攝護腺癌：

若Free-PSA>18%=良性 / 不須做切片檢查。

若Free-PSA<18%=可能為惡性 / 須切片確認（Free-PSA愈低危險機率愈高）。

Calcitonin（抑鈣素）

・意義：診斷甲狀腺髓質癌，並追蹤病情發展及治療成效。

・診斷：Calcitonin升高

>甲狀腺髓質癌

>其他腫瘤：肺癌、乳癌、胰島細胞癌

>其他疾病：甲狀腺炎、胰臟炎

SCC；Squamous Cell Carcinoma Antigen（扁平上皮細胞癌抗原）

・意義：監測扁平上皮細胞癌（SCC）的病情進展及治療反應。

・診斷：子宮頸癌，鼻咽部位扁皮上皮細胞癌。

Catecholamines（兒茶酚胺）

・生理：由腎上腺分泌，經尿液測定。

・診斷

>神經母細胞瘤、神經節母細胞瘤、嗜鉻細胞瘤。。

>自律神經障礙 （高血壓、心跳加速、焦慮）。

>須同時測定尿液：Norepinephrine正腎上腺素、Epinephrine腎上腺素、Dopamine多巴胺。

■ Androstenedione；AD（雄烷二酮）

・生理

>AD由腎上腺及性腺產生，屬於一種雄性素。

>AD是女性體內雄性素的重要來源，也是男性體內雌素酮的主要來源。

>濃度：上午七點最高，下午五點最低。

・診斷

>AD上升：女性多毛症，多囊性卵巢，腎上腺增生，腎上腺癌。

■ 5-HIAA；5-Hydroxyindoleacetic Acid（5-羥基引朵醋酸）（經由尿檢）

・意義：診斷腸道類癌（Carcinoid tumor）。

>5-HIAA是體內血清素經氧化脫胺反應後的產物。

>腸道類癌患者，會分泌出大量的血清素，這些血清素經代謝後，以5-HIAA的型態排泄到尿中。

・診斷

>5-HIAA升高：腸道類癌。

（註：類癌症候群常發生在腸道中段，如闌尾、迴腸。因大量的血清素被釋放出來而引發，包括面潮紅、心跳加速、低血壓、腹瀉......，呈間歇性發作。）

■ NSE；Neuron-Specific Enolase（神經元特異烯醇酶）

・診斷

>小細胞肺癌、兒童神經母細胞瘤。

>NSE愈高，轉移性愈強，預後愈差。

>非小細胞肺癌，Cyfra 21-1會明顯上升，但NSE不會變化。但若發展到NSE也開始上升，代表肺癌已開始轉移，且小細胞肺癌也參與其中，預後不佳。

>評估腦血管出血或腦部缺氧的預後狀況。

四、惡性腫瘤血檢診斷

■ 濾泡癌、乳突癌

・檢測：T3、T4、FT3、FT4、TSH、Thyroglobulin

・監控：

>有服甲狀腺素：Tg<1 ng/mL成功 ；Tg >5 ng/mL 復發

>未服甲狀腺素：Tg<5 ng/mL成功 ； Tg>10 ng/mL復發

髓質癌

- 檢測：calcitonin、CEA、Ca、P、iPTH
- Calcitonin>400 遠處轉移機率大

肺癌

- 檢測：CEA、Cyfra 21-1、NSE、CA19-9

乳癌

- 檢測：CEA、CA15-3、ER、PR、Her2、CBC、血清生化

肝癌

- 檢測：AFP、ALK-P、AST、ALT、γ-GT、T/D-bilirubin、NH3、ALB、PT、APTT、CBC（WBC、Hb、PLT）、ac glu、Cr、BUN、NK、C3、C4、IgG

膽管癌

- 檢測：CEA、CA19-9、T-bili、D-bili、Alk-P、γ-GT、AST、ALT、PT、APTT

胃癌

- 檢測：CA72-4、CA19-9、CEA，CA125，AFP
- 其他血檢（評估身體狀況）：CBC（Hb、WBC、PLT）、AST、ALT、ALB、BUN、Cr、ac glu

大腸直腸癌

- 檢測：CEA、CA72-4、CA19-9

子宮頸癌

- 檢測：SCC、CEA

子宮內膜癌

- 檢測：CA125
- 其他血檢（評估身體狀況）：CBC（Hb、WBC、PLT）、AST、ALT、ALB、BUN、Cr、ac glu

卵巢癌

- 檢測
  >CA125：上皮細胞癌（高敏銳 / 特異性差）

>AFP：卵黃囊瘤，混合型生殖細胞瘤、不成熟畸胎瘤

>LDH：無性胚胎瘤

>CEA：上皮細胞癌、生殖細胞癌

>β-HCG：絨毛膜癌、胚胎癌、胎盤處腫瘤

>CA72-4：黏液性腺癌

骨髓瘤

- 檢測

>血清：β2-Micro globulin

>尿液（24h）：IgG>35g/L、IgA>20g/L、light chain>1g

>骨髓：plasma cells 或 myeloma cells

>其他：貧血、腎功能不全、血鈣過高

膀胱癌

- 檢測：TPA、Free β-HCG

淋巴癌

CBC

- 何杰金

>輕度或中度貧血

>可能：溶血性貧血、WBC偏高+中性球增多、嗜酸性球增多

>晚期：淋巴球減少

- 非何杰金

>初期：白血球正常，淋巴球增多

>進展：淋巴球減少，補體降低

>晚期：可能轉化成淋巴性白血病（化療後=骨髓性）

- 骨髓侵犯、脾亢進

>全血細胞減少

其他檢查

- ESR↑、LDH↑、ALK-P↑、ALB↑↓、GLB↑
- 血清銅↑、鋅↑、鈣↑、鐵↓、磷↓
- 何杰金：

>IgG、IgA、C3輕度增加。IgM和球蛋白降低。
・骨髓切片
・CT、MR
・超音波
・核子醫學=稼^{67}
・細胞形態學檢查

■ 惡性骨肉瘤

・X-ray、MRI、CT、骨掃描、超音波、PET
・腫瘤標誌：ALK-P、LDH
・骨肉瘤X光片特性
>好發：骨幹骺端，偶侵犯過生長板（進入骨骺）。
>病灶：出現成骨性、蝕骨性，或混合型的病灶。
>出現：柯德曼氏三角型（Codman triangle）、太陽光芒（sunburst）骨膜反應。

五、肝臟

■ AST；Aspartate Aminotransferase；GOT（麩草醋酸轉胺酶）

・評估：肝臟功能，心臟功能，肌肉方面的疾病
・生理：
>AST是胺基酸代謝相關的細胞內酵素，大量存在於肝臟、心臟，其他部位如肌肉、腎臟、胰臟也存在中等劑量。
>以上部位受損時，AST才會釋放至血清中。
>AST數值高低，可用來評估心肌梗塞、肝膽疾病、肌肉障礙......等。
・特別注意：AST須搭配其他檢驗數值判讀
>肝臟疾病：搭配ALT（GPT）
（慢性肝炎AST（GOT）<ALT（GPT），肝硬化或肝癌AST>ALT）
>胰臟發炎：搭配Amylase
>心肌梗塞：搭配Myoglobin，CK-MB，Troponin-1或Troponin-T、D-Dimer、Fibrinogen、NT-pro-Bnp。
（心肌梗塞後6~8h，血清的AST開始上升，48~60h後逐漸降低至正常）
>肌肉疾病：搭配Myoglobin

・診斷

>顯著增加（>20倍）：急性病毒性肝炎、中毒性肝炎

>中度增加（3~10倍）：傳染性單核球增多症、肝外膽道阻塞、慢性活動性肝炎、心肌梗塞、肝內膽阻塞

>輕度增加（1~3倍）：胰臟炎、慢性肝炎、酒精性脂肪肝、肝硬化、膽管硬化、癌症

>AST降低（低於正常值下限）：尿毒症

■ ALT；Alanine Aminotransferase；GPT（麩丙酮酸轉胺酶）

・評估：肝細胞受損程度，急慢性肝炎分類，肝病治療成效指標。

・生理：ALT大量存在肝臟、腎臟，少量存在心臟、紅血球。

・診斷

>急性肝炎：ALT >1000

>猛爆肝炎：ALT >3000

>慢性肝炎：ALT=40~500

>AST>ALT：肝硬化、肝癌

>酒精性肝炎、膽囊炎：AST>ALT、γ-GT升高

>其他ALT升高：各種肝病，過度疲勞，飲酒，肝毒性藥物，溶血性疾病，心肌炎，肌肉發炎，阻塞性黃疸。

■ γ-GT；GGT；Gamma-GT（丙麥胺酸轉移酶）

・意義：

>酒精性肝炎及藥物性肝炎的重要指標。

>評估膽道疾病、肝硬化、肝癌......等。

・生理：

>γ-GT是一種粒線體酵素，此酵素與酒精及藥物的攝取量有關。

>γ-GT亦屬膽道系酵素，肝臟或膽道疾病引起黃疸，會明顯上升。

・診斷：γ-GT↑

>酒精性肝炎、藥物性肝炎：AST、ALT不一定明顯升高，但γ-GT異常增高。

>肝膽系疾病：肝硬化、肝癌、黃疸。

■ Bilirubin（Total、Direct、Indirect）總膽紅素、直接膽紅素、間接膽紅素

・意義：評估肝膽疾病、溶血性疾病。

・生理：

>起源於紅血球內的血紅素。

>間接膽紅素：衰老紅血球 →網狀內皮細胞吞噬 →其內血紅素轉變成膽紅素 →間接膽紅素（脂溶性，亮黃色，有毒性 / 尤其是對於腦部。）

（新生兒黃疸為間接膽紅素過多，若超過20mg/dL，極可能傷及腦部。）

>直接膽紅素：間接膽紅素與白蛋白結合 →送到肝臟+轉換酶 →直接膽紅素（水溶性、無毒性、暗黃色）→儲存膽囊。

・診斷

>間接膽紅素升高：溶血性疾病（蠶豆症、輸血引起溶血）

>直間接膽紅素升高：膽汁鬱積

>總膽紅素（正常值=0.5~1.5）輕度上升，其他正常（ALT、Alk-p、γ-GT）：吉伯特氏症（正常輕黃疸）、G-6PD缺乏症。

>總膽紅素>25~30：嚴重肝病+溶血、腎衰。

■ NH3；Ammonia（血中氨）

・意義：協助診斷急診及昏迷病患。

・生理

>NH3是蛋白質的代謝產物，有很高的毒性。

>人體排氨：由肝臟執行透過尿素循環，將血氨合成毒性較低的尿素，由腎臟排出。

・診斷：NH3升高

>重症肝炎、肝硬化、肝癌、先天尿素循環障礙（新生兒嘔吐、嗜睡、神經損傷）。

>高NH3症狀：腦中毒導致昏迷。

■ ALB；Albumin（serum）（血清白蛋白）

・評估：營養狀態，肝臟合成白蛋白的能力，膠質滲透壓的平衡狀態。

・生理

>ALB主要由肝臟製造，是體內主要的結合蛋白。

>ALB功能：維持滲透壓，運輸體內藥物、代謝物、毒素、激素。

>ALB降低：嚴重肝病，肝硬化，肝癌，ALB合成障礙。腎病患者ALB經腎絲球流失。

・診斷：低蛋白血症

>可能因素：水過量，營養不良，吸收不良，急慢性感染，急性發炎，燒傷，心衰竭，庫欣氏症。

■ PT；Prothrombin Time（凝血酶原時間）

・監測：肝功能，凝血異常，抗凝血藥物成效，DIC，維生素K缺乏症。

（Prothrombin由肝臟合成，肝臟疾病時，會導致PT時間延長。）

■ APTT；Activated Partial Thromboplastin Time（部分活化凝血酶原時間）

・診斷

>檢查出血傾向、判斷凝血因子缺乏、heparin劑量監控。

>APTT延長的疾病：嚴重肝病、DIC、狼瘡抗凝血因子。

■ Protein（serum）；Total Protein ；TP（血清總蛋白質）

・影響TP的主要因素：

>肝臟，腎臟，免疫系統，營養狀況。

>休克，脫水，出血。

・診斷

>高蛋白血症：脫水、高球蛋白血症、慢性發炎、多發性骨髓瘤、膠質病。

>低蛋白血症：多水症、腎病、慢性肝病、營養不良、急性發炎、燒傷。

■ Amylase（澱粉酶）

・意義：輔助診斷胰臟炎，症見=上腹部疼痛、噁心、嘔吐。

・生理：

>Amylase大量存在胰臟及唾液中，血清含量極少。

>急性胰臟炎時，血液及尿液中的Amylase快速上升。

・診斷

>急性胰臟炎：Amylase在24h最高，72小時後恢復正常（Lipase在七天內持續上升）

>慢性胰臟炎：Amylase正常

>高TG：會導致Amylase偏低 →（胰臟炎＋高血脂症）=Amylase常陰性

>其他疾病：

腎功能不全=Amylase排出減少 →Amylase升高2倍

肺癌、漿液性卵巢癌=Amylase >50倍

胸腹水 / 體液=Amylase >200倍

巨澱粉酶血症：血清Amylase上升，尿液Amylase減少

■ Lipase（脂解酶）

・意義：診斷胰臟炎，特異性佳。

・生理：

>Lipase是一群胰臟製造的酵素，其功能是將三酸甘油脂分解成甘油和脂肪酸。

>血液中的Lipase含量並不多，但在急性胰臟炎時活性增高，並維持高濃度達七天以上。

・診斷：升高（維持7日）→急性胰臟炎

■ TG；Triglyceride（三酸甘油脂）

・診斷：

>TG上升：家族遺傳性高TG，控制不良的糖尿病，腎病症候群，甲狀腺低下，飲酒。

■ 脂蛋白電泳分析

・共分五型：

> 1型－乳糜微粒（CM）↑：外源性三酸油脂（TG）↑

>2A型－低密度脂蛋白（LDL）↑：膽固醇增多（CHO）↑

>2B型－低密度（LDL）↑+極低密度（VLDL）↑：膽固醇（CHO）↑，內源性三酸甘油（TG）↑

>3型－膽固醇殘片（CHO）：膽固醇（CHO）↑，內源性三酸甘油（TG）↑

>4型－極低密度脂蛋白（VLDL）↑：內源性三酸甘油（TG）↑

>5型－乳糜微粒（CM）↑+極低密度（VLDL）↑：外源性及內源性（TG）↑

・簡易辨識

>但見CM↑=外源性TG↑

>但見LDL↑=膽固醇↑

>但見VLDL↑=內源性TG↑

六、腎臟

■ BUN；Blood Urea Nitrogen（血清尿素氮）

・意義：最常用的腎臟功能指標，評估腎臟疾病。

・生理：

>BUN是人體蛋白質的代謝產物，由肝臟合成，並由腎臟過濾至尿中而排出體外。

>當腎臟受損，無法排出BUN，會對身體產生毒性，危害器官。

>BUN易受蛋白質與攝水不足影響。

>影響BUN上升的非腎臟因素（輕微上升）：高蛋白攝取、脫水、嘔吐、腹瀉。

・診斷：BUN升高

>腎臟因素：急慢性腎衰竭，腎絲球腎炎，腎病症候群。

>非腎臟因素（輕微上升）：高蛋白攝取，脫水，嘔吐、腹瀉。

■ Cr；Creatinine（serum）（肌酸酐 / 血清）

・意義：穩定的腎功能指標。

>評估腎功能障礙的嚴重程度，監控腎臟病的病情。

>Cr不適用於早期腎臟疾病的篩檢。

・生理

>Cr是肌肉中肌酸的分解產物，屬代謝廢物，由腎臟排出。

>Cr從腎絲球過濾後，不會被腎小管再吸收，血中Cr皆是肌肉以穩定速率代謝產生。

>當腎功能出現障礙時，腎絲球過濾率降低，血中Cr無法排出。

>Cr產生穩定，運動無影響。

>肌肉多者Cr >瘦小者Cr。

・診斷：急慢性腎衰竭

■ UA；Uric Acid（serum）（血清尿酸濃度）

・意義：痛風的診斷，評估腎功能，與尿液尿酸共同評估尿路結石的發生率。

・診斷：UA過高原因

>腎衰，藥物因素（利尿劑、抗結核藥、菸鹼酸、阿斯匹靈......）

>鉛中毒，酸中毒，飲酒，高TG，遺傳因素。

>甲狀腺低下，副甲亢或低下，尿崩症，愛迪生氏症。

>大量組織壞死：過度飢餓，腫瘤增生，淋巴癌、白血病、化放療、溶血性貧血、發炎、鬱血性心衰竭……。

>已服過消炎藥或降尿酸藥（血檢UA會過低），需停三日後，再抽血檢驗。

七、血液

■ CBC；Complete Blood Count；Blood Routine（血液常規檢查）

・RBC（紅血球數目）、Hb（血色素）、Hct（血球容積）：評估貧血程度。

>貧血時降低

>紅血球增多症時增加

・WBC（白血球數目）：細菌感染時升高，病毒感染時降低，白血病會異常升高。

・MCV：每個紅血球平均大小

>MCV<75=小球症（缺鐵性貧血，或地中海性貧血）

>MCV>105=大球症（缺乏=B6、B12、葉酸）

・MCH：每個紅血球平均攜帶的血色素量（小球性貧血 / 降低，大球性貧血 / 升高）

・MCHC：紅血球中的血紅素濃度的平均值（缺鐵性貧血、地中海貧血：降低）

・Platelet（PLT）：血小板

>低於15000/uL時：可能導致身體主動出血。

>PLT降低：DIC，脾腫大，骨髓或自體免疫疾病，白血病，病毒感染時。

>PLT上升：癌症，脾切除，急性出血，真性多血症，類固醇使用時。

・鑑別小球性貧血

>小球性貧血：MCV<75（檢測：Serun Iron、Ferritin、Hb-Ep血色素電泳）

>缺鐵性貧血：（Ferritin <10ng/mL，地中海貧血正常或偏高）

>輕度地中海貧血：（Serun Iron、Ferritin、Hb-Ep）可能都正常，需做Thalassemia PCR

■ WBC DC（白血球分類）

・Neutrophil（中性球）↑：細菌感染

・Lymphocytes（淋巴球）↑：病毒感染（細菌感染減少）

・Monocytes（單核球）↑：發炎、感染

・Eosinophils（嗜酸性球）↑：過敏性疾病、寄生蟲

・Basophils（嗜鹼性球）↑：與惡性疾病有關

■ Ferritin（鐵蛋白）

・診斷

>缺鐵性貧血：Ferritin偏低，Ferritin<10ng/mL（地中海貧血正常或偏高）

>血色素沉著症：Ferritin極高，Ferritin>1000ng/mL以上

（病人的鐵蛋白會堆積在肝、脾、網狀內皮，導致器官衰竭）

>Ferritin屬急性反應蛋白，其他升高因素：感染、發炎、溶血、肝病、惡性腫瘤。

>洗腎患者：鐵質須維持偏高，但不會發生鐵質沉著。

（Ferritin<200ng/mL，會出現缺鐵性貧血）

>小球性貧血：MCV<75 （Serun Iron、Ferritin、Hb-Ep血色素電泳）

■ Iron；Serun Iron；Fe（血清鐵）

・意義：

>評估血液中鐵質的運輸狀態，紅血球的生成及代謝。

>共同診斷缺鐵性貧血。

・生理：

>人體的鐵是循環利用的，流失量很少。

>每日從腸道吸收的量，大約1mg。

>每天由尿液、膽汁、糞便、皮膚所排血的鐵，不超過1mg。

>每天破壞衰老的紅血球，所產生的鐵約20~25mg，這些鐵會被Transferrin帶至骨髓製造新的紅血球。

・出血=是引起體內缺鐵最主要原因

>失去2ml的血=流失1mg的鐵

>女性月經1次可流失10~80mg的鐵。（月經量20~160ml）

>婦女懷孕過程約有280mg的鐵轉給胎兒。

>生產時約流失100mg的鐵。哺乳亦會流失鐵。

・診斷

>缺鐵性貧血：MCV<75+血清鐵（Iron）↓+鐵蛋白（Ferritin）↓+總鐵結合能（TIBC）↑

■ Folate；Folic Acid（葉酸）

・意義：評估體內葉酸狀態，分析巨球性貧血原因。

・生理

>Folate屬水溶性維生素：又稱維生素B9 / 維生素M。

>人體必須營養素：參與造血、蛋白質合成、染色體複製。

>缺乏葉酸：導致紅血球不完整。

・診斷

> Folate缺乏：巨球性貧血（MCV>105），症狀=疲倦、氣喘、浮腫。

>孕婦 Folate缺乏：增加神經管缺陷畸形兒的發生機率。

>老人Folate缺乏：增加心血管疾病發生機率。

八、電解質

■ Ca；Calcium（total, serum）（血清鈣）

・Ca（total）

>指血清中與蛋白質結合的鈣、無機鈣化物、游離鈣三者的總合。

・Ca的濃度

>由三者協調控制：副甲狀腺，維生素D，抑鈣素（calcitonin）。

・Ca的調控方式

>影響小腸對鈣的吸收能力，骨骼與血液間鈣質的轉換，腎臟對鈣的排泄量。

>血中游離鈣才具有真正調控能力。

>血鈣濃度影響生理甚鉅。（身體會優先維持血鈣恆定）（血鈣=游離鈣）

・血鈣過低，身體三大應激調控

>副甲狀腺素分泌增加→刺激骨骼鈣釋出。

>維生素D促進小腸對鈣的吸收。

>減少鈣從腎臟流失。

・腎臟病患

>鈣低+磷高→刺激副甲狀腺素分泌增加→繼發性副甲狀腺亢進

・診斷

>高血鈣相關疾病：

副甲狀腺亢進，惡性腫瘤，維生素D過多，多發性骨髓瘤，艾迪森氏病，甲狀腺毒症，利尿劑長期使用，鋰鹽長期使用。

>低血鈣相關疾病：

副甲狀腺功能低下，維生素D缺乏症，高磷血症，腎病症候群，鎂缺乏症，低白蛋白血症。

■ Free Ca；Calcium Ionized （血清游離鈣）

・生理

>人體總血鈣包含三部分：

1.與蛋白質結合的鈣：約佔45%，其中9成與白蛋白結合，1成與球蛋白結合。

2.無機鈣化物：約占10%，多與bicarbonate碳酸氫鹽 、phosphate磷酸鹽、citrate檸檬酸，形成複合物。

3.游離鈣離子：約佔45%。

>血清游離鈣

1.具有真正調控能力，血鈣平衡至為重要。

2.血鈣平衡依賴副甲狀腺素（PTH）、維生素D、抑鈣素三者調控。

3.血中游離鈣容易受到PH值改變。

（PH值降低（酸中毒）/ 游離鈣上升，PH值上升（鹼中毒）/ 游離鈣下降。）

・診斷

>血清游離鈣較能真實反應病情。

>總血鈣易受蛋白質變動影響，如白蛋白偏低的疾病（如腎衰、肝硬化、肝癌），或球蛋白過高的疾病（如多發性骨髓瘤），或血液酸鹼失衡的患者。

■ P；Phosphorus（血清無機磷）

・與血清鈣成反比（腎病者常低鈣 →磷高）

・高磷血症

>高磷血症因素：腎排出率減少，溶骨作用增強，磷攝取過多，磷細胞外移，細胞崩解 →血鈣降低、軟組織鈣化。

>高磷血症疾病：及慢性腎功能不全，副甲低（尿排磷減少→血磷升高），維生素D中毒，甲狀腺亢進，生長激素偏高。

・低磷血症

>低磷血症因素：小腸對磷吸收減低、尿磷排泄增加、磷向細胞內轉移。

>低磷血症疾病：副甲狀腺亢進，維生素D缺乏，腎小管性酸中毒，其他高鈣血症。

■ K；Potassium（血清鉀）

・人體細胞內最重要陽離子：影響肌肉收縮及神經傳導。依賴腎臟的排泄調節。

・影響K濃度的因素

>高鉀血症

脫水，酸中毒，急慢性腎衰，非類固醇消炎藥，艾迪森氏症，嚴重組織傷害、留鉀性利尿劑，大量溶血。

高血鉀症 / 症狀

--心血管疾病：血壓降低、心律不整、心搏過緩。

--神經肌肉疾病：早期肌肉震顫、痙攣、感覺異常，晚期肌肉無力、遲緩性麻痺，呼吸停止。

--消化道疾病：噁心、嘔吐、腹瀉、腹絞痛。

--泌尿道疾病：少尿、無尿。

>低鉀血症

鹼中毒，鉀攝取過低，醛固酮過高症，高血糖，庫欣氏症，利尿劑，類固醇藥，長期腹瀉嘔吐。

低血鉀症 / 症狀

--心血管疾病：低血壓、脈微弱、心搏過快、嚴重者心肌損傷。

--神經疾病：倦怠、嗜睡、紊亂、嚴重者昏迷。

--消化道疾病：厭食、噁心、嘔吐、便秘、麻痺性腸梗塞。

--泌尿道疾病：尿液稀釋、多尿、劇渴。

--肌肉疾病：筋攣、周期性麻痺、無力、遲緩性麻痺、呼吸肌無力、呼吸停止。

■ Na；Sodium（血清鈉）

・體內最重要的細胞外陽離子，主要功能是維持體液滲透壓，調整水分的平衡。

・鈉的主要來源是食物，受腦下垂體、腎上腺皮質的調節（特別是醛固酮）。

・腎上腺醛固酮增加：留鈉+保水=體液增加、血壓上升。

・低血鈉症發生原因：水過量，肝硬化，腹水，肋膜、心包膜積液，尿毒腎衰，心臟衰竭，嚴重糖尿，艾迪森病，嘔吐腹瀉。

・高血鈉症發生原因：脫水，尿崩症，高醛固酮症，類固醇，庫欣氏症，燒傷，嚴重創傷。

■ Mg；Magnesium（血清鎂）

・Mg是細胞內重要的陽離子，僅次於鉀。

・體內大部分的Mg(60%)存在於骨骼，其餘存在組織、血球、血漿中。

・血清鎂不能立即反應出體內鎂的變化（即使消耗了20%，血清鎂可能仍正常）。

・血清鎂過低

>症狀：肌肉僵硬，虛弱嗜睡，無方向感。

>原因：攝取缺乏，吸收不良，急性胰臟炎，副甲狀腺功能低下，嗜酒，電解質流失，血鈣過高，高醛固酮血症，糖尿病酸中毒，ADH分泌異常......等。

・血清鎂過高

>症狀：影響心臟跳動，中樞神經傳導。

>原因：脫水，腎功能不全，腎上腺皮質功能不全，艾迪森氏症，甲狀腺低下，紅斑性狼瘡，多發性骨髓瘤......等。

各種離子異常在神經肌肉系統的表現

	血鈉	血鈣	血鉀
低	肌肉無力，痙攣或抽筋，深腱反射減弱	神經肌肉興奮，感覺異常，手足抽搐，驚厥	倦怠、嗜睡、紊亂、嚴重者昏迷；肌肉無力、遲緩性麻痺、呼吸肌無力、呼吸停止
高	肌肉無力	肌張力低下，深腱反射減弱	早期肌肉震顫、痙攣、感覺異常-，晚期肌肉無力、遲緩性麻痺，呼吸停止

九、結石

■ 膽結石

・成分：膽固醇、膽色素、鈣酸鹽、蛋白膠質。

・區分：色素性結石（台灣多見）、膽固醇結石。

・色素性結石形成原因：非溶解性膽紅素、膽鹽減少、膽囊鬆弛、肝病、溶血疾病、高齡。

■ 尿路結石

・區分

>草酸鈣、磷酸鈣：少飲水

>磷酸銨鎂：細菌感染因素

>尿酸結石

>胱胺酸結石：極少

十、心臟

■ CK-MB（肌酸磷化酶-MB同功酶）

・意義：診斷急性心肌梗塞，血栓溶解治療的監控（心肌梗塞後）。

・CK-MB心肌含量最多，急性心肌梗塞發作時，會大量釋放至血液中。

・診斷：急性心肌梗塞，發生後4~6h上升，24小時達到最高峰，3天內恢復正常。

■ Homocystine；HCY（同半胱胺酸）

・意義：HCY、HDL-C、LDL-C，共同評估心血管疾病的危險機率。

・診斷：心血管疾病（須搭配檢測HDL-C、LDL-C）

>HCY升高：會破壞血管內皮，引起動脈粥狀硬化，促發腦中風、心肌梗塞、老人癡呆......等疾病。

>體內缺乏必要營養素B6、B12、葉酸→引起HCY升高，是導致素食者發生心血管疾病的因素。

■ Myoglobin（血清肌紅素）

・意義：評估心肌梗塞、骨骼肌損傷。

・急性心肌梗塞時，Myoglobin會從缺氧的心肌細胞中釋放出來。Myoglobin容易受到肌肉因素干擾。須合併CK-MB、Troponin-I共同判讀。

・診斷：Myoglobin升高

>急性心肌梗塞（須合併CK-MB、Troponin-I共同判讀）。

>橫紋肌溶解症（患者血液及尿液會出現大量的Myoglobin）。

>其他疾病：外傷，局部缺血，肌肉使用過度，皮肌炎，多肌炎，肌肉萎縮症......等。

■ Troponin-I / Troponin-T（心肌肌鈣蛋白I / 心肌肌鈣蛋白T）

・意義：心肌梗塞優良指標。

・診斷：

>心肌梗塞，發生後4h即開始上升，維持130h。

>Troponin-I / T不受肌肉發炎影響（CK-MB會受影響）。

（註：心肌梗塞檢測=CK-MB、Troponin-I、HCY、Myoglobin）

>D-Dimer、Fibrinogen、NT-pro-BNP

十一、尿液

■ 尿液常規檢查（Urine Routine）

・正常值

>Color 顏色：Yellow

>Clarity 澄清度：Clear

>Specific gravity 比重 ：1.003~1.035

>pH 酸鹼度 ：5.0~8.0

>Glucose urine 尿糖：(-) or Negative

>Protein 尿蛋白 ： (-) or Negative

>Occult Blood 潛血 ： Negative

>Urobilinogen 尿膽素元 ：≦1.5 mg/dL，Normal

>Bilirubin 尿膽紅素 ： (-) or Negative

>Nitrite 亞硝酸鹽 ： (-) or Negative

>Ketone Body 酮體 ： (-) or Negative

>Leu. Esterase 白血球酯酵素 ： (-) or Negative

>RBC 紅血球 ：0~2/HPF

>WBC白血球 ： 0~2/HPF

>Epithelial Cell 上皮細胞 ： 0~2/HPF

>Cast 圓柱體 ： None found /LPF

>Crystal 結晶體 ： None found /HPF

>Bacteria 細菌 ： None found /HPF

・顏色（Color）

>淺黃色：正常
>深黃色：少飲，黃疸
>黃褐色：黃疸，肝炎
>無　色：飲水過多，尿崩症
>紅　色：月經，血尿，血色素尿
>橘　色：藥物，尿膽素
>深褐色：血尿，血色素尿放置太久

・澄清度（Clarity）
>透明：正常
>混濁：鹽類，細菌，細胞，血球，脂肪

・比重（Specific gravity）
診斷：
>過低（<1.005）：尿稀釋，尿崩症，慢性腎衰，腎小管異常，ADH分泌不當。
>過重（>1.035）：脫水，少尿，尿液濃縮。

・酸鹼度（PH）：正常=5.5~8
診斷：
>酸性 < 6：蛋白質攝取過多，飢餓，糖尿病。
>鹼性 > 7：高蔬果飲食，嘔吐，感染。

・尿糖（Glucose）
>診斷：糖尿病，腎小管功能損傷，妊娠。

・尿蛋白（Protein）
>生理性：發燒，劇烈運動。
>病理性：腎臟發炎，膀胱泌尿道發炎，腎病症候群，腎毒性藥物，懷孕。

・酮體（Ketone Body）
>診斷：嚴重糖尿病，糖尿病酮酸中毒。
（註：缺少碳水化合物時，如饑餓、發燒、腹瀉、嘔吐、酗酒、減肥（限制澱粉）、劇烈運動......等，尿中也可能出現酮體。）

・潛血（OB）
診斷：
>腎小管或腎絲球發炎損傷，膀胱炎，尿路結石，腎或膀胱腫瘤。
>攝護腺肥大，腎臟泌尿道發炎，感染。

>血小板減少，凝血疾病，抗凝血藥物。

>女性生理時期，可能造成假陽性。

・膽紅素（Bilirubin）

>診斷：黃疸，膽管阻塞，膽結石，肝臟疾病。

・尿膽素原（Urobilinogen）

>診斷：溶血性疾病，黃疸，急性肝炎，肝硬化。

・亞硝酸鹽試驗（Nitrite）

>診斷：細菌性感染，泌尿道感染。

・紅血球（RBC）

診斷：

>腎小管或腎絲球發炎損傷，尿路結石，膀胱炎，泌尿道感染。

>攝護腺肥大，泌尿道腫瘤。

>血小板減少，凝血疾病，抗凝血藥物。

・白血球（WBC）

>診斷：泌尿系統感染（腎臟發炎，膀胱炎，尿道炎，前列腺炎）。

・上皮細胞（Epithelial Cell）

>診斷：正常細胞脫落，陰道分泌物汙染，發炎，腎小管損傷，重金屬中毒。

・細菌（Bacteria）

>診斷：細菌感染，發炎，陰道或尿道污染。

・圓柱體（Cast）

>診斷：運動，發燒，腎小球腎炎，腎盂腎炎，慢性腎衰。

■ 尿液鈣（Urine Calcium；Urine Ca）

・升高：副甲狀腺亢進，癌症，甲狀腺亢進，糖尿病，類固醇使用。

・降低：副甲狀腺低下，維生素D不足，藥物因素，遺傳因素。

■ 尿液鎂（Urine Magnesium；Urine Mg）

・偵測鎂流失：比血清鎂佳

・尿液鎂上升：飲酒，利尿劑，類固醇，高鈣低磷，酸中毒。

■ 尿液肌紅蛋白（Urine Myoglobin）

・骨骼肌及心肌損傷，肌肉損傷或萎縮、缺氧、糖尿病酸中毒。

■ 尿液滲透壓（Urine Osmolality）

・尿液滲透壓和血清滲透壓共同測定，評估電解質和水分間的平衡狀態。

・辨別體液過多或脫水現象，對於昏迷或中毒患者極為重要。

・診斷：脫水、昏迷（酸中毒、休克、高血糖）。

■ 尿液磷（Urine P）

・診斷：副甲狀腺亢進，維生素D缺乏，腎小管酸中毒，利尿劑使用。

■ 尿液鉀（Urine K）

・意義：確定鉀離子濃度，評估鉀離子變化因素（如腎衰、癌症、藥物因素）。

・尿液鉀降低=血清鉀升高

・尿液鉀升高=血清鉀降低，或鉀攝取過量。

・診斷

>腎功能障礙，排尿量降低→血清鉀升高。

>醛固酮增高症、糖尿病酸中毒、庫欣氏症：尿液鉀上升。

■ ACR；Microalbumin（尿液微量白蛋白）

・評估：早期腎臟病，針對糖尿病及高血壓病患。

・尿液白蛋白濃度 / 尿液肌酐酸=ACR

>ACR正常值：< 0.03 正常

>ACR 0.03 ~ 0.27：微量期，改善血糖或血壓可能恢復正常。

>ACR > 0.27：不可逆腎病變。

>採檢：隨機採檢尿液 <2 mg/dL（<20 mg/L），24小時尿液<30 mg/day

■ Urine Amylase（尿液澱粉酶）

・意義：尿液Amylase常和血清Amylase同時測定，診斷急性胰臟炎（急性腹痛）。

・診斷：胰臟炎

（尿液Amylase持續上升7天以上 / 血清Amylase發生3~4天後下降到正常。）

第二部分　血檢臨床運用（李政育・鄭淑鎂）

一、CBC

< 低 Hb>

■ 單純血虛

・以補脾胃、或養肝血、或大補肝脾腎陽治療。

・如：聖愈湯、香砂六君子湯、補腎方。

　（自擬補腎方：熟地黃、山茱萸、炒杜仲、黃耆、當歸）

・須加重黃耆。

・若效果不佳，加乾薑、附子、玉桂子、加人參。

■ 疾病因素

・如：胃出血，便血，經血過多，創傷出血，急慢性感染，吸收不良，營養不良，肝衰、腎衰，骨髓再生不良，遺傳，化療後遺，胃繞道手術後遺……等。

・以主要疾病論治

< 高 Hb>

■ 以瘀熱症論治：大劑清熱化瘀、退骨蒸勞熱。

< 低 PLT>

■ 以補氣養血處方，加肝脾補腎藥，加黃耆、或人參，注意開脾胃。甚者加補陽藥。有極少數屬瘀熱者，亦有須用大劑量軟堅積藥主治。如突發者，有些要用發表藥主之，如屬敗血症者，先治敗血症。

■ 補腎藥：何首烏、山茱萸、杜仲、枸杞子、菟絲子、女貞子、淫羊藿、旱蓮草、玉桂子、附子……。

< 高 PLT>

■ 滋腎養陰＋清熱＋涼血

・知柏地黃湯、或育生免疫過亢方＋牡丹皮、梔子

< 低 WBC>

■ 單純血虛
- 以補脾胃、或養肝血、或大補腎陽治療。
- 如：聖愈湯、香砂六君子湯、補腎藥，加重黃耆。
- 若效果不佳，加乾薑、附子、玉桂子、加人參。

■ 疾病因素
- 感染 、化放療後遺、藥物傷害、骨髓再生不良 ：以大補氣血、或加乾薑、附子、玉桂子治療。
- 免疫性低WBC：以知柏地黃湯加方治療。

< 高 WBC>

■ 主要治則：知柏地黃湯、或建瓴湯、或育生免疫過亢方，加清熱養陰藥。
- Seg偏高：滋腎養陰，知柏地黃湯+青蒿、地骨皮
- Lym偏高：和解滋腎+清熱養陰，如小柴胡湯+黃柏、青蒿、知母、地骨皮。

< 低 Hb、WBC>

■ 主要治則：補氣養血、補腎+補氣、補脾胃、大補腎陽......等。

■ 須考慮合併以下血象：
- 低PLT：何首烏、菟絲子、杜仲、枸杞、淫羊藿、旱蓮草、女貞子
- 低Protein：溫補脾腎+淡滲利濕
- 高BUN、Cr：補氣養血+清利濕熱
- 高AST、ALT：加疏肝清熱
- 高γ-GT：養肝血
- 高T-bil/D-bil：加溫陽+清熱+通腑
- 高glucose：清熱養陰
- 高腫瘤標誌：加溫陽+清熱+化瘀，或再加軟堅散結藥。

二、肝病

< 高 GLU>

■ 肝炎、肝硬化、肝癌病人，易產生高血糖，原因可能有以下幾種：

・肝糖或肌糖釋放太多
・腎臟升糖激素作用
・大腸反吸收過度
・胰島細胞發炎 / 或萎縮
・腦與腎對胰島細胞分泌胰島素的刺激前素過高
・血液流變學改變（發炎及血液黏稠度增高）

■ 治則

・第一階段 / 正氣不虛，亢熱階段

>清熱養陰為主，酌加化瘀藥。

>如葛根芩連湯、或建瓴湯、或知柏地黃湯、或黃連解毒湯、或育生免疫過亢方......等。

>處方中須加入：芩、連、柏、青蒿、地骨皮、丹參......等，並通利大便。

・第二階段 / 補腎養陰，引火歸元

>適用：當熱性期過後，或中醫以苦寒退熱治療緩解後，或服用西藥一段時日後。

>處方：知柏地黃湯，加少量玉桂子、附子。

・第三階段 / 大補腎陽

>適用：胰島細胞萎縮退化，或低Hb、低ALB、高Cr、高BUN，或高劑降糖藥 / 注射胰島素。

>處方：大補氣血、大補腎陽處方，乾薑、附子、玉桂子（劑量加重），加淡滲利濕、清熱、養陰藥反制。

<T-Bili、D-Bili、CHO、TG、GLU、AST、SLT、Alk-P 高 >

■ 治療目標：消炎、利膽、溶血、抑制大腸黏膜過度反吸收、釋放水分。

■ 治則：以清熱解毒、平肝、柔肝、通利膽汁、通便......等諸法，交互使用。

・大黃必用，因能通便、利膽、溶血。

・若用干擾素、類固醇、或前諸法治療後仍高 →以（補脾胃、或養肝血、或補腎法）+清熱藥 →若無效，用柔肝法。

・猛爆肝炎急性發作期（AST↑↑、ALT↑↑）：以清熱解毒法治療。

>如黃芩、黃連、黃柏用至8~10錢、大黃8錢，仍不降→加入薑、附、玉桂子。

>血檢正常後之調養，以養肝血為主。

・高Bili：大黃、梔子、茵陳五苓湯、（柴苓湯+大黃）

< 低 ALB>

■ ALB太低

・容易肝硬化、全身水腫、腹水、腎衰竭、肝昏迷，甚至死亡。

・證型：脾氣虛、脾陽虛、脾腎陽虛+肝血虛。

■ ALB低+AST、ALT高

・初期用丹參，日久用人參、黃耆、玉桂

■ ALB低+ BUN、Cr升高

・薑附桂加至8~10錢，芩連柏反制，加淡滲利濕，加大黃（溶血栓）/ 漸進加量

■ 肝炎、肝硬化+ALB低

・以香砂六君子湯、聖愈湯為主方，加柴胡、大青葉、板藍根（或用芩連柏）。

・若AST、ALT應降不降

>加柔肝養血藥，活化肝細胞、促進肝血循環。

>柔肝養血藥：何首烏、當歸、菟絲子、沙苑蒺藜，須加丹參活血。

>效果再不佳，加入乾薑、附子、玉桂子、人參。

・若合併BUN、Cr升高，加入蒲公英、銀花、丹皮、茯苓、澤瀉、二朮。

■ 飲食叮嚀：加強營養，常以台灣民間食品四神湯為主食。

< 高 BUN、Cr>

肝炎以前，已有腎衰，可考慮以下幾種治則：

■ 由肝臟直接抑制BUN、Cr

・如：黃連解毒湯+蒲公英、銀花。

・若仍不降，加乾薑、附子、玉桂子。

・尿毒引起肝炎：以洗腎、治尿毒為主，主方加清熱解毒藥。

・肝炎引起尿毒：以清熱解毒+補氣補陽+淡滲利濕+蒲公英，蒲公英劑量須加重。

■ 增加腎動脈供氧量

・增加腎絲球體內對BUN、Cr的濾出率。

・以補氣養血、補腎陽、活血化瘀，加蒲公英。

■ 抑制腎小管反吸收

・初期：以五苓散、知柏地黃湯，加重蒲公英。

・日久：加乾薑、附子、玉桂子。

■ 抑制大腸黏膜反吸收

・初期：承氣湯類、大黃、芒硝。

・日久：用溫瀉法（並視情形加清熱、補氣藥）

■ 活血化瘀

・減少血管內BUN、Cr、血栓、斑塊、膽固醇滯留。

・以寒瘀論治，活血化瘀藥，加薑附桂、黃柏、蒲公英，注意大便通利。

■ 大腦神經內分泌過亢，令肝細胞表面接受體釋放太多BUN、Cr、CHO、TG

・平肝重鎮+化瘀。

・建瓴湯、或知柏地黃湯、或育生免疫過亢方，加丹參、骨碎補、蒲公英。

■ 猛爆肝炎+高BUN、Cr、Ammonia

・大劑=清熱利濕+黃耆、人參、薑附桂+化瘀+通便

・芩連柏5~15錢+人參3~8錢、黃耆15~20錢、薑附桂5~8錢、大黃1~5錢、茯苓、澤瀉、蒲公英（或銀花）8~15錢、丹參5錢。

<高 Ammonia>

■ 陽黃：小柴胡湯，黃芩、黃連、黃柏，大黃。

■ 陰黃：柴苓湯加黃耆、人參、黃芩、黃連、黃柏、薑附桂、大黃。

■ 有些須以養陰藥滋腸之陰虛。有些須以養血藥潤腸，同時加入清熱解毒藥及乾薑、附子、玉桂子。

<PT、APTT>

■ 猛爆性肝炎

>AST、ALT、γ-GT、T / D-Bili升高，ALB降低，PT、APTT延長。

>疏肝+清熱解毒+溫補脾陽+利濕通便

■ 緩解期（萎縮退化）

>PT、APTT延長：補脾、補脾腎、養肝血，或再加補陽藥。

< 高 γ-GT>

■ 高γ-GT+高AST、ALT+Glu升高
・以清熱解毒+疏肝利膽
・若效果漸差，以養肝血+補脾+清熱+溫陽
■ 高γ-GT+低ALB
・以養肝血+補脾、溫補脾腎
■ 高γ-GT+低ALB+高BUN、Cr
・以溫補脾腎+蒲公英、銀花
■ 高γ-GT+高AFP+低ALB
・以溫補脾腎之陽+通便利濕

< 高 AFP>

■ 合併肝癌快速增殖期，ALB、Cr、BUN正常（正氣不虛）
・以大劑清熱化瘀+疏肝利膽+通便
■ 高AFP+高γ-GT+低ALB
・以大補脾陽、腎陽+通便

< 高病毒量 / 誘導轉陰 >

■ 病毒數高，無其他血檢異常
・病毒無攻擊肝細胞，尚未形成肝細胞受傷、萎縮、缺氧、壞死。
・柴胡桂枝湯+補氣養血+化瘀+清熱。
・或有寒熱交雜、或血枯、或脾氣虛者。
■ 誘導抗體產生
・補脾胃、養肝血、補氣養血，皆考慮加疏肝藥、或疏肝宣肺。
・須加清熱化瘀藥。

< 肝硬化 >

■ 初階段 / 急性肝炎
・以清熱解毒+利膽通便治療，可緩解發炎。
・若以初期法治療，AST、ALT、T-Bili仍降不下來，則進入慢性活動性肝炎、或

肝初期纖維化、或肝硬變階段，考慮以清熱化瘀+薑附桂，溫陽施治。

■ 第二階段

・ALB太低，γ-GT、AFP仍降不下來。

・以補氣、補脾胃、補血、補肝腎之陰，再加清熱解毒藥治療。

■ 第三階段

・以第二階段處方，仍ALB太低，γ-GT、AFP降不下來。

・須再加入四逆湯、或玉桂，以氣血兩補、或大補肝脾腎陽治療。

・BUN、Cr升高，亦須大補脾陽、腎陽。

■ 治療肝硬化，主方：補脾胃、補氣血、淡滲利濕。

・纖維化：+薑附桂+化瘀+柔肝

・病毒肝炎、或AST / ALT升高：加大青葉、板藍根、蒲公英、黃芩、黃連→若不降，改柔肝養血。

・高T-Bili：加薑附桂 →若不降，加大黃、枳實、厚朴通便，內金、萊菔子、仙楂消滯。

・高γ-GT、AFP：加薑附桂、黃芩反制。

・Ammonia、BUN、Cr升高：急性期屬瘀熱證。慢性化則以（大補陽+清熱解毒+銀花、蒲公英），或（五苓散+銀花、蒲公英、薑附桂+人參+黃芩、黃連、大黃）。

・T-Chol、TG高：急性期屬肝經瘀熱，蘊毒鬱積。慢性化時加化瘀消滯藥（萊菔子、內金、仙楂、枳實、骨碎補......）

三、腎病

<高 BUN>

■ 急性期BUN高，但Cr正常

・屬濕熱證。

・在辨證處方上，加入清熱利濕藥，注意通便。

■ 慢性化後BUN高，Cr亦升高

・屬氣血兩虛、肝脾腎陽虛兼血熱或血虛。

・用黃耆、當歸、人參、乾薑、玉桂子、附子......等藥，再加入清熱利濕藥，並注意通便。

・無水蓄以補腎法為主。有水蓄以五苓散+黃耆、蒲公英、銀花。

< 高 Cr>

■ 屬寒瘀證，在補腎補氣血溫陽處方上，加活血化瘀藥，並加入清熱利濕藥。
■ 或以血枯論治，用何首烏、當歸、菟絲子、丹參、黃耆、薑附桂、蒲公英......。

< 高 BUA>

■ 急性期紅腫熱痛，以濕熱瘀論治
・以清熱化瘀利濕為主方，再加入體質辨證處方。
・如黃芩、黃連、黃柏、蒲公英、丹參、沒藥、茯苓、澤瀉，以此為主方，再加入如補氣、補腎虛、通便、健脾......等體質辨證的藥物。
■ 緩解期，加強肝腎功能及其代謝，以體質辨證處方為主，再酌情加入清熱利濕化瘀諸藥。
・如依體質辨證，給予補陽還五湯、聖愈湯、香砂六君子湯、補腎方、建瓴湯、柴胡湯劑......等。
・再酌情加入芩連柏（擇用）、蒲公英、丹參......等藥。

< 低 Hb>

■ 以補氣養血處方治療，必用黃耆、熟地黃、當歸、丹參，注意開脾胃。
■ 效果不佳時，再加入人參、何首烏、菟絲子、薑附桂。

< 腎前氮質血症 >

■ 定義
・指腎小管以上的各種腎臟疾病。
・包括腎臟細胞損傷、免疫疾病因素、全身性疾病因素。
・如各種急慢性腎臟病變（腎絲球腎炎、腎病綜合徵、間質性腎炎、高血壓、高血糖）、SLE、多發性骨髓瘤、白血病、心肺源性疾病、惡性腫瘤、骨折、血栓、藥物性腎炎......等，導致腎臟細胞萎縮、纖維化、代謝廢物沉澱。
■ 治療
・發炎期+正氣不虛：屬濕熱瘀證
  >治則：和解+清熱利濕+活血化瘀+通腑

>處方：以柴胡、白芍、芩連柏（皆用或擇用）、蒲公英（或銀花）、丹參（或再加沒藥、骨碎補、川七）、大黃（或桃核承氣湯）

・正氣虛+腎細胞實質損傷：屬寒瘀證

>治則：扶正+清熱利濕+活血化瘀+通便（溫瀉）

>必加強灌流：以補腎陽、或補脾陽、或大補氣血......等法，如補陽還五湯、聖愈湯、香砂六君子湯、腎氣丸......等處方。

>必用黃耆、當歸、熟地，加乾薑、附子、玉桂子，若效果不佳，再加入人參。

>必加清熱利濕：在扶正處方基礎上，加入清熱利濕藥，如黃芩、黃連、黃柏（以上可擇用）、蒲公英、銀花。

>必加活血化瘀：在扶正及清熱利濕處方上，必加活血化瘀藥，或柔肝養血化瘀藥，活血藥如丹參、骨碎補、川七；柔肝養血藥如何首烏、當歸、菟絲子、沙苑蒺藜。

・必通便（溫瀉法）：維持每日大便2~3次，抑制大腸對尿毒素與磷、鉀的過度反吸收。

< 腎後氮質血症 >

■ 定義

・各種原因導致的腎水腫。

・如：腎盂腎炎、腎結石、輸尿管阻塞、膀胱腫瘤、腎及泌尿道感染、腎結石碎擊性腎炎、結核性輸尿管炎......等。

■ 治療

・腎後氮質血症容易瘀腫出血，屬下焦濕熱夾瘀證。

・以五苓散、或柴苓湯，加黃芩、黃柏、蒲公英等清熱利濕藥，加沒藥、丹參、骨碎補等活血化瘀藥，加大黃通便。

■ 合併胸腔積液、或全身水腫

・以宣肺氣化利濕法治療：

>如五苓散加方，黃耆、茯苓、澤瀉、薑附桂、蒲公英、黃柏、麻黃。

>或柴苓湯加方，柴、芍、黃耆、茯苓、澤瀉、薑附桂、蒲公英、黃芩、麻黃。

>效果不佳，再加人參、熟地黃（或何首烏）、炒杜仲、當歸。

>胸腔積液，加葶藶子、麻黃（宣肺）。

>考慮淋巴性水濕（按壓／硬腫），以黃耆為君，加薑附桂，重加入銀杏葉，如

有效後不再進步，則加酒水煮。

>加大黃，維持每日大便2~3次。

■ 合併肝臟疾病

急性肝炎引發尿毒，治療須區分急性期或慢性遷延期。

・急性發炎初期

>屬濕熱夾血瘀，以清利濕熱為主方，加薑附桂。

>目標以改善肝臟急性發炎、清除代謝廢物、增加肝臟供血供氧，並預防肝及腎臟衰竭。

>處方如：大柴胡湯、或柴芩湯、或黃連解毒湯，加重芩連柏清熱，加蒲公英（或銀花），加薑附桂，加大黃、丹參。

・慢性遷延期

>屬寒瘀夾濕熱，以補氣溫陽為主方，加清熱利濕藥，及加薑附桂。

>處方如：黃耆、當歸、人參、蒲公英（或銀花）、丹參、熟地黃（或何首烏）、薑附桂（黃柏或黃連或黃芩反制）、大黃。

>注意開脾胃。

■ 合併腦病變

若因腦水腫、腦壓高，合併尿毒症，治療須區分虛實寒熱，如：

・發炎陽亢型：以建瓴湯、或大柴胡湯，加清熱利濕、活血化瘀、通便藥治療。

・氣虛痰熱型：以補陽還五湯+溫膽湯，加清熱利濕、通便藥治療。

・脾虛寒痰型：以半夏白朮天麻湯，加黃耆、當歸、蒲公英、薑附桂治療。

・氣血兩虛型：以聖愈湯，加丹參、蒲公英、薑附桂、黃芩治療。

四、甲狀腺疾病

■ 初期

・證候：實證，陽亢煩熱症象，無虛象，脈弦緊有力而數急。

・階段：症象初起，血檢陽性，無服西藥或初服西藥。

・治療：

>清熱解毒，重鎮平肝，祛痰化瘀。

>建瓴湯、知柏地黃湯、育生免疫過亢方，加重清熱解毒藥。

■ 中期

・證候：虛實夾雜，亢熱症以外合併虛象，如心悸氣短、神疲乏力。

・階段：服用中藥初期治療法，亢熱症緩解，虛憊漸出，或服用西藥一段時日後仍甲亢。

・治療：

>攻補兼施。

>以初期治方減重鎮、清熱藥，加入少量補腎、補氣藥。

>或柴胡劑加重清熱解毒，加入少量補腎、補氣藥。

>免疫性甲亢：當體力修復後（停抑甲素一段時日），須慎防甲亢反彈，若有口乾、膚癢、眠難、口糜、脈弦或滑，須減補氣藥並加重清熱藥，或立即改回初期處方。

■ 後期

・證候：虛證，氣陰兩虛或陰陽兩虛，但血中伏陽。

・階段：長期西藥抑制，合併內臟器官衰退，用第二法不能恢復者，如：周期麻痺性神經損傷、心衰、腎衰、貧血。

・治療：

>補氣養血，或大補腎陰腎陽，須加重清熱養陰藥，慎防反彈。

>免疫性甲亢：當體力修復後（停抑甲素一段時日），須慎防甲亢反彈，若有口乾、膚癢、眠難、口糜、脈弦或滑，須減補氣、溫陽藥，並加重清熱藥，或改為疏肝清熱養陰，或立即改回清熱解毒、重鎮平肝處方。

五、免疫疾病

＜未曾使用類固醇＞

■ 急性發作

・以清熱養陰治療為主。

・如：大柴胡湯、育生免疫過亢方、黃連解毒湯。

・藥物須有大劑：芩連柏、青蒿、地骨皮。

■ 治療後緩解期

・屬陰虛、氣陰兩虛。

・如：小柴胡湯、加味逍遙散、知柏地黃湯。

・酌情加入：芩連柏、青蒿、地骨皮。

< 使用類固醇 >

■ 非大劑量類固醇

・以氣陰兩虛，或免疫過亢論治。

>氣陰兩虛：以補氣養血+清熱養陰，或補血+清熱養陰，或聖愈湯+芩連柏+青蒿、地骨皮。

>免疫過亢：育生免疫過亢方（黃芩、黃連、黃柏、青蒿、知母、地骨皮、蒼朮）

■ 使用大劑量類固醇

・使用大劑量類固醇，ANA與anti-ds-DNA仍高

>屬肝脾腎陽虛+餘熱未盡。

>右歸飲加方、或補陽還五湯、或香砂六君子湯、或育生血枯方+薑、附、桂、黃芩。

・使用大劑量類固醇：補體偏低，或Cr、BUN升高

>屬腎陽虛 / 氣血兩虛。

>以大補氣血、補脾胃、大補腎陽治療。

>如右歸飲加方，或補陽還五湯+薑、附、桂、黃芩，或香砂六君子湯加方，或聖愈湯加方。

■ 類固醇戒斷階段

・氣陰兩虛 / 少陽熱。

・以聖愈湯、或育生血枯方、香砂六君子湯加方，或小柴胡湯加方，或柴胡桂枝湯加方。

■ 恢復本態階段

・平日調理：知柏地黃湯、小柴胡湯、柴胡桂枝湯。

・免疫反彈：育生免疫過亢方。

< 補體與抗體 >

■ ANA、ESR、CRP快速升高，補體正常

・屬表裏三焦實熱，或大熱兼有表風熱，或陰虛陽亢，且多因外感誘發。

■ 長期使用類固醇、免疫抑制劑：補體偏低，抗體仍高

・須加強補充營養。

・屬氣虛寒瘀，或腎陽虛+餘熱未盡。

■ 補體稍微偏低，抗體輕高

・屬營養不良，或反覆飢餓減肥，或有特殊藥癮。

・以補脾胃為主：歸脾湯、參苓白朮散、香砂六君子湯。

・不應驟予免疫抑制。

■ 抗體微高，補體正常

・屬外感後遺的餘熱未盡，以小柴胡湯、柴胡桂枝湯、香砂六君子湯中，加青蒿、知母、地骨皮或丹皮，並加強營養攝食。

・有一部分女性係以飢餓減肥而誘發。

・不應驟予免疫抑制。

< 西藥戒停須謹慎 >

■ 不可驟停西藥，尤其是類固醇、乙醯膽鹼類西藥。

・恐症狀急性反彈，並導致生理功能突然消失的各種「危象」。

・如：腎上腺危象、低電解質危象、高電解質風暴、乙醯膽鹼危象、甲狀腺低下危象、毒性甲狀腺風暴......等。

■ quinine（奎寧）/ imuran（免疫抑制劑）

・待病情穩定後可停服

・如C3、C4、Hb、WBC、PLT、T-PRO皆正常，方可戒斷，較不會有反彈。

■ 類固醇

・不可驟停，須慢慢戒斷。

・長期服用若驟停，恐發生腎上腺危象、腦水腫、中樞神經病變、突發性死亡......等。

六、惡性腫瘤

■ **各項腫瘤的血檢報告，須檢測：**

・腫瘤標誌

・身體基本功能

>血液常規：RBC、Hb、WBC.DC、PLT

>肝功能：AST、ALT、γ-GT、LDH、ALK-P、T/D-bil、NH3、ALB

>腎功能：Cr、BUN、BUA、eGFR

>尿液常規、離子

>其他：Acglu、ESR、CRP、ANA

■ 邪氣實

・腫瘤標誌：升高

・其他：AST↑、ALT↑、BUN↑、T/D-Bil↑、ac glu↑、BUA↑、NH3↑、WBC↑、RBC↑、PLT↑、ANA↑、ALK-P↑、LDH↑

■ 正氣弱

・腫瘤標誌：升高或正常

・其他：WBC↓、Hb↓、PLT↓、ALB↓、Cr↑、γ-GT↑、T/D-Bil↑

■ 邪正相爭

・邪氣實+正氣強

>初中期、本態性、大瘀熱症

>大劑清熱化瘀+化痰利濕、軟堅積

・邪氣實+正氣弱

>惡性、晚期併發症、化放療後控制不良

>大補氣血、大補腎陽+大劑清熱化瘀

・邪氣緩+正氣強

>瘀熱症+調理陰陽

・邪氣緩+正氣弱

>瘀熱症+補腎、補氣養血

■ 初中期：正氣尚可

・RBC、Hb、WBC、PLT、ALB、Cr：正常

・治則：依本態性治療

・大劑清熱養陰+化瘀散結+利濕、化痰、通腑。

■ 晚期：虛症階段

・化放療期間，或長期中醫苦寒藥使用。

・Hb降低、低蛋白血症、BUN、Cr升高。

・證候：屬脾氣虛、肝血虛、腎陽虛、脾腎陽虛，兼有大熱。

・治則

>補脾胃、養肝血、大補腎陽。

>如聖愈湯、香砂六君子湯、十全大補湯、右歸飲。

>加重黃耆，若效果差，加薑附桂、或加人參。

>必加清熱化瘀藥（如芩連柏、丹參、沒藥、川七、骨碎補）

■ 腫瘤指數高，若辨不出寒熱

・視造血決定

>造血佳：屬熱證

>造血差：屬真寒假熱

■ 高荷爾蒙

・β-HCG、FSH、LH、E2：活血化瘀兼涼血+重鎮藥。

・PROLACTIN：用重鎮法。

・T3、T4、Tg、TBG：重鎮+清熱解毒、涼血、夏枯花。

■ 荷爾蒙受體陽性

・知柏地黃湯、或育生免疫過亢方，加黃連、丹參、沒藥。

・建瓴湯加黃連、丹參、沒藥。

・乳沒四物湯、或育生通經方，加黃芩、黃連、黃柏。

・溫膽湯合併黃連解毒湯，加丹參、沒藥

・ER(+)、或PR(+)、或HER2 /neu過度表現

>陽亢瘀熱症。

>在化放療結束，造血抑制的副作用基本回復後，須馬上改苦寒退熱、清熱解毒的處方，不可再用補陽法。

荷爾蒙抑制劑的副作用

・如：藥物性肝炎、脂肪肝、腎炎、周邊水腫、血栓、子宮內膜鬱血或子宮內膜癌等。

・證候：瘀熱兼有水蓄症。

・處方：丹沒四物湯加黃芩、黃連、黃柏、丹皮、茯苓、澤瀉。

單株抗體的副作用

・偏向證候：瘀熱兼有水蓄合併氣虛血虛。

・處方：以丹沒四物湯加黃芩、黃連、黃柏、丹皮、茯苓、澤瀉＋黃耆 / 人參。

以陽亢瘀熱症論治

・可快速抑制乳癌細胞，同時將CEA、CA15-3的指數降下來。

・並同時改善荷爾蒙抑制劑或單株抗體的副作用。

■ **三陰性乳癌**

・屬真寒假熱、或寒熱交雜型。

>本態階段：丹沒四物湯，加黃芩、黃連、黃柏、牡丹皮、茯苓、澤瀉。

>化放療期間：考慮加入補氣補血、清熱化瘀，或少量乾薑、附子、玉桂子。

>預防復發：補氣血或補腎養陰，加重清熱化瘀。

化放療階段

< 區分三階段治療 >

■ 第一階段

>和解表裏+補氣養血+清熱化瘀

>小柴胡湯合聖愈湯（用丹參）（或加沒藥、骨碎補）

■ 第二階段

>補氣養血（加少量溫陽）+清熱化瘀

>小柴胡湯合聖愈湯（用丹參），加清熱化瘀，再加少量乾薑、附子、玉桂子。

>十全大補湯（用丹參），加清熱化瘀，再加少量乾薑、附子、玉桂子。

■ 第三階段

>大補腎陽+清熱化瘀

>補腎方（加丹參），加大劑薑附桂，加黃柏反制，加人參。

註：目前標靶療法與免疫療法用藥之毒性併發症較低，正氣損害較低，可依本態性療法配合。傳統化療其毒副作用大，須一開始就依保護肝心腎及促進造血之「小柴胡湯合併聖愈湯」，再加清熱、軟堅積藥。如造血嚴重抑制，以大補肝脾腎陽治療。

< 化療期間，高腫瘤標記 >

■ 意義：化療期間體力尚可

■ 治則：加溫陽+清熱+化瘀

■ 處方：

>小柴胡湯+聖愈湯，加黃芩、黃連、黃柏，或加黃耆、乾薑、附子、玉桂子。

>若黃芩、黃連、黃柏開到各一兩或以上，丹參10~15錢，骨碎補15錢，沒藥4錢，腫瘤標記仍高，即加入少量乾薑、附子、玉桂子，從一錢開始，若腫瘤標記漸降，逐漸增加薑、附、桂。

< 低 Hb、WBC>

■ 治則：補脾胃、養肝血、大補腎陽

■ 處方：

>聖愈湯、香砂六君子湯、十全大補湯、右歸飲

>須加重黃耆

>若效果差，加薑附桂、加人參

>必加清熱化瘀藥（如芩連柏、丹參、沒藥、川七、骨碎補）

< 低 PLT>

■ 治則：補氣養血+補腎+開脾胃+清熱化瘀

■ 處方：

>補氣養血：聖愈湯、黃耆、當歸、人參

>補腎：何首烏、杜仲、枸杞子、菟絲子、淫羊藿、旱蓮草、女貞子、玉桂子、附子

>開脾胃：香砂六君子湯加薑附桂加黃芩

>少量清熱化瘀

>PLT低於8萬，不可用丹參、川七，改用骨碎補、續斷。

< 低 Protein>

■ 治　則：溫補脾腎+淡滲利濕。

■ 初　期：補脾氣，如香砂六君子湯加人參、黃耆。

■ 若無效：補脾陽，如香砂六君子湯加人參、黃耆、乾薑、附子、肉桂、黃芩。

■ 再無效：補腎陽，如右歸飲為主方，加人參及開脾胃。

< 高 AST、ALT、ALK-PT>

- 急性期：清熱解毒藥加疏肝理氣。
- 緩解期：滋肝腎藥加香砂六君子湯或聖愈湯，加清熱解毒藥。
- 惡變期：主方中加大青葉、板藍根（或黃芩、黃連、黃柏），斟酌加入乾薑、附子、玉桂、何首烏。

< 高 γ-GT>

- 補氣養血加清熱化瘀：小柴胡湯合聖愈湯（丹參），加黃連。
- 補脾益氣加清熱化瘀：香砂六君子湯，加丹參、黃芩。
- 滋補肝腎之陰加化瘀：何首烏、當歸、山茱萸、杜仲、黃耆、黃柏、知母、丹參。
- 若仍不降：於主方中加入少量乾薑、附子、玉桂子。
- 若接近正常值又稍高，可不予處方，請病人充足睡眠，戒斷所有西藥，即可自降。

< 高 T-bil / D-bil>

- 加溫陽+清熱+通腑

< 高 BUN、Cr、Ammonia>

- 治則：補氣養血+清利濕熱
- 初期：香砂六君子湯或柴苓湯，加清熱利濕藥，注意通利二便。
- 中期：香砂六君子湯或補腎方，加乾薑、附子、玉桂、黃柏或黃連或黃芩、蒲公英、黃耆、大黃、芒硝。
- 後期：柴苓湯加黃耆、人參、蒲公英，黃柏，薑附桂，大黃，如尿不出，配合洗腎。

< 高 Glucose>

- 正氣可：清熱養陰（黃連、黃柏、石膏、蒲公英）+化瘀
- 體虛血球抑制者：主方加補腎及清熱養陰藥，加人參或黃耆。
- 效果不佳者：以補腎為主，加玉桂子、附子、清熱養陰藥。

Chapter

5

心系病機及臨床

心系病機及臨床

中醫的<心>

心為君主之官，陽中之陽，神明出焉

病機涵蓋：

心臟功能、血氧供應、腦神經
自律神經、內分泌運作

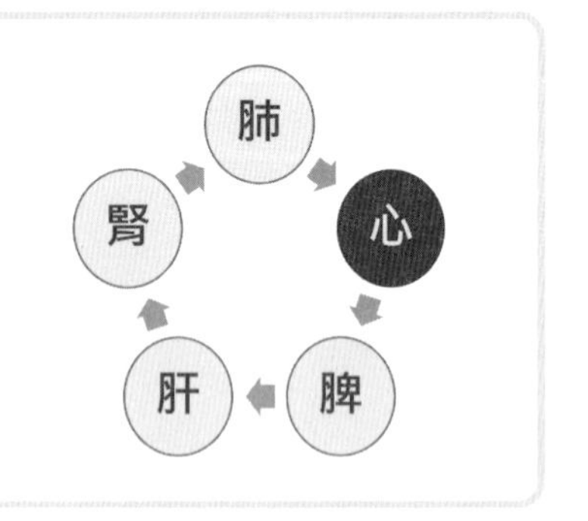

以下從幾個方面，探討中醫「心」的生理功能與生理特性：

生理功能：心主血脈、心主神明

生理特性：其華在面、開竅於舌、在液為汗、在志為喜、
心與夏氣相通、心與小腸相表裏

■ **心主血脈**

・指心臟的功能而言。有賴心氣、心血及心脈三者互相協調運作。

>「心氣」屬陽：負責上下宣通，與肺主氣、脾陽、腎陽之氣有關。如：心臟的搏動力，血流的推動力，血氧精微灌流，血壓的維持。

>「心血」屬陰：心血充填百脈。血液的充盈與否，與肺朝百脈、肝藏血、脾統血、腎藏精有關。

>「心脈」：脈管的舒縮功能、脈管的通利與阻塞，影響血液在脈中進行。

・心主血脈的生理

>心陽心氣：涵蓋「血氧供應＋心臟瓣膜功能＋心肌功能」。

>心臟節律：與肝腎有關。（肝 / 牽涉交感神經、腎 / 牽涉內分泌運作）

>血流暢滯：涵蓋造血功能、血管舒縮調節、脈道阻暢。（貧血、肝失疏泄 / 肝鬱氣滯、血瘀與痰濁，都會影響到心主血脈的生理）

・心與五臟之血

>心主血脈：心陽推動全身的氣機運作。

>肺朝百脈：肺主氧與二氧化碳氣體交換 。
>肝主藏血：肝貯藏與調節血液的功能。
>脾主統血：脾陽之氣主吸收營養精微物質、心肌及瓣膜的收縮與升提力。
>腎主精血同源：腎主骨髓為造血之源（骨髓造血及紅血球生成素由腎合成）。
>心搏與節律，受內分泌（腎）及自律神經（肝）的調控。

・心主血脈的病理，包括：
>心律不整：和心臟功能、血氧、年齡、自律神經、內分泌調控、情志，與應激儲備能力有關。
>心搏無力：導致腦部供血供氧不足，易發生頭痛、眩暈、低血壓、反應遲滯、早衰、 TIA，缺血性中風。四肢易逆冷、雷諾氏病癥。
>肺感染，肺實質損傷，肺塌陷，麻醉，藥物......等因素，導致換氣不足。
>營養不良，或各種損傷，導致細胞及腸胃道吸收障礙，影響血脈化生之源。
>慢性心衰：屬心陽虛、心腎陽虛、脾腎陽虛......等範疇。
>肝腎受損：導致貧血，電解質失衡，廢物無法代謝，交感神經紊亂，蛋白低下，血管水分過多，心搏乏力......等。
>血液耗損或流失：如經血過多、出血、溶血，導致貧血，影響心血搏送。
>脈道因素：如血管發炎，血管內皮損傷，血液黏稠度高，粥狀動脈硬化，血管彈性，血管沾連狹窄，高血脂，血管內水分過多......等，皆會影響心主血脈的功能。
>電解質的恆定，影響心臟節律，考慮腎（內分泌）、肝（神經調控）、脾（主肌肉）。

■ 心主神明

・可分「精神思想」與「供血供氧」兩方面討論：
>精神思想：若心氣太過、心火熾盛，則表現過度興奮，心煩失眠，喜笑狂躁......，與「怒、憂、思、悲、恐、驚」同指腦的活動思想。
>供血供氧：心氣虛則神滯遲鈍，心氣足則神識清明。血液是神志活動的物質基礎，故此處心主神明是建立在心主血脈的基礎上。

・心主神明，係指腦的生理功能，能任物並接受外界刺激而作出反應，進行意識、思維、情感等精神活動，總屬於心而分屬五臟，各臟腑亦必須在心神主宰和協調下分工合作。
>心藏神，統括人的精神、意識、思維，泛指腦神經功能。

>《靈樞・本神》：

「黃帝問于岐伯曰：凡刺之法，必先本於神。......魂魄飛揚，志意恍亂，智慮去身者，何因而然乎？......何謂德、氣、生、精、神、魂、魄、心、意、志、思、慮、智？請問其故。

岐伯答曰：......故生之來謂之精，兩精相搏謂之神，隨神往來謂之魂，並精而出入者謂之魄，所以任物者謂之心，心有所憶謂之意，意之所存謂之志，因志而存謂之思，因思而遠慕謂之慮，因慮而處物謂之智。」

鑑此，神包括了：神、魂、魄、意、志、思、慮、智......等。

>心主神明的功能正常，是神志清楚，指正常的精神、意識、思維、智慧、知覺、認知、記憶、情志、心理、行為、運動......等心理、生理活動及其狀態。

>心主神明，在急慢性腦損傷病人，若表現亢奮、躁狂、多言、謾罵、不眠、焦躁、暴力傾向、全身拘緊僵硬、張力強、便秘......等，是屬心氣太過，治療以清熱化瘀＋疏肝通腑，或平肝重鎮＋清熱化瘀。若表現憂鬱低潮、靜默呆滯、反應遲鈍、全身鬆軟無力、虛弱乏力、大便稀溏或失禁、水腫......等，是屬心氣不足，治療以補氣養血＋利濕化痰，或大補脾陽腎陽。

>內分泌失調，可能造成精神或情緒失常。如甲狀腺亢進，會導致焦躁、易怒，甲狀腺低下造成憂鬱、低潮。腎上腺素分泌過多，可能會出現狂躁、恐慌、焦慮。低血糖症可能表現靜默呆滯、倦怠嗜睡、低潮哭泣。

>神經傳導介質，如麩氨酸、乙醯膽鹼、多巴胺過多，會導致過度興奮、焦躁、成癮性，不足會導致憂鬱低潮、神經及肌肉疾病。

>陽亢＝狂躁、幻聽、幻覺、體溫高、攻擊行為，可能是多巴胺、血清素、腎上腺素......等荷爾蒙及神經傳導介質分泌過多，導致交感神經亢奮。許多疾病的熱性階段，可能合併神經精神的陽亢，如失眠、感染性疾病、自體免疫疾病、原發性高血壓、原發性高血糖、惡性腫瘤快速增殖期......等。

低落＝憂鬱低潮、恐慌哭泣，可能是各種荷爾蒙及神經傳導介質分泌不足。許多疾病的萎縮退化階段或病程中晚期，可能合併神經精神的低下，同時表現虛弱乏力、反應遲滯、各種功能退化症狀，在中醫的辨證論治上，出現氣血兩虛、脾胃氣虛、腎陰虛、腎陽虛......等證型。

躁鬱＝陽亢與低潮兩極化，為荷爾蒙及神傳導介質波段性分泌過多或不足。治療以補腎＋疏肝緩肝，持續平衡陰陽，可漸進誘導分泌協調。

>多巴胺、血清素、腦內啡、腎上腺素、正腎上腺素、交感神經亢奮......的生理及病理調控，亦可解釋西藥或酒精之成癮性。

理解：精／神／魂／魄／心／意／志／思／慮／智

生之來謂之精

演化成人體的基本原始物質（精卵細胞結合並分化成胎），謂之精。

兩精相搏謂之神

陰陽兩精結合，而產生的生命活動及表現，謂之神。

隨神往來謂之魂

隨精神往來活動，而產生喜惡情緒知覺，謂之魂。

並精出入謂之魄

與精氣一起出入，維持生命基本生存功能，謂之魄。

任物者謂之心

支配及處置事物的判斷力，此為心的運作。

心有所憶謂之意

學習、接受外界訊息，形成記憶並儲存，謂之意（識）。

意之所存謂之志

志指長期記憶，根據所知及認識，轉變成長期記憶的過程。

因志而存變謂之思

根據所知及認識產生的長期記憶，進而思考決策，謂之思。

因思而遠慕謂之慮

由思考而產生較深遠的謀略推想，謂之慮。

因慮而處物謂之智

依思慮而獲得事物發展的規律，並做適當的判斷及處置，謂之智。

腦部功能（概述）

<腦幹>

・包括：延髓＋橋腦＋中腦

・功能：調控生命中樞，如心跳、呼吸、血壓、吞嚥、平衡、眼球大小。

<小腦>

・功能：協調骨骼肌活動、肌張力，及平衡姿勢。

<間腦>

・包括：視丘＋下視丘

・視丘功能：傳達感覺訊息至大腦，包括痛覺、溫覺、觸覺，嗅覺除外。

・下視丘功能

>整合：自主神經、內臟訊息、分泌激素（協調神經、內分泌）。

>調控身體：情緒、脾氣、侵略行為、體溫、食慾、水鹽代謝、睡眠。

<大腦>

・功能：記憶、思考、推理、決策、語言、身體活動、整合感覺訊息。

・包括：運動中樞、感覺中樞。

<額葉>

・功能：掌管認知及動作。

・認知部分，包括智力、專注、情緒管理、人格品行、行為，以及執行、策畫、判斷、社交......等。

・動作部分，涵蓋一部分運動皮質區。

<頂葉>

・感覺、空間、本體。（感覺皮質區）

<顳葉>

・聽覺＋語言＋感覺整合＋記憶（長期記憶＋視覺記憶）。海馬迴。

・聽覺中樞、失語症（布洛克區）、癲癇（神經元不正常放電）、長期記憶（內側海馬體）、參與視覺（物體和人臉辨識）

<枕葉>

・視覺（顏色、光線）/ 枕葉受傷（不能分辨＝物體、文字、顏色）

中醫的「神、魄、魂、意、志」vs. 解剖

心主神＝調控魂意志，統整大腦的學習、思考、記憶、意志

- 兩精相搏謂之神 / 所以任物者謂之心。
- 陰陽兩精相搏之後，人的神即產生，由心（腦）主神志，透過身體之感官接觸外在的訊息，經由學習、思考、記憶，匯整後而產生意、志的生命活動及表現。

肺藏魄＝腦幹（延髓＋橋腦＋中腦）/ 基本生命中樞與功能

- 並精出入謂之魄（肺）。
- 魄（腦幹）與精氣一起出入，維持生命基本生存功能，未帶情感性。
- 腦幹功能：如自律神經，荷爾蒙，或維護生存能力（如睡眠/清醒、防禦、戰鬥、交配），或維持生命徵象（如心跳、血壓、呼吸、吞嚥）。

肝藏魂＝間腦（視丘、下視丘），邊緣系統

- 隨神往來謂之魂（肝）。
- 間腦及邊緣系統，掌管情緒、動機、記憶......等知覺。對於食慾、情慾、憤怒、焦慮、好惡......等，有立即性、侵略性、防禦性反應，與交感神經有密切關聯。

脾藏意、思慮＝因有長期記憶產生的思考＝相當於大腦功能

- 心有所憶謂之意 / 因志存變謂之思。
- 大腦經學習、接受外界訊息，形成記憶且儲存，是為意識。並且根據所知及認識，從而積累的長期記憶，產生進一步思考決策。

腎藏志＝意志，長期記憶（海馬迴）＋額葉（專心、人格）

- 意之所存謂之志。
- 志屬長期記憶，相當於海馬迴將短期記憶（意），變成長期記憶之後，透過額葉認知功能，形成個人的專注、情緒管理、人格、品行、行為、判斷、社交能力......等。

■ 其華在面

・全身血氣皆上注於面，故面部的色澤可反映心血、心氣的盛衰強弱。

・心氣強：血氧佳，面膚紅潤光澤。

・心氣弱：血氧低，面膚無華晦暗。

■ 開竅於舌

・心經的別絡聯繫於舌，舌的味覺、色澤、舌體運動、語言與心相關。

・舌體含豐富的血管、神經、腺體。

・血氧佳：則舌體紅潤、靈活，味覺正常。

・痰迷心竅：則舌體僵硬、舌強不語 。

・舌糜：心火上炎（陽亢 / 實證）、心腎不交（虛證或虛實夾雜）。

・舌癌：清熱降火化瘀（虛實夾雜偏實證）、清熱補腎化瘀（虛實夾雜偏虛證）

■ 在液為汗

・汗為津，津血同源。

・過度發汗（如藥物因素）、或大汗亡陽，必損傷心脈。

・《傷寒論・辨太陽病脈證病治》：「發汗過多，其人叉手自冒心，心下悸，欲得按者，桂枝甘草湯主之。」

・故觀察汗，可判斷心腦損傷的寒熱虛實。

>津和血皆源於飲食水穀精微，同屬陰液，二者在生理上互相轉化，互相作用，參與周身的體液調節。

>古云：「奪血者無汗，奪汗者無血。」又云：「亡血家不可發汗。」強調過度發汗，常導致氣血虧虛且津液不足，見失血或血虛者，切不可發汗。

>臨床常見歷經大汗、大吐、大瀉等津液耗傷者，會表現心悸氣短，脈細無力，四肢逆冷，脈微細等氣血虧虛之證候。

>急慢性腦損傷後，臨床表現大汗或汗出如油，味穢重濁，膚赤面赤，牙關緊閉，痰涎壅盛，痰液粘稠，味腥臭腐敗，尿赤便秘......屬實熱症。冷汗或無汗，味淡或無味，面色蒼白，牙關鬆軟無力，痰稀且多......屬虛寒症。

■ 在志為喜

・心氣充足，則愉悅朗健。

・病理：心神有餘則喜笑不休，心神不足則愁苦悲淒。（同屬＝心主神明）

・過度樂觀，以恐治之。過度憂悲，以喜治之。

・驚為心病，驚則氣亂，心神不寧也易受驚。

■ **心與夏氣相通**

- 心為陽中之太陽，屬火臟，心之陽氣在夏天表現最旺盛，同氣相求也。
- 冬病夏治：心陽虛、心氣虛者，得夏陽則病緩，如氣喘、逆冷等。
- 生育能力弱者，應在冬春即開始調治療程，可爭取於排卵能力較佳的夏月中順利懷孕。
- 暑夏症復：陰虛燥熱陽亢（心臟病、情志病）者，易於夏日加重病情。

■ **心與小腸相表裏**

- 小腸 / 主要功能
  >受盛化物：吸收能力。
  >泌別清濁：將食糜分辨水穀和津液，致二便調和。
  >小腸主液：利小便以實大便，如：單純腸躁症可用平胃散＋茯苓，或四神當飯吃，既補脾胃又利小便。
- 心移熱於小腸
  >症狀：心煩、失眠、口瘡、尿赤、血尿、莖中痛。
  >係因：心煩、思慮、失眠，為精神壓力 / 飲食燥熱 / 作息失調 / 非細菌性，致火性上炎傳變至下焦。
  >治則：清火瀉熱養陰。
  >與泌尿道感染有別，泌尿道感染乃細菌性因素 / 反覆感染 / 免疫抗菌力差，治則為：補氣養血＋清利濕熱＋宣肺（擴張血管循環以帶來大量抗體）。

心的病機

證候	說明（病因、症狀、機轉）
心氣虛弱	心氣源自脾肺腎三臟，久病、年老、汗下太過皆可導致
心陽不振	心陽虛＋陰寒生 → 寒飲＋血
心陽暴脫	症狀：面白、氣促、厥冷、汗出如珠、呼吸微弱、心跳驟停
心火上炎	內傷情志、五志過極化火
心陰不足	心陰＝津液＋血液
心血不足	久病、暗耗、失血皆可導致
心脈瘀阻	陽氣虛弱、氣滯血瘀（心肌梗塞）
痰阻心竅	痰迷心竅、痰火擾心（癲狂）、痰熱蒙蔽、風痰卒中

五臟之火

<心火>

・口舌生瘡，口腔糜爛，煩躁，失眠，口渴
・小便赤痛（下移小腸），便秘，狂躁，譫語
・易心腎不交：知柏地黃湯+黃連、肉桂、滑石、生甘草、椰子水

<肝火>

・頭痛眩暈，面紅目赤，耳鳴，口苦咽乾，失眠多夢，煩躁易怒

<胃火>

・口苦口臭，牙齦腫痛，喜冷飲，溲赤便秘

<腎火>

・頭暈目眩，耳鳴耳聾，牙齒鬆動疼痛，傍晚口乾，煩熱，失眠，盜汗，脫髮，腰膝痠痛或脛骨痛，足跟痛，舌紅無苔，男子遺精，女子閉經

<肺熱>

・發熱，口渴，咳嗽，氣喘，鼻煽氣灼，胸痛，咽喉腫痛，溲赤便秘
・舌紅苔黃，脈數

■ 心與五臟

・心與肺
>肺心病：氣喘、支氣管擴張症（反覆感染）、阻塞性肺炎、間質性肺炎（自體免疫疾病引發＝養陰清熱柔肝）
>心肺病：心源性肺水腫（喘鳴，咳逆，倚息不得臥）

・心與脾
>思慮傷脾。情志病皆會影響腸胃功能。
>自律神經失調，使交感與副交感神經產生腸胃功能的亢衰紊亂，出現脹氣、氣上衝之腹部癲癇症狀，須以理氣+疏肝+補腎治療。

・心與腎

>心腎不交：表現失眠、焦慮、心悸、乏力。

>心腎陽虛：慢性心衰、慢性腎衰。

>心火炎上：治療考慮以重鎮潛陽法，或引火歸元。

・心與肝

>情志紊亂諸症：加味逍遙散、建瓴湯。

>心主血，肝藏血：聖愈湯。

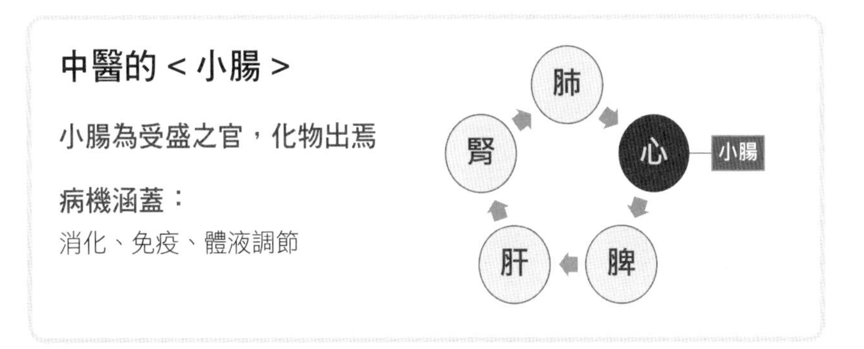

■ 小腸的生理

・受盛：承受從胃中乳糜。

・化物：進一步消化成精微物質和食物殘渣。

・泌別清濁：將食物在此分類，精微物質吸收，食物殘渣送往大腸。

・小腸主液：小腸在吸收水谷精微的同時，也吸收了大量的水液。

・臨床治療大便稀、泄瀉，常用「利小便即所以實大便」的治法。

小腸的病機

證候	說明（病因、症狀、機轉）
小腸氣滯	脾胃升降失常、肝失疏泄
小腸虛寒	脾胃氣虛、腸鳴溏瀉、腎陽虛衰
小腸實熱	小便赤澀熱痛、心火上炎

< 心 > 系病機相關之疾病例舉

一、心悸 / 心律不整

■ 定義

・心跳異常，不能自主。

■ 病因病機

・心因性（心臟或其他導致心損的疾病）、年齡（如更年期後）、情緒壓力、過勞、天氣驟變等因素，造成自律神經、內分泌調控出現紊亂。

■ 治療思路

・中醫治療心悸，必用補腎＋疏肝法，可從根本改善身體應激的儲備能力，乃釜底抽薪法也。

・在補腎疏肝的基礎上，再依身體條件加減藥物：

>心因性：加入補陽還五湯精神之藥物，如黃耆、當歸、川芎、丹參

>心陽虛：加入溫陽藥物，如：乾薑、附子、玉桂子

>壓力性：加入柴胡、白芍、大棗

二、慢性心衰

■ 定義

・心臟搏出的血液量無法滿足身體及組織代謝之需求，而產生一連串的症狀，如：呼吸困難、吸短、氣喘、運動耐力變差、倦怠乏力、全身或四肢水腫，倚息、喘息、不得臥。

■ 病因病機

・主要病因為稟賦不足、久病體虛或年老臟器虛損。

・慢性心衰為心脾腎皆衰。心陽虛衰，運血無力；心腎陽氣虛衰，陰寒內盛、全身功能活動低下、血行瘀滯、水氣內停；脾腎兩臟之陽互相轉化與

依存，故腎氣虛衰不能溫養脾陽，可導致脾陽亦虛，亦有脾陽久虛，不能運化水穀精微以養腎，導致腎陽亦虛者。

■ 治療思路

・主要治則：補氣養血溫陽＋淡滲利濕。

・大劑黃耆補氣強心，當歸養血，附子、玉桂子溫陽，改善全身血氧低灌流與功能低下。

・白朮、蒼朮、茯苓、澤瀉改善水濕停聚。加白朮、枳實、半夏，山楂，協助化痰飲，改善脾胃功能。

・葶藶子、防己利心肺之水停。

・以麻黃宣肺，宣通十二經脈，擴張腎血管、刺激神經傳導。

・茯苓、大黃，通利二便，引邪出表，令病理產物有出路。

・心脾腎陽虛時，單純淡滲利濕或利尿劑難以消水腫，必借助補氣溫陽藥方能改善。

・丹參、當歸、川芎、赤芍、銀杏葉、川七，活血化瘀而生新血，通利微細循環。

・依辨證酌加少量清熱藥，預防補氣溫陽藥化燥。

三、TIA（短暫性腦缺血缺氧 / Transien Ischemic Attack）

■ 定義

・突發性腦缺血造成的神經症狀，如單側肢體無力、麻木、感覺異常，或腦幹缺血所致眩暈、複視、步履不穩、意識不清，甚至暈厥。以上症狀通常在24小時內即完全恢復。TIA發作頻率高，未來腦中風機率相對增高。

■ 病因病機

・心搏無力，導致腦部供血供氧不足。

■ 治療思路

・以補氣養血為主，處方如補陽還五湯，以黃耆為君。

・有明顯腎虛（腎上腺應激力弱）症象，須加補腎藥穩定內分泌軸線。

・有肝鬱（交感神經亢進）須加疏肝、緩肝，預防血管痙攣。

四、口瘡 / 紅斑白斑

■ 定義

・即口舌生瘡、舌糜。口腔內黏膜（如唇、舌、頰內、牙齦）可見圓點狀潰瘍，表面凹下呈白色，周圍充血、偶有滲出液，飲食或說話會引起灼熱與疼痛，可能反覆發作，甚則口腔糜爛。

・白斑 / 紅斑為口腔癌之癌前病變

>白斑：口腔黏膜無法刮除的白色斑塊，為良性上皮增厚，亦可為與原位癌相融合之高度異型病灶。

>紅斑：口腔內粘膜呈現紅色絲絨狀、或伴隨糜爛，為上皮發育不良，周圍黏膜齊平或下陷，細胞明顯異型，惡化危險性高。

■ 病因病機

・可分虛實兩種

>陽亢 / 實證：心開竅於舌，心火炎上而致口瘡，通常病灶周圍偏紅腫。

>虛證或虛實夾雜：心腎不交，口瘡病灶周圍色常，發作具反覆性。

■ 治療思路

・主要治則：清熱養陰

>偏實證者：清熱養陰＋疏肝＋重鎮

>偏虛證者：清熱養陰＋補腎＋引火歸元，腎陰愈虛則愈亢，腎氣足猶如釜底抽薪，補腎清熱養陰，標本兼治。

>大劑量生蒲黃，對舌與頰白斑、腫瘤佳。

五、多汗症

■ 定義

・病態的排汗異常現象。

■ **病因病機**

・可分原發性及繼發性

>原發性：佔大多數，因久病體虛、內分泌紊亂（如更年期）、五志過極，身體調節力無以負荷，反致交感神經反射過亢而引起異常排汗。

>繼發性：因身體疾病（糖尿病、低血糖、甲狀腺疾病等）、中樞神經系統疾病（腦下垂體、下視丘病變等）、或藥物性導致異常汗出情形。

・津和血皆源於飲食水穀精微，同屬陰液，二者在生理上互相轉化，互相作用，參與周身的體液調節，因此過度發汗（如藥物因素）、或大汗亡陽，必損傷心脈，臨床可見心悸氣短，脈細無力，四肢逆冷，脈微細等氣血虧虛之證候。

・觀察汗，可判斷心腦損傷的寒熱虛實。如：急慢性腦損傷後，臨床表現大汗或汗出如油，味穢重濁，膚赤面赤，牙關緊閉，痰涎壅盛，痰液粘稠，味腥臭腐敗，尿赤便秘......屬實熱症。冷汗或無汗，味淡或無味，面色蒼白，牙關鬆軟無力，痰稀且多......屬虛寒症。

■ **治療思路**

・治療多汗症須視整體證候，並參考疾病病因病理：

>以補腎法釜底抽薪，從根本穩定神經內分泌軸線。如：以何首烏、山茱萸、杜仲補腎，可增強免疫，並修復長期自盜汗的身體消耗。有時加上少量乾薑、附子、玉桂，有助引火歸元。

>以柴胡桂枝湯加減，和解表裏、祛散肌表風邪，協助穩定發汗中樞調節功能，如：柴胡、桂枝、防風、黃耆。柴胡、白芍又可穩定情緒，改善焦慮易怒刺激交感神經。

>清熱：黃柏、青蒿改善盜汗。

・建瓴湯加黃耆、防風、浮小麥、青蒿、知母、地骨皮，可鎮定神經。

六、舌癌

■ **定義**

・舌癌為第二常見之口腔癌。多發生於舌腹側緣、舌側，亦有可能是舌背、

舌尖等部位，且由於舌部組織的浸潤特性，容易在腫瘤早期就發生頸部淋巴轉移。

■ **病因病機**

・抽菸、喝酒、吃檳榔是導致舌癌的主因。

・虛實夾雜，但因體質條件不同，可有偏實證、偏虛證兩種。

>實證：屬血瘀血熱，因纖維蛋白酶原過度增生，常見紅腫合併潰瘍。

>虛證：屬寒瘀夾熱，因營養不良、細胞修復能力差、老舊細胞代謝速慢，常見硬腫無痛。

■ **治療思路**

・虛實夾雜偏實證：清熱降火＋化瘀

・虛實夾雜偏虛證：清熱＋補腎＋化瘀，潰瘍型必用此法。

>補腎：補腎可誘導舌體正常細胞的再生與修復，如：何首烏、山茱萸、杜仲。

>清熱化瘀：抑制癌幹細胞增殖，清熱抗菌消炎，改善舌體潰瘍發炎，抑制感染，如：黃連、黃柏（亦可潛陽）、丹參、骨碎補。

>少量桂附引火歸元，並依辨證加少量黃耆補氣，配合補腎藥可改善舌面潰瘍。

七、神識異常

■ **定義**

・心主神明，功能正常運作則神識清晰、思維敏銳、應對合宜；功能異常有太過、不足二種，太過者為陽亢躁進，表現狂躁、幻聽、暴力傾向等，不足者為憂鬱低潮，表現反應遲鈍、善悲喜哭、缺乏行為動力，亦常見躁鬱互見之兩極化案例。

■ **病因病機**

・陽亢躁進：心氣太過、心火熾盛、心陰虧虛致煩熱躁擾，多合併各種內分泌異常分泌（多巴胺、血清素、腦內啡、腎上腺素、正腎上腺素）與交感

神經過度亢奮。

・憂鬱低潮，靜默呆滯遲鈍：心氣心血不足、心陽虛衰，而致心腦失養。

■ **治療思路**

・陽亢躁進：大劑清熱藥（黃連、黃柏）與重鎮安神（建瓴湯），以緩解腦神經之過度亢奮；大黃通腑、上病下取，維持一天大便 2~3 行，引亢奮病邪及代謝產物外出。

・憂鬱低潮：甘麥大棗湯合併半夏厚朴湯，肝苦急，急食甘以緩之（大棗、龍眼肉、甘草），可提高血清素濃度；半夏、陳皮、厚朴降氣化痰，有助改善交感神經紊亂。有些長期服精神科西藥者，須再加薑附桂，並以清熱藥反佐。

・躁鬱互現：以疏肝、緩肝為主，如：加味逍遙散、金鈴子散（元胡、川楝子），再加黃連清熱、黃柏潛陽；若脈弦緊而重按無力，必加補腎藥物，腎氣足則肝不橫逆，滋腎合併微量玉桂、附子，更可引火歸元、穩定陽亢無根之火，阻斷躁鬱互現之無端循環。

・以上如果治療效果不穩定，同時建議西醫檢測是否合併以下內分泌異常疾病：甲狀腺亢進、副甲狀腺亢進、庫欣氏症、垂體腫瘤、胰島素瘤等。

八、老年癡呆

■ **定義**

・老年癡呆即老年失智症，最常見者為退化性之阿茲海默症（AD），其次為與腦血管因素相關之血管性失智症（VaD）。病患因腦部神經細胞與血管病變，於三方面功能表現較過去有明顯變化現象：認知障礙、生活功能、精神行為症狀。

■ **病因病機**

・於個人遺傳素稟的基礎上，結合老年、久病、七情內傷、飲食勞倦、感染等因素而逐漸形成。

・主要病理性矛盾有「虛、痰、風、瘀」四種，以虛為本，或夾痰濁、或夾風熱、或夾血瘀，再以不同比例表現在臨床各種常見證候。

■ 治療思路

・整體治療大法為：補虛清熱、除痰化瘀，常見證候與治療如下：

>氣虛血瘀：益氣養血＋通絡化瘀。補陽還五湯或聖愈湯，川芎、當歸、桃仁、北耆、丹參、銀杏葉。

>陰虛陽亢：重鎮安神＋補腎平肝。以建瓴湯之重鎮安神降逆精神隨證加減，必要時短暫使用，可穩定大腦中樞的調控能力，避免虛亢衍生更多問題，但仍需隨證加上補腎或疏肝等藥物。

>肝鬱氣滯：疏肝理氣加上補腎藥物，水能涵木，腎不虛則肝不橫逆，可避免進一步氣滯血瘀，或肝鬱化火而成內風旋動上擾腦竅。以加味逍遙散精神加補腎藥。如：柴胡、白芍、大棗、杜仲、何首烏。

>餘熱未清：常見於損傷或感染急性期過後，諸證緩解，但仍昏迷、反覆感染、低熱，而正氣不虛者。以小柴胡湯＋清熱化瘀治療，小柴胡湯和解表裏平衡大腦調控中樞，清熱化瘀藥處理未盡清除之瘀熱。有表證者，加桂枝、麻黃等解表藥物。

>感染COVID-19導致之「腦霧」，乃輕微的腦性感染後遺，病患的意識、思考、言語、記憶、觸覺、行動、行為反應，不如患病前敏銳與俐落，此即病毒性腦病、餘熱未清表現，未妥善治療將導致日後癡呆機率大增，此為中醫「困」症。

>氣虛痰熱：補陽還五湯加溫膽湯，並隨證酌加清熱藥物。

>脾虛夾痰：年老加上久病必虛，將往常壓性腦水腫性癡呆、腦消髓減發展。以半夏白朮天麻湯加黃耆、杜仲，共奏補腎健脾、益髓化痰之效。

>血枯腎虛：常見於先天素稟腎精虧虛者，無以充盈腦髓、髓海漸空，初病陰虛，日久陽亦無以為生，陰陽兩虛，故以補腎陰腎陽加柔肝藥物，填精益髓、滋補肝腎。育生血枯方（當歸、何首烏、菟絲子、沙苑蒺藜等）。

>脾腎陽虛：常見於老年久病或素稟脾腎陽虛之癡呆者。以大補腎陽脾陽藥物（右歸飲、腎氣丸），補腎健脾、益氣生精，根本治療腦細胞再生能力低下的問題，再加上益氣補血藥物（補陽還五湯），加強腦循環、擴張血管、改善腦血管彈性，協同補腎藥入腦，共促腦組織及神經細胞的再生與修復。

九、痰迷心竅

■ **定義**

・「心竅」即指腦神經與細胞，「痰」為身體因應感染發炎、挫傷瘀血、或自體免疫性等因素，於腦部產生的黏液性代謝廢物之總稱。痰迷心竅的病人，於上述疾病的各時程皆可能出現，惟代謝廢物多寡有別。急性期或嚴重者，會出現神識昏蒙、痰涎壅盛、身體硬腫；緩解期者，可見智力退化、反應遲緩；進入萎縮期者，整體神經細胞功能退化低下，常致痰瘀互阻。

■ **病因病機**

・痰飲為應激反應下的必然病理產物，可阻斷神經傳導、使免疫機能呈現躁動發炎狀態、令病人腦部功能進行性自我閉塞與退化，腦神經與細胞將進行性快速凋亡。

■ **治療思路**

・治則有三：清除代謝廢物、抗感染、修復低下功能。

・可避免或減少腦血管與神經的損傷範圍，預防日後癡呆後遺。

・首要為清除代謝廢物：所有可化痰利濕的藥物皆可，如：半夏、白朮、蒼朮、茯苓、澤瀉、車前子等。

・再依證候調整處方組成與劑量：

>以柴胡、白芍、大棗，疏肝緩肝、和解表裏、平衡邪正相爭。

>以麻黃宣肺醒腦，桂枝、葛根、羌活、荊芥等宣肺解表，以上皆可擴張末梢血管、促進神經傳導。寒濕者，可用半夏天麻白朮散加方，或五苓散加補氣藥，或補陽還五湯加方。

>以大黃解除腸神經陳滯與麻痺、通腑降腹壓，腦壓亦隨之而降，視狀況再搭配枳實、厚朴、甘草、大棗等，常可快速令病人清醒。

>免疫性或急性炎症：以育生免疫過亢方解除免疫躁進、抗感染，或建瓴湯以重鎮安神，直接糾正大腦調控中樞。避免病理代謝廢物持續應激產生。

>創傷性或出血性中風：必加入化瘀藥物，如丹參、川芎、沒藥、桃仁

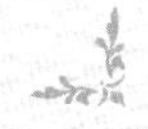

等。瘀滯去則新血生，可預防痰瘀互阻、加重病情複雜膠著。

>已屆功能萎縮退化：補氣養血、滋腎陰、補腎陽，如：黃耆、當歸、杜仲、何首烏、菟絲子、山茱萸、乾薑、附子、玉桂子。從根本提供神經與細胞再生與修復的原料，可截斷反覆感染，並改善無力排除痰瘀代謝廢物的身體條件。

病案介紹

案1 心主血脈／化療後心衰、腎衰

男性，68歲。縱膈腔生殖細胞癌。

第一次化療後昏厥，併發心衰、腎衰、低蛋白血症、腦水腫、骨髓抑制。

症見：吸短喘急，胸腔積液，面白浮腫，全身水腫甚，低血壓，低血氧，少尿，噁心納差，舌嫩紅淨苔，脈弦細弱數。

WBC＝2500 Hb＝9.5 ALB＝1.9 BUN＝35 Cr＝2.8 Na＝126

處方 水煎劑

黃耆20錢 當歸4錢 熟地黃5錢 麻黃1.5錢 白朮4錢 附子5錢 玉桂子5錢 枳實5錢 半夏4錢 焦仙楂4錢 黃柏4錢 茯苓8錢 澤瀉8錢 （劑/日）

註：以上處方服7帖後，改善佳，水氣全消，接續治療。

〈治療思路〉

・本案以補氣養血＋溫陽＋淡滲利濕降腦壓，同時改善心腎腦的低灌流。

・此乃化療藥導致全身性衰竭之危重症：

>腦損傷（昏厥、腦水腫）

>肺衰（吸短喘急、胸腔積液）

>心衰（低血壓、低血氧、全身水腫）

>肝衰（低蛋白血症）

>脾胃損傷（噁心、納差、低血鈉）

>腎衰（少尿、喘急、全身水腫、Cr升高）

>骨髓抑制（WBC、Hb低下）

- 以大劑黃耆、當歸、附子、玉桂子，補氣養血溫陽，改善全身衰竭及血氧低灌流。加大劑茯苓、澤瀉淡滲利濕，將腦及全身腫脹之水利出，此間心脾腎陽虛，單純淡滲利濕或利尿劑難以消水腫，必借助補氣溫陽藥方能改善。加麻黃宣通十二經脈，擴張末梢血管、刺激神經傳導。加熟地黃，協同黃耆、當歸、桂附，促進骨髓細胞修復。加白朮、枳實、半夏，仙楂，協助化痰飲，改善脾胃功能。加黃柏4錢，預防補氣溫陽藥化燥。
- 以上處方若效果不佳，考慮加乾薑5錢，人參5錢，甚至1日服1.5至2帖，以期盡速維持生命功能。
- 血鈉僅126，囑咐飲食中多增加鹽分攝取。

案 2 心主血脈 / 心衰、慢腎衰

女性，90歲。

急性肺炎，肺積水，心衰，腎衰，ICU＝15日，插管，鼻飼。

初診101/10/17

知人，但神識紊亂，煩熱，逆冷，腹水，全身水氣，喘鳴甚，痰多 / 白黏

心血管有小阻塞，使用氧氣罩，胃納尚可 / 無反抽，盜汗，低熱。

舌胖大嫩紅無苔，脈浮弦芤。

血檢101/10/12 BUN＝63 Cr＝1.33 ALB＝3.1 RBC＝3.8 Hb＝11 WBC＝12700

處方 水煎劑

柴胡4錢 桂枝5錢 丹參4錢 甘草3錢 麻黃1.5錢 半夏4錢 大棗5錢 生薑3片 黃芩4錢 青蒿5錢 地骨皮5錢 黃耆15錢 茯苓8錢 陳皮5錢 大黃1錢 （劑/日）3劑

〈治療思路〉

以柴胡桂枝湯加黃耆、麻黃，改善肺炎感染，提高免疫，黃耆可推動心腦腎的供血供氧，改善神識紊亂、心腎衰弱。加青蒿、地骨皮，改善使用抗生素後，仍有低熱現象（利用養陰藥調節體液免疫，緩解因骨髓震動產生之少陽熱）。加麻黃宣肺，茯苓、大黃，通利二便，引邪出表，令病理產物有出路。用丹參化瘀，改善發炎期的血液變異。

二診 101/10/19 體力較好，可坐起，大便軟 / 日多行但量少，仍水腫。

處方 水煎劑

柴胡4錢 桂枝5錢 丹參4錢 甘草3錢 麻黃1.5錢 半夏4錢 大棗5錢 生薑3片 黃芩4錢 黃耆20錢 茯苓8錢 陳皮5錢 蒲公英8錢 （劑/日）5劑

〈治療思路〉

續以柴胡桂枝湯，加重黃耆補氣強心。茯苓改善水濕停聚。加蒲公英8錢清熱利濕，協同黃耆、桂枝，改善腎炎、腎衰。

三診 101/10/26 精神佳，水氣大減，臥時不喘，可打招呼。接續調養。

案3 心主神明 / 狂躁

女性，75歲。病史＝SLE、躁鬱症。

近半年常莫名喜笑、或易怒、或焦躁、暴力及自傷傾向。

失眠 / 常終夜不眠，唇紅面紅，燥渴，納可，膚乾癢，便秘 / 3日1行

舌絳暗無苔，脈弦數。

處方 水煎劑

懷牛膝8錢 龍骨5錢 牡蠣5錢 白芍5錢 生地黃5錢 生杜仲8錢 黃連3錢 黃柏8錢 陳皮8錢 大棗10錢 大黃1.5錢 （劑/日）

〈治療思路〉

本案以建瓴湯精神平肝重鎮，加黃連清熱、黃柏潛陽，緩解腦神經亢奮。加生地黃、生杜仲滋腎降壓，穩定陽亢無根之火。加大棗緩肝，協同改善睡眠，平息焦躁，穩定情緒。加大黃通便，上病下取。

案4 心主神明 / 憂鬱焦慮

女姓，35歲。

失眠 / 入眠難且多夢易醒，焦慮，口乾，胸悶吸短，月經先後不定期 / 量常或偏少，經間腹痛，經前1周乳脹痛，大便不暢。舌質偏紅，脈弦弱。

處方 科學中藥

加味逍遙散10g 丹參1.5g 枳殼1.5g 肉桂0.5g 附子0.5g 3x7日

註：病人自述係由家庭因素，每至經前常有自殺或離婚念頭，服藥後負面情緒會迅速退散，轉為愉悅。

〈治療思路〉

以加味逍遙散改善諸症，加枳殼寬胸理氣、丹參化瘀止痛。加少量桂附，改善經前荷爾蒙轉換不暢時，所產生的焦慮及負面思緒。

案 5 心主神明 / 妄想幻覺

女姓，19歲。思覺失調症。

突發性嚴重憂鬱、低潮、焦慮，被迫害妄想，幻聽幻覺，坐立難安，終日失眠，便秘。舌絳紅，脈弦滑數。

處方 水煎劑

黃芩8錢 黃連5錢 黃柏8錢 陳皮8錢 半夏5錢 厚朴5錢 蘇子5錢 大棗15錢 龍眼肉10錢 大黃1錢 （劑/日）

註：服16帖後改善，之後約數月至半年會復發1次，但症狀較緩和，復發方回診。

〈治療思路〉

- 本案取甘麥大棗湯暨半夏厚朴湯精神，加重清熱藥及通腑法治療成功。
- 以大劑黃芩、黃連、黃柏清熱，降低腦神經過度興奮，改善被迫害妄想，幻聽幻覺，坐立難安，終日失眠，便秘......諸症。
- 肝苦急，急食甘以緩之，以大棗、龍眼肉，和肝緩肝，改善憂鬱、低潮、焦慮。以陳皮、半夏、厚朴、蘇子，降氣化痰，改善交感神經紊亂。大黃利膽通腑，上病下取，引亢奮病邪及代謝產物出表。

復發時：

復不眠，喜笑，幻聽，眼神呆滯，注意力不集中，不能自行從學校回家。

處方 科學中藥

甘麥大棗湯7g 半夏1.5g 厚朴1.5g 黃芩1.5g 黃連1g 黃柏1.5g 大黃0.5g 3x7日

註：斷續服藥，皆有效果。

案 6 心主神明 / 焦躁失眠

女性，61歲

不能入眠，多夢，不能鎮靜，躁煩，驚擾（自述有不明神靈干擾）。

舌絳，舌下瘀，脈弦緊。

處方一 科學中藥

加味逍遙散9g 黃連0.5g 黃柏1.5g 川楝子1.5g 延胡索1.5g 2x7日

處方二 科學中藥

懷牛膝1.5g 黃連1.5g 黃柏1.5g 白芍1.5g 川楝子1.5g 延胡索1.5g 陳皮1.5g 何首烏1.5g 杜仲2g 2x7日

註：斷續服藥，皆有療效。

〈治療思路〉

若脈弦緊，用處方一：加味逍遙散加連、柏清熱潛陽，加川楝、元胡協助疏肝。

若脈弦但重按無力（腎虛），用處方二：清熱＋疏肝＋潛陽＋補腎。

案 7 心主神明 / 腎虛驚恐

女性，77歲。平日胃弱，眩暈史，易感冒。

105/3/2

近二日腰腹以下知覺差，極驚恐，下關穴處痛，語音低微，虛弱，四肢無力。納差，胃脹痞甚，眠難，頭暈，頭脹，視霧，喃喃自語，神滯行遲。

舌暗紅，脈弦弱。

經詢問：近日子突逝後發病。

處方 水煎劑

何首烏5錢 山茱萸4錢 附子1.5錢 桂枝5錢 陳皮8錢 砂仁4錢 黃柏5錢 半夏4錢 炒杜仲8錢 黃耆15錢 天麻4錢 （劑/日）

註：以上處方續服3周後（21帖），諸症改善，尚存胃嘈雜。

〈治療思路〉

婦人素體虛弱，突逢喪子悲傷驚恐，氣逆上衝，致本虛標實，故有諸症。

以何首烏、山茱萸、杜仲補腎，桂附引火歸元（易感冒，以桂枝代玉桂子），穩定腎陰腎陽，上病下取，則氣逆可回，改善腰腹以下無知覺，及神識紊亂諸症。

加黃耆補氣，協助補腎溫陽藥修復諸虛。陳皮、砂仁、半夏化痰理氣行滯，偕同諸藥改善脾胃虛弱及腦神經傳導。加黃柏潛陽助眠避免處方化燥，加天麻助平肝息風。

案 8 心主神明 / 腎虛驚恐

男性，72歲。B肝 / 服西藥。

現病史：蕁麻疹，心絞痛，高血壓，胃及十二指腸潰瘍，攝護腺肥大，大腸息肉 / 已夾除。

110/10/16

常莫名驚恐心慌。易發蕁麻疹，燥渴，夜間頻尿且不暢，大便秘或溏。

高血壓 / 服西藥，偶心絞痛。眠難多夢 / 常服安眠藥。

頭暈脹，倦睏，納少即脹痞甚，常胃炎、胃痛、便溏、久痞不消。

唇暗紅，舌質暗紅 / 舌下脈瘀深，脈弦弱。

處方 水煎劑

柴胡4錢 黃芩5錢 黃連3錢 白芍4錢 陳皮8錢 砂仁8錢 黃耆10錢 何首烏5錢 炒杜仲8錢 玉桂子1.5錢 丹參8錢 （劑/日）

註：以上處方續服3個月後，諸症皆有改善，續調理。

〈治療思路〉

本案以柴胡、白芍、首烏、杜仲、玉桂子之疏肝補腎法，改善莫名驚恐心慌。

何首烏、杜仲、玉桂子，補腎並引火歸元，腎氣足即肝不橫逆，可協助諸藥改善驚恐、胸悶、倦怠、失眠、胃脹、血壓高......諸症。

加黃芩、黃連清熱，協同柴胡、白芍，改善胃炎、胃酸分泌過多、睡眠障礙。

重用陳皮、砂仁理氣消滯，協同黃耆、玉桂子補氣溫陽，改善胃腸神經功能損傷之脹痞甚。

易發蕁麻疹，且舌質暗紅，舌下絡脈瘀深，係屬血瘀血熱，加黃芩、黃連清熱，並重用丹參，皮疹可獲改善，並協同疏肝補腎補氣諸藥，改善血管條件，治療心絞痛。

案9 心主神明 / TIA

男性，66歲。病史：粥狀動脈硬化。失眠 / 服助眠劑。

109/7/25

近半月，每逢中午起，即後腦暈痛甚，行路偏斜 / 東倒西歪，至夜9點方緩解。

舌質暗紅 / 舌下瘀，脈弱芤。

處方一 水煎劑

柴胡4錢 葛根4錢 羌活3錢 黃芩5錢 黃連3錢 白芍4錢 黃耆20錢 川芎5錢 丹參5錢 陳皮5錢 砂仁5錢 （劑/日）

註：服7帖後，中午頭暈痛僅1小時（原痛至晚間9點）。
再服7帖（共14帖），症狀改善，自行停服中藥。

〈治療思路〉

本案屬心血虛，腦部血氧不足，故以補陽還五湯精神，補氣化瘀為治療主軸。

7月盛夏，考慮體力至中午漸弱，致腦部血氧不足而頭暈頭痛，必引起交感神經代償性興奮，加上午間天熱血管舒縮散熱之調節失衡，且舌質暗紅易化燥化熱，故加柴、葛、羌、芍、芩、連，疏肝清熱解肌，協同補氣化瘀藥，共奏療效，陳皮、砂仁協助腸胃吸收。

110/7/16

突然暈厥一次（TIA），110/7/13 CT＝心腦血管正常。攝護腺腫大 / 尿急難出。

處方二 水煎劑

黃耆20錢 丹參5錢 川芎4錢 黃芩4錢 黃柏4錢 陳皮5錢 砂仁5錢 何首烏5錢 炒杜仲8錢 山茱萸4錢 柴胡4錢 白芍3錢 茯苓4錢 （劑/日）30帖

〈治療思路〉

仍依補陽還五湯精神，以黃耆、丹參、川芎補氣化瘀，改善心腦循環。加柴、芍、首烏、山茱萸、杜仲，疏肝補腎，防止因腎虛產生交感神經代償性血管痙攣。黃芩、黃柏預防化燥，協同茯苓、黃耆、丹參，改善攝護腺腫大之尿急難出。

110/8/21 時眠難，時頭暈，憂鬱低潮（照護年邁雙親過勞）

處方三 **水煎劑**

黃耆20錢 丹參5錢 黃連3錢 黃柏4錢 陳皮5錢 砂仁5錢 何首烏5錢 炒杜仲8錢 柴胡4錢 白芍3錢 大棗12錢 （劑/日）

〈治療思路〉

以處方二之精神（補氣化瘀＋補腎疏肝＋清熱），另重用大棗緩肝，增加腦中葡萄糖及血清素濃度，以改善憂鬱低潮。

案 10 心主神明 / TIA

女性，32歲。

一診（100/11/14）

妊娠26周，本周發生5次TIA，全身腫脹，喘滿吸短，頭暈頭痛，腹木硬，腰痛顯。

處方一 **水煎劑**

黃耆20錢 當歸4錢 白朮5錢 黃芩5錢 炒杜仲8錢 乾薑5錢 附子5錢 玉桂子5錢 陳皮5錢 砂仁4錢 茯苓5錢 澤瀉5錢 （劑/日）7帖

〈治療思路〉

本案以補氣養血＋補腎溫陽，為治療主軸。

以黃耆、當歸、杜仲、大劑薑附桂，穩定心腎陽虛所導致之腦血供應不足。白朮、黃芩、杜仲，協助安胎，且預防化燥。茯苓、澤瀉協同補氣溫陽藥改善陽虛水濕。

二診（100/11/21）

本周發生1次TIA（100/11/15），腰痛顯，胃脹氣甚，水氣減。

處方二 **水煎劑**

黃耆20錢 當歸4錢 白朮5錢 黃芩5錢 炒杜仲8錢 乾薑5錢 附子5錢 玉桂子5錢 陳皮8錢 砂仁8錢 茯苓5錢 （劑/日）

註：之後無再發生TIA，續調至39周順產，母子健康。

〈治療思路〉

- 同處方一，加重陳皮、砂仁，改善胃脹痞。此時之腰痛、胃脹痞，皆屬腎陽虛所致，故持續前方，續調漸緩解。
- 本案若無中醫介入治療，必致早產，或胎兒生長遲滯，或妊娠高血壓、妊娠子癇症。
- 所謂：胎裏補遠勝於月裏補。此病患自26周發病起，持續服中藥至足月平安生產，此乃幸事。若母體持續心腦腎損傷後再行修補，必有後遺，且胎兒亦可能受損。

案 11 心開竅於舌 / 舌癌（補腎＋清熱化瘀）

男性，44歲。甲亢史 / 本院治癒。

109/7/22

舌癌2期，109/5/14手術＝台大醫院（潰瘍型 / 淋巴廓清 / 無化放療）

右腿麻足底麻，不能多行。

MRI檢查＝L4脊椎滑脫（西醫建議脊椎手術），病人畏懼 / 轉求診中醫。

平日反覆口角炎，自汗盜汗顯，虛倦乏力，腹痞脹，思考反應遲鈍。

舌質暗紅 / 舌下瘀深，脈弦弱。

處方 水煎劑

何首烏5錢 山茱萸4錢 炒杜仲8錢 玉桂子1.5錢 附子1錢 黃連1.5錢 黃柏5錢 陳皮5錢 砂仁5錢 黃耆10~15錢 丹參10~15錢 骨碎補8錢 （劑/日）

註：服35帖，體力進步，反應佳，諸症改善，可行走1公里腿才稍麻。接續調理。

〈治療思路〉

- 本案治療，除了須改善脊椎神經損傷、虛倦乏力、思考反應遲鈍外，另切記須抑制並預防舌癌復發（來診時距舌癌術後二月）。
- 此病人的舌癌屬潰瘍型，適用補腎清熱化瘀法（以補腎法誘導舌體正常細胞的再生修復，以清熱化瘀抑制癌幹細胞的增殖），故以首烏、山茱萸、杜仲，少量桂附引火歸元，加黃耆補氣，誘導舌體正常細胞的修復，同時改善虛倦乏力、反應遲鈍、及L4神經壓迫症狀。加黃連、黃柏清熱潛陽，配合補腎藥可改善口角炎。主方加連、柏、大劑丹參、骨碎補，抑制癌幹細胞血管新生。

案 12 心開竅於舌 / 舌癌（補腎＋清熱化瘀）

男性，63歲

108/2/22

舌兩側大面積＝潰瘍、疼痛，合併硬結腫大增生（硬結處無痛覺）。

舌腫脹感，兩頰淋巴腫。上症持續3月不癒，檢查＝癌前病變。

平日氣喘，咳嗽喘鳴，痰不易出。過去喜熱食。

舌質淡暗 / 舌下瘀，脈弦。

處方 水煎劑

何首烏5錢 山茱萸4錢 炒杜仲8錢 乾薑1.5錢 附子1.5錢 桂枝5錢 黃芩5錢 黃連3錢 黃柏5錢 陳皮8錢 黃耆15錢 丹參8錢 （劑/日）

註：服14帖，舌糜爛有改善，硬結處有痛覺。痰可咳出且多。
舌糜及喘咳改善後，薑附漸減。共治療三個月痊癒。

〈治療思路〉

- 本案以補腎引火歸元＋清熱化瘀施治。
- 補腎引火歸元，誘導正常細胞修復，改善舌面潰瘍。芩連柏清熱抗菌消炎，改善舌體潰瘍發炎，抑制感染，並協同化瘀藥丹參抑制癌幹細胞。
- 因合併咳嗽喘鳴，故以桂枝宣肺（不用玉桂子），加乾薑改善氣管黏膜過敏。
- 本處方之難處，在於清熱藥與補氣溫陽藥的比例，既須溫補又不能化燥，若不溫補，則舌癌潰瘍面無法收口，若化燥則易誘導腫瘤快速增殖。另一方面，亦須兼顧改善氣喘喘鳴症狀。
- 處方致勝關鍵點：舌糜及喘咳改善後，薑附桂須盡快捨棄，並減少黃耆劑量或不用，改以清熱化瘀為主之本態性治療。

案 13 心開竅於舌 / 舌強語遲

女性，70歲。

X光＝C4/5/6神經壓迫，右手麻。MR＝L4/5神經壓迫，右腿麻冷。

65歲時曾左側C7、C8、T1、T2神經反射區發帶狀皰疹。

97/6/6

後項強痛至頭，額痛，胃酸，易鼻血，反應慢。

語遲，舌強，易咬舌，嗆水咳逆，音啞、味覺差，不自覺流涎。

舌質淡暗/舌下瘀深，脈弦細弱。MR：無腫瘤壓迫。

處方 水煎劑

黃耆20錢 當歸4錢 桃仁4錢 丹參8錢 川芎8錢 葛根8錢 熟地黃5錢 枳實8錢 黃芩4錢 （劑/日）

註：服7帖後症狀有改善，共服67帖後，言語吞嚥皆善，反應靈巧。

至今（111年）84歲，聰明反應好，持續參加社會大學課程，但腰腿痛仍。

〈治療思路〉

- 本案屬舌咽神經損傷，見脈弦細弱，舌質暗且瘀，常後項強痛，且非腫瘤壓迫，判斷係因後頸動脈血管循環障礙，導致舌體活動力、吞嚥反射、咽部肌力、腮腺口涎回收力......等功能降低，屬中醫之氣虛血瘀證型。
- 以補陽還五湯，補氣化瘀，重用川芎、丹參，可抑制血管壁血小板凝集及纖維性增生，降血脂，改善心腦循環。加葛根可擴張後頸動脈，川芎有助改善項強症狀。加熟地滋腎填陰，令補氣不落入空補。加黃芩預防化燥，並協助預防血管發炎。

案14 心開竅於舌/舌糜

女性，59歲

P3，停經。107/7月雙和H＝左側甲狀腺良性腫瘤/術除（半年追蹤）

107/12/12

左側舌麻，舌刺腫熱痛感，近2月顯。

左側顳顎關節痛/左耳牽引左咽/張嘴不舒/症數月。眠6h，納便可。

舌質淡暗嫩紅，弦弱數。

處方 科學中藥

何首烏1.5g 菟絲子1.5g 杜仲1.5g 肉桂0.5g 附子0.5g 山茱萸1.5g 白芍1.5g 當歸1.5g 黃柏1.5g 黃耆1.5g 砂仁1g 3x7

註：服7日後，症狀改善，再續服3周鞏固療效。

〈治療思路〉

以補腎合併引火歸元法，修復更年期後婦人長期睡眠不足之腎虛體質，此案充分展現中醫見火休治火的辨證理論，同時改善症狀及體質。（按：更年期腎虛體質論述，請參見中醫婦科診治心法一書 / 更年症篇）

案 15 心移熱於小腸 / 舌糜洩熱

女性，55歲。平日易泌尿道感染，腰膝痠痛，口糜。

106/8/23

口舌糜反覆近1月，尿澀熱痛。眠6h / 偶能午休，痞脹胃酸，輕微鼻涕，膚癢。

舌淡暗下瘀，脈弦弱。

處方 **水煎劑**

柴胡4錢 葛根4錢 羌活3錢 白芍3錢 黃芩5錢 黃連3錢 蒲公英4錢 陳皮8錢 砂仁8錢 黃耆10錢 何首烏5錢 炒杜仲8錢 （劑/日）

〈治療思路〉

- 本案病人主要是腸胃型感冒（諾羅病毒），合併口舌潰瘍、尿道感染。
- 諾羅病毒會導致胃炎、胃酸過多，甚至癱瘓腸胃神經，表現脹痞甚久不消化，另外會有胸悶、項強、口乾、肌熱、低熱、倦怠、失眠，脈浮弦洪......等似少陽合陽明經腑證，又似濕熱蘊脾證。許多病人常無自覺受感染，但抱怨近日失眠、或倦怠、或消化極差、或免疫疾病增惡、或神經疾病退步、或血糖血壓升高、或牙關緊痛、或耳內炎、或慢性胃炎復發，經診脈綜合了解後才能得知。諾羅病毒亦會導致原有疾病症狀加重（如失眠、胃炎、免疫疾病、神經疾病、皮膚疾病、糖尿病），亦可能誘發同屬少陽陽明經路徑的腫瘤快速增生（如淋巴癌、肝癌、胃癌），另外腫瘤在肝胃消化道快速增殖期或轉移進展期，亦可能表現少陽陽明證。
- 中醫治則主要以清熱解肌＋疏肝理氣。以黃芩、黃連清熱抗菌消炎，葛根、羌活解肌表，柴胡、白芍疏肝，重用陳皮、砂仁理氣消脹。以上為基本方，溏便多行加少量乾薑，疲倦加黃耆，尿道炎加蒲公英、黃耆，眠少口糜加何首烏、杜仲。不宜用桂枝、附子，乾薑須慎用，黃耆量不宜多，為恐過熱留邪，妨礙解肌。

案 16 心移熱於小腸 / 舌糜溲熱

女性，48歲。家族免疫史。

28歲產後發乾燥症，之後發甲低 / 橋本氏病 / 補充甲狀腺素。

月經期間，容易＝感冒、頭痛、口糜。週期21日。平日眠難。

近三月反覆舌糜、口糜，眠淺，煩渴，溲澀熱痛。

舌瘦薄紅，脈弦。

處方 科學中藥

黃芩1.5g 黃連1.5g 黃柏1.5g 青蒿1.5g 地骨皮1.5g 砂仁1.5g 何首烏1.5g 杜仲1.5g 蒲公英2g 3x1/日

〈治療思路〉

舌瘦薄紅，腎陰虛也，愈虛則愈亢，腎氣足猶如釜底抽薪，故以育生免疫過亢方加首烏、杜仲，補腎清熱養陰，標本兼治，改善經前口糜（貝希氏症）、易感冒及月經先期。加蒲公英改善尿道炎。加砂仁協助腸胃吸收。若以上處方仍眠難，可考慮加入柴胡、白芍。

案 17 在液為汗 / 過度發汗

女性，61歲。

107/9/5

自一年前因流行性感冒服西藥之後，即自汗盜汗頻繁。

平日鼻過敏，鼻涕倒流。倦怠，頭暈。入眠難，大便日1行，常牙齦腫痛。

舌淡暗紅 / 舌下瘀，脈弦弱。

處方 科學中藥

柴胡1g 桂枝1.5g 防風1.5g 青蒿1.5g 黃柏1g 砂仁1.5g 黃耆2g 何首烏1.5g 杜仲1.5g 山茱萸1g 3x1/日

註：續服3周後改善佳。

〈治療思路〉

本案以補腎及和解表裏法治療。柴胡、桂枝、防風、黃耆、黃柏、青蒿，改善鼻過敏，鼻涕倒流，倦怠，頭暈，眠難、牙齦痛，並同時糾正感冒服西藥後，發汗中樞調節功能受干擾。加首烏、山茱萸、杜仲補腎，增強免疫，修復長期自盜汗、眠難的身體消耗。

案 18 在液為汗 / 多汗膽怯易怒

女性，62歲。

110/10/8

自更年期後，潮熱汗，自盜汗，稍動即全身出汗多年，症狀近10年。

平日性急，緊張焦慮，易怒膽怯，眠淺。右手麻，舌淡暗，脈弦。

處方 **科學中藥**

何首烏2g 杜仲2g 黃柏1.5g 青蒿1.5g 白芍1g 陳皮1.5g 黃耆2g 當歸 1.5g 附子0.5g 肉桂0.5g 3x1/日

註：服3個月後，諸症皆改善。但手麻仍（正中神經壓迫），接續調理。

〈治療思路〉

以首烏、杜仲、少量桂附，補腎並引火歸元法，緩解更年期後諸症。加黃柏、青蒿改善盜汗，加黃耆改善自汗，加白芍改善焦慮膽怯易怒及睡眠。

案 19 小腸主液 / 短腸綜合徵

男性，70歲。短腸性大便失禁 ，攝護腺肥大。

109/3/4

因腸扭結（近3年大小腸手術3次）。術後腸冮，大便日2行 / 片狀。

食稍油膩則溏便日多行，行走時大便失禁。面晦無華，消瘦肌少。

口渴，眠淺易醒 / 須食方可再眠。舌淡紅瘦嫩，脈弦弱。

處方一 **水煎劑**

何首烏5錢 山茱萸4錢 炒杜仲8錢 乾薑3錢 附子3錢 玉桂子5錢 黃耆15錢 當歸4錢 黃芩5錢 陳皮8錢 砂仁4錢

註：服28帖之後，諸症大有進步，面澤長肉少溏納增，體力改善。

〈治療思路〉

本案病人消瘦肌少，短腸多溏，已進入病理性萎縮退化狀態。以大補腎陽法，首烏、山茱萸、杜仲補腎，加黃耆、當歸補氣養血，重用薑附桂溫陽，共同促進腸道及全身細胞的再生修復。加黃芩預防化燥，加陳皮、砂仁促進腸胃吸收。

處方二　水煎劑

之後口乾、眠難、頭暈。

何首烏5錢 炒杜仲8錢 乾薑1.5錢 附子1.5錢 玉桂子3錢 黃耆15錢 當歸4錢 黃柏5錢 柴胡4錢 白芍3錢 大棗5錢 陳皮8錢 砂仁4錢 （劑/日）

〈治療思路〉

- 諸症改善後，正氣來復，腎上腺及交感神經啟動，開始易化燥口渴、失眠，若無即時改變處方，恐會再增加口糜、皮膚癢、胸悶吸短、煩躁易怒、血糖血壓升高......等症。
- 故於原處方中，去山茱萸（降低腎上腺啟動），減薑附桂劑量，加柴芍棗疏肝緩肝（緩解交感神經亢奮），以黃柏（潛陽）易黃芩。

案 20 小腸主液 / 腸躁（利小便所以實大便）

男性，67歲

高血壓 / 服西藥6年。心臟乏力 / 天冷心區痙痛（揪緊痛感）。

腰椎退化，糖尿病。足掌腱痛多年，胃弱，胃酸逆流。

106/3/4

胃酸痞脹顯，緊張壓力，腸躁 / 日大便5-6行，眠可，溲少。

處方　水煎劑

柴胡4錢 白芍4錢 甘草3錢 大棗5錢 黃芩4錢 黃連3錢 乾薑1.5錢 附子1.5錢 黃耆15錢 陳皮8錢 砂仁4錢 蒼朮5錢 茯苓8錢 （劑/日）

〈治療思路〉

本案主要以四逆散合四逆湯精神，疏肝溫陽，加黃耆補氣強心，改善天冷心區痙痛。加陳皮、砂仁、黃芩、黃連，協同諸藥改善胃酸脹痞甚。加蒼朮燥濕、茯苓益心脾，健脾安神之外，降低大腸過多水分，令體液從小便出。

案 21 小腸主液 / 腸躁（利小便所以實大便）

男性，22歲

鼻過敏，鼻癢噴嚏 / 久，筋骨弱，左膝拉傷。

易口糜，勞則咽痛，易扁桃腺化膿。腰痠，膝痛（運動傷害），額痘，腸躁，易痛瀉 / 日溏便3-4行。

處方 科學中藥

蒼朮2g 茯苓2g 砂仁1.5g 白芍1.5g 黃柏1g 乾薑1g 附子1g 肉桂1g 何首烏1.5g 杜仲1.5g 3x1/日

註：斷續服藥，皆有改善。

〈治療思路〉

腸躁痛瀉、勞即口糜、腰酸，表面上是腸胃、口腔的症狀，實際上屬腎虛自律神經功能偏弱及口腔黏膜修復力不足。故以首烏、杜仲、桂附補腎，改善口糜、腸躁的本虛，加蒼朮、茯苓、砂仁，燥濕、理氣、利小便，調解腸道的水分。薑附桂協同改善腸道及口腔黏膜細胞的再生修復。加白芍緩肝，協助補腎藥緩解交感神經。加黃柏預防化燥，且協助改善口糜、咽痛。

案 22 痰迷心竅 / 腦動脈瘤破裂

男性，56歲

腦動脈瘤破裂，手術後6個月。仍持續昏迷，鼻飼，導尿，呼吸器。

反覆感染，咳痰困難，白黃黏稠痰多，血氧90~92%。

光反射(+)，痛反應(+)，面浮腫，面僵體僵，黃昏後低熱，左半身癱瘓。

腹壓有阻力，大便秘，軟便劑，脈弦數帶芤。

處方一 水煎劑

柴胡4錢 桂枝5錢 白芍3錢 半夏4錢 甘草1.5錢 枳實5錢 黃芩5錢 黃連3錢 黃柏5錢 乾薑1錢 附子1錢 麻黃3錢 黃耆15錢 丹參5錢 沒藥4錢 茯苓4錢 澤瀉4錢 大黃1錢 （劑/日）

註：服藥4周後，漸漸清醒，反覆感染及低熱改善。

〈治療思路〉

・術後6個月，仍昏迷、反覆感染、低熱，屬急性期緩解後之餘熱未清階段。
・此階段病人的腦部、氣管，皆有許多黏液性代謝廢物，阻礙神經傳導，免疫機能仍處於邪正相爭之躁動易發炎狀態，所以處方治療原則，須能改善感染、清除代謝廢物，並能修復腦神經。
・以柴胡桂枝湯加黃耆，截斷反覆感染，同時修復腦神經。因屬動脈瘤破裂後遺，必有離經之血殘留成瘀，加丹參、沒藥，清除血瘀。加茯苓、澤瀉，協助諸藥清除代謝廢物。加麻黃，宣肺醒腦，協助諸藥改善感染及刺激神經傳導。加大黃通腑，協助代謝廢物清除。
・本處方須著重考量芩連柏清熱藥、薑附耆補氣溫陽藥之比例，並協同和解表裏、化瘀除痰利濕、與清除代謝廢物。全方共臻抗感染、緩解免疫躁動、清除腦部痰瘀、修復腦細胞、解除腦部交感神經之自我閉塞狀態，故能漸漸清醒，恢復功能。

處方二　**水煎劑**　感染改善後處方

黃耆20錢　熟地黃5錢　當歸3錢　丹參5錢　川芎3錢　沒藥4錢　麻黃1.5錢　半夏4錢　甘草3錢　陳皮5錢　黃芩5錢　黃連1.5錢　黃柏5錢　乾薑3錢　附子3錢　玉桂子5錢　人參3錢　大黃1錢　（劑/日）

註：服藥3個月後（自初診起計），可神清6h，可起身坐1.5h，可以紙筆簡單溝通，字跡工整。
持續治療6年，可搭肩散步，各種功能及反應皆佳，常打麻將皆能贏。

〈治療思路〉

以人參、黃耆、熟地、當歸補氣養血，加薑附桂溫陽，強力修復腦損傷。加芩連柏、丹參、川芎、沒藥清熱化瘀，清除腦部血瘀殘留並預防發炎。麻黃醒腦宣肺，促進神經傳導。半夏、甘草緩解神經緊張。大黃通腑、半夏化痰，共同清除病理性產物。若遇合併感冒，則以桂枝易玉桂子。

案 23 痰迷心竅 / 免疫誘發急性腦水腫

女性，65歲。因膝蓋挫傷，注射抗生素過敏，引發急性腦水腫。
昏迷，呼吸器，鼻飼，四肢脫疽，
發熱，痰稠黃且多，面紅浮腫脫屑，體僵，尿少，便秘，腹大硬。

WBC↑、ESR↑、GLU↑、CRP↑

處方 **水煎劑**

柴胡6錢 黃芩8錢 枳實5錢 赤芍5錢 半夏4錢 生薑4錢 甘草3錢 大棗5錢 大黃3錢 黃連8錢 黃柏8錢 茯苓8錢 澤瀉8錢 厚朴5錢 （劑/日）

註：病人服藥後快速清醒，後續調理，無後遺症。

〈治療思路〉

- 以大柴胡湯為主方，加大劑清熱、利濕、通腑，快速降腦壓、清除代謝廢物、抑制免疫過亢、緩解交感神經過度反應。處方義理請參閱（危急重症．難治之病—中西醫結合之中醫治則與臨床例舉）一書之中醫降腦壓的方法篇章。
- 本案婦人經中醫及時介入治療後，至今82歲（111年）無後遺症。同期間一位年齡相近的婦人亦因抗生素過敏昏迷，經半年西醫治療緩解後轉來求診中醫，四肢端1、2指（趾）節已經截肢，且心衰、腎衰，截肢端紫暗痛甚顫抖，面腫體腫，動喘，溲少，咳喘，反覆肺炎、尿道炎等諸病症，經長期調理才得以緩解。
- 故中醫及時介入危重症的治療，可降低病人的損傷程度，若等到西醫處置緩解後再服中藥，腦神經及內臟已出現難以緩解，甚至不可逆的損傷。

案 24 痰迷心竅 / 出血性中風

77歲女性。101/4/19昏厥後頭部挫傷。

右側軟癱，頭大痛，嘔吐，視糊，神識昏蒙，臺大醫院檢查為出血性中風、顱內血腫，欲施行鑽顱手術。病人不願意，至101/5/9再度檢查＝瘀血仍無吸收。

初診101/5/12

右側肢體無力，臥床，頭痛不能稍轉側，嘔吐，意識混亂，煩躁，嗜睡。

面瘀紅浮腫，腹脹滿，數日不大便，舌紅苔厚，脈弦數。

BUN＝22 Cr＝1.45 eGFR＝37。過去病史：痛風。

處方 **水煎劑**

乳香3錢 沒藥3錢 桃仁4錢 赤芍5錢 澤瀉8錢 茯苓8錢 柴胡5錢 黃芩8錢 半夏4錢 枳實5錢 生薑3錢 大棗5錢 麻黃1.5錢 生大黃1錢 （劑/日）4帖

〈治療思路〉

以大柴胡湯，加清熱、化瘀、利濕、通腑，快速降腦壓、清除腦部瘀塊及腦水腫、緩解神經亢奮導致的腸麻痺不蠕動。服4帖後，瘀腫退則神識及神經壓迫得以緩解。

二診 101/5/16

可經攙扶走入診間，神清可自述，頭痛減，轉頭輕盈，食增，便溏。

口乾，視糊，手腳麻，無力，倦怠，脈弦弱數。

處方 **水煎劑** 同初診方，去大黃 5帖

三診 101/5/21　患者神清，症狀改善多。

處方 **水煎劑** 同二診方，黃芩改為5錢 7帖

四診~八診 101/5/28~7/11　體力不佳，雙手麻，時暈，血壓升高，上樓喘。

處方 **水煎劑**

乳香3錢 沒藥3錢 桃仁4錢 赤芍3錢 澤瀉8錢 蒼朮8錢 柴胡5錢 黃芩4錢 半夏4錢 枳實5錢 生薑3錢 麻黃1.5錢 黃耆15錢 （劑/日）

註：自初診起至八診，共服56帖。

〈治療思路〉

自初診至八診，陽亢漸退，故漸進減少清熱、利濕、通便諸藥，虛倦手麻頭暈等虛症漸現，故加入黃耆修復腦神經。

九診 101/7/25

頭痛大減，視物清楚，血壓改善，體力可。

7/20 MR＝血塊已全吸收（三軍總醫院神經外科朱大同主任）。（共服64劑）

處方 **水煎劑**

黃耆20錢 當歸3錢 川芎3錢 天麻5錢 沒藥3錢 黃芩5錢 半夏4錢 蒼朮4錢 熟地5錢 枳實5錢 大棗5錢 （劑/日）7帖

〈治療思路〉

血塊吸收後，減少化瘀藥，加重補氣養血藥及天麻，持續修復腦神經損傷。

十診~十三診 101/8/11~12/12

頭部挫傷全改善，繼續體虛調理。視糊，倦怠，頭暈，上三樓喘，多淚。

處方 **水煎劑** 同九診方。共28帖

註：病人共服中藥105帖，無創傷後遺症。
身體輕健，反應思考敏捷，出入皆自行開車，常四處旅遊。
於86歲時，因肺癌來院診治，思緒清晰、活動力佳。

案 25 痰迷心竅 / 蛛網膜下腔出血，癱瘓，智能退化

男性，35歲，車禍。蛛網膜下腔出血，當時GCS＝3。

腦室引流管，住院臥床已2.5年。

氣切，清醒，右半身癱，腰以下癱軟萎縮，雙踝僵緊變形。

行為退化至3歲，記憶退，幼稚哭鬧。

體胖，多處濕疹。舌質胖大淡暗 / 舌下瘀深，脈弦弱。

處方一 **水煎劑**

黃耆20錢 當歸4錢 丹參5錢 川芎3錢 炒杜仲8錢 骨碎補8錢 黃芩5錢 山茱萸4錢 陳皮5錢 大黃1錢 附子1.5錢 玉桂子1.5錢 （劑/日）

註：以上處方服7周（共49帖）

〈治療思路〉

本案初次來診已屆全身性功能萎縮退化期，故先以黃耆、當歸、杜仲、山茱萸、玉桂、附子大補氣血、大補腎陽，搭配丹參、川芎、骨碎補化瘀、黃芩清熱，以清除腦中之餘熱未盡與病理代謝廢物。

張力增強，發大片紅疹 / 膚癢甚

處方二 **水煎劑**

丹參10錢 黃芩5錢 黃連3錢 黃柏5錢 蒲公英4錢 荊芥4錢 茯苓4錢 陳皮5錢 砂仁4錢 黃耆10錢 骨碎補8錢 （劑/日）

註：（處方一、二）共服106劑，記憶及智力恢復，能持杖久行。

〈治療思路〉

張力增強且發大片紅疹 / 癢甚，表示身體機能已然修復至有能力化燥階段，故開

始調降補氣養血、加重清熱利濕化瘀之比重，並以荊芥宣肺（擴張皮膚末梢血管）、蒲公英抗菌、茯苓利濕，共同緩解皮膚搔抓所致的細菌感染與淋巴積液。

案 26 心悸 / 高山症後

男性，40歲。1年前曾發生高山症（海拔3000公尺）

99/8/27

自高山症後，近一年心悸，胸悶，頭暈，吸短，自汗盜汗。

面浮腫，晦暗無華，全身有水氣。黑棘皮症。

血壓高，心區悶痛，快行後極不舒，大汗淋漓。

舌質暗嫩紅 / 舌下瘀深，脈弦芤。二便常。

處方 水煎劑

黃耆20錢 當歸4錢 川芎4錢 丹參8錢 赤芍4錢 桃仁4錢 黃芩4錢 熟地黃5錢 蒼朮4錢 枳實5錢 茯苓8錢 （劑/日）

處方 科學中藥

補陽還五湯10g 肉桂1g 附子1g 黃芩1g 車前子1g

註：水煎劑及藥粉＝交替服用

共服水煎劑35帖＋藥粉35日＝諸症改善後停藥。追蹤10年皆善。

〈治療思路〉

以補陽還五湯及聖愈湯精神，大補氣血，改善心臟乏力輸出量不足，所導致頭暈、浮腫、心區痛、血壓高......諸症。加茯苓協助清利水濕。重用丹參化瘀，改善心血管及心腦循環。

案 27 心悸 / 黃昏後

女性，51歲。

100/8/6

面膚萎黃，手足逆冷，勞時逆冷多汗。

黃昏後即心悸顯，靜坐即面浮腫 / 慘白無華，血壓忽高低。眠納便常。

舌質偏暗紅 / 舌下瘀，脈弦弱。

處方 水煎劑

熟地黃5錢 山茱萸4錢 炒杜仲8錢 黃柏5錢 附子1.5錢 玉桂子3錢 黃耆15錢 當歸4錢 丹參4錢 茯苓4錢 陳皮8錢 砂仁4錢 （劑/日）

〈治療思路〉

- 此案係婦女更年期間身體機能虛衰（腎氣虛、氣血兩虛），於黃昏後心悸尤甚，以補腎引火歸元＋補氣養血治療。
- 以熟地、山茱萸、杜仲補腎，加少量附子、玉桂子引火歸元，改善更年期腎虛之血壓忽高低及黃昏後心悸。病人無華且逆冷面浮，屬氣血兩虛，加黃耆、當歸，補氣養血助氣化推動。恐補腎養血滋膩腸胃，加足量砂仁、陳皮。黃柏5錢避免補氣溫陽化燥。舌質暗紅舌下瘀，酌加少量丹參以化瘀。

案 28 心悸 / 天冷後

男性，63歲。

100/12/26

天冷心悸顯，心區悶痛徹背，胸肋背僵緊顯。

高血壓 / 西藥6年 / 控制不佳。面白無華，畏冷，口淡。

舌質淡紅 / 舌下輕瘀，脈弦緊。

處方 水煎劑

黃耆20錢 當歸4錢 丹參4錢 赤芍4錢 川芎4錢 乾薑5錢 附子5錢 玉桂子5錢 黃芩5錢 陳皮8錢 （劑/日）

註：以上處方共服3周（21帖），諸症改善，改藥粉調養。

處方 科學中藥

補陽還五湯10g 黃芩1g 乾薑1g 附子1g 肉桂1g 3x1/日

〈治療思路〉

天冷心悸、心痛徹背、面白無華，畏冷，口淡，心陽虛證候具備，亦可見多年控制不佳的高血壓，非實證陽亢所致，故必須大補氣血與心陽，水藥與粉藥皆以補陽還五湯精神為主要架構，加上薑附桂溫陽、黃芩預防化燥，心因性諸症於治療後皆迅速改善。

案 29 心悸 / 閉經後

女性，48歲。

101/11/16

心悸，焦慮，低潮，低熱，自汗，口乾，眠難，記憶差。

晚間胃脹痞甚，納不消，凌晨排便不暢。消瘦，經2月遲滯無來。

舌質瘦紅 / 舌下瘀深，脈弦細弱。

處方 **水煎劑**

何首烏5錢 炒杜仲8錢 黃柏5錢 當歸4錢 白芍4錢 陳皮8錢 砂仁4錢 大棗8錢 黃耆10錢 丹參4錢 附子1錢 玉桂子1.5錢 （劑/日）

處方 **科學中藥**

加味逍遙散10g 砂仁1.5g 杜仲1.5g 肉桂0.5g 附子0.5g 3x1/日

註：以上處方交替服用。

〈治療思路〉

本案年屆更年，臟腑陰陽逆亂，故諸症鋒起，須以補腎之釜底抽薪大法始能根治，看似體虛，補氣溫陽藥仍須少量慎用，以陰平陽秘為目標即可、避免躁進。腸胃條件差，故補腎用首烏（熟地較滋膩）、杜仲，以白芍、大棗疏肝緩肝，改善焦慮低潮。

案 30 心悸 / 壓力性

女性，64歲。平日緊張壓力，眠難，煩躁焦慮。

近半月突發：血壓高 / 西藥不易降，心悸喘悶，胸悶吸短，眠難，胃痛。

舌質暗紅 / 舌下瘀，脈弦緊。

處方 **科學中藥**

何首烏1.5g 山茱萸1.5g 杜仲1.5g 黃連1g 黃柏1.5g 柴胡1.5g 白芍1.5g 肉桂0.5g 附子0.5g 砂仁1.5g 黃耆 1.5g 3x7/日

〈治療思路〉

• 年老腎虛，腎虛則肝陽上逆或甚而陽亢，以首烏、山茱萸、杜仲補腎，加少量桂、附引火歸元，腎氣足則肝不橫逆。加柴、芍疏肝，緩解交感神經亢奮之煩躁焦慮、失眠、胃痛。加黃連、黃柏清熱潛陽，協助改善煩躁及失眠。

- 此時的黃耆與少量溫陽藥，可預防因補腎疏肝清熱，諸症緩解的同時，可能導致血壓偏低、腦部缺氧缺血而發作大眩暈或容易感冒。

肺系病機及臨床

肺系病機及臨床

中醫的 < 肺 >

肺為相傳之官，陽中之陰，治節出焉

病機涵蓋：

呼吸、氣機、血液、免疫、
津液水分調節

肺 心 脾 肝 腎

以下從幾個方面，探討中醫「肺」的生理功能與生理特性：

生理功能：主氣司呼吸、主宣發肅降、主通調水道、肺朝百脈、肺主治節、肺藏魄

生理特性：主皮毛、開竅於鼻、在志為悲、肺為「嬌臟」、肺與大腸相表裏

■ 主氣，司呼吸

・主呼吸之氣

>氣體交換=宣發肅降，吐故納新。

>失司=胸悶、咳嗽、喘促、呼吸不利。

>肺通過呼吸運動，吸入自然界的清氣（氧氣），呼出體內的濁氣（二氧化碳），達成體內外的氣體交換。

>肺在呼吸調節過程中佔有主導的作用，但其他臟腑都參與其中。脾主運化水濕，為生痰之源，腎主納氣，為氣之根，故治療咳嗽、氣喘，須考慮肺脾腎同治，更有初病在肺，中期在脾，後期在腎之說。另外肝主全身氣機調節，呼吸匀暢與否，須考慮肝的生理。

・主一身之氣

>肺主氣的生成和運行。

>宗氣（自然清氣+水穀之氣）=概指細胞能量的新陳與代謝。

>肺參與宗氣的生成與運行，通過肺的宣發和肅降，保證全身氣機升降出入的運行正常，從而達到全身氣機調節作用。

>宗氣係人體透過呼吸運動，將清氣吸入於肺，佈達全身，又將飲食自胃腸消化

吸收後形成的水穀精氣，由脾氣升清，上輸於肺，匯聚於胸中，維持組織與細胞能量的新陳代謝。

五臟之氣

心氣	宣通充填。補氣養血 / 以氣為主 黃耆、人參、當歸、薑、附
肺氣	宣發肅降。補氣解表 黃耆、人參 + 麻黃、桂枝、羌活、防風
肝氣	條達。疏肝理氣。 柴胡、白芍、川楝子、元胡、合歡皮、玫瑰花
脾氣	升提。補氣升提 （黃耆、人參、當歸）+ 白朮、升麻、柴胡、甘草、陳皮
腎氣	納藏。補腎納氣 （熟地黃、何首烏、山茱萸、炒杜仲、菟絲子）+ 黃耆、桂附

■ 主宣發肅降

- 指肺氣的裏 / 外 / 上 / 下運動，以維持呼吸與水液代謝的協調有序。
- 肺的宣發肅降功能，主要表現在以下三方面：

  >擴張血管

  >調節腠理

  >推動供氧

■ 主通調水道

- 津液的代謝：肺氣的宣發肅降運動，推動和調節全身津液的輸佈和排泄。
- 宣肺利水：胸腔積液、面及胸以上浮腫、腦水腫……等病症，皆須透過宣肺利水的治療獲得改善。
- 通調水道，下輸膀胱：即提壺揭蓋法，當病在下焦腎與膀胱時，可考慮加入宣肺法治療，下病上取。

■ 肺朝百脈

- 指全身血液

  >通過百脈流經於肺，經肺呼吸，進行體內外清濁之氣的交換。

>再通過肺氣宣發肅降，將帶氧的血液，通過百脈，輸布全身。

‧助心行血

>肺主一身之氣，幫助心臟推動血液，心主血脈非肺氣不運。

>與心肺症 / 肺心症之病因病機相關性高。

■ 主治節

‧肺氣治理調節以下四種功能=呼吸、全身氣 / 血之運行、津液的輸布代謝。

>治理調節呼吸：肺氣宣發肅降，維持通暢均勻的呼吸，使體內外氣體得以正常交換。

>調理全身氣機：通過呼吸運動，調節一身之氣的升降出入，保持氣機調暢。

>治理調節血液運行：通過肺朝百脈，輔心行血，促進血液運行。

>治理調節津液的運行：通過肺主行水，肺氣宣發肅降，推動和調節全身津液的輸布和排泄。

■ 主皮毛

‧皮膚病

>通過宣發，用藥如：柴胡、葛根、蒲公英、荊芥、麻黃、桂枝......等。

>血枯膚癢，表皮生長荷爾蒙不足，用藥考慮：柔肝養血+補肺氣。

‧皮膚生理

>免疫屏障、調節體溫、調節汗液（津液）。

>皮膚的疾病，與免疫不足或調節障礙、外感後表裏不和、肺氣虛、體溫及汗液調節（肺的宣發肅降）有關。

■ 開竅於鼻

>口鼻咽的免疫：氣喘，氣管過敏、慢性咽炎、過敏性鼻炎。

>「開竅於鼻，藏精於肺」：鼻要發揮正常的通氣和嗅覺功能，必須依賴肺氣和調，呼吸暢利。如外感風寒襲肺，則鼻塞流涕影響嗅覺。肺有燥熱，則鼻腔乾澀；邪熱壅肺，表現氣喘鼻煽。

■ 在志為悲

>悲則氣消

肺主氣，過度憂傷會耗損人體元氣。悲傷哭泣會導致聲音嘶啞、呼吸急速等。而肺氣虛者，對外來過度刺激的抗壓性下降，較易產生憂愁低潮的情志變化。

>喜勝悲

喜悅時能擴張肺部，使呼吸運動加強，肺活量增大有利於呼吸。

■ 肺為「嬌臟」

・生理上清虛嬌嫩，與外界相通，易受外邪侵襲。

>風為百病之長：細菌病毒，透過口鼻咽及皮膚感染人體，身體一旦受感染，必啟動免疫邪正相爭，原有體虛、宿疾、免疫紊亂......者等疾病（神經損傷者、慢腎衰、危重症、腫瘤病患、自體免疫疾病），必更增惡。

>老人及幼兒的免疫功能較易缺陷（幼兒免疫發育尚未完全，老而免疫逐漸退化），感冒時易罹患氣喘、肺炎。

・性喜潤惡燥，不耐寒熱，亦不容異物。

>吸入性肺炎：老人因嗆咳、嘔吐、或口腔分泌物，在吞嚥過程中，因神經或肌肉不協調，口腔細菌進入肺部，造成感染，導致肺炎。

>喜溫潤，忌肺陰虛：燥易耗傷肺陰，發生鼻咽乾燥、乾咳少痰、皮膚乾燥、唇裂口渴、大便秘結、毛髮不榮、咽喉乾癢。

■ 肺與大腸相表裏

・肺為水之上源，通調水道，同時大腸亦參與水液代謝。

>肺熱壅盛，則大便易燥結。

>肺陰不足，則腸枯便秘。

>肺氣不足，則大腸虛秘。

>肺氣上逆，則大腸氣秘。

>肺失通調，則大腸泄瀉。

>大腸實熱秘結，會導致肺氣不利而喘咳滿悶。

・處方運用

>肺炎、上呼吸道感染：感冒、肺炎、氣喘的急性感染期，肺失肅降，常合併大便秘結，可加入通便藥，通腑瀉熱降逆，有助肺之宣肅功能的恢復。

>腦壓高 / 痰涎壅盛於腦肺：大柴胡湯加方，必加大黃。

>氣虛滑脫或虛秘：補肺益氣。

肺的病機

證候	說明（病因、症狀、機轉）
肺氣不宣	外感 = 風熱、風寒、燥暑
肺失肅降	痰濕壅肺、肺虛頻尿 / 遺尿
肺失治節	咳喘、心悸、脈急數或結代
肺熱壅盛	風寒化燥、風熱、痰熱
肺氣虛寒	外寒、內寒、寒飲
肺氣不足	化源不足、耗氣過多
肺陰虧虛	外燥熱病、內熱虛火
肺絡損傷	邪熱亢盛、陰虛火旺、脾肺氣虛、外傷
肺絕氣脫	生化不及、接續無源：脾衰腎敗、驚恐、過勞、飢餓、受寒 = 肺氣一時不能接續，卒然暴脫：大失血，氣隨血脫

治療肺系疾病常用藥物

解表藥	麻黃、桂枝、羌活、葛根、川芎、荊芥、防風
和解藥	柴胡、白芍、（甘草）、（大棗）
清熱藥	黃芩、黃連、連翹、黃柏、蒲公英、（龍膽草）
溫陽藥	乾薑、附子、玉桂子、（吳茱萸）、（細辛）
補氣養血	黃耆、人參、當歸、熟地黃
補腎藥	熟地、何首烏、山茱萸、炒杜仲
理氣健脾	陳皮、砂仁、蒼朮、茯苓

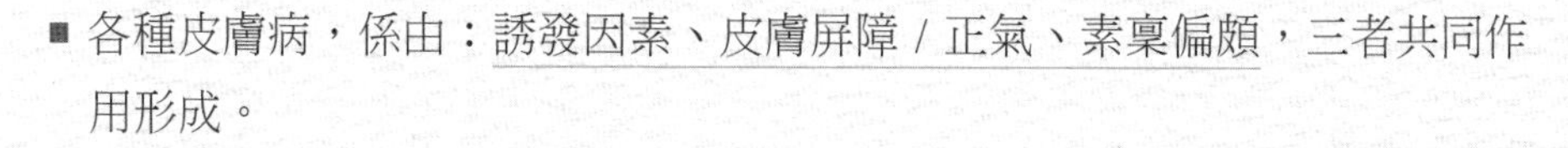

「肺主皮毛」功能失常－「皮膚病」概論

■ 各種皮膚病，係由：誘發因素、皮膚屏障／正氣、素稟偏頗，三者共同作用形成。

①誘發因素

・如外感風寒風熱、各種感染、荷爾蒙因素（易形成濕熱痰瘀）、節氣變化、各種過敏原、免疫誘發、腫瘤誘發、藥物誘發、血液流變學改變（如高血糖）、或環境因素（空氣微塵膠、或接觸性）......等。

②皮膚屏障／正氣

・若表皮生長荷爾蒙低下，則皮膚晦暗無華，易受感染，保濕力差，傷口不易癒合，如異位性皮膚炎、中老年皮膚退化，形成血枯證象，治療時須著重修復表皮屏障，再加上考慮誘發因素及體質偏頗。

・若表皮生長荷爾蒙充足正常，表現皮膚光滑潤澤，則皮膚病的形成係因體內及誘發因素所導致。

・另外，須考慮皮膚病灶的環境，如細菌病毒繁殖增生、毛孔粗大或角化、皮脂腺旺盛、角質過度增生、血管舒縮功能、皮下神經敏感、肌肉層的免疫......等，皆會影響皮膚疾病的型態。

③素稟偏頗

・各種體質偏頗，如痰濕瘀熱、肝鬱氣滯、肝膽濕熱、肝腎陰虛、脾胃氣虛......，是導致皮膚病遷延難癒之背後因素，治療時須一併糾正，才能事半功倍。

以上三者共同交互作用，形成臨床各種證型，如：

・表風熱、血枯膚燥、肝膽濕熱、陰虛熱瘀、濕熱瘀、少陽熱、陽明熱......等。

・中醫治療皮膚病，處方上須三者同時考慮，急性期以祛邪為主，慢性化後以糾正體質偏頗或扶正為主。

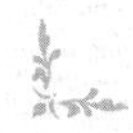

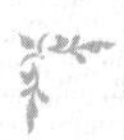

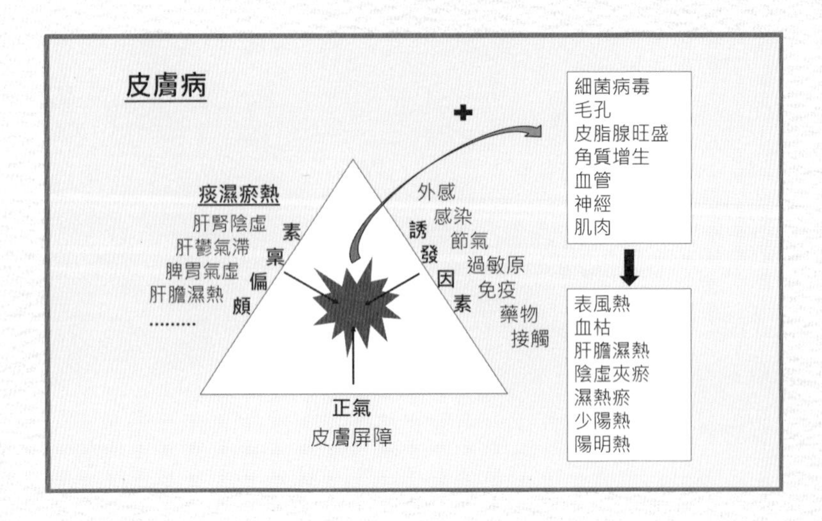

■ 臨床常見皮膚病

- 如：蕁麻疹、帶狀皰疹、濕疹、免疫性膚炎、青春痘、蜂窩組織炎、掉髮、惡性腫瘤皮膚病。
- 濕疹（包括：異位性皮膚炎、富貴手、接觸性皮膚炎、神經性皮膚炎、汗皰疹、脂漏性膚質、酒糟性膚質......等。）
- 免疫性膚炎（包括：乾癬、皮肌炎、淋巴結核、菊池氏病、SLE膚炎、結節性紅斑......等。）
- 惡性腫瘤併發皮膚病（如皮膚癌、癌症皮膚轉移、皮膚性淋巴癌。）

■ 常見皮膚病治則

- 蕁麻疹

  >急性期（表風熱）：發表解肌+清利濕熱

  >慢性化：清熱+養陰+（利濕）+調理陰陽（和解、疏肝、補腎）
- 帶狀皰疹

  >補氣+解表+清熱+（化瘀、利濕）
- 青春痘

  >實熱症：清利濕熱+解表+化瘀

  >氣血虛：補氣養血+清熱+解表+化瘀
- 異位性皮膚炎

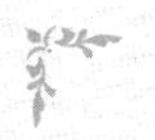

>幼兒：柔肝養血+健脾+清熱

>成年：柔肝養血+疏肝+清熱

· 富貴手

>補氣+清熱（利濕）+柔肝養血

· 接觸性皮膚炎

>補氣養血+清熱+（隔絕）

· 神經性皮膚炎

>疏肝緩肝+清熱+滋腎養血

· 汗皰疹

>清熱利濕+補氣養血+（化瘀）

· 脂漏性膚炎

>滋腎養陰+清熱化瘀

· 酒糟性膚質

>急性期：清熱養陰+利濕+化瘀

>緩解期：滋腎養陰+疏肝+清熱

· 乾癬

>清熱養陰+疏肝+滋腎

· 皮肌炎

>清熱養陰+解肌+滋腎陰

· 淋巴結核

>清熱+利濕+化瘀+和解疏肝+（少量補氣養血）

· 菊池氏病

>清熱+化瘀+利濕+和解+扶正

· SLE皮膚炎

>清熱養陰+和解+柔肝養血

· 結節性紅斑

>大劑=清熱養陰+化瘀

· 蜂窩組織炎

>扶正+解表+清熱+化瘀+利濕

· 掉髮

>補氣養血+疏肝養血+滋腎養陰

與<肺>系病機相關之疾病例舉

一、感冒

■ 定義

・中醫統稱感冒為外感，綜論當人體受到外邪（細菌、病毒、微生物等）侵犯後，免疫啟動、邪正相爭，所產生一系列上呼吸道或胃腸道不適症狀的過程。

■ 病因病機

・外邪自表入侵，首當其衝之屏障即是肺所管轄之呼吸道、皮膚，以及身體所有的粘膜組織（如眼睛、泌尿道等）。

・肺開竅於鼻、主皮毛，又主宣發肅降，故會出現鼻塞、畏風、咳嗽、咽痛，甚至膚癢、小便不利等。

■ 治療思路

・宣肺解表以恢復肺之宣降功能，和解表裏以緩解邪正相爭，同時清熱抗感染，並注意扶正以截斷反覆感染。（宣肺解表+和解+清熱+扶正）

・感冒基本用藥

>柴胡、桂枝、白芍、黃芩（黃連、黃柏、連翹）、陳皮。

・辨證加味

>保護氣管黏膜：少量乾薑、附子

>擴張深層氣管：加重乾薑、附子，適用久年喘家感冒後喘咳甚。

>鼻塞喘鳴：麻黃、（半夏）

>正氣不足：黃耆、（當歸、人參）

>眠少體倦：何首烏、炒杜仲、黃耆

>誘導專一免疫：熟地黃、山茱萸、杜仲、黃耆

>促消化通便：砂仁、（枳實、厚朴）、大黃

>發熱：加重清熱藥，黃芩、黃連、黃柏

>皮膚癢疹：蒲公英、荊芥，避免併用薑附

>肌熱不退：葛根、（石膏）

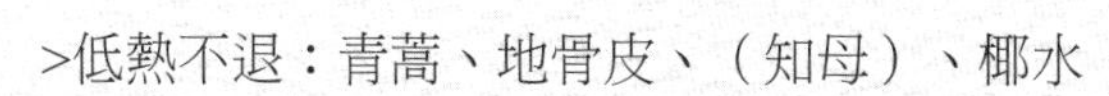
>低熱不退：青蒿、地骨皮、（知母）、椰水

>泌尿道感染：蒲公英、（黃柏、龍膽草）

>胸腔積液：茯苓、澤瀉、麻黃、（防己、葶藶子）

二、伏感

■ 定義

‧蟄伏體內之外感，其熱不揚，多表現在肌肉層低熱或鬱熱，或消化道功能失調。

‧中醫範疇：陽明經病、陽明腑病、濕熱蘊脾、濕困脾陽。

‧常見疾病：腸胃型感冒（如諾羅病毒、輪狀病毒）、伏暑、肝膿瘍（肝發炎+脾胃功能弱化）、免疫疾病者外感......等。

■ 病因病機

‧外感由表入裏，進入陽明經、陽明腑，陽明表風熱。

‧體熱時驟予冰涼飲食、冷氣風扇，內熱閉塞、無以發散，而致免疫混亂。

‧惡性腫瘤患者，若出現伏感體徵，須警覺可能是腫瘤將快速進展至肝胃轉移。

■ 治療思路

‧基本用方：柴葛芩連湯（自擬方）。

‧腸胃型感冒：柴胡、葛根、白芍、羌活、黃芩、黃連、陳皮、砂仁、黃耆、（大黃）。

‧腹瀉嚴重，加蒼朮、茯苓，並補充電解水。若仍不止，加乾薑。

三、過敏性鼻炎

■ 定義

‧因過敏原（花粉、動物毛髮、灰塵或黴菌、遺傳基因、環境因素）引發之鼻炎，常見症狀：清鼻涕、鼻塞、打噴嚏、眼睛紅癢或溢淚或腫脹，嚴重者影響睡眠、工作及學習注意力。

■ 病因病機

‧身體偵測到過敏原後，啟動一系列之免疫應激反應。

■ 治療思路

・柴胡、白芍緩解交感過亢，補腎固本，腎氣足則肝不橫逆。
・桂枝、麻黃擴張血管、祛邪外出。
・荊芥、防風、蒲公英、銀花、杭菊，改善病灶受刺激之紅癢溢淚。
・補氣健脾：脾為後天之本，是人體內分佈最廣的免疫器官，穩定腦腸軸。
・衝風淚出：茯苓、車前子回收過多組織液分泌，須加補氣藥。

四、咳嗽

■ 定義

・咳嗽乃氣管或支氣管黏膜因感染、異物、物理或化學性刺激而引起，是人體清除呼吸道異物和分泌物的一種保護性作用，但期間產生的炎性反應與代謝廢物，會干擾肺功能與健康。

■ 病因病機

・肺的宣發肅降功能受到外邪入侵之干擾而失常。

■ 治療思路

・以感冒基本用藥為主方，並兼顧肺脾腎共治：

>初期：解表宣肺（麻黃、桂枝）+清熱

>脾虛痰多：茯苓、白朮、陳皮、半夏

>正氣虛：加黃耆

>久勞虛：加熟地、炒杜仲（補腎納氣）

>久咳不癒：加黃耆，少量乾薑、附子，增加氣管黏膜抗體及血氧。

>喘咳甚（氣喘宿疾）：加重黃耆，重用乾薑、附子，強力擴張氣管增加抗體及修復力，加熟地或何首烏、杜仲，補腎納氣。

五、氣喘

■ 定義

・為呼吸道之慢性炎症，造成氣流阻塞和支氣管痙攣。常見症狀有：喘息、咳嗽、胸悶、呼吸困難，日久表現呼多吸少、語聲低微難以接續、稍動即喘。

■ 病因病機

・肺的宣發肅降功能失常+脾肺氣虛+腎不納氣

■ 治療思路

・急性期：

>柴胡、桂枝、麻黃、白芍、芩連柏、薑附、黃耆、陳皮、砂仁、熟地黃、杜仲

>以柴胡桂枝湯精神，加麻黃協助宣肺，加清熱藥以緩解感染發炎，加黃耆增強免疫、薑附擴張氣管，增加抗體及修復力，加陳皮、砂仁理氣化痰，加補腎藥協助納氣。

・緩解期：

喘家須考慮肺脾腎俱虛，以補氣健脾溫陽固腎為主，酌加宣肺與清熱藥。

六、間質性肺炎

■ 定義

・為肺泡間結締組織發生纖維化病變之統稱。

■ 病因病機

・病因可能有：吸入性（石綿、煤礦粉塵......）、藥物性、自體免疫性（紅斑性狼瘡、類風濕性關節炎、皮肌炎、多發性肌炎）。

・因組織損傷、纖維化，使氧氣吸收有礙。

■ 治療思路

・清熱養陰+柔肝活血養血+補腎補氣

>清熱養陰：黃芩、黃連、黃柏、青蒿、知母、地骨皮，改善體液免疫。

>柔肝活血養血：何首烏、當歸、菟絲子、丹參，改善肺間質細胞增生及纖維化。

>補腎補氣：改善喘咳，促進修復。（補氣藥不可過多，易傷陰化燥）

七、支氣管擴張症

■ 定義

・指肺支氣管異常且持久性彎曲、鬆弛且膨大，患者易反覆性呼吸道感染，症狀有：慢性咳嗽、膿痰或痰中帶血絲、胸痛及呼吸困難。

■ 病因病機

・呼吸道損傷（感染、異物嗆入、胃食道逆流、吸入有毒氣體）、先天結構

異常，及自體免疫疾病（類風濕性關節炎、Sjogren's syndrome、免疫球蛋白缺乏、人類免疫缺陷病毒（HIV）感染、潰瘍性大腸炎、克隆氏症）、腫瘤。

■ 治療思路

・治則：解表+清熱+化瘀+扶正（補氣補腎）+少量溫陽

>解表+清熱+補氣：截斷反覆呼吸道感染。

>化瘀：協助補氣溫陽藥，改善氣管鬆弛膨大。

>補氣補腎：提升細胞再生與修復力。

>少量溫陽：協助諸藥促進修復。

八、痰涎壅肺

（參考第五章「與＜心＞系病機相關之疾病例舉—痰迷心竅」）

■ 定義

・常見於嚴重肺部感染、意識昏蒙的病人，出現咳喘、痰多稠黏甚至胸腔積液。

■ 病因病機

・因感染引發大量代謝廢物（痰飲）囤積，使肺的宣降功能失常。

■ 治療思路

・解表宣肺：提壺揭蓋，令病邪自表宣散。

・健脾利濕：茯苓、澤瀉、陳皮、砂仁，理氣化痰，淡滲利濕，並協助腸胃吸收藥物。

・疏肝：柴胡、白芍，緩解因感染引發邪正相爭，導致神經過度亢奮之繼發失衡。

・通利二便：令病邪有出路。

・扶正：黃耆、人參，增強免疫，截斷感染，促進修復。

九、蕁麻疹（hives、urticaria）

■ 定義

・中醫稱為癮疹，局部皮膚突發過敏，突出成不規則塊狀，伴有搔癢、紅腫

或淡粉色塊，病灶無固定處、範圍有大有小，故又稱風疹。

■ 病因病機

・表風熱，血管性水腫。

■ 治療思路

・急性期：屬表風熱，發表解肌+清利濕熱。

・慢性化：清熱+養陰+利濕+調理陰陽（和解、疏肝、補腎）

十、帶狀皰疹

■ 定義

・俗稱皮蛇，因感染水痘帶狀皰疹病毒（Varicella zoster virus）而引發疼痛紅疹，此病毒在人體初次感染時以「水痘」表現，之後潛伏神經節裡，日後當免疫力減弱時，病毒就會活化並沿單側神經皮節產生疼痛紅疹，終生皆可能多次復發。

■ 病因病機

・氣血虛、免疫降低，使潛伏神經節內的水痘帶狀皰疹病毒趁機活化。

■ 治療思路

・補氣養血+解表+清熱+利濕+化瘀

十一、青春痘

■ 定義

・因荷爾蒙、皮脂分泌旺盛、飲食、環境、遺傳、感染等因素，使毛囊、皮脂腺呈現慢性炎症。

■ 病因病機

・可分虛實兩種。

>表皮生長荷爾蒙過度旺盛（濕、熱、瘀），膚質偏紅熱、大膿瘡。

>先天 / 後天不足（氣血兩虛、血枯、寒瘀），膚質偏暗瘀、閉塞不發。

■ 治療思路

・偏實證：清利濕熱+解表+化瘀

・偏虛證：補氣養血+清熱+解表+化瘀

十二、濕疹

■ 定義

・為許多「具有明顯搔癢感的皮膚炎」之統稱，持久或續發性的皮疹，表現發紅、水腫、搔癢、膚乾，或伴有結痂、剝落、起泡、龜裂、滲血等。

■ 病因病機

・由人體免疫系統、體質與皮膚條件狀態、環境（氣溫、濕度）等綜合因素，共同影響而形成。

■ 治療思路

・異位性皮膚炎

>幼兒：柔肝養血+健脾+清熱

>成年：柔肝養血+疏肝+清熱

・富貴手：補氣+清熱（利濕）+柔肝養血

・接觸性：補氣養血+清熱+（隔絕）

・神經性：疏肝緩肝+清熱+滋腎養血

・汗皰疹：清熱利濕+補氣養血+（化瘀）

・脂漏性膚炎：滋腎養陰+清熱化瘀

・酒糟性膚質：

>急性期：清熱養陰+利濕+化瘀

>緩解期：滋腎養陰+疏肝+清熱

十三、免疫膚炎

■ 定義

・因自體免疫疾病所導致之皮膚炎。

■ 病因病機

・免疫系統紊亂，屬陽明表風熱、少陽熱。

■ 治療思路

・乾癬：清熱養陰+疏肝+滋腎

・皮肌炎：清熱養陰+解肌+滋腎陰

・淋巴結核：清熱+利濕+化瘀+和解疏肝+（少量補氣養血）

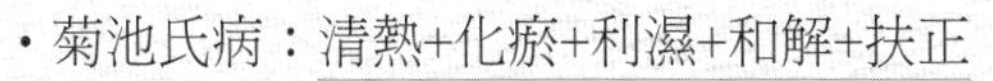

・菊池氏病：清熱+化瘀+利濕+和解+扶正

・SLE皮膚炎：清熱養陰+和解+柔肝養血

・結節性紅斑：大劑=清熱養陰+化瘀

十四、蜂窩性組織炎

■ 定義

・細菌經由皮膚傷口侵入真皮和皮下組織，釋放毒素，並在組織空隙內滋長，引起局部組織炎性反應，甚至經淋巴系統侵犯到周邊結締組織。

■ 病因病機

・根本主因為正虛無力抗邪，細菌通過皮膚傷口進入體內，猶如門戶大開。炎性反應不斷累積濕、熱、瘀之病理代謝廢物，若無妥善處理，範圍逐漸擴大或細菌深入血循之中，將引發敗血症、危及性命。

■ 治療思路

・扶正+解表+清熱+化瘀+利濕

十五、掉髮

■ 定義

・掉髮量超出正常代謝應有的數量，或型態為局部大量掉髮，有別於常。

■ 病因病機

・情緒壓力、氣血不足、腎陰虧虛。

■ 治療思路

・補氣養血+疏肝養血+滋腎養陰

十六、敗血症

■ 定義

・人體受細菌、病毒或微生物感染，而身體免疫功能低下無以對抗，所引起的複雜性、全身性發炎反應（SIRS / Systemic Inflammatory Response Syndrome）。

・發生以下4症狀中的2個或2個以上症狀、且有證據確因感染所致者，即為「SIRS」：

>體溫大於38^0C或小於36^0C

>心跳每分鐘大於90下、呼吸每分鐘速度大於20次

>動脈血中的CO_2分壓小於32mmHg

>血液中白血球數在每立方毫米的體積中大於12,000顆或小於4,000顆

■ 病因病機

・免疫低下、正氣無力抗邪，身體各系統功能失衡如骨牌應聲而倒。

■ 治療思路

・解表宣肺+清熱利濕+大補氣血

十七、鼻咽癌（NPC，Nasopharyngeal Carcinoma）

■ 定義

・發生在鼻咽黏膜上皮或上咽喉部的腫瘤。病人血清中的抗EB病毒抗體的種類及含量均高於一般人。

・常見症狀：鼻塞、鼻血、耳鳴、頭痛，晚期有上頸部淋巴結腫大及他處轉移。惡性度高，但起病隱蔽，早期不易發現。

■ 病因病機

・肺熱內盛：肺開竅於鼻，肺經熱盛或熱邪犯肺，熱迫血離經則鼻衄，氣滯血凝壅塞，變生息肉腫塊。

・肝膽瘀熱：情志不遂，肝失條達，肝鬱氣逆化火，肝膽相表裏，膽熱移於腦，則辛頞鼻淵，故見頭痛、耳聾、耳鳴。

・痰熱互結：肝鬱化火，灼液成痰，痰火互結，搏於少陽，阻塞經絡，痰瘀互結，日久漸成腫塊。

■ 治療思路

・治則：扶正解表+清熱化瘀

>腫瘤生物特性為血瘀血熱，清熱化瘀須貫穿整個病程，以抗腫瘤為主。

>考慮鼻咽癌係EB病毒感染，屬表風熱，依辨證適時加入袪風解表藥物。

>「邪之所湊，其氣必虛」，臟腑必有一定程度虧虛，才會出現免疫逃脫而成癌瘤，「有是證、用是藥」，故需要時仍須酌加補氣、養血、補腎藥物。

十八、肺癌

■ 定義

- 肺支氣管或細支氣管上皮細胞產生異常變性、增生分裂而導致癌瘤產生。
- 主要表現咳嗽、咳血痰、咯血、胸痛、發熱，有些會出現淋巴結和臟器轉移之相應症狀。

■ 病因病機

- 臟腑氣血虧虛+邪毒內侵肺絡，產生痰、瘀、毒、熱阻肺，導致T-cell、B-cell免疫功能失常，日久結為積塊，屬本虛標實、虛實夾雜。

■ 治療思路

- 純中醫治療

  >正氣強（本態）：解表+活血化瘀+清熱解毒+淡滲利濕

  >正氣弱：解表+活血化瘀+清熱解毒+淡滲利濕+補氣養血

- 中西醫結合：視體質糾正，分三階段治療

  ①小柴胡湯+聖愈湯

  ②小柴胡湯+聖愈湯+少量薑附桂

  ③大補氣血、大補腎陽

  >以上必加清熱藥與足量的化瘀藥

- 西醫遇瓶頸，中醫接手

  >正氣尚可：依本態性治療+改善症象處方

  >正氣弱：修復損傷為主+改善症象處方

- 病程中須留意：

  >和解：柴胡、白芍（易感冒+桂枝）

  >補腎+堅筋骨+清熱+化瘀，以預防骨轉移

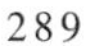

中醫的 < 大腸 >

大腸為傳道之官，變化出焉

病機涵蓋：

消化、免疫、體液

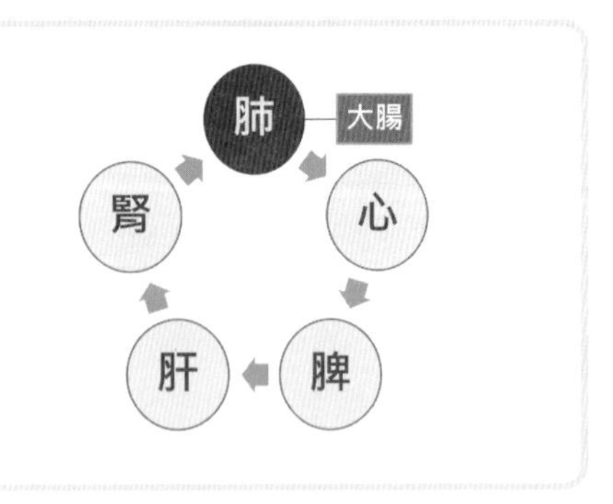

■ 主傳道變化

・傳化糟粕，接受經小腸泌別清濁後所剩下的食物殘渣。

・再吸收其中剩餘的水液，形成糞便，經肛門而排出體外。

・王冰，註：傳道，謂傳不潔之道。變化，謂變化物之形。

■ 主津

・大腸反吸收水液，參與體內的水液代謝。

>大腸的病變多與津液有關。

>如：大腸虛寒，無力吸收水分，則水穀雜下，出現腸鳴、腹痛、泄瀉等症。

>如：大腸實熱，消爍水分，腸液乾枯，腸道失潤，出現大便秘結。

■ 大腸治則

・通腑、化滯消積、補氣固澀

大腸的病機

證候	說明（病因、症狀、機轉）
傳導失司	燥熱傷津、氣機鬱滯、氣血兩虛、陰寒凝滯
大腸濕熱	濕熱下注、濕熱膠著
腸絡損傷	臟毒便血、腸風下血、脾胃虛寒
大腸虛寒	脾腎陽虛 / 洞瀉、氣虛下陷 / 泄利、虛寒便秘

與 < 大腸 > 系病機相關之疾病例舉

一、實熱便秘

■ 定義

・臨床表現為大便乾結成羊屎狀，或數日不通，腹中脹滿，疼痛拒按，面赤身熱、多汗、尿赤，或伴譫語，喜飲冷，口舌生瘡、口臭、語聲重濁，舌乾、苔黃厚膩，或焦黃起芒刺，脈沉實或滑實。

■ 病因病機

・大腸實熱，消爍水分，腸液乾枯，腸道失潤，出現大便秘結。

・肺熱壅盛，則大便易燥結。

・肺陰不足，則腸枯便秘。

■ 治療思路

・通腑泄熱、滋陰潤腸。

二、虛秘

■ 定義

・因氣血津液虧耗所導致的便秘。

■ 病因病機

・素稟血虛陰虛，或因發汗、利小便耗傷津液，或病後肺氣不足，或老年精血不足、新產婦人氣血俱虛，精虧血枯不能滋潤腸胃所致。

■ 治療思路

・中醫溫瀉法=承氣類方+薑附桂

・考慮加入：補肺益氣、補氣養血藥

三、腸躁症

■ 定義

・為一種慢性腸道病症，常見：腹部疼痛或絞痛、脹滿感、產氣多、時溏時秘、糞中有黏液。

■ 病因病機

・緊張焦慮、自律神經退化、先天功能不足。

■ 治療思路

・疏肝：柴胡、白芍、大棗

・補腎+少量薑附桂

・利小便以實大便，腸胃營養加強。

四、短腸綜合徵（簡稱 SBS）

■ 定義

・由於小腸過短、功能偏弱而引起吸收異常，表現腹瀉、脫水、營養不良和體重減輕，兼症有：腹脹、胃灼熱、感覺疲倦、乳糖不耐症和惡臭味的糞便，可能併發貧血和腎結石。大多是因手術切除了大部分小腸所造成。

■ 病因病機

・由於小腸過短、功能偏弱而引起吸收異常。

■ 治療思路

・消瘦肌少，短腸多溏，將逐漸進入病理性萎縮退化狀態。

・以大補腎陽法，何首烏、山茱萸、杜仲補腎，加黃耆、當歸補氣養血，加薑附桂溫陽，共同促進腸道及全身細胞的再生修復。加黃芩預防化燥，加陳皮、砂仁促進腸胃吸收。

五、放射性腸炎

■ 定義

・直腸癌放療後遺的腸炎，稱之。

■ 病因病機

・放療灼傷腸道粘膜上皮細胞。

■ 治療思路

・放療造成根本損傷，一定要用補氣養血+補腎，若有餘熱未盡，補養藥物外再加清熱養陰，否則細胞會因輻射線灼傷後，快速老化壞死，日後恢復更困難。

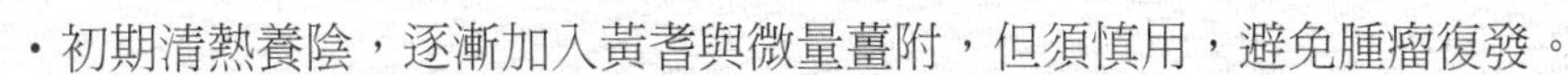

・初期清熱養陰，逐漸加入黃耆與微量薑附，但須慎用，避免腫瘤復發。

・北耆+補腎（何首烏、杜仲）+薑附桂。

>乾薑可讓腸上皮細胞吸收力較好。

>黃芩避免化燥。

>砂仁、陳皮避免脹氣。

>柴胡、白芍疏肝，避免神經敏感。

>蒼白朮、茯苓、澤瀉，助腸道回收過多水分，利小便以實大便。

>丹參、沒藥、骨碎補，視情況擇用，預防腫瘤復發。

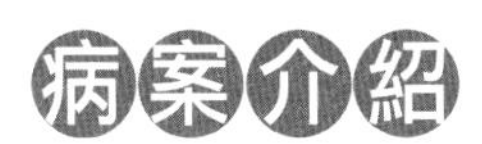

病案介紹

案 1 肺主宣發 / 久咳喘不癒

男性，50歲。平日易癢咳 / 晨晚及遇冷風咳顯。

每逢感冒後，即癢咳+陣咳顯，說話即咳甚，歷數月不癒。

痰稠深不易出，胸悶喘，吸短。

溫度調節差，體胖臃腫，工作過勞，常耗神熬夜（開車南北往返）。

眠納便常。舌胖大暗紅少苔，脈弦滑弱。

處方 水煎劑

柴胡4錢 桂枝5錢 麻黃3錢 黃芩4錢 黃連1.5錢 黃柏4錢 乾薑3錢 附子3錢 黃耆20錢 陳皮8錢 炒杜仲8錢 （劑/日）

處方 科學中藥

柴胡1g 桂枝1.5g 麻黃1g 黃芩1g 黃連1g 連翹1g 乾薑1g 附子1g 砂仁1.5g 黃耆2g 杜仲2g 2x1/日

註：嚴重時=每日水煎1帖及藥粉2次/日4次。

症狀較輕時=每日水煎半帖及藥粉1次/日2次。

發熱時=加重清熱藥（增量為黃芩5錢、黃連3錢、黃柏5錢、連翹5錢）。

〈治療思路〉

- 病人原有氣喘、氣管過敏之舊疾，加上眠少過勞引起久喘咳。
- 以柴胡桂枝湯精神，加重黃耆增強免疫，重用薑附擴張氣管增加抗體及修復力，加杜仲補腎納氣，改善因過勞難以恢復之腎咳。加麻黃協助桂枝宣肺。
- 本處方的關鍵，在於清熱、溫陽、補氣、固腎、宣肺，全方平衡陰陽，缺一不可。其中清熱藥與溫陽藥的比例尤為重要。

案2 肺主宣發肅降 / 氣喘（合併肋膜積水）

女性，83歲。

感冒後發氣喘，咳顯，痰深且多 / 不易咳出。日夜皆咳 / 夜咳更甚。

胸腔積液，足腫，臥喘，行喘，腎萎縮。

口乾，胸悶吸短，胸肋痛，納差，眠難。

舌瘦薄暗紅，脈弦弱。

處方 水煎劑

麻黃1.5錢 桂枝5錢 陳皮8錢 半夏5錢 白朮5錢 麥門冬8錢 黃芩4錢 黃柏4錢 黃耆20錢 乾薑3錢 附子3錢 茯苓8錢 （劑/日）

註：以上服21帖，改善。再7帖（共28帖），諸症改善佳。

〈治療思路〉

- 老人感冒肺炎後，嚴重咳喘痰稠且深，合併胸腔積液，必是免疫低下，痰飲代謝廢物無力宣發。舌瘦薄暗紅、痰深不易咳出，須考慮發炎後津傷之氣陰兩虛。
- 以麻黃、桂枝宣肺。黃耆補氣扶正。陳皮、半夏、白朮、茯苓，健脾化痰利濕，助補氣宣肺諸藥清除痰飲。黃芩、黃柏、麥門冬清熱益陰抗菌。加重薑附劑量，協助擴張深層氣管，帶來大量抗體，改善肺泡氣體交換。

停藥二個月後，感冒肺炎，服西藥。復喘咳甚，虛倦，水腫，胸腔積液。

處方 **水煎劑**

麻黃3錢 桂枝5錢 陳皮8錢 半夏5錢 白朮5錢 黃芩4錢 連翹4錢 黃柏4錢 黃耆20錢 乾薑5錢 附子5錢 茯苓8錢 （劑/日）

註：以上服7帖後改善多，續調理。

〈治療思路〉

- 以原處方加重清熱及溫陽藥的比例，能快速改善諸症狀。
- 病人因之前有中藥調理一個月，正氣較不虛，所以本次發病復原較快。倘若之前服一個月中藥改善後，能再接續調理（3~6個月），則不易感冒或感冒速癒，或氣喘發作頻率減少，或僅輕咳喘，細菌病毒也不會因抗體低下而長驅直入，後續引發肺炎、氣喘、胸腔積液......諸症。
- 若此病人有持續調理，處方在肺炎、喘咳及胸腔積液改善後，須降低清熱、溫陽、利濕、化痰諸藥（改黃芩4錢、黃柏4錢、乾薑3~1.5錢、附子3~1.5錢、茯苓4錢、半夏4錢），考慮減少黃耆（改15錢），加入補腎藥（熟地黃5錢、山茱萸4錢、炒杜仲8錢）。

案3 肺主宣發肅降 / 氣喘（合併富貴手）

女性，84歲。氣喘，富貴手，易感冒。

109/12/2

感冒後發氣喘 / 端坐呼吸 / 天冷易發。

頭暈頭痛 / 久，眠難，便秘，富貴手 / 反覆脫皮。

胃痞脹甚，納差。舌瘦薄暗紅，脈弦弱。

處方 **水煎劑**

柴胡4錢 桂枝5錢 白芍3錢 陳皮8錢 砂仁4錢 黃耆15錢 黃芩4錢 黃連1.5錢 乾薑1錢 附子1錢 炒杜仲8錢 當歸5錢 何首烏5錢 （劑/日）

註：以上處方服7帖後，症狀改善。接續調理鞏固療效。

〈治療思路〉

- 病人有氣喘、富貴手、胃弱、眠難、便秘......諸症（宿疾），處方須整體納入考量。
- 以柴胡桂枝湯精神，加芩連清熱抗菌，薑附溫陽修復氣管黏膜抗體，黃耆補氣扶正增強免疫，共同改善感冒或天冷易發氣喘的體質，同時治療長期的頭暈頭痛。陳皮、砂仁、黃耆、炒杜仲，協同柴、芍、桂、薑、附，共同改善腸胃功能退化之脹痞甚、納差、便秘......諸症。何首烏、當歸、黃耆，補氣柔肝養血，改善富貴手，潤腸通便、潤澤皮膚，營養神經。

案 4 肺主宣發 / 間質性肺炎

女性，62歲，結核病史（52歲）。支氣管擴張症，間質性肺炎。
久咳甚 / 終日 / 十多年，痰深不出。
空氣差即更咳甚，黃綠稠痰，終日感冒 / 冷風即感，行快喘悶。
自汗畏冷，頭暈，胃嘈痞。瘦高，眠納便可。
舌暗紅瘦薄 / 舌下瘀，脈浮弦細弱。

第一階段處方（反覆感冒期間） 水煎劑

柴胡4錢 桂枝5錢 麻黃1.5錢 黃芩5錢 黃連3~1.5錢（連翹5錢） 乾薑3~1.5錢 附子3~1.5錢 陳皮8錢 砂仁4錢 丹參4錢 炒杜仲8錢 黃耆20錢 （劑/日）

第二階段處方（感冒減少後） 水煎劑

何首烏5錢 當歸5錢 丹參4錢 柴胡4錢 桂枝5錢 白芍4錢 黃芩4錢 連翹4錢 乾薑1.5錢 附子1.5錢 陳皮8錢 黃耆15錢 炒杜仲8錢 （劑/日）

〈治療思路〉

- 病人有結核病史、支氣管擴張症、間質性肺炎，所以長期反覆感染、終日咳甚、行喘。處方須能漸進截斷感染、改善氣管排痰能力、改善肺慢性纖維化。
- 初階段反覆感染期：
  >柴胡、桂枝、麻黃、黃耆（加重劑量），宣肺補氣，增進免疫，為病人創造抗病的有利條件，漸進截斷感染。
  >加黃芩、黃連、連翹，協助抗菌，抑制發炎（感染期加重劑量）。
  >加薑附溫陽，協助黃耆擴張深層氣管，帶來大量抗體，並改善氣管彈性及排痰能力。（感染期清熱藥與溫陽藥同時加重劑量，緩解期同時減輕劑量）。
  >陳皮、砂仁理氣化痰，協助脾胃吸收。
  >久病必瘀，加丹參活血化瘀，協助清熱、溫陽、補氣藥，改善肺纖維性增生。
  >久病亦入腎，加杜仲補腎納氣，改善氣喘久咳。

>全方解表疏肝、扶正化瘀、脾肺腎同治，故能漸進性改善反覆感染。

・緩解期（少感冒）：以上方精神，減少補氣、清熱、溫陽諸藥劑量，加入首烏、當歸，養血柔肝，配合諸藥，阻斷肺部纖維化的進行性增生。

案 5 肺主宣發 / 間質性肺炎（合併免疫疾病）

女性，67歲。現病史：貝西氏症，甲狀腺炎 / 甲低，間質性肺炎。

齒齦痛萎縮，口腔扁平苔蘚，常口糜 / 逢勞倦、天冷、感冒......易發。

久咳 / 陣咳甚，黏稠痰多。容易感冒及頭痛。

舌淡暗紅 / 下瘀，脈弦弱。

處方 水煎劑

柴胡4錢 桂枝5錢 白芍3錢 川芎4錢 黃芩5錢 黃連1.5錢 乾薑1錢 附子1錢 青蒿4錢 地骨皮4錢 丹參5錢 陳皮8錢 黃耆10錢 何首烏5錢 炒杜仲8錢 （劑/日）

註：持續調理一年，諸症改善，少感冒，逢感冒咳嗽速癒。

〈治療思路〉

・本方以柴胡桂枝湯精神，宣肺疏肝，和解表裏，另加補腎養陰，同時改善久咳及免疫性口糜。

・黃耆補氣扶正，黃芩、黃連抗菌消炎，共同改善肺部慢性感染。少量薑附，協助擴張氣管，增加氣管及口腔黏膜血氧及抗體，促進修復。何首烏、杜仲補腎納氣改善久咳喘，合併青蒿及地骨皮養陰，改善反覆口糜。加丹參、川芎活血，改善頭痛及間質性肺炎。

・本案病人合併有甲狀腺炎、貝西氏症之自體免疫性疾病，雖體虛久咳喘，仍不可過度溫補，補氣及溫陽藥皆須謹慎少量，妄補恐易化燥誘發免疫宿疾。

案 6 肺主宣發 / 老人肺炎併發諸症

男性，84歲。急性肺炎，合併腦感染、腦中風、電解質及血中蛋白低下。

甫感染即迅速發高熱，咳喘甚，胸腔積液，黃稠痰涎壅盛，神識昏蒙，鼻飼，尿管，木僵，肌少，右半側癱軟，低血鈉，低血鉀，低蛋白血症，甲狀腺低下，二便不知。

處方 **水煎劑**

柴胡4錢 桂枝5錢 白芍3錢 麻黃3錢 黃芩8錢 黃連5錢 連翹8錢 乾薑5錢 附子5錢 陳皮8錢 砂仁8錢 黃耆20錢 丹參5錢 茯苓8錢 澤瀉5錢 人參5錢 大黃1~3錢 （劑/日）

註：前3日 / 每日3帖=3小時灌藥1次。
後7日（神智清醒，熱退後）/ 每日2帖=4~6小時灌藥1次。
之後2個月 / 每日1.5帖=每日分3次灌藥。
截斷再次感染。

〈治療思路〉

- 當嚴重的肺及腦感染時，病毒細菌快速增殖，約2小時就會大量複製一批，此時正虛邪熾，身體快速耗損，恐後繼無援，須3小時即灌服一次中藥，而且劑量須大，才能阻止病情快速惡化。
- 以麻黃、桂枝宣肺。柴胡、白芍緩解邪正相爭。加大劑黃芩、黃連、連翹清熱抗菌消炎，大劑乾薑、附子、人參、黃耆，溫陽補氣扶正，誘導骨髓快速製造專一免疫細胞，寒熱藥互用，共同逐邪救逆。加大劑茯苓、澤瀉、陳皮、砂仁，理氣化痰，淡滲利濕，清除因感染導致的腦及肺部代謝廢物囤積（痰迷心竅、痰涎壅肺、胸腔積液），並協助腸胃藥物吸收。柴胡、白芍疏肝，緩解因感染引發邪正相爭，導致神經過度亢奮之繼發失衡。疏肝、宣肺、通利二便，令病邪有出路。

案7 肺主皮毛 / 異位膚炎、濕疹

男童，7歲。嬰幼時氣管弱 / 常住院=現較改善。

異位性膚炎，皮膚晦暗無華 / 血枯膚燥。

膝肘四彎處及腹皮，皮膚晦暗，乾癢甚，影響睡眠。

大便日2行，眠納可。舌質淡薄嫩紅，脈弦弱。

處方一 **（無感冒） 水煎劑**

何首烏10錢 當歸10錢 黃芩4錢 連翹4錢 砂仁5錢 陳皮5錢 大棗5錢 黃耆20錢（劑/2日）

處方二 （感冒時） 水煎劑

何首烏8錢 當歸8錢 黃芩4錢 連翹4錢 砂仁4錢 陳皮5錢 大棗5錢 黃耆20錢 柴胡4錢 桂枝5錢 乾薑1錢 附子1錢 （劑/2日）

註：前後共服32帖/2日服1帖（64天），改善後停藥。

〈治療思路〉

- 本案係因肺氣虛，表皮生長荷爾蒙不足之血枯風燥，故重用黃耆、當歸、何首烏為君，補氣養血潤燥，改善皮膚條件，修復先天不足。黃芩、連翹清熱抗菌，協助改善因皮膚保濕及抗菌力差，而導致的慢性發炎。陳皮、砂仁促進腸胃吸收。大棗緩肝，協助緩解因膚癢導致焦躁，或焦躁更發神經性膚癢。
- 感冒期間仍以原方為主，加入柴胡、桂枝、白芍解表疏肝，加少量薑附預防氣喘再發。
- 此案若因搔抓後，皮膚處於感染濕爛狀況，須加荊芥、蒲公英、茯苓，並加重清熱藥。
- 以黃耆、當歸、何首烏，補肺氣加柔肝養血，皮膚會漸進改善，並潤澤白皙。

案 8 肺主皮毛 / 帶狀皰疹（疼痛難解）

女性，61歲。病史=憂鬱恐慌10年 / 長期服低劑量神經安定劑。

初診 105/2/26

右胸肋及背部，發嚴重帶狀皰疹，表皮大面積紅腫焦黑潰爛，胸背抽痛甚。

不渴，納便常。舌質暗紅 / 舌下瘀深，脈弦。

處方 水煎劑

柴胡4錢 桂枝5錢 黃芩5錢 黃連3錢 連翹5錢 茯苓4錢 澤瀉4錢 陳皮5錢 黃耆20錢 當歸4錢 7帖（劑/日）

處方 科學中藥

柴胡1.5g 黃芩1.5g 黃連1g 連翹1.5g 桂枝1.5g 車前子1g 陳皮1.5g 黃耆3g 當歸1.5g 2x7日

註：以上處方共服七日，每日（2次水煎劑+2次科學藥粉）/ 間隔4小時服1次。

二診 105/3/4

皰疹大面積紅腫潰爛皆改善，胸背皮膚癒合，但神經仍痛甚。

處方 **水煎劑**

柴胡4錢　桂枝5錢　白芍3錢　甘草3錢　黃芩5錢　黃連3錢　連翹5錢　乾薑1.5錢　附子1.5錢　陳皮5錢　黃耆20錢　當歸4錢　7帖（劑/日）

處方 **科學中藥**

柴胡1.5g 黃芩1.5g 黃連1.5g 桂枝1.5g 陳皮1.5g 黃耆5g 當歸1.5g　2x7日

註：以上處方共服七日，每日（2次水煎劑+2次科學藥粉）/ 間隔4小時服1次。

三診 105/3/11

其餘皆善，唯剩腋下仍痛顯，且腋下大面積皮膚仍暗晦。

處方 **水煎劑**

柴胡4錢　桂枝5錢　黃芩4錢　黃連1.5錢　連翹4錢　陳皮5錢　黃耆20錢　丹參8錢　沒藥4錢　7帖（劑/日）

處方 **科學中藥**

柴胡1.5g 黃芩1g 黃連1g 桂枝1.5g 砂仁1.5g 黃耆3g 丹參3g 沒藥1.5g　2x7日

註：加上表皮刮痧=刮出大面積瘀斑 / 之後緩解。

〈治療思路〉

- 治療帶狀皰疹，須考慮增強免疫及修復神經，適用補氣養血加清熱化瘀法治療。若見灼熱痛，加重清熱解毒藥，若有潰破濕爛加淡滲利濕，並加蒲公英、荊芥阻斷皮表細菌感染，若皮損不癒合加首烏、當歸、菟絲子養血，全程需考慮加化瘀藥如丹參、川芎疏通血管並改善皮膚肌肉暗沉結痂。
- 須考慮病位，病在上焦加麻黃、桂枝解表疏風熱，病在中焦加柴胡、白芍，病在下焦加懷牛膝、龍膽草。本案病在中焦，以桂枝、黃耆、當歸，解表補氣養血，黃芩、黃連、連翹清熱抗菌，共同改善免疫，廓清病毒，修復受損神經。柴胡、白芍，引經並緩解神經。
- 初診見大面積紅腫焦黑濕爛，加重清熱利濕藥。
- 二診皮膚紅腫濕爛改善，但仍明顯神經痛，捨利濕，加少量薑附助修復神經。
- 三診唯剩腋下大面積皮膚仍暗瘀且仍痛顯，且舌質瘀象重，故加入大劑化瘀藥，並表皮刮痧出大片瘀斑後，疼痛隨即緩解，此病從此告一段落，追蹤無殘留神經痛的後遺症。

案9 肺主皮毛/帶狀皰疹（潰瘍濕爛）

女性，60歲。糖尿病/控制不良，高血脂，肝指數偏高。
嚴重帶狀皰疹，左腰臀腹背大面積潰瘍濕爛，疼痛甚，症狀三月餘。
病人面膚萎黃，血枯無華，曾蜂窩炎/傷口久不癒合。
舌暗紅，脈弱。

處方 水煎劑

黃耆20錢 當歸4錢 黃芩5錢 黃連3錢 黃柏5錢 茯苓5錢 澤瀉5錢 柴胡5錢 陳皮8錢 延胡索4錢 大棗5錢 （劑/日）

註：服14帖後，皮膚潰爛改善多，但仍疼痛。
再24帖（共38帖），疼痛改善後停藥。

〈治療思路〉

- 病人正氣本虛，加上血糖控制不良，傷口潰瘍後淋巴液無力回收，症象屬於氣虛夾熱夾濕，故以補氣養血加清熱利濕治療收功。
- 黃耆、當歸補氣養血，增強免疫抗病毒。黃芩、黃連、黃柏清熱抗菌，並改善血糖。茯苓、澤瀉改善淋巴液滲出。柴胡引經，大棗及延胡索緩解神經痛，陳皮助脾胃吸收。因舌質淡紅無瘀象，故無加大劑化瘀藥。

案10 肺主皮毛/帶狀皰疹（合併乳腺炎）

女性，62歲。現病史=骨質疏鬆，高血壓，過敏性咳嗽。
平日腰酸痛，眠難，口乾，夜間多尿。
110/8/21
右胸肋背痛，遷延右臂腋下，灼熱痛甚，右乳紅腫熱脹，症一周。
服西藥止痛、消炎、抗帶皰病毒藥/但效果不佳。舌質淡暗/舌下瘀，脈弦數。

處方 水煎劑

柴胡4錢 白芍3錢 黃芩8錢 黃連3錢 連翹8錢 丹參8錢 沒藥4錢 陳皮8錢 砂仁4錢 黃耆15錢 （劑/日）

註：服7帖後，諸症改善多。再7帖（共14帖），鞏固療效。

〈治療思路〉

本案病症初發一周，仍紅腫灼熱痛甚，屬正虛邪熾的發炎階段，故以大劑黃耆補氣扶正抗病毒並修復神經，大劑清熱藥抗菌消炎消腫。病人舌象瘀，加大劑化瘀疏通血管神經，通因通用。柴胡、白芍，引經並緩解邪正相爭，且能改善睡眠及頻尿。陳皮、砂仁促腸胃吸收。

案 11 肺主皮毛 / 急性蕁麻疹（表風熱）

男童，13歲。

突發嚴重性蕁麻疹已10日，西醫治療效果差（抗組織胺+類固醇）。

終日發作，夜半大發 / 無法入眠，面膚晦暗，納差，考試壓力，

平日鼻過敏，鼻塞噴嚏，地圖舌，脈浮緩。

處方 水煎劑

柴胡4錢 桂枝5錢 白芍4錢 黃芩5錢 黃連3錢 黃柏4錢 蒲公英5錢 荊芥4錢 陳皮8錢 砂仁4錢 黃耆10錢 當歸5錢 何首烏5錢 7帖（劑/日）

處方 科學中藥

柴胡1g 桂枝1.5g 白芍1g 黃芩1.5g 黃連1g 黃柏1g 蒲公英1.5g 荊芥1.5g 砂仁1g 黃耆1.5g 當歸1.5g 2x7日

註：以上處方 / 日4次 / 2次藥粉+2次煎劑

其父三日後來電=症狀全緩解 / 好眠，續服完無再發。

〈治療思路〉

- 本案此次蕁麻疹急性大發，用西藥抗組織胺與類固醇仍無法改善，乃因外感誘發，單純抑制不能根本改善免疫的辨識紊亂。
- 以柴胡桂枝湯精神緩解邪正相爭，荊芥解表，協同黃芩、黃連、黃柏、蒲公英改善皮膚炎性反應，黃耆、當歸補氣養血，陳皮、砂仁改善脾胃功能。

案 12 肺主皮毛 / 慢性蕁麻疹 （血枯風燥）

女性，35歲。病史=便秘 / 羊屎 / 每日1行。痔瘡出血。

一診 105/4/15

慢性蕁麻疹，全身性 / 症已半年，疹暗硬，血枯膚暗，經遲（35~40日1行）。

舌暗紅 / 舌下瘀，脈緩弱。

處方 **水煎劑**

何首烏8錢　當歸8錢　菟絲子4錢　丹參4錢　黃耆10錢　黃芩4錢　黃柏4錢　蒲公英4錢　荊芥4錢　陳皮6錢　大黃1錢　14帖（劑/日）

二診 105/4/29 皮膚改善，大便不暢

處方 **水煎劑**

何首烏6錢　當歸6錢　黃芩4錢　黃柏4錢　丹參4錢　蒲公英4錢　荊芥4錢　陳皮6錢　黃耆10錢　大黃1錢　柴胡4錢　白芍4錢　14帖（劑/日）

註：共服28帖後改善，改藥粉鞏固療效。

〈治療思路〉

以何首烏、當歸、菟絲子、丹參、黃耆，補氣養血+化瘀柔肝，共同改善癢疹暗硬，血枯膚晦之先天不足的皮膚條件。黃芩、黃柏、蒲公英，丹參，清熱化瘀，共同改善血液、肌肉的瘀熱濕，截斷蕁麻疹發病之源。蒲公英、荊芥，改善皮膚表面細菌刺激發炎。大黃利膽通腑，協助清除濕瘀熱病理產物，皮膚改善後仍大便不順暢，此乃肝鬱氣滯，加柴胡、白芍疏肝。

案 13 肺主皮毛 / 慢性蕁麻疹（腎虛陽亢）

男性，45歲。病史=蕁麻疹，面脂漏性膚炎。

全身性蕁麻疹 / 紅熱癢 / 十多年，每日服1包抗組織胺。

機場維修工作 / 環境悶熱+常須輪三班。眠淺，口乾，痞脹。

舌瘦薄暗紅 / 舌下瘀，脈弦弱數。

處方 **水煎劑 第一階段處方**

何首烏5錢　山茱萸4錢　生杜仲8錢　黃芩5錢　黃連1.5錢　黃柏5錢　牡丹皮5錢　青蒿4錢　蒲公英4錢　荊芥4錢　丹參5錢　陳皮8錢　砂仁4錢　（劑/日）

註：第一階段處方共服28帖

身體無發 / 頸以上小發，面仍脂漏膚炎。

處方 **水煎劑 第二階段**

何首烏5錢 山茱萸4錢 懷牛膝8錢 炒杜仲8錢 黃連3錢 黃柏8錢 蒲公英4錢 荊芥4錢 丹參5錢 陳皮8錢 砂仁4錢 附子1錢 玉桂子1.5錢 （劑/日）

註：第二階段處方續服28帖（前後共服56帖），改善後停藥。

〈治療思路〉

本案分兩階段用藥：

- 第一階段，考慮病人長期輪值三班制且工作環境高溫，身體處於陰虛血熱條件，故以首烏、山茱萸、生杜仲滋腎，芩連柏、蒲公英協同荊芥，解表清熱，再加丹皮、青蒿清血熱，久病必瘀，故以丹參化瘀。
- 第二階段：蕁麻疹緩解後，脂漏性膚炎未見改善，此時須改以補腎為主，維持首烏、山茱萸、炒杜仲易生杜仲，加懷牛膝及少量玉桂、附子以引火歸元，同時加重清熱藥劑量，進一步從根本改善體質。

案 14 肺主皮毛 / 慢性蕁麻疹（瘀熱陽亢）

男性，40歲。直腸內分泌腫瘤 / 108年術。

109/12/7

慢性蕁麻疹 / 已4個月，每日服抗組織胺+類固醇 / 仍頻發。

近2周加服及注射類固醇後，症狀更嚴重，終日發疹。

平日眠淺多夢，不易專注。反覆口腔及舌潰瘍。

舌淡暗紅 / 舌下瘀，脈弦。

處方 **水煎劑**

生地黃5錢 生杜仲8錢 懷牛膝8錢 白芍5錢 丹參8錢 黃芩5錢 黃柏5錢 蒲公英4錢 荊芥4錢 陳皮8錢 砂仁4錢 （劑/日）

註：以上處方續服89帖後，全停西藥。

再服42帖（共服131帖）/ 漸進減服中藥，鞏固療效後停藥。

〈治療思路〉

- 本案長期大量西藥下仍頻發，乃因強制抑制無法調降神經內分泌腫瘤瘀熱陽亢的體質有關。

- 中藥從病理角度切入思考用藥，以建瓴湯精神加上清熱化瘀，蒲公英、荊芥清熱宣肺。
- 服中藥三月後戒斷西藥，鞏固療效後，中藥亦可全停，乃因根本解決誘發慢性蕁麻疹之病因。

案 15 肺主皮毛 / 蕁麻疹 + 富貴手 + 汗皰疹

男童，12歲。

101/9/29

蕁麻疹 / 久，富貴手 / 反覆脫皮，汗皰疹。血枯膚晦。

常感冒，感冒易久咳，平日晨晚咳。成長痛。眠納便可。

舌淡紅，脈弦弱。

處方 水煎劑

桂枝5錢 黃耆20錢 熟地黃5錢 當歸5錢 炒杜仲8錢 黃芩4錢 連翹4錢 乾薑1錢 附子1錢 陳皮8錢 茯苓4錢 （劑/日）

註：以上處方共服4周（28帖）後，皮膚改善後停藥。調養後長高多。
102/7月，因鼻過敏回診，無再發皮膚病。
104年，因青春痘（面晦）回診。

〈治療思路〉

- 由本案諸症可知，為氣血虛+表虛+腎虛體質。
  >以黃耆、桂枝，補氣解表增強免疫，截斷反覆感冒。加黃芩、連翹，清熱抗菌，少量乾薑、附子修復氣管黏膜，以上共同改善感冒久咳，並預防感冒。
  >黃耆、當歸、熟地、炒杜仲補氣養血補腎，共同改善血枯膚晦、富貴手之先天不足的皮膚條件。
  >黃芩、連翹、茯苓，清熱利濕，協助補氣養血藥，改善蕁麻疹、汗皰之濕熱。
- 因為標本兼治，故也同時令青春期孩子成長順遂。

案 16 肺主皮毛 / 乾癬 + 濕疹 + 汗皰

男性，31歲。

乾癬十多年 / 小腿顯 / 口服+擦西藥，濕疹，汗皰疹，富貴手。

血枯膚晦暗。眠納便常。舌淡紅胖大齒痕，脈弦弱。

處方 **水煎劑** 103/4/12 第一階段處方

何首烏8錢 當歸8錢 桂枝5錢 蒺藜5錢 菟絲子8錢 黃芩5錢 黃耆15錢 茯苓5錢 陳皮5錢 （劑/日）

註：以上處方服98帖，改善佳，
皮膚紅活，僅餘右小腿外側皮膚乾燥。

處方 **水煎劑** 103/12/22 第二階段處方

化燥，寒流復乾癬 / 耳及小腿膽經，紅腫癢顯。

何首烏8錢 當歸8錢 丹參5錢 陳皮8錢 柴胡4錢 白芍4錢 黃芩5錢 黃連3錢 黃柏5錢 葛根4錢 青蒿4錢 地骨皮4錢 （劑/日）

註：續調半年癒。

〈治療思路〉

- 乾癬屬自體免疫疾病，先以育生血枯方，首烏、當歸、菟絲子、刺蒺藜（可突破硬疹）為主，加上北耆，改善皮膚屏障條件，桂枝、黃芩解表清熱，茯苓可脫出淋巴組織液。
- 服藥約三月後開始乾癬復發，乃因過去長年自體免疫用藥之抑制狀態，經過第一階段的補氣養血之後，已開始出現正氣來復的化燥現象，故立即減去北耆，改以清熱養陰為主，以葛根、青蒿、地骨皮解除肌肉層的免疫熱象，柴芍疏肝、緩解邪正相爭。
- 此案調養近十月，不若前幾例快速痊癒，實因合併自體免疫體質，西藥治療已十年，故須長時間調治才得以恢復陰平陽秘之狀態。

案 17 肺主皮毛 / 痘瘡 / 虛秘

男童，12歲。

巨腸症，大便粗硬 / 4~7日1行。反覆感冒。

鼻過敏，鼻涕多，噴嚏頻，逆冷，夜咳。

面及鼻痘瘡多 / 暗沉硬結。

處方 科學中藥

乾薑3g 附子3g 肉桂3g 麻黃1g 黃耆3g 桃核承氣湯1.5g 3x1/日

註：長期調理，長高壯，痘瘡及鼻症改善，大便改善，久服皆無化燥。

〈治療思路〉

本案以溫瀉法治療，大劑薑附桂（單日用至各3g），不僅不化燥，反助成長，同時改善鼻過敏諸症，推論應與特殊的家族陽虛體質有關（母親為洗腎病人，喘咳治療期間服大劑溫陽藥亦不化燥）

案 18 大腸病機 / 腎虛多溏

男性，52歲。

腸躁，溏便 / 日多行，食不正或小有勞 / 即多溏瀉。

胃痞脹痛，眠難，口乾 / 夜顯，虛倦，腰痠甚。

瘦削無華。舌瘦薄紅，脈弦細。

處方 科學中藥

何首烏1.5g 山茱萸1g 杜仲1.5g 黃柏1.5g 乾薑0.5g 附子0.5g 肉桂0.5g 柴胡1g 白芍1g 陳皮1.5g 砂仁1.5g 黃耆2g 3x7/日

註：斷續服藥，皆有改善。

〈治療思路〉

本案病機為腎虛，故以補腎+少量薑附桂+柴芍+健脾胃，症狀皆有一定程度改善，但若能改吃水煎劑、提升治療劑量，身體條件始可大幅進級，另囑營養加強、適度運動。

案 19 大腸病機 / 神經麻痺

女性，75歲。

巴金森病 / 西藥3次，眠難 / 安眠藥。痔瘡 / 手術2次

肛門括約肌 / 神經遲鈍。

大便硬 / 西醫軟便劑無效 / 須浣腸通便。

舌偏紅 / 舌下瘀，脈弦。

處方 **科學中藥 110/11/17~12/18**

黃耆3g 肉桂3g 附子3g 大黃1g 桃核承氣湯4g 3x7/日

化燥，發紅癢疹，改方。

處方 **科學中藥**

肉桂3g 附子3g 大黃1g 連翹2g 丹參1g 桃核承氣湯4g 3x7/日

〈治療思路〉

本案屬神經退化之虛秘，須以修復神經加上溫瀉通腑，始能達釜底抽薪之效。一旦出現發紅癢疹，表示正氣稍復、開始化燥，黃耆應即減量，加上連翹清熱、丹參化瘀，幫助皮膚代謝病理廢物。

案 20 大腸病機 / 腦挫傷急性期（實熱便秘）

18歲，男性。三日前騎機車載女友車禍。

頭部創傷昏迷 / ICU觀察，其女友當場無生命跡象。

初診 100/7/16

昏迷，鼻飼，有痛覺及光覺反應。頭面嚴重瘀腫，全身性水腫。

頭痛，眩暈，嘔吐，發熱，腹脹硬滿，便秘。

意識混亂，躁擾，嗜睡、癲癇。顱骨骨裂，髖骨骨折，兩膝瘀腫。

舌質暗紅，脈弦緊數。

處方 **水煎劑**

黃芩8錢 黃連5錢 黃柏8錢 澤瀉8錢 茯苓8錢 桃仁8錢 紅花4錢 枳實5錢 厚朴5錢 柴胡6錢 白芍4錢 半夏4錢 生薑3片 大棗5錢 大黃3錢 2帖（劑/日）

二診 100/7/18，頭痛，眩暈，嘔吐，意識混亂，躁擾，嗜睡，便秘

處方 **水煎劑**

黃芩8錢 黃連5錢 黃柏8錢 澤瀉8錢 茯苓8錢 乳香3錢 沒藥3錢 桃仁5錢 赤芍5錢 枳實5錢 厚朴5錢 柴胡6錢 半夏5錢 生薑3片 大棗5錢 大黃5錢 2帖（劑/日）

三診 100/7/20

處方 **水煎劑** 同二診方，2帖

四診 100/7/22 已醒，得知女友歿，悲傷，躁擾，嗜睡，大便日1行。

處方 **水煎劑**

黃芩5錢 黃連3錢 黃柏5錢 澤瀉8錢 茯苓8錢 乳香3錢 沒藥3錢 赤芍4錢 枳實5錢 陳皮5錢 柴胡6錢 半夏4錢 生薑3片 大棗10錢 大黃5錢 2帖（劑/日）

註：病人共服143帖。健康無後遺症，大學畢業，從軍退伍，結婚生子。

〈治療思路〉

- 腦部挫傷急性期，須優先降腦壓（改善發炎、清除血瘀及痰熱之病理產物、降低神經亢奮、通利二便），以大柴胡湯+清熱+利濕+化瘀+通腑，大黃通腑降腹壓（即可改善腦壓），加速清醒。
- 先給二帖，觀察病人可順利灌服，改以乳香、沒藥加重化瘀，加上大棗減緩情緒起伏影響神經的穩定性。
- 腦挫傷急性期，或感染嚴重的昏迷病人，常見腹滿硬腸不蠕動之便秘及痰濕壅肺，必用大黃。
- 急性期緩解後，因腦神經損傷後遺，會表現呆滯、反應慢、虛倦，可改以補陽還五湯、或聖愈湯、或補腎法，隨證加減治療。

案 21 大腸病機 / 顱咽管腫瘤（實熱便秘）

女性，36歲。顱咽管腫瘤，侵犯垂體後葉及下視丘，尿崩症西藥控制，因腫瘤與正常組織融合粘連，西醫不能手術或放療，轉求中醫治療。失眠，安眠劑多年，劑量增加，仍終夜難眠，藥物性夢遊，大便3日1行，燥渴。頭脹痛甚，頻吐，眩暈，目睛脹痛，面浮腫，行偏斜，頸以下乏力，焦躁易怒，語意不清，血壓高，血糖高，舌質暗紅瘀，脈弦緊。

處方 **水煎劑**

黃芩10~8錢 黃連8~5錢 黃柏8錢 大黃3~6錢 懷牛膝8錢 代赭石8錢 白芍5錢 乳香4錢 沒藥4錢 丹參20~10錢 陳皮8錢 半夏4錢 茯苓8~4錢 澤瀉8~4錢 水蛭丸3g 地鱉丸3g （劑/日）

註：連續治療三個月後，諸症改善，經MRI檢查腫瘤變小，與正常組織分離，
台大原預做三次電腦刀，放療期間仍續服中藥，僅一次即效果佳 / 無須再做。

前後共服中藥六個月。

〈治療思路〉

- 本案屬本態性：腫瘤增殖期+正氣不虛+未經西醫治療。
- 顱咽管腫瘤，有嚴重陽亢性的臨床症狀，故以建瓴湯精神（懷牛膝、代赭石、白芍、黃柏）重鎮降逆，加大劑清熱化瘀藥（芩連柏、乳沒、丹參）及蟲類搜刮之品（水蛭、地鱉）以抑制腫瘤，加淡滲利濕（茯苓、澤瀉）消腫並清除代謝廢物，加半夏、大黃協助改善神經性胃腸橫膈膜之痲痺並清除廢物。
- 本處方除了抑制腫瘤，且能改善神經過亢並降腦壓，標本兼備。

案 22 大腸病機 / 惡性室管膜瘤（實熱便秘）

女性，34歲。2006年發病，經電腦刀治療緩解。

2010年復發，經手術合併珈瑪刀治療。

2012年復發，經螺旋刀治療後，加入中醫治療。

面晦膚暗，神情亢奮，語音宏亮，暴躁易怒，常對其子施暴不能控制，

不能入眠，大便硬，7日1行，燥渴。舌質暗紅，脈弦緊數滑。

處方 水煎劑

黃芩8錢 黃連8錢 黃柏8錢 大黃6~8錢 芒硝3~1錢 甘草3錢 柴胡4錢 白芍4錢 乳香4錢 沒藥8錢 丹參20~15錢 陳皮8錢 半夏4錢 茯苓4錢 澤瀉4錢 水蛭丸3g 地鱉丸3g （劑/日）

註：病人持續服水煎藥二年，經追蹤腫瘤持續萎縮，遂停中藥。

一年後腫瘤復發，再歷經手術減壓及珈瑪刀放療，持續服中藥控制。

〈治療思路〉

- 腦腫瘤病人腦神經很亢奮，有暴力傾向，大黃已重用至6~8錢、復加芒硝，才得以緩解陽亢症象，且用藥仍須考慮腫瘤體質之病因病機，以大劑清熱化瘀利濕加上柴芍穩定腦神經。

案 23 大腸病機 / 沾連性腸梗阻（寒熱失調）

女，60歲。腹腔手術3次（2次肌瘤 / 1次術除1側卵巢），

甲低20年 / 西藥，入眠極難，大便2~3日1行，
昨夜急性右腹痛，急診，腸梗阻，西醫要求住院手術，
病人希轉求中醫，禁食中，西醫要求三日後無改善須積極處置。

一診

處方 **水煎劑**

黃芩8錢 黃連5錢 連翹5錢 乾薑3錢 附子3錢 枳實8錢 厚朴8錢 桃仁8錢 丹參8錢 芒硝2錢 大黃3錢 3帖（劑/日）

處方 **科學中藥**

黃芩1.5g 黃連1.5g 連翹1.5g 枳實1.5g 厚朴1.5g 桃仁2g 丹參2g 桃核承氣湯2g 2x3日

註：以上處方共服3日=每日水煎1帖及藥粉2次/日4次。

二診 右腹無痛，臍中按輕痛，大便日1行。

處方 **水煎劑**

黃芩5錢 黃連5錢 連翹5錢 乾薑3錢 附子3錢 枳實5錢 厚朴5錢 桃仁8錢 丹參8錢 黃耆8錢 大黃3錢 4帖（劑/日）

註：痊癒

〈治療思路〉

- 病人曾腹腔鏡手術三次，腹部及腸周環境必多沾連，故易形成腸梗阻，腸胃道長期處於缺氧缺血狀態。
- 急性腸梗阻，病灶區域必=瘀+腫+熱，而周邊血氧常供應不足（消耗性），易導致局部化膿或壞死。
- 治療處方，須能達到：清除細菌，改善發炎+增加腸道供血供氧+清除代謝廢物+溫瀉通便，故治則：清熱+化瘀+理氣+通腑+溫陽（補氣）。
- 以清熱、化瘀、理氣、通腑，改善瘀腫、感染，清除代謝廢物。以溫陽（補氣），改善局部供血供氧，慎防腸壞死，並引藥達病所。
- 以上共同治療成功，故能快速於二日內改善症狀，病人也因此如願避免了腹腔手術。

案 24 大腸病機 / 缺血性腸阻塞（溫瀉法）

女性，52歲。洗腎後低血氧性腦水腫，併發腸阻塞。

透析後血壓降至60 / 40，面浮腫，喜悲。

頭痛，眩暈，嘔吐，神滯，吸短。

近無脈，腹大痛，便秘。

處方 水煎劑

黃耆20錢　當歸4錢　丹參5錢　川芎4錢　乾薑5錢　附子5錢　肉桂3錢　黃芩4錢　茯苓8錢　澤瀉8錢　半夏4錢　枳實4錢　厚朴4錢　大棗10錢　芒硝3錢　大黃1錢　人參5錢（劑/日）

〈治療思路〉

從本案缺血性的病因病機思考用藥：大劑薑附桂、大補氣血（黃耆、當歸），茯苓、澤瀉改善頭面浮腫，再搭配大承氣湯，除了可快速緩解病人腹痛等諸不適症狀，同時也清除腦中代謝廢物，避免後續可能發生中風。

案 25 大腸病機 / 惡性腹水（脾腎陽虛）

男，71歲。肝癌19cm（1月前CT），右胸腔積液，胃及十二指腸潰瘍術。

腹水，腹大硬腫甚，臍凸，腹青筋怒張數起，陰囊腫大，下肢硬腫甚。

檢測預估=肝功能存20%（林口長庚），納少，胸滿悶，行喘，二便難。

舌暗紅嫩，下脈瘀，脈弦緊數。

西醫囑安寧病房，可能隨時急診。（到院時肝腫瘤右腹腔輕觸可及）

處方一 水煎劑

茯苓8錢　澤瀉8錢　麻黃1.5錢　柴胡4錢　丹參10錢　沒藥4錢　黃芩5錢　黃連3錢　陳皮8錢　砂仁4錢　黃耆10錢　乾薑1錢　附子1錢　骨碎補10錢　17帖（劑/日）

註：前14劑=納增尿暢多溏，腹脹肢腫喘滿皆陸續改善，後3帖復喘急腹大。

處方二 水煎劑

茯苓8錢　澤瀉8錢　麻黃1.5錢　柴胡4錢　丹參8錢　沒藥4錢　黃芩5錢　黃連3錢　陳皮8錢　砂仁4錢　黃耆15錢　乾薑3~5錢　附子3~5錢　黃柏5錢　35帖（劑/日）（薑附緩增）

註：服7劑後，腹大脹減，神清，臍凸及腹青筋退，腿腫減，日溏5~6次。
改善後，自行停服中藥近一月，隨後自發性感染，復腹腿大硬腫......。

〈治療思路〉

- 肝癌或肝硬化後期，證候屬脾腎陽虛，脈弦緊數表示體內水份過多。
- 考慮腫瘤增殖且隨時可能自發性感染，故大劑清熱（黃芩、黃連）、化瘀（丹參、沒藥、骨碎補）、利濕（茯苓、澤瀉）藥物須全程貫穿使用，黃耆協助推動藥力。
- 第一階段，先以少量薑附修復腸胃道上皮細胞，恢復運化營養與水濕的正常功能，少量麻黃可助苓瀉自腎臟利出水分。
- 服14帖後諸症改善，後3帖卻復發喘急腹大，表示補氣、補陽藥物不足，因此立即將北耆加量、薑附緩增（每2~3日少量微增，逐漸調升其耐受性，避免腹內血管瘤爆破出血），並加入黃柏5錢監制化燥。
- 處方中並無任何通腑藥物，仍便溏5~6行/日，可見處方辨證精確下，病邪（水份）皆可自行尋路（隨大便）而出。

案 26 大腸病機 / 放射性腸炎 + 短腸症

男性，57歲（105年）。直腸CA / 淋巴轉移。

手術+放療+化療+標靶=97年。

105/8/6

放射性腸炎，短腸症，裡急後重，秘或溏，脹氣甚，矢氣後易溏。

大便秘1~2日後，溏便5~10 行/ 偶服止瀉。腸躁，食不正即溏便多行。

易倦，食少即痞脹嗝，眠難 / 溏便因素。

處方一 科學中藥

柴胡1g 白芍1g 黃芩1g 乾薑1g 附子1g 肉桂1g 陳皮1.5g 砂仁1.5g 黃耆2g 何首烏1.5g 杜仲1.5g 3x1/日

註：續調3月，諸症皆有改善。

〈治療思路〉

本案諸症乃因西醫放療造成根本損傷，故以補氣（北耆）、補腎（首烏、杜仲）、補陽（薑附桂）合用，根本改善細胞再生修復能力。少量乾薑促進腸道上皮細胞功能。黃芩避免化燥。砂仁、陳皮改善脹氣。柴胡、白芍疏肝，緩解腸道神經敏感。

案 27 大腸病機 / 放射性腸炎

男性，48歲（98年），大腸癌3A，手術+化療+根治性放療。

初診 98/7/25 放射線腸炎（化放療期間）
輻射線灼傷—胃痛，午後腹痛熱。
食少，溏便，眠難，燥渴，飲少即尿灼熱。

處方 **水煎劑**
柴胡4錢 白芍3錢 黃耆15錢 當歸4錢 陳皮5錢 砂仁5錢 蒼朮8錢 黃芩5錢 黃柏5錢 青蒿8錢 知母8錢 地骨皮8錢 7帖（劑/日）

〈治療思路〉
- 根治性放療（重用放射線劑量）造成腸胃道細胞嚴重受損。
- 化放療期間，以大劑清熱養陰（黃芩、黃柏、青蒿、知母、地骨皮），預防放療性傷陰，加補氣養血（黃耆、當歸），共同改善發炎狀態並修復損傷。柴胡、白芍改善神經敏感，蒼朮協助腸道回收過多水分。

二診 98/7/31 諸症改善，晚間胃腹痛 / 裡急後重，午後若排便較舒。

處方 **水煎劑**
柴胡4錢 白芍3錢 大黃0.5錢 枳實5錢 厚朴5錢 砂仁8錢 黃芩8錢 黃連3錢 黃柏5錢 蒼朮8錢 黃耆15錢 當歸4錢 （劑/日）

三診 99/3/13~99/12月
上午便初成形。之後裡急、頻便（20分1行）持續6H，運動後更甚，少許鮮血。

處方 **水煎劑**
柴胡4錢 白芍4錢 甘草3錢 黃芩5錢 白朮8錢 茯苓8錢 澤瀉8錢 陳皮5錢 砂仁5錢 乾薑1錢 附子1錢 玉桂子5錢 黃耆10錢 槐花5錢
註：服21帖 / 諸症改善，大便日4~5行 / 非侷限於上午。

〈治療思路〉

化放療期間之急性發炎損傷緩解後，改以補氣溫陽（黃耆、薑附桂）修復損傷。白朮、茯苓、澤瀉，健脾利濕，利小便所以實大便。柴胡、白芍、甘草，疏肝緩肝，緩解腸道神經敏感。黃芩預防化燥，槐花改善便血，陳皮砂仁促消化。

緩解後，食堅果復頻便。電解水+運動=更溏（防風）。續服中藥緩解 / 稍停復。

注顯影劑 / 日溏15次（四神湯當飯吃）。蕁麻疹 /（加蒲公英）。

三餐後排便（早餐後1H頻），五更瀉，晨至5~10點腹痛瀉。

處方 **水煎劑**

柴胡4錢 白芍4錢 黃芩5錢 白朮8錢 茯苓4錢 澤瀉4錢 陳皮5錢 砂仁5錢 乾薑5錢 附子3錢 玉桂子5錢 黃耆8錢 何首烏5錢 炒杜仲8錢 （劑/日）

〈治療思路〉

放療後遺的發炎反應至此已全改善。病人五更瀉，晨至5~10點腹痛瀉，證屬腎陽虛衰，故改以大補腎溫陽法治療。

五更瀉改善後，科學藥粉鞏固療效。

每日僅上午溏便 / 0.5小時，改科學中藥持續調理一年，追蹤皆善。

處方 **科學中藥**

平胃散6.5g 丹參1.5g 黃芩1.5g 何首烏1.5g 杜仲1.5g 乾薑0.5g 附子0.5g 肉桂0.5g 2x1/日+化毒丸6粒 黑神丹3g

〈治療思路〉

- 以補腎溫陽+健脾+預防腫瘤復發（丹參、黃芩、化毒丹、黑神丹）。
- 放射性造成的損傷，初中期先以補氣養血+清熱養陰，可避免後續細胞快速老化壞死，而增日後調治困難度。

案 28 肺主宣發 / 感冒後皮膚血管炎

女性，44歲。

感冒後，唇及眼胞紅腫脹熱，發虹彩炎。

溏便，鼻塞，眠難，頭痛，體熱，舌紅，脈浮數。

一診 100/11/18

處方一 **水煎劑**

柴胡4錢 桂枝5錢 白芍3錢 麻黃1.5錢 黃芩8錢 黃連5錢 黃柏5錢 葛根5錢 蒼朮5錢 陳皮5錢 茯苓8錢 澤瀉8錢 7帖（劑/日）

二診 改善多，鞏固療效。

處方二 **水煎劑**

柴胡4錢 桂枝5錢 白芍3錢 麻黃1.5錢 黃芩5錢 黃連5錢 黃柏5錢 蒼朮5錢 陳皮5錢 茯苓4錢 澤瀉4錢 天門冬8錢 7帖（劑/日）

〈治療思路〉

本案屬血管炎性反應，以柴胡桂枝湯精神，加解表（麻黃）解肌（葛根可解肌肉層之熱）、清熱（芩連柏）利濕（朮苓瀉），又熱病傷陰，故以天門冬養陰。因為根本解決易受感冒誘發皮膚之病因病機，故可快速改善且不再復發。

案 29 COVID-19 病案

女童，8歲，20kg。

初診 111/4/20

上午鼻涕，中午即高熱昏睡，虛弱軟癱，意識差，腹大痛，便秘。

處方 **水煎劑**

柴胡4錢 桂枝5錢 白芍3錢 麻黃3錢 黃芩5錢 黃連3錢 連翹5錢 陳皮8錢 砂仁4錢 黃耆20錢 桃仁4錢 大黃1錢 （1.5劑 /日頻服）（另包桃核承氣湯3g / 便秘加入）

〈治療思路〉

- 醫院急診拒絕收治該病童，家屬轉求中醫。先以感冒基本方（柴胡桂枝湯）加大劑黃芩、黃連、連翹，解表清熱，因高熱昏睡，故重用麻黃3錢，宣肺並刺激神經（醒腦），搶得急救先機。
- 突發軟癱、意識不清的病人，常見因腸道麻痺，於發病的2~3天內容易便秘，故加大黃（另包桃核承氣湯備用），搭配大黃共同通腑化瘀。
- 急症非大劑量不可，醫囑一天1.5帖頻服。

二診 111/4/23

熱退，神清，體力可，納差，頻吐日5次 / 溏3次，透明黏稠痰多。

處方 **水煎劑**

柴胡4錢 桂枝5錢 白芍3錢 麻黃1.5錢 黃芩5錢 黃連3錢 連翹5錢 陳皮8錢 砂仁8錢 黃耆15錢 葛根4錢 半夏4錢 7帖（1劑/日頻服）（服第一帖即不吐且能食）

〈治療思路〉

熱退神清後，開始上吐下瀉，吐出大量透明黏稠痰液，表示體力已有餘力開始邪正相爭，且多表現於陽明經腑部位，故將黃耆減量，加重砂仁陳皮，再加入葛根、半夏。

三診 111/5/4 無不適，舌薄紅（長期），收功。

處方 **水煎劑**

柴胡4錢 桂枝5錢 白芍3錢 黃芩4錢 黃柏4錢 陳皮8錢 砂仁4錢 黃耆15錢 何首烏8錢 炒杜仲8錢 乾薑1錢 7帖（1帖/2日）

〈治療思路〉

二診用藥對COVID-19的治療已經告一段落，家屬希望續療以避免長新冠（Long COVID）後遺。考慮該童素稟腎陰虧虛夾熱體質（舌薄紅），故以柴胡桂枝湯精神，清熱藥減量，加上補腎藥（何首烏、炒杜仲）與少量乾薑，誘導專一免疫，協助呼吸道與胃腸粘膜之修復。

Chapter

7

脾系病機及臨床

脾系病機及臨床

中醫的 < 脾 >

脾為諫議之官，陰中之至陰，
後天之本，氣血生化之源

病機涵蓋：

胃、小腸、內分泌、消化系統、
體液、離子恆定

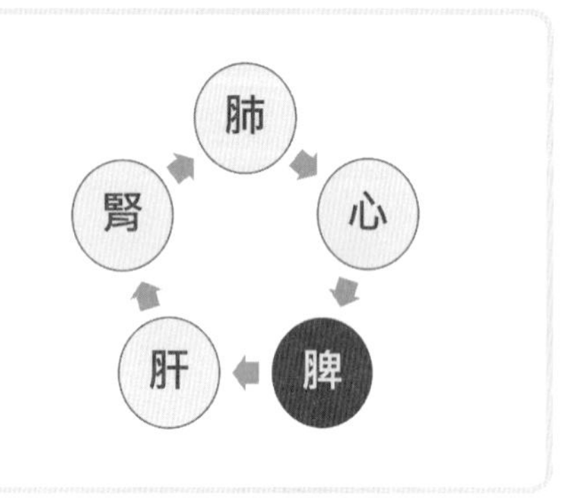

以下從幾個方面，探討中醫「脾」的生理功能與生理特性：

生理功能：主升清、運化、統血、為後天之本、主肌肉

生理特性：開竅於口、在液為涎、喜燥惡濕、思則氣結、脾胃相表裏

■ 主升清

- 升清：小腸吸收營養的能力。
- 升舉：脾陽不升=內臟下垂、崩露、虛汗。
- 胃腸蠕動：與神經、內分泌的亢衰有密切關係。

  >脾能將飲食的水穀精微、津液等營養物質上輸於心肺、頭目，通過心肺的作用化生氣血以營養全身。此種運化的特點是以上升為主，而上升的主要是精微物質，故謂「脾主升清」。

  >如脾陽不升、脾虛下陷，可以導致泄瀉、內臟下垂、崩露、虛汗......等症。

  >胃腸有很龐大的神經參與支配，若神經功能紊亂，可能表現亢進或衰退，亦可能亢衰同現。亢則易有胃酸過多、灼熱痛、消穀易飢、胃痛、束緊感、嗝逆噯氣、氣上衝胸、胸悶吸短......等症，衰則有終日痞脹、納少納呆、食後久不消化、甚至水停於胃。

  >脾胃的消化功能與精神壓力有密切關係，長期緊張壓力（木旺），會導致脾胃功能紊亂損傷及營養吸收障礙（土敗），最後全身功能退化，進入腎虛階段（水寒）。

>胃脹納少久不消化，伴隨倦怠乏力，中醫治療除了考慮健脾，另外再加入補腎溫陽藥，效果更好。

脾胃的氣機升降／半夏瀉心湯

脾主升清，胃主降濁

・脾氣不升則胃脹痞，食少納呆，頭昏重，胸悶，食後困倦 思睡，腹脹，四肢無力，消瘦，嚴重者甚至臟器下垂、脫肛、大便滑脫、疝氣。
・胃氣不降則嗝逆、噁心、噯氣、嘔吐、反胃、反酸。

臨床常用半夏瀉心湯精神，治療脾胃疾病

・方中：半夏降逆止嘔，緩解橫膈膜痙攣，降低胃神經緊張；黃芩、黃連消炎抗菌，降低胃黏膜發炎，抑制胃酸過多；人參（或黃耆）補氣升提，改善腸胃蠕動，促進消化吸收；乾薑溫陽，修復胃壁黏膜，增加供血及抗體，並協助胃神經蠕動，協助半夏去痰止嘔，協助人參補氣修復；甘草、大棗緩肝，協助調節神經及諸藥。

尚須考慮肝的疏泄，與腎虛的影響

以半夏瀉心湯精神，治療脾胃疾病，可靈活運用以下加減：
・情緒壓力性胃痛，加疏肝藥，如柴胡、白芍，或川楝子、延胡索。
・胃酸過多，加萊菔子，（黃連增量）。
・腸胃脹氣，加陳皮、砂仁。
・脹痞嚴重，加理氣藥外，須再加入補腎溫陽藥，如肉桂、附子、何首烏、炒杜仲。
・胃痙攣束緊痛、腹部癲癇，屬自律神經失調，同時加疏肝藥及補腎藥。

■ 主運化

・運化（水穀）、輸布（精微）、運行（水液）
>脾有促進消化、吸收和輸布的功能。脾主運化，包括運化水穀精微及水濕。
>飲食入胃後，在胃和小腸內進行消化和吸收，通過脾的運化作用，將最有營養的部分轉化為精微，並化生為精、氣、血、津液，輸布全身，滋養五臟六腑。

故：「脾為後天之本，氣血生化之源。」

>身體水液的運行，仰賴脾的運化功能，並轉輸至肺腎。脾陽功能維持血漿滲透壓的恆定，肺腎通過氣化功能將多餘的水分轉化成汗和尿液排出體外，共同防止痰、濕、飲等病理產物的生成。

>《黃帝內經》：「諸濕腫滿，皆屬於脾。」

■ **統血**

・脾氣升且充足：統攝血液

・脾不統血：便血、崩漏（色淡、子宮收縮不良）

>脾具有統攝血液，並使血液循經運行的功能。脾統血的功能減弱，血管收縮無力，或血小板凝血功能降低，進而發生便血、尿血、崩漏......等出血病證。

>脾氣虛時，不能化生血液而出現血虛現象。

>治療免疫性血小板低下症，除了抑制免疫過亢外，另須加入補脾及養肝血藥物。

>治療功能性子宮出血，在抑制雌激素過度表現，導致內膜增生（瘀熱症）的同時，須考慮脾腎兩補及引火歸元（穩定黃體素、反制雌激素）。

■ **後天之本**

・人體之精、氣、血、津液均來源於水穀的精微。

>通過脾的運化功能將食物營養，轉化成精、氣、血、津液......等必需物質，維持人體生命運作。

■ **主肌肉**

・肌少症：肝腎陰虛、脾腎兩虛

・肌萎病：陽明熱、肝腎陰虛

・肌失養、肌痺：脾氣虛

・肌束震跳：免疫性、脾腎兩虛

・神經脫髓鞘：免疫性、脾虛

・因腸胃炎致離子丟失，出現立即性消瘦：脾虛

>脾氣健運使消化吸收功能得以維持正常，保證蛋白質、糖等必需物質的足量攝入。

>治痿獨取陽明

脾虛，如肌肉失養症、肌少症、肌束顫動伴隨無力及萎縮、重症肌無力。

脾熱，屬陽明經熱，如免疫性肌病：肌炎、皮肌炎、重症肌無力、硬皮症。

>肌痹以肌肉痠脹疼痛為主，進而筋脈拘急、關節活動失利，以健脾補氣施治則症自退。

>小兒營養不良之疳症，為脾胃虛衰所致，以調養脾胃、益氣血、養肌肉為主。

>子宮脫垂、內臟下垂，屬肌肉、肌腱及韌帶無力，常以補脾氣法升提施治。

>鈉、鉀離子的低下失衡，常與中醫脾腎有關。

>低鈉血症臨床症狀常表現脾腎陽虛。

>急性腸胃炎，電解質流失，消瘦迅速，治療須同時補充電解質，可促進恢復。

>甲亢之周期性麻痺，表現多溏、肌肉無力，在抑制甲亢的同時，考慮脾腎同治，可快速恢復健康。（參考中醫常見內分泌疾病診治心法－甲狀腺疾病篇）

依肌肉表現，探知體質症型

乾瘦：先天不足（氣血兩虛、腎虛）

・病人表現乾瘦或瘦弱，面膚晦暗或面白無華，虛倦乏力，舌淡紅或淡白，或瘦薄，或少苔 / 淨苔 / 剝苔，脈細弱。

・治療：宜健脾補氣養血，或大補腎陰腎陽。

・處方：如聖愈湯加方，或右歸飲加方。

體胖但肌肉鬆軟：脾虛水濕

・病人體胖多脂，肌肉鬆軟，虛弱倦怠，頭暈目眩，動喘乏力，憂鬱低潮，舌淡白瘦薄或瘦薄紅，少苔 / 淨苔 / 剝苔，脈弦細弱。

・此脾氣虛，水濕痰飲不得氣化。

・治療：補氣養血或補腎養血，加淡滲利濕，再視情況加清熱或溫陽藥。

・處方：香砂六君子湯、或半夏白朮天麻湯、或補陽還五湯等處方，加重黃耆、杜仲。酌加茯苓、澤瀉。酌加乾薑、附子、玉桂子溫陽化濕。

體胖且肌肉脂肪增生：腎虛痰熱

- 病人平日體質尚可，肌肉偏結實，但因長期勞累、經常熬夜、緊張壓力，導致壓力性荷爾蒙過度分泌，精神亢奮。臨床表現體胖，肌肉脂肪增生，疲勞倦怠，耐力不足，頭痛頭暈，口乾舌燥，失眠多夢，煩躁焦慮憂鬱，大便秘或溏，尿少尿赤，血壓血糖可能正常或升高，舌瘦紅有瘀，脈弦滑重按無力。
- 此屬腎陰虛陽亢合併痰熱夾瘀。
- 治療：宜補腎加清熱化痰化瘀，酌加少量溫陽引火歸元。
- 處方：如溫膽湯加清熱化瘀藥治療，或知柏地黃湯加清熱化瘀。考慮酌加少量桂附引火歸元。並囑咐病人作息正常，多加運動。

肌肉壯實：瘀熱痰濁

- 病人體力佳，肌肉壯實，面多痘瘡，皮膚搔癢過敏，黑棘皮症，體多毛，精神亢奮，煩躁失眠，血壓血糖血脂偏高，口乾，便秘，平日嗜食冰品、炸烤食物，舌暗紅且瘀，脈弦滑有力。
- 此屬血熱痰瘀氣滯。
- 治療：以大劑活血化瘀加清熱化痰，輔以疏肝解鬱，並須通利二便。
- 處方：如黃連解毒湯加丹參、沒藥、柴胡、白芍、陳皮。
  並囑咐病人清淡飲食，作息正常，多加運動。

與〈脾〉系病機相關之疾病例舉

一、肌少症

■ 定義

・持續且全身骨骼肌重量減少及功能減退，可能逐漸伴隨失能、生活品質下降，甚至是生活無法自理、反覆跌倒導致死亡風險增加。

■ 病因病機

・可分為先天退化性與免疫性兩種

>先天肌肉細胞分裂速度較慢，屬脾腎陽虛。

>因免疫疾病者屬陽明肌熱，或更年期後消耗速度較快，屬肝腎陰虛。

■ 治療思路

・脾腎陽虛：大補脾陽、腎陽

・陽明肌熱：清熱抑亢

・肝腎陰虛：滋腎疏肝、養血柔肝

二、肌肉失養症

■ 定義：為一種遺傳性疾病，肌肉隨著時間退化、肌肉逐漸無力及萎縮。

■ 病因病機

・性染色體上的基因突變，造成Dystrophin（保護肌肉免於退化的蛋白質）消失或缺乏。

・屬脾氣陽虛

■ 治療思路

・健脾補氣、大補脾陽

三、內分泌性肌病

■ 定義

・因免疫性內分泌疾病，或體內某種內分泌荷爾蒙分泌量異常，而導致肌肉量與功能異常者，常見者有：周期性麻痺（甲亢型、腎虛型）、糖尿病性、類固醇性。

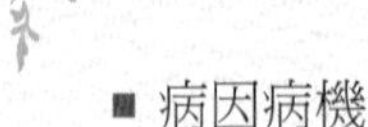

■ 病因病機

・周期性麻痺，可分為甲亢型、腎虛型兩種。

>甲亢型：過多甲狀腺激素造成肌肉細胞外的鉀離子流向細胞內，而使肌肉收縮力減少、傳導受阻，症見全身肌肉乏力、下肢癱軟。

>腎虛型：肌肉細胞的再生能力低下。

・糖尿病性肌病：糖尿病性肌萎縮乃陰虛陽亢、陰虛血熱，致肌肉消爍減少，以及神經纖維節段性脫髓鞘、軸突變性等，導致神經衝動傳導障礙。

・類固醇性肌病：長期使用皮質類固醇導致的肌肉萎縮和肌無力，主要發生於上肢近端。

■ 治療思路

・甲亢型周期性麻痺：在抑制甲亢的基礎上，兼顧脾腎同治，斷不可見其肢體痿軟而逕予補氣補血處方。

>初發期：多見陰虛陽亢，可先以清熱養陰、重鎮平肝降逆，緩解甲亢病根。若舌質瘦薄、脈弦弱無力、神經肌肉經多次發作損傷虛弱，則考慮在亢進期用重鎮平肝加清熱養陰的同時，酌量加入補腎藥及補氣藥，以穩定腎與細胞對鈉鉀的調控能力，惟投藥後若陽亢反彈，須盡快減去補腎及補氣藥。

>緩解期：主要治則=補腎疏肝清熱。陽亢後必損腎之根基，且肝腎同源，補腎亦有助於改善肝氣橫逆，可依病人之舌象、脈象、甲亢後神經肌肉及身體的損傷程度，判斷是單純補腎陰，或補腎陰加少量桂附引火歸元，或再加少量補氣藥推動。

・腎虛型周期性麻痺：同甲亢周期性麻痹之緩解期療法。

・糖尿病性

>胰島細胞感染，表現為少陽、陽明併病的表風熱，以葛根湯或大柴胡湯，加黃芩、黃連、黃柏治療。

>若自體免疫誘發高血糖，以黃連解毒湯去甘草，加青蒿、知母、地骨皮，清熱養陰為主。

>若胃、腸道因感染或肺胃津傷，表現陽明腑證，以大承氣湯、調胃承氣湯、桃核承氣湯等治療。

>若因腦的泌糖中樞調控失靈，表現陰虛陽亢，以知柏地黃湯，或建瓴湯

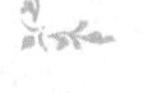

加黃連、黃柏治療。

・類固醇性

>長期服用糖皮質類固醇，會加速肝外蛋白質分解，導致蛋白質代謝速度過快，而導致肌肉萎縮、無力，主要發生於上肢近端，停類固醇後須數月方能恢復。

>若引發庫欣氏症候群，則可見上臂內側、大腿內側及肚皮的皮下脂肪增多，但四肢末端肌肉萎縮，即中心性肥胖。

四、發炎性肌病

■ 定義

・以侵犯肌肉為主的自體免疫性疾病，常見有皮肌炎、多發性肌炎，肌肉組織產生發炎現象，進而導致肌纖維損傷，而漸進出現肌肉無力。

■ 病因病機

・感染誘發

・自體免疫性攻擊肌肉

■ 治療思路

・濕熱浸淫：清熱利濕健脾

・脾胃氣虛：健脾養胃化瘀

・肝腎陰虛：健脾柔肝滋腎

五、神經性肌病

■ 定義：神經損傷或傳導障礙導致肌肉失養而萎縮、無力。

■ 病因病機

・頸腰椎神經壓迫：姿勢不良，肌肉韌帶退化、無力，屬脾腎兩虛。

・神經脫髓鞘：免疫性、脾虛性。

・肌束震顫：免疫性、脾腎兩虛，周邊神經損傷，神經肌肉失養。

■ 治療思路

・健脾+補腎

・免疫性：加重清熱

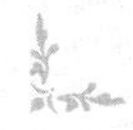

■ 開竅於口，在液為涎

・涎出於口角，助食物的咀嚼和消化。

・脾虛流涎：屬腦神經退化。

>過度疲勞，藥物因素（如抗憂鬱劑或抗癲癇藥），或牙齦發炎，可能導致睡時流涎。

>面部肌肉鬆弛、顏面神經損傷、大腦缺血缺氧，會產生不自主口角流涎。

■ 喜燥惡濕

・脾虛水濕：體液、淋巴液瀦留體內。

・中醫健脾：調節細胞內外液衡定。

・荷爾蒙因素：痰濕夾熱（腎虛陽亢型）。

>脾虛導致體液、淋巴液瀦留體內，如：肝硬化低蛋白血症。

>四君子湯（參、朮、苓、草）之健脾，實為調整細胞內外液的恆定。

>肌肉、脂肪、水分的調節，與身體虛實亢衰及荷爾蒙有密切關係。

■ 思則氣結

・思慮過度，防礙脾氣運化，導致脾胃氣滯。

>症狀：不思飲食、脘腹脹悶、頭目眩暈......等。

■ 脾胃相表裏

・脾陽宜升，胃氣宜降

>脾胃寒熱升降失調，代表方：半夏瀉心湯。

>脾陽宜升，胃氣宜降，治療脾胃疾病，可善用半夏瀉心湯精神，寒熱升降互用，同時改善脾胃蠕動及吸收能力，消脹痞並修復胃黏膜，抑制胃酸及神經亢進降低發炎，緩解橫膈膜痙攣及胃氣上逆。臨床上胃癌亦常使用此精神治療成功。

脾的病機

證候	說明（病因、症狀、機轉）	常用處方
脾虛失運	脾氣虛弱 + 脾失運化	香砂六君子湯
脾陽不振	脾氣虛弱 + 中焦虛寒	香砂六君子湯 + 薑附桂
脾氣下陷	中氣下陷。固攝和升舉功能衰退。	補中益氣湯
脾不統血	脾氣虛弱。不能生血和攝血。	歸脾湯
脾虛血弱	脾氣虛弱，運化無力，生血不足，臟腑失養	聖愈湯 + 香砂六君子湯
脾虛濕盛	脾陽不足，水濕內停。	香砂六君子湯 + 耆 + 薑附桂 + 茯苓、澤瀉
濕熱蘊脾	長夏濕熱。夏月貪涼。嗜食肥甘酒酪。	柴胡、葛根、羌活；清熱化痰理氣利濕
脾陰不足	過食辛燥。燥熱外感。陰虛內灼。	清熱養陰 + 理氣

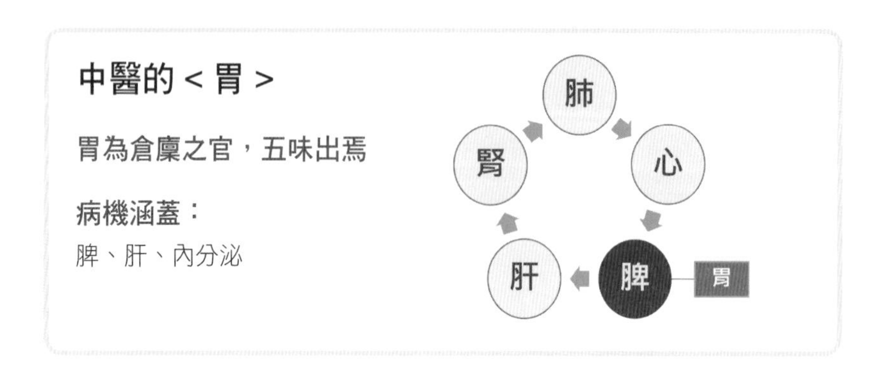

胃的病機

證候	說明（病因、症狀、機轉）
胃失和降	傳導失司 + 胃氣上逆
胃虛不納	胃氣虛、胃陰虛
胃脘積滯	食阻氣機，升降失調、食滯不化，濕熱蘊生
胃熱熾盛	嗜食辛辣厚味、外感熱邪
胃絡瘀阻	氣滯血瘀、瘀塊、膿瘍、吐血、便血
胃絡損傷	吐血、便血

與＜胃＞系病機相關之疾病例舉

一、胃腸疾病

■ 常見症狀

・一般：胃痛、胃酸過多、嘈雜、胃食道逆流、心下脹痞、納少久不消。

・排便：溏便、便秘、大便不暢、便黏。

■ 慢性化 / 嚴重

・慢性胃炎、胃潰瘍、胸腹癲癇

・肝硬化腹水、胃癌

■ 整體治療思路

・實亢：表現胃熱熾盛、消穀善飢、血糖升高、合併肝鬱化火、肝陽上亢......等。治以清熱解毒，加疏肝、平肝。

・亢衰同現：表現肝木克脾土、胸腹癲癇、慢性胃炎......等。治以清熱溫陽、寒熱互用，並加入疏肝、補腎，或引火歸元。

・虛衰：表現土敗水寒、脾腎陽虛、低蛋白血症、肝硬化腹水......等。治以溫補脾陽、腎陽。

二、腸胃型感冒

■ 定義

・亦即「病毒性腸胃炎」，為病毒入侵腸胃道黏膜，使病人同時出現呼吸道、或單純腸胃不適之症狀，有別於一般吃壞肚子的細菌性感染。

■ 治療思路

・解表+清熱解毒+疏肝+健脾理氣

三、肝硬化腹水

■ 定義與病因

・肝硬化晚期病人，長期門脈壓升高、灌流不足，腎動脈受刺激而收縮，並產生抗利尿激素，增加水與鈉的回收，以增加體內有效血流量。

・但此時腹內臟器為動脈擴張、門靜脈壓偏高的狀態，加上肝臟製造白蛋白

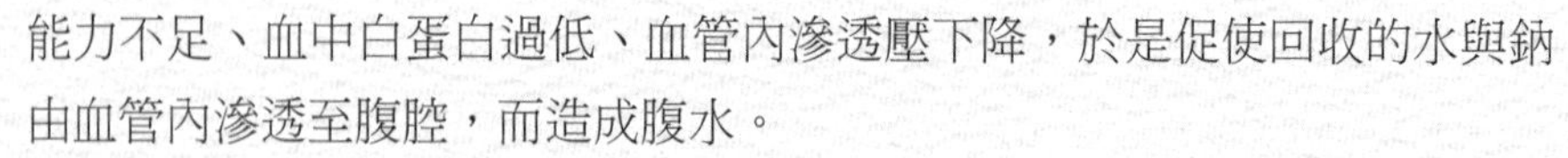

能力不足、血中白蛋白過低、血管內滲透壓下降，於是促使回收的水與鈉由血管內滲透至腹腔，而造成腹水。

■ 治療思路

・柔肝+溫補脾陽、腎陽

四、胃腸上皮化生（Gastric Intestinal Metaplasia）

■ 定義

・慢性胃炎時，胃黏膜上皮轉變為腸黏膜上皮組織，稱為腸上皮化生，常合併有慢性胃炎，特別是慢性萎縮性胃炎。

・胃黏膜腸上皮化生為胃癌前的病變階段之一，演變如下：慢性發炎→慢性淺表性胃炎→慢性萎縮性胃炎→胃黏膜腸上皮化生→非典型增生→胃癌。

■ 病因病機

・胃內酸性降低，伴隨胃粘膜改變其外觀偏向腸粘膜。

・危險因子包括：幽門螺旋桿菌感染者、吸煙者、酒精飲用者、膽汁反流者以及缺乏必需維生素（主要是維生素C）者。

■ 治療思路

・寒熱互用（清熱+溫陽）+化瘀+柔肝

五、免疫性血小板低下症（ITP / Immune Thrombocytopenia Purpura）

■ 定義

・一般簡稱紫斑症，可能與感染誘發的免疫反應有關，導致血小板被自體免疫系統攻擊，造成數目減少而產生相關的症狀。

■ 病因病機

・病毒感染

・免疫過亢

・脾虛無以統血

■ 治療思路

・病毒感染：清熱解表+補腎養血

・免疫過亢：清熱養陰+補腎養血

・脾虛無以統血：脾腎兩補、養肝血

六、功能性子宮出血

■ 定義

・因調節生殖的內分泌系統異常，在排除任何器質性病變的情況下，出現子宮異常出血的症狀，包括：月經週期過短、月經次數過少、月經出血過多或過少、經期過長、非經期出血。

■ 病因病機

・青春期（月經剛來2~3年），腦下垂體－下視丘－卵巢之功能尚未成熟穩定。

・女性更年期，荷爾蒙分泌紊亂。

・女性長期情緒壓力，或過勞、或熬夜，導致荷爾蒙分泌紊亂。

■ 治療思路

・青春期：補腎+清熱化瘀

・更年期

>抑制雌激素過度表現，導致內膜增生：屬瘀熱症，清熱化瘀。

>穩定黃體素反制雌激素：屬腎虛瘀熱，補腎+引火歸元+清熱化瘀。

・長期情緒壓力：屬腎虛合併肝鬱化火，補腎+引火歸元+疏肝理氣+清熱化瘀。

・長期熬夜、過勞：屬腎虛瘀熱，補腎+引火歸元+清熱化瘀。

七、眩暈

■ 定義

・主要症狀：自身或周圍物體有旋轉或搖動的感覺，或如坐船中起伏波動、路面高低不平，不敢跨步。

・發作劇烈時，會出現強迫性運動，如：傾倒、眼震、複視、錯定物位。

・其他症狀：面色蒼白、出汗、脈搏和血壓改變、噁心、嘔吐。

・嚴重甚至會暫時性黑矇、意識消失。

■ 病因病機

・血氧不足：心肺功能差、營養不良、貧血；屬脾胃氣虛、氣血兩虛、心陽虛。

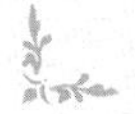

‧耳石掉落：氣血兩虛、腎虛。

‧血管痙攣：由於身體因應情緒、氣候、作息等因素，而出現內分泌、自律神經之應激反應；屬肝鬱氣滯 / 化火、肝陽上亢，或合併腎虛。

‧病毒感染：神經毒性、發炎、腫脹；屬表風熱、少陽熱（合免疫）。

‧代謝廢物：淋巴液增生；屬痰熱或寒飲。

‧血管循環：血瘀而導致氣滯、氣虛、寒瘀、熱瘀等。

‧神經損傷：屬腎陽虛、氣血兩虛。

■ 治療思路

‧血氧不足：

>補氣養血、補氣健脾

>如半夏白朮天麻湯加黃耆、或聖愈湯。處方必有黃耆（或人參）

‧耳石掉落：

>補氣養血、補腎溫陽

>如真武湯、半夏白朮天麻湯、或補腎法加黃耆（人參）

‧血管痙攣：

>疏肝緩肝、滋腎養肝

>補腎法+柴胡、白芍、大棗

‧病毒感染：

>清熱解表、和解表裏

>葛根湯、柴胡桂枝湯

‧代謝廢物：

>清熱化痰、健脾燥濕

>苓桂朮甘湯、溫膽湯、理氣化痰藥

‧血管循環：

>活血化瘀

>丹參、川芎、沒藥、骨碎補

‧神經損傷：

>補腎溫陽、補氣養血。

>聖愈湯、補腎法、補陽（乾薑、附子、玉桂子）

眩暈

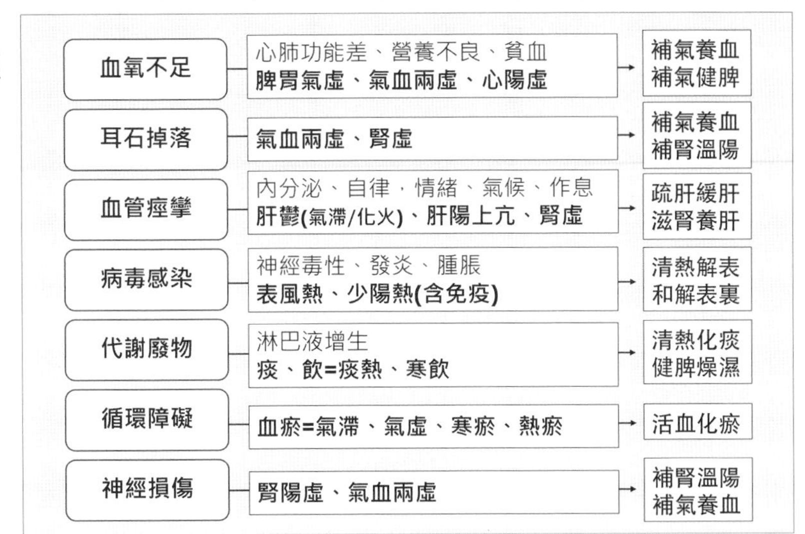

補氣養血
補氣健脾

補氣養血
補腎溫陽

疏肝緩肝
滋腎養肝

清熱解表
和解表裏

清熱化痰
健脾燥濕

活血化瘀

補腎溫陽
補氣養血

半夏白朮天麻湯　苓桂朮甘湯

溫膽湯　聖愈湯　真武湯

葛根湯、柴胡桂枝湯

熟地黃、山茱萸、炒杜仲

柴胡、白芍、大棗

黃耆、人參、當歸　丹參、川芎

黃芩、黃連、黃柏

乾薑、附子、玉桂子

陳皮、砂仁、半夏、茯苓、葛根、萊菔子

病案介紹

案1 脾虛失運 / 小兒納差易溏

男童，3歲大。瘦小，胃納差，易溏便，9kg。

鼻過敏，膚乾癢，易感冒，地圖舌 / 淡白。

處方 （平日調養）科學中藥

陳皮1g 砂仁1g 蒼朮1g 山楂1g 黃耆1.5g 當歸1g 杜仲1g 乾薑0.5g 3x1/日

處方 （感冒期間）科學中藥

柴胡0.5g 桂枝1g 黃芩1g 連翹1g 乾薑0.5g 附子0.5g 黃耆2g 砂仁1g 山楂1g 3x1/日

〈治療思路〉

本案治療處方分兩種，因應易感冒體質：

- 平日處方：

  以健脾養胃（陳皮、砂仁、蒼朮、山楂）為主，黃耆補氣增強免疫，當歸養血改善皮膚乾癢，杜仲補腎促進成長，加少量乾薑改善鼻過敏與便溏。

- 感冒處方：

  以柴胡桂枝湯精神，黃芩、連翹抗菌消炎，砂仁、山楂顧護胃氣，黃耆、乾薑、附子，補氣助陽，從根本改善易感冒體質。

案2 脾胃升降失調 / 巴瑞特氏食道＋胃腸上皮化生

男性，56歲。現病史=B肝，胃及十二指腸潰瘍，焦慮，長期鼻過敏。

胃酸逆流，HP（+），腸息肉 / 3年1發，眠淺，大便不暢，顏晦，焦慮。

長期胃腹脹痞甚，食少 / 消化極慢，胸腹癲癇 / 氣上衝胸。心悸頻，肌束震跳頻繁。

舌瘦薄乾萎暗瘀 / 舌下瘀，脈弦弱。

西醫診斷：巴瑞特氏食道+胃腸上皮化生+胃潰瘍。

初診 111/8/7

處方 水煎劑

柴胡4錢 白芍3錢 陳皮8錢 砂仁8錢 丹參5錢 黃芩5錢 黃連1.5錢 乾薑1.5錢 附子1.5錢 玉桂子1.5錢 黃耆10錢 大棗5錢 何首烏5錢 炒杜仲8錢 （劑/日）

註：續服2個月（54帖）

〈治療思路〉

- 心悸、胸腹癲癇及肌束震跳，乃一派腎虛症象，故以補腎溫陽+補氣（首烏、杜仲、桂、附、耆），以提供身體源源不絕的後援能量，而大便不暢，提示肝氣鬱結，故搭配疏肝緩肝（柴胡、白芍），避免交感神經聚焦作用於脾胃部位，而產生過度反應諸症。
- 但胃酸、痞脹是令病患極度不適的核心問題，故以寒熱藥互用（黃芩、黃連、乾薑、 附子、玉桂）加上丹參化瘀（依舌象）、健補脾氣（砂仁、陳皮、北耆），共同改善亢（胃酸過量分泌、久病必瘀）衰（脹痞消化力弱）同現之腸胃細胞環境。

心悸、胸腹癲癇及肌束震跳改善，改方如下：

處方 水煎劑

何首烏8錢 當歸8錢 丹參8錢 黃芩5錢 黃連1.5錢 乾薑1.5錢 附子1.5錢 玉桂子1.5錢 陳皮8錢 砂仁8錢 黃耆10錢 （劑/日）

註：第二方續服1個月（32帖），面潤、舌象紅活，諸症明顯進步，續調理。

〈治療思路〉

- 心悸胸腹癲癇改善，表示腎虛已改善，接續治療改以柔肝為主。由於食道和胃腸黏膜長期反覆發炎，勢必往「皮革胃」發展，由舌象（瘦薄乾痿暗瘀）亦佐證腸胃內環境也確實呈現如此態勢。
- 此時，間質細胞增生速度較正常細胞更快，為避免纖維化變異導致癌化，必須以柔肝兼化瘀法（首烏、當歸搭配丹參），並且寒熱互用，續調一段時日。

案 3 脾胃升降失調 / 慢性胃炎

男性，64歲。

2年前胃炎後，終日胃脹悶痛，消化極慢，無饑感，消瘦，無華，夜眠難 / 服利福全。舌偏暗紅，脈弦弱。

106/11/18

處方 科學中藥

柴胡1.5g 白芍1.5g 黃耆1.5g 黃芩1 黃柏1g 砂仁1.5g 陳皮1.5g 山楂1.5g 丹參1.5g 肉桂0.5g 附子0.5g 乾薑0.5g 3x1/日

〈治療思路〉

- 本案乃因先前胃炎未獲妥善治療，而遺留腸胃功能弱化之病根，中藥於寒熱互用基礎上處方，加上柴胡、白芍緩解神經應激，能引導腸胃粘膜自我修復。
- 由臨床經驗，若僅單純給予陳皮、砂仁、山楂，健脾養胃療效常差強人意，須搭配補氣溫陽藥物（北耆、薑附桂），始可幫助推動與傳導。

案 4 肝胃失和 / 胃潰瘍

男性，71歲。病史：心臟病、胃潰瘍、腎結石（2次碎擊 / 上一次在去年）。
胃潰瘍，服西藥4年，近胃痛甚4個月，諸治無效。 大便日2行，胃納少，脹痞不消，面膚萎黃無華，乾渴，易醒難再。舌瘦淡暗紅齒痕，脈弦弱。

一診

處方 水煎劑

何首烏5錢 炒杜仲8錢 黃芩5錢 黃連3錢 乾薑3錢 附子3錢 陳皮8錢 砂仁8錢 黃耆15錢 當歸4錢 柴胡4錢 白芍4錢 7帖（2日服1帖）

處方 科學中藥

何首烏1.5g 炒杜仲1.5g 黃芩1g 黃連1g 乾薑1g 附子1g 陳皮1.5g 砂仁1.5g 黃耆1.5g 柴胡1g 白芍1g 2x7日

註：以上處方共服2週

二診 胃痛改善多，幾乎不痛，納善，氣色進步。但近日盜汗顯，眠淺。
減薑、附、耆，加大棗、青蒿、地骨皮（2週）。

三診 盜汗改善，眠可，胃善，體力佳。
去棗、青蒿、地骨皮，加山茱萸、少量桂附。

〈治療思路〉

- 由症象與舌脈診斷，可知本案為反覆胃發炎合併寒痛，寒熱互用（黃芩、黃連、乾薑、附子）可收抗發炎與修復粘膜之廣效。

- 由舌瘦齒痕、年紀（71歲）、久病必虛、脹痞、面色萎黃，故以補腎溫陽與補氣養血（首烏、杜仲、黃耆、當歸），從根本扶正修復，但考慮乾渴、眠差，表示體質易動風化燥，故疏肝清熱（柴胡、白芍、黃芩、黃連）為佐。
- 首烏、當歸，柔肝養血，改善胃壁因反覆發炎導致萎縮及慢性纖維化。
- 二診諸症改善後，反而盜汗、眠淺，表示正氣來復，交感神經啟動，恐將化燥，故減乾薑、附子、黃耆劑量，加入大棗、青蒿、地骨皮。
- 三診諸症改善，改以補腎法，加少量肉桂、附子引火歸元，引導陰平陽秘、穩固療效。

案 5 肝胃失和 / 化療性胃炎

女性，69歲。

病史：高血壓，顛痛，氣喘，晦暗，易化燥。左頸神經壓迫，右膝熱腫痛，耳鳴。

右乳癌1期 / 三陰性 / 手術+化療。

110/10/16

化療後：胃酸逆流，痞嘈灼，痞脹，抽筋，大便不淨，眠淺。

舌絳瘀紅，脈弦。

處方 **科學中藥**

半夏瀉心湯9g 黃連1.5g 砂仁1.5g 萊菔子1.5g 乾薑0.5g 3x1/日

〈治療思路〉

本案為化療損傷腸胃粘膜，雖然表現一派熱痛症象，但脾胃為後天之本，若僅清熱利濕，而無兼顧修復，病人將無體力繼續完成療程。半夏瀉心湯為寒熱互用之代表用方，更加重寒熱藥劑量（黃連、乾薑），與幫助消化運作藥物（砂仁、萊菔子），可同時兼顧消炎與修復。

案 6 肝木剋脾 + 腎虛 / 胸腹癲癇

男性，63歲。氣喘30年，類固醇1粒+噴劑=4年。常氣喘發作急診。

110/3/6

1個月前急診，服抗生素1週，之後胃酸逆流，胸悶痰哽，
脹痞束緊不欲食，氣上衝胸，溏便，眠淺易醒，
喘咳，燥渴，鼻乾，痰黏凍，頻尿溲細。舌淡暗胖，脈弦弱。

處方 **水煎劑**

柴胡4錢 桂枝5錢 白芍4錢 黃芩4錢 連翹4錢 乾薑1錢 附子1錢 何首烏5錢 炒杜仲8錢 陳皮8錢 砂仁5錢 黃耆15錢 （劑/日）

註：服7帖後，諸症皆有進步，續調理。

〈治療思路〉

- 由症象可知本案為胸腹癲癇，與自律神經失調高度相關，症狀嚴重者，西醫一般給抗癲癇藥物，並觀察等待，而中醫以疏肝緩肝+補腎治療，常收極佳療效。
- 考慮患者反覆感冒誘發氣喘，故以柴胡桂枝湯精神，柴、芍疏肝、緩解交感過亢與橫膈膜痙攣，加清熱抗炎（黃芩、連翹）與溫陽（乾薑、附子），協同黃耆為氣管粘膜帶來大量抗體，糾正好發氣喘的體質，加上陳皮、砂仁可緩解因投用抗生素後引起的腸胃諸症。
- 本案的關鍵在於補腎（何首烏、杜仲）+疏肝（柴胡、白芍），補腎納氣協助改善氣喘，補腎疏肝協助改善交感亢進導致之胸腹癲癇。

案7 肝木剋脾 / 胰臟發炎

女性，62歲。53歲膽囊術除。常胰臟炎發作急診。
平日胃脹痛，眠難易醒多夢，心悸甚，緊張焦躁。右肋痛至背 / 多年。

109/9/4 胃痛甚，氣上衝胸，胸腹灼熱，感咳，眠難，Amylase=250（23~85U/L）

處方 **科學中藥**

柴胡1g 桂枝1.5g 黃芩1.5g 黃連1g 連翹1.5g 乾薑0.5g 砂仁2g 黃耆2g 甘草1g 陳皮2g （以上分3包/日服4包）

註：服中藥即不痛，以上處方服14日， Amylase=45

109/9/21 食香蕉復胃痛甚，舌下瘀。

處方 **科學中藥**

柴胡1g 延胡索1.5g 黃芩1.5g 黃連1.5g 乾薑0.5g 陳皮2g 砂仁2g 黃耆2g 丹參2g（以上分3包/日服4包）

註：以上處方服7日，痛改善，仍脹痞，咳嗽。

〈治療思路〉

- 本案以柴胡桂枝搭配補氣、健脾胃與寒熱藥互用（黃芩、黃連、連翹、乾薑），有效改善胰臟發炎（Amylase澱粉酶由250降至45）與胸腹灼熱痛。
- 二週後因食香蕉又復發，表示療效尚未穩固，故加入延胡索搭配方中的陳皮、砂仁，加強理氣止痛之效。

案 8 脾虛痰濕 / 眩暈

女性，36歲。常發眩暈。

每逢經前、變天、節氣、熬夜，易發大眩暈至吐。

面白無華，平日體力弱，腰痠、頭暈、頭痛、常低潮。

胃腸弱，脹痞、噁心、納差、易溏便。口微渴，易腫脹感。

舌淡白，脈弦弱。

處方 **水煎劑**

半夏4錢 白朮5錢 天麻4錢 黃柏5錢 乾薑1錢 附子1錢 玉桂子1.5錢 茯苓4錢 陳皮8錢 砂仁4錢 黃耆15錢 當歸4錢 炒杜仲8錢 大棗8錢 （劑/日）

註：持續調理三個月（近100帖），諸症改善，不復發眩暈。

〈治療思路〉

- 本案以半夏白朮天麻湯的精神，加黃耆、當歸、杜仲，健脾補腎+補氣養血，改善因脾虛導致腦部及身體的水分、淋巴液調節不良。
- 半夏白朮天麻湯為香砂六君子湯的化裁，具有健脾理氣淡滲利濕功能。加重黃耆補氣升提，增強心肺功能，令攜足夠血氧至腦部。加杜仲補腎，協助改善應激性不適 （逢月經、變天、熬夜發大眩暈）。加乾薑、附子、玉桂子溫陽，增強推動功能。加大棗改善憂鬱低潮。加黃柏預防補劑化燥。
- 全方健脾利濕+補腎溫陽+緩肝，共同改善脾虛水濕所導致諸虛弱症象。
- 本案處方關鍵，在於健脾處方，加重黃耆、加薑附桂溫陽、加杜仲、大棗，則諸症可同時改善。

案 9 脾主肌肉 / 肌萎症（肌束顫跳後萎削）

男性，52歲。平素身體壯實。

近幾年過勞，營造業 / 長期趕工 / 廠房鐵皮屋 / 夏日高溫40度。

近一月迅速消瘦，全身多處肌肉震跳 /上臂尤甚，每有肌肉震跳後即發生該肌肉萎削，貼骨。牙關僵緊，面晦，濃茶咖啡提神，抽菸，眠6h，舌淡紅，脈弦弱。

處方 水煎劑

熟地黃5錢 山茱萸4錢 當歸4錢 川芎3錢 炒杜仲8錢 黃柏5錢 黃耆20錢 附子3~5錢 玉桂子3~5錢 陳皮5錢 砂仁5錢 （劑/日）

（多夢、膚癢=減桂附為1.5錢，加黃柏為8錢）

註：每日1帖，持續調養一年，肌肉震跳改善，肌肉長回。
之後斷續調養半年，追蹤10年（110年）皆善。
調養期間，飲酒、感冒、過勞、咖啡濃茶即復發，戒菸後始能全部停服中藥。
111年因腸胃炎復發，調理後迅速恢復。

〈治療思路〉

- 本案身體看似壯實，卻面晦、脈象虛弱，推論應與眠少又長年停留高溫環境中，造成身體過度消耗有關，故以大補腎（熟地、山茱萸、杜仲、玉桂、附子、黃耆），加上黃柏防化燥，當歸、川芎改善循環。
- 服藥後肌肉震跳改善及長回肌肉後，但遇飲酒、感冒、過勞又復發，表示尚未達至陰平陽秘，叮嚀應續調，且需睡眠充足與戒菸（降低耗氧），才能完全停服中藥。

案 10 脾主肌肉 / 腸胃炎後肌少

男性，62歲。曾有震跳性肌萎症 / 100年來院調癒。

急性腸胃炎後，迅速消瘦 / 肌肉鬆軟。

110/9/26

發熱、上吐、下瀉，納差，脹痞，虛弱乏力，迅速消瘦。

處方 水煎劑

柴胡4錢 葛根4錢 羌活3錢 黃芩5錢 黃連3錢 黃柏5錢 白芍3錢 陳皮8錢 砂仁8錢 黃耆15錢 何首烏5錢 炒杜仲8錢 （劑/日）

處方 **科學中藥**

柴胡1g 葛根1.5g 黃芩1.5g 黃連1.5g 白芍1g 陳皮1.5g 砂仁1.5g 黃耆1.5g 何首烏1.5g 炒杜仲1.5g 2x1/日

註：以上處方，日服1帖煎劑（分2次）+2次粉劑，持續調養14日。
加服電解水2週/囑多休養少耗體力。
一個月後肌肉長回，體力恢復。

〈治療思路〉

- 本案乃脾腎陽虛體質，故容易離子丟失（腸胃炎上吐下瀉）而導致肌肉流失，須多補充電解水，多休養、減少體力消耗，並以補腎健脾藥法治療。
- 在大補脾腎（首烏、杜仲、黃耆、砂仁、陳皮）的基礎上，柴胡、白芍緩解神經亢奮，葛根、羌活、黃芩、黃連抗菌解肌熱，令病邪有出路。

案 11 脾主肌肉 / 男性更年後肌少

男性，58歲。

110/10/30

肌肉萎縮無力，體虛腿痠項強，眠納便可，面膚萎黃無華。

民國87年因發生氣爆，導致昏迷損傷後（35歲時），體力嚴重衰退。

舌瘦薄暗紅，舌下瘀深

處方 **水煎劑**

陳皮8錢 砂仁4錢 何首烏5錢 炒杜仲8錢 黃柏5錢 黃耆15錢 骨碎補8錢 丹參4錢 乾薑1錢 附子1錢 玉桂子1.5錢 （劑/日）

〈治療思路〉

考慮本案年紀相當於男性更年期，加上長年累積損傷，故以補腎法（首烏、杜仲、黃耆）加上陳皮、砂仁幫助消化吸收，以乾薑、附子、玉桂引火歸元，但因舌瘦薄暗紅，表示容易化燥體質，薑附桂只能少量酌用，再加黃柏防止化燥，久病必瘀且舌下瘀深，除丹參外，重用骨碎補，化瘀中同時堅筋壯骨。

案 12 脾主肌肉 / 酒精性神經脫髓鞘

男性，38歲。酒精中毒。

營養吸收不良，易吐，消瘦，肌少，手抖顯，不能眠，反應遲滯。

神經脫髓鞘，行難需攙扶 / 無法下樓，手足乏力，刺痛麻。

舌淡紅嫩薄，脈弦弱。

初診 99/4/21

處方 **水煎劑**

黃耆25錢 當歸4錢 陳皮5錢 砂仁4錢 白朮5錢 黃芩4錢 黃連3錢 乾薑3錢 附子3錢 半夏4錢 大棗8錢 茯苓4錢 （劑/日）

註：服21帖後＝食量增，行路改善，行多膝無力，去半夏。
　　再17帖（共38帖）＝諸症改善多，活動自如。
　　再28帖（共66帖）＝鞏固療效。

〈治療思路〉

由本案舌淡紅嫩薄與諸症象研判屬脾腎陽虛，但考慮年紀尚輕，尚無需補腎（粒線體長度充足），故以大補氣血（重劑黃耆、當歸）+補陽（乾薑、附子）+健脾養胃（陳皮、砂仁、白朮、茯苓），共蓄養護肌肉之後援，再以黃芩、黃連清除酒精損傷神經髓鞘之炎性反應，以半夏、大棗緩和亢害相隨。

案 13 脾主肌肉 / 甲亢周期性麻痺

33歲男性，甲亢，消瘦，二尖瓣脫垂，周期性麻痺 ，常突軟癱，

原每週一發，現每晨必發，且日發數次，

每次發作軟癱須由家人按摩多時才能起身，

四肢畏冷痠麻知覺差，多溏，

舌暗瘦紅下瘀，脈弦細緊，熬夜8年。

第一階段處方 **水煎劑**

熟地黃5錢 山茱萸4錢 生杜仲5錢 炒杜仲5錢 白芍4錢 蒼朮8錢 乾薑1.5錢 附子1.5錢 玉桂子3錢 黃耆8錢 陳皮8錢 砂仁4錢 黃柏5錢 6週/共35帖 （劑/日）

註：服藥期間，漸從每週發一次→清晨將發不發→無發作，
　　曾自停3日全無服藥＝發作2次，食披薩汽水發作但症減。

〈治療思路〉

病人長期過度熬夜損耗，神經受損、功能已全面低下，致周期性麻痺反覆發作，已損傷神經、肌肉及心臟，屬腎陰陽兩虛階段，故以補腎處方，加黃柏、乾薑、附子、玉桂，腎陰陽兩補。生炒杜仲各5錢，強力補腎利腰間血但不致化燥（純用生杜仲補腎無力，純用炒杜仲恐化燥助邪），加蒼朮合併乾薑，改善甲亢多溏。加黃柏5錢可約制薑附桂之熱性。加黃耆8錢，協助改善神經、肌肉及心臟因鉀離子失衡之損傷。

小發，眠淺，胸以上煩熱，五心熱，煩躁，溏3行，脈滑弱。

第二階段處方 水煎劑

代赭石8錢 龍骨5錢 牡蠣5錢 白芍5錢 生地黃5錢 懷牛膝5錢 蒼朮8錢 生杜仲8錢 黃柏5錢 生甘草1.5錢 大棗5錢 陳皮8錢 砂仁4錢 6週/42劑 （劑/日）

註：諸症改善，好眠，無發作，
之後藥量減半，續服共半年後停藥，
至今追蹤7年，壯碩，症象善，不曾復發。

〈治療思路〉

- 身體損傷修復後，病人回復本態性陽亢，故以建瓴湯抑制其陽亢之勢，方能回復陰平陽秘的健康狀態，因原本損傷體質已被修復（腎氣漸足），故漸進停藥後仍不會再復發。
- 臨床常見有自體免疫體質者，或長期熬夜損傷，或糖尿病患，原本症象進展至須以腎陰陽兩補法治療，病人各種症狀陸續快速改善，待身體進步到幾近健康時，可能會迅速反彈為本態性熱亢症象，此時要快速修正處方，改以建瓴湯或免疫過亢方處置，若拘泥於原方，常會治療失敗。
（育生免疫過亢方：黃芩、黃連、黃柏、青蒿、知母、地骨皮、蒼朮）

案 14 濕熱蘊脾 / 腸胃型感冒

女性，61歲，乳癌史，肝膿瘍史。
腸胃型感冒，腹痛脹痞甚，胃腹熱，秘或溏，眠難，虛倦，
頭脹痛，煩躁，燥渴，唇暗，舌紅，脈弦數。

處方 **水煎劑**

柴胡4錢 葛根4錢 羌活3錢 白芍4錢 黃芩5錢 黃連3錢 連翹5錢 丹參8錢 陳皮8錢 砂仁8錢 黃耆8錢 川芎4錢 （劑/日）

處方 **科學中藥**

柴胡1g 葛根1.5g 羌活1.5g 白芍1g 黃芩1.5g 黃連1g 連翹1.5g 陳皮1.5g 砂仁1.5g 川芎1.5g 2x1/日

註：以上處方，日服1帖煎劑（分2次）+2次粉劑。
　　抓提=手三里、肩頸/肌束（解鬱熱+喚醒免疫）=立即性舒效。
　　諾羅病毒頻變種，須持續調理2週方能痊癒。

〈治療思路〉

- 本案表現濕熱蘊脾、難以發散，屬陽明肌熱、陽明腑熱，應為感染諾羅病毒癱瘓腸胃神經所致。
- 以柴胡、葛根、羌活解肌升發，讓病邪自表外散。
- 柴芍疏肝，黃芩、黃連、連翹解胃熱，陳皮、砂仁消脹氣，川芎引藥至巔頂，協同黃耆與諸藥減緩頭痛。
- 考慮病人有肝膿瘍的病史，又見舌紅，故清熱化瘀（黃芩、黃連、連翹、丹參）以預防。

案 15 胃熱熾盛 / 易飢消食 + 糖尿

男性，32歲。糖尿病 / 服降糖藥多年。

108/9/18

HbA1c=8.5 UA=10 GPT=86，停西藥指數復高起。

消食善飢，唾液腺腫大 / 硬結，體胖。舌絳暗紅，脈弦。

處方 **科學中藥**

黃芩1.5g 黃連1.5g 黃柏1.5g 青蒿1.5g 地骨皮1.5g 砂仁1.5g 丹參2g 沒藥1.5g 杜仲1.5g 3x1/日

註：長期調理，服中藥後=停降糖西藥，維持尚佳。
　　消食善飢，唾液腺腫大 / 硬結=皆改善。
　　HbA1c=6.4 acglu=110~135 UA=8 GPT=90（精神科西藥）。

〈治療思路〉

本案以清熱（黃芩、黃連、黃柏）、養陰（青蒿、地骨皮）、化瘀（丹參、沒藥）為主，改善大瘀大熱的根本矛盾（因多年高血糖與服用精神科西藥造成荷爾蒙過度表現）。

案 16 胃絡瘀阻 / 胃癌 3 期（預防復發）

男性，65歲。胃腺癌3期。（振興H.）105/6/21=術除2/3胃+肝右上葉+膽囊。

手術後=舌象仍暗濁+舌下瘀深=化療期間稍緩解，脈弦。

化療結束預防復發。

106/2/18

化療結束後，瘀象漸復。

胃潰瘍，胃酸，納可，指關節痛，體力可。

處方 水煎劑

陳皮8錢　砂仁4錢　黃芩5錢　黃連1.5錢　乾薑1錢　丹參20錢　黃耆10錢　骨碎補8錢（劑/日）

註：持續調養一年（每日1帖），之後二年改2日1帖，三年後改週2帖。

〈治療思路〉

- 本案瘀象甚重，雖長期用大劑丹參，病人舌質瘀象始終難以退散，故仍持續以中藥抑制腫瘤活性，三年後雖減服為每週2帖（偶爾丹參改每帖30錢），但始終不敢令病人停服中藥，病人心中頗有微詞。
- 但病人化療結束後的4~5年期間，同期病友皆陸續復發且已病歿，病人始可體會中醫治療預防癌症復發之價值。

案 17 胃絡瘀阻 / 胃癌 3 期（癌性疼痛）

男性，69歲。胃腺癌3~4期。冠心病史，肺支氣管炎。

初診 105/11/26

上腹痛 / 夜顯 / 尚能忍，可平躺，不能側臥。虛倦，納少，便常，

面膚晦暗無華，消瘦。舌瘦薄紅苔白膩 / 舌下瘀深，脈弦滑。

處方 **水煎劑**

陳皮10錢 砂仁4錢 半夏4錢 黃芩5錢 黃連3錢 乾薑1.5錢 附子1.5錢 丹參15錢 黃耆15錢 延胡索4錢 黑神丹6g 6帖（劑/日）

二診 105/12/9 氣色善，痛減，納增，體力進步。

註：台大=預105/12/14手術。術後接續調理。

〈治療思路〉

本案以半夏瀉心湯之寒熱互用精神為主，寒熱藥互用。考慮體力差又須應付化療進行，故用黃耆15錢，丹參、黑神丹、延胡索共同緩解腫瘤的增生與癌性疼痛。（黑神丹：水蛭、地鱉）

案18 胃絡瘀阻／胃癌3期（癌性疼痛）

男性，72歲。胃腺癌3期=106術除2/3，B肝。

PET=110/1轉移淋巴結3cm，110/1化療6次後=1.8cm，110/12=2.2cm

110/2起口服化療藥。胃腹痛甚=做2次神經阻斷術後／更痛甚+脊背。

110/12/24

便秘，眠難，納差，胃腹胸背痛甚／強效止痛日4次仍。舌暗紅，脈弦數。

處方一 **水煎劑**

陳皮8錢 砂仁8錢 柴胡4錢 白芍4錢 黃芩5錢 黃連3錢 黃柏5錢 乾薑1.5錢 附子1.5錢 丹參8錢 川楝子4錢 延胡索4錢 黃耆15錢 （劑/日）

〈治療思路〉

一診先以柴胡、白芍、金鈴子散（元胡、川楝子）緩解神經阻斷術後的神經敏感亢奮，寒熱藥互用改善胃症。

110/12/31 仍痛甚，脊背痛處冰火脹痛感／溫可稍緩解。

處方二 **水煎劑**

陳皮8錢 砂仁8錢 黃芩5錢 黃連3錢 青蒿4錢 地骨皮4錢 乾薑1.5錢 附子1.5錢 丹參10錢 骨碎補10錢 黃耆15錢 當歸4錢 （劑/日）

111/1/8 痛減，納增，止痛3次／可緩解。

〈治療思路〉

本案從多角度治療，以緩解疼痛：

- 補氣養血+養陰清熱：主訴冰火痛為神經阻斷術後，導致神經損傷所致，具有寒熱往來的特性，故須兼顧修復神經損傷（黃耆、當歸、乾薑、附子）與緩解神經發炎（黃芩、黃連、青蒿、地骨皮）。
- 腫瘤壓迫將增添疼痛：加重化瘀藥（丹參、骨碎補），抑制腫瘤則疼痛可減。

案 19 胃絡損傷

女性，68歲。肝硬化腹水，敗血症，大吐血，高熱不退，馬偕囑換肝（餘命<2年）

輸血 / 白蛋白，結紮=食道靜脈瘤7枚 / 胃1大枚。AST/ALT=30/19 T-bil=0.6

PT=13（<12） APTT=31（<35） PLT=70k acglu=120 Hb=9.8

106/9/20 甫出院，虛暈語低行遲，胃飢飽痛，舌淡白暗枯，脈弦弱

處方一 水煎劑

柴胡4錢 桂枝5錢 黃芩4錢 黃連1.5錢 陳皮8錢 砂仁4錢 蒼朮4錢 甘草3錢 白芍3錢 黃耆20錢 當歸5錢 何首烏5錢 丹參5錢 （劑/日）

註：31帖症緩解，體力進步，仍易暈。

處方二 水煎劑

柴胡4錢 桂枝5錢 黃芩4錢 黃連1.5錢 陳皮8錢 砂仁4錢 黃耆15錢 當歸5錢 何首烏5錢 山茱萸4錢 炒杜仲5錢 丹參4錢 （劑/日）

註：服74帖，107/1月檢：靜脈瘤改善多=口糜（化燥）

處方三 水煎劑

柴胡4錢 白芍4錢 黃柏5錢 黃連3錢 陳皮8錢 砂仁4錢 黃耆15錢 當歸5錢 熟地黃5錢 山茱萸4錢 炒杜仲5錢 丹參4錢 大黃0.5錢 （劑/日）

註：口糜頻，胃酸逆流=64帖

處方四 水煎劑

黃柏8錢 陳皮8錢 砂仁4錢 萊菔子8錢 黃耆8錢 當歸5錢 何首烏5錢 丹參5錢 白芍3錢 山茱萸4錢 炒杜仲5錢 （劑/日）

註：胃酸多=21帖 之後易感冒咳嗽，續調。

107/9檢=肝硬化初級（餘命10年+），之後2日1帖續調一年，至今111年皆善。

〈治療思路〉

・本案甫接受靜脈瘤結紮術，故以預防感染與緩解交感過亢優先（柴胡、桂枝、白芍、甘草），桂枝擴張血管、甘草有助修復胃黏膜。

・水藥須一口一口慢慢喝，以免腸胃未能即時受納，或過度充血。

・肝硬化且血循環差，補氣養血（黃耆、當歸）為體力備援，柔肝（當歸、首烏）加上丹參，以修復肝硬化。

・修復一段時間後，體力漸恢復，開始有能力化燥，出現口瘡、胃酸（為神經修復過程的一種應激反應），此時北耆減量、捨去桂枝、清熱開始加重（改黃柏），並改以補腎法（首烏、山茱萸、杜仲）為主。

・若化燥現象往下調控，會開始變得容易感冒（虛象漸現）......如此反覆調控中，震盪幅度將逐漸減緩並朝陰平陽秘邁進，此時疾病治療才算告一段落。

案 20 脾虛流涎 / 9~12 腦神經退化

女性，70歲。

MR=C4/5/6神經壓迫、L4神經壓迫

97/6/6（以下括號中數字為受損之腦神經）

易不自覺流涎（9），常後項酸痛至顛額，額痛

語遲，易咬舌，舌強（12），嗆水咳逆（10、11），易抽筋

舌淡暗紅 / 下瘀，脈弦細弱

處方 水煎劑

川芎8錢 天麻8錢 丹參8錢 葛根8錢 熟地黃5錢 當歸4錢 黃耆20錢 陳皮8錢 黃柏4錢 7帖 （劑/日）

註：7帖後，諸症有改善。

接續調理二個月，至今84歲，反應靈敏，仍上社會大學。

〈治療思路〉

・9~12對腦神經退化，表示病人後腦至前額的循環甚差，川芎、葛根循背膂而走頭面，加上丹參化瘀疏通、天麻改善腦血循環。

・病人至今84歲還能參與社會大學課程，表示當年的治療，成功攔截腦部的痴呆退化，令人欣慰。

・若續療L4神經壓迫，可改以補腎法（熟地、山茱萸、炒杜仲、續斷、碎補），黃耆減量，再加上少量玉桂、附子即可。

案 21 脾不統血 / 經崩虛暈

王女，50歲，48歲起原經遲不定，經量尚可，
近半年經崩終月，刮除內膜二次，仍快速增厚及經量過多不停，服荷爾蒙效差。
虛弱，心悸，頭暈痛。舌淡白齒痕，脈細弱。

處方 水煎劑

熟地黃5錢 山茱萸4錢 玉桂子3錢 附子1.5錢 丹參8錢 沒藥4錢 黃芩8錢 黃耆15錢 當歸3錢 陳皮5錢 枳實5錢 （劑/日）

註：以上處方續服，服藥後經逐月，
第一次經來2日量少，第二次量多3日，第三次量少，遂停服中藥。
之後維持經遲量少，於一年後順利停經。

〈治療思路〉

・本案屆齡更年期，因黃體不足，造成內膜過度增生而月經量崩，須以補腎+清熱+化瘀施治。
・以熟地、山茱萸、黃耆、玉桂、附子穩定荷爾蒙軸線，再以丹參、沒藥、黃芩抑制內膜增生，若欲加強療效，可再加上炒杜仲。

案 22 脾不統血 / 經多 + 痞脹

林女，45歲。工作過度思慮，損耗心神。
月經常遲滯（2~3月1行），經量過多，經色淡。
胃痞脹甚 / 黃昏後尤甚，食後久不消化，無飢感。
面白無華，虛暈，水氣，腰背痠，低潮，口乾。
心悸，多汗，眠淺，二便可。
舌淡紅齒痕少苔，脈細弱。

處方 水煎劑

陳皮8錢 砂仁5錢 白朮5錢 茯苓5錢 熟地黃5錢 山茱萸4錢 炒杜仲8錢 黃耆15錢

大棗8錢 黃柏5錢 附子1.5錢 玉桂子3錢 （劑/日）

註：斷續調理，皆有改善。

〈治療思路〉

由本案各種症象可知經量過多乃血管收縮力不好所致（非上案之內膜過度增生），故須大補脾腎之陽。

肝系病機及臨床

肝系病機及臨床

中醫的＜肝＞

肝為將軍之官，陰中之陽，謀慮出焉
藏血，主筋，屬木

病機涵蓋：
肝臟，肝經，血液、情志
神經、內分泌、免疫

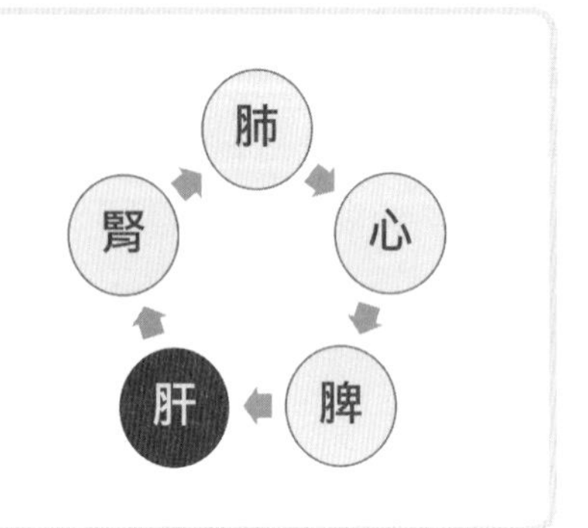

以下從幾個方面，探討中醫「肝」的生理功能與生理特性：
生理功能：體陰而用陽，性剛而喜柔、主藏血、主疏泄、肝藏魂
生理特性：開竅於目、在志為怒、肝主筋，其華在爪、肝與膽相表裏

■ **體陰而用陽，性剛而喜柔**

・體陰而用陽：主藏有形之血，又主疏泄無形之氣。
・性剛而喜柔：肝陽上亢、肝風內動諸症，皆須考慮以柔肝養血之品調節。

■ **主藏血**

・四物湯：月經、眼睛、筋膜。
・平臥以養肝：例如慢性肝炎。
>《素問・五臟生成》：「人臥血歸於肝。肝受血而能視，足受血而能步，掌受血而能握，指受血而能攝。」
>肝具有貯藏血液和調節血量的生理功能（肝是血液分發和儲藏的調節中心）。
>血液化生後貯藏於肝臟（食物營養被腸道吸收後，從門脈進入肝臟），隨人體活動量需要而向外周輸布，維持各臟腑功能及全身筋骨運動。
>肝糖原是能量的儲備形式，一旦有激烈運動、過度飢餓，肝糖原會釋放到血液中，轉化成葡萄糖為細胞提供能量。不耐飢餓、易頭暈、肝昏迷......者，都是肝糖原不足。

>臨床上以四物湯（熟地、當歸、白芍、川芎）、或其他養血柔肝藥物（何首烏、當歸、菟絲子、沙苑蒺藜）的加方，治療月經不調、視力損傷退化、筋膜肌腱......等疾病。

>肝炎患者，須多臥床休息，令大量血液回流至肝，能協助快速修復。

>肝不藏血，則會出現血虛、失血證候。

■ **主疏泄**：指規律性調節

・情志、作息、汗液、睡眠、二便、月經、免疫規律、荷爾蒙恆定、自律神經。

・主要生理功能：氣機的條達、促進消化吸收、精神情志的調節。

>肝有疏通、條達、升發、開展的功能，負責疏理全身氣、血、津液的流通與宣泄。

>任何有關規律性的的調節，都屬肝主疏泄的範疇，例如情緒壓力、作息、汗液的調節、睡眠、二便通暢、月經......等。

>水穀運化，必有賴肝的疏泄，消化功能如膽汁、胰液、各種消化酶的生成輸送與釋放，透過腸胃道神經、內分泌、血氧供給......的運作吸收。

>身體的恆定亦屬肝的疏泄，如神經功能、免疫調節、內分泌、交感 / 副交感、血管舒張收縮、血液運行、物質代謝、精神情志......等各系統功能的和諧。

■ **開竅於目**

・肝血虛：補氣養血，四物湯加方。

・柔肝養血：視神經細胞的再生修復（何首烏、當歸、菟絲子、沙苑蒺藜）

>肝臟的精氣通於目竅，視力的強弱和肝血的調節功能有關。

>肝血不足，目失所養，出現目睛乾澀，視力減退或夜盲。

>肝火上炎，見目赤多淚。

■ **在志為怒**

・怒則傷肝：

>易誘發高血壓、冠心病、胃潰瘍、眩暈、失眠、內分泌失調、月經紊亂......等。

>此乃疏泄太過，表現興奮亢進，臨床可見實亢或虛亢。

■ **肝主筋，其華在爪**

・主筋：纖維性結締組織（筋膜、肌腱、韌帶）。

・抽筋：血鈣不足，四物湯加方。

・筋僵：四物湯+杜仲、骨碎補。

• 免疫性：骨化肌炎（治則=疏肝養血+清熱）。

• 其華在爪：肝血足，爪甲榮。

>全身的筋膜、肌腱、韌帶，須有充盛肝血的滋養，才能強韌健壯。

>若肝血不足，筋失所養，便會出現手足震顫，肢體麻木，甚則屈伸不利。

>若邪熱傷津，津傷血耗，血不養筋，可見抽搐，角弓反張、牙關緊閉。

>抽筋的原因，可能是電解質不平衡、神經功能損傷、疲勞、受寒......等因素，中醫的治療以養肝血為主，常用四物湯加方，並囑咐病人保暖，考慮補充鹽分（過度忌口少鹽、汗尿流失過多者）。

>筋骨及韌帶拘緊僵硬，為肝血虛、肝失所養，以四物湯補肝血，加杜仲、續斷、牛膝、骨碎補......等堅筋骨藥施治。

>骨化性肌炎是自體免疫性疾病，為進行性骨質結構於肌肉、結締組織內沉積，引起關節周圍及肌肉紅熱、疼痛、拘緊、硬化，臨床治療以疏肝養血加清熱藥施治，效果良好。

>爪甲為筋血之餘，肝血充盈，則指甲堅厚且色潤澤。若肝血虛虧，則指甲軟薄脆且色枯萎。老年人或體弱多病者氣血虛衰，肝血不榮，會出現爪甲枯脆。

肝的病機

證候	說明（病因、症狀、機轉）
肝氣鬱結	月經、犯胃、胸脅、少腹、情志
肝火上炎	症狀：頭痛眩暈、面紅目赤、身熱心煩
肝陽上亢	本虛標實。上盛下虛。陰虛陽亢。
肝風內動	肝陽化風；熱極生風；陰虛風動。
肝血虧虛	生化不足；失血 ；久病。
肝經寒滯	陰寒客於肝經。外感、內寒。
肝脈瘀阻	肝經瘀滯。因寒凝、熱結、氣虛、氣滯、外傷、出血所致。
肝膽濕熱	濕熱病邪；濕熱內蘊。

氣機失調　氣機：概指生理功能活動

<氣機不利>	<氣機太過>	<氣機不及>	<氣機逆亂>	<氣機反作>	<氣機失調>
氣鬱	肝氣橫逆	肝氣不疏	氣逆	肺失肅降	氣虛下陷
氣滯	肝陽上亢	氣滯血瘀	氣陷	升降失調	心腎不交
氣閉	暴注下迫	腑氣不通	氣脫	血氣逆上	腎不納氣

肝氣逆亂

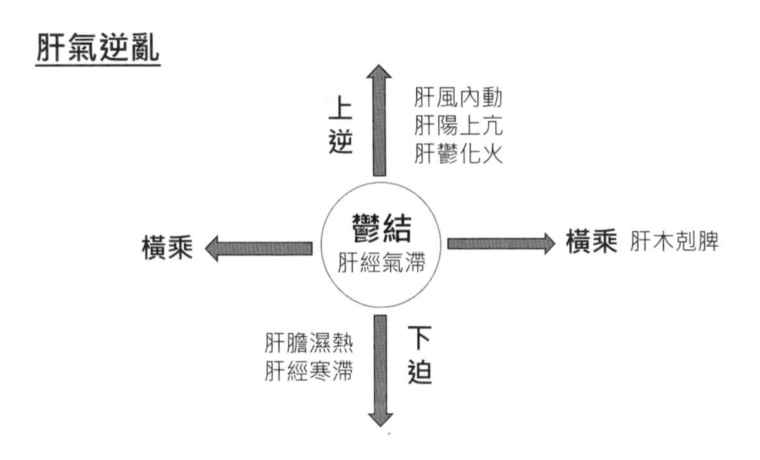

肝失疏泄→化火生風

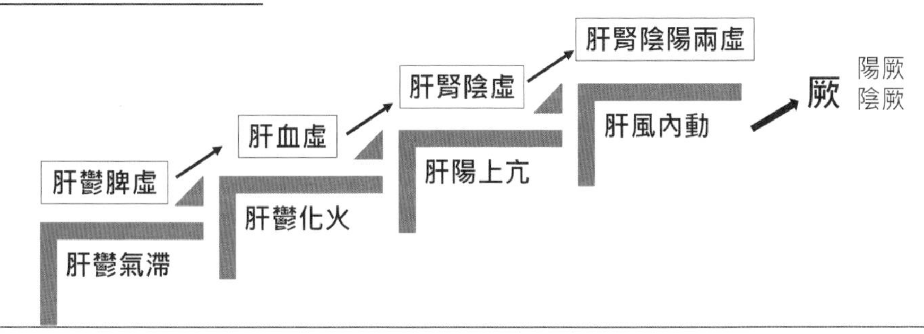

・圖像說明：肝失疏泄

>《類症治裁》：「風依于木，木鬱則化風，為眩，為暈，為舌麻，為耳鳴，為痙，為痹，為類中，皆肝風震動也。」

>肝：藏陰血，主柔潤，肝不柔則風動，治療肝系疾病須注意柔肝、養血、滋陰。

>肝的疏泄不及或太過，會導致神經、免疫、內分泌系統的不和諧。

>疏泄不及，則產生肝氣鬱結、肝鬱脾虛、肝氣犯胃......等證型。

>疏泄太過，則產生肝鬱化火、肝陽上亢、肝風內動......等證型。

>肝鬱化火、肝陽上亢、肝風內動，必耗血傷陰，進而導致肝血虛、肝腎陰虛，最後陰損及陽，導致肝腎陰陽兩虛。

>治療肝鬱化火證、肝陽上亢、肝風內動諸證，必考慮加入養肝血、滋腎陰、或肝腎陰陽同補，陰血及腎氣充足，則肝不橫逆。（腎上腺功能充足，則交感神經無須有代償性反應）

■ 肝失疏泄之臨床

臨床上各種原因產生的神經、內分泌、免疫功能紊亂，都有可能產生肝失疏泄諸證。

>應激性反應

如急性頭部創傷、急性高血壓、急性高血糖、壓力性失眠、恐慌焦慮......等。

>邪正相爭

各種因素啟動免疫，如各種外感、惡性腫瘤增殖期、化放療期間、免疫疾病......等。

>自律神經失調

自律神經失調所產生的各種症狀，如失眠、心悸、頭暈頭痛、腸胃症狀......等。

>內分泌紊亂

凡有內分泌紊亂，進而啟動交感神經亢奮，導致各症象者。

如發炎、感染、創傷、內分泌激素過多、惡性腫瘤快速增殖期，或邪正相爭僵滯、各種發炎因素餘熱未盡、免疫反撲、免疫辨識紊亂，或萎縮退化期經治療後正氣來復......等。（參見第三章 / 疾病及處方的進退依據）

肝失疏泄之處方用藥

平肝	平肝降逆（重鎮安神）
	建瓴湯、知柏地黃湯加懷牛膝
疏肝	加味逍遙散、四逆散
	小柴胡湯、柴胡疏肝湯
緩肝	肝苦急，急食甘以緩之
	巧克力、甘麥大棗湯、龍眼乾
柔肝	纖維化，間質性，再生修復
	血枯方（何首烏、當歸、菟絲子、沙苑蒺藜）
養肝	養肝血
	四物湯、聖愈湯

和解法在肝之疏泄的臨床應用

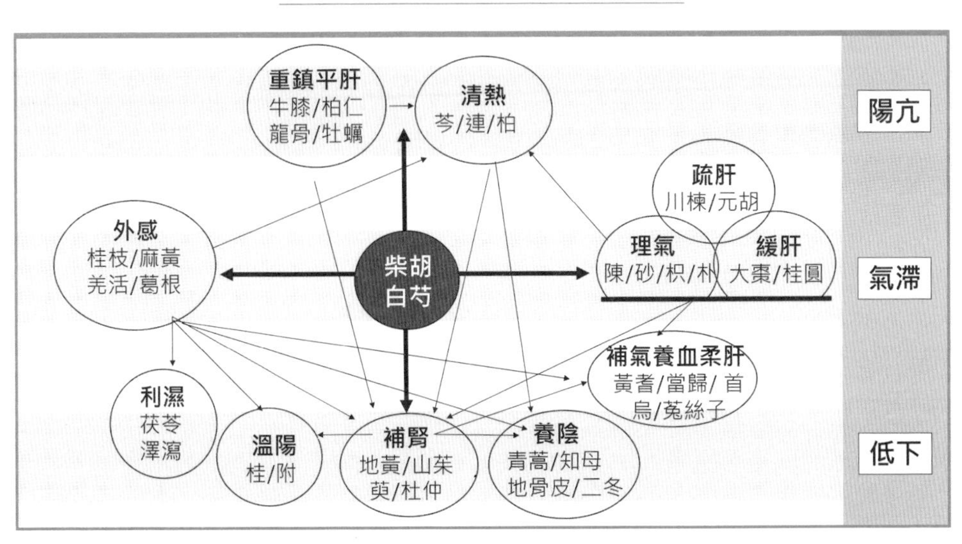

• 圖像說明：

以柴胡、白芍為用，治療臨床各種肝失疏泄之病症，如：

>外感疾病的運用

-- 呼吸道感染：加宣肺、清熱藥，如桂枝、麻黃、黃連、連翹。

-- 腸胃型感冒：加解肌、清熱、理氣，如葛根、羌活、黃芩、黃連、砂仁、陳皮。

<合併症>

-- 正氣虛：加黃耆、人參。過勞或老年人，再加補腎，熟地黃（何首烏）、杜仲。

-- 胸腔積液：加茯苓、澤瀉，或再加防己、葶藶子。

-- 喘咳：加麻黃、半夏。（麻黃通十二經脈，刺激神經，感染後神識昏蒙，可重用麻黃）

-- 久咳不癒：加少量薑附（約各 1~1.5 錢），可修復氣管黏膜，並增加抗體與血氧。

-- 氣喘寒咳：加大劑薑附（約 1.5~5 錢），可擴張氣管協助排痰止喘。或再加補腎藥納氣。

-- 使用抗生素後仍低熱不退：加青蒿、知母、地骨皮，養陰退熱，調節體液。

-- 肺纖維化：加補氣養血柔肝諸藥，並加入養陰藥及少量溫陽藥，促進正常細胞再生。

>脾胃疾病的運用

-- 肝鬱化火：

加清熱養陰藥。如黃芩、黃連、青蒿、地骨皮。

-- 肝胃氣滯：

加理氣、疏肝藥。如枳實、厚朴，或陳皮、砂仁，或川楝子、延胡索。

-- 肝鬱脾虛：

加補氣、理氣、補腎藥，或少量桂附引火歸元，或再加大棗緩肝。

肝鬱脾虛常合併腎虛、肝木克脾土、胸腹癲癇、慢性胃炎 ...... 等，治療須以清熱及溫陽寒熱互用，並加入疏肝、補腎，或引火歸元。

>免疫疾病的運用

在亢熱期純中醫治療階段，有三個治則可循：

(1)清熱+養陰：處方如黃芩、黃連、黃柏、青蒿、知母、地骨皮

(2)重鎮平肝+清熱：處方如建瓴湯加黃連、黃柏

(3)清熱+疏肝+補腎：處方如黃芩、黃連、黃柏、柴胡、白芍、何首烏、生杜仲

>在補腎法的運用

-- 腎陽虛：補腎藥 + 補氣 + 溫陽

-- 腎陰虛：補腎藥 + 養陰

<運用補腎法的處方進退>

-- 大補腎陽一段時日，漸化燥時，加柴胡、白芍，捨溫陽藥，減補氣藥，加清熱藥。

-- 仍燥熱不退，加柴胡、白芍、大棗，溫陽與補氣藥全捨，加重清熱藥。熱亢反彈時，改用重鎮平肝加清熱藥，令反彈回歸陰平陽秘。

肝失疏泄導致精神情志異常

- 怒則氣上
- 喜則氣緩
- 悲則氣消
- 恐則氣下
- 驚則氣亂
- 思則氣結

狂躁 /建瓴湯

思慮傷脾 /歸脾湯

臟躁 /甘麥大棗湯

肝鬱氣滯 /加味逍遙散

驚恐 /補腎法

痰飲 /溫膽湯、半夏天麻白朮湯

氣逆痰結 /半夏厚朴湯

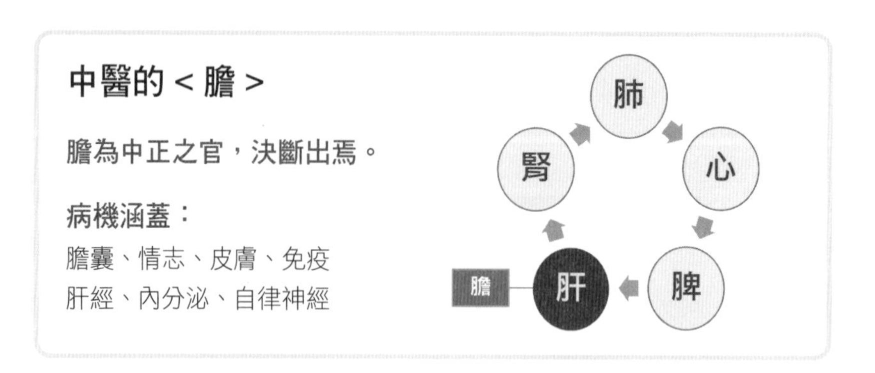

■ **貯藏排泄膽汁**

・協助飲食消化作用。

■ **主決斷**

・對精神情志的調節與恢復力。

■ **膽的病理**

・神經精神：膽熱、膽寒

・脾胃疾病：肝膽濕熱、黃疸、痰飲

>《中臟經》：「膽者，中清之府也......，虛則傷寒，寒則畏恐，頭眩不能獨臥。實則傷熱，熱則驚怖，精神不守，臥起不寧。」；「膽熱多睡，膽冷無眠。」

>《靈樞・脹論篇》：「膽脹者，脇下痛脹，口中苦，善太息。」

>《千金藥方》：「病苦腹中氣滿，飲食不下，咽乾頭痛，洒洒惡寒，脅痛，名曰膽實熱也。」

膽的病機

證候	說明（病因、症狀、機轉）
肝膽濕熱	症狀：噁嘔腹脹、秘或溏、口苦脅痛、黃疸、
	濕疹、溲淋、帶下、睪丸脹痛、外陰搔癢
膽氣鬱阻	膽熱
	痰熱
膽氣虛寒	膽怯
	氣虛、陽虛、心虛、肝虛
膽胃不和	肝膽氣滯
	肝膽熱鬱

與<肝>系病機相關之疾病例舉

一、失眠

■ 定義：

・指反覆出現入睡或維持睡眠的困難，造成睡眠的品質變差或睡眠時間減少。

■ 病因病機

・肝的疏泄不及或太過，而至肝氣鬱結，肝鬱化火，痰熱內擾，日久導致肝腎陰血虧虛。

■ 治療思路

・主要治則：以補虛泄實，調理陰陽為主

>偏實證：平肝降逆+清熱+重鎮安神

>偏虛證：疏肝緩肝+清熱+滋補肝腎

二、月經不調

■ 定義：

・月經週期過短、過長、不規則，經量過多、過少或異常的出血，月經顏色或味道的異常，或是經前及行經時所產生的不適症狀，皆可稱為月經不調。包括：月經先期（提早）、月經後期（延後）、先後無定期；月經過多、過少；經期延長，經期間出血，崩漏，痛經，閉經，逆經等諸症。經前症候群包括經前精神症狀、水腫、乳痛、體痛、皮膚症狀、胃腸症狀、黏膜症狀、外感、免疫疾病、眩暈、抽搐、喑啞......等。

■ 病因病機

・整體考量外感內傷各種致病因素外，其他如臟腑失調、情緒、作息、年齡、飲食、勞倦、孕產......等，導致體質的變異，產生各種寒熱虛實夾雜的證型。

■ 治療思路

・依其致病因素及體質變異所產生的證型，辨證施治例舉如下：

>肝鬱氣滯：宜疏肝理氣

>氣血兩虛：宜補氣養血

>血瘀血熱：宜清熱化瘀

>腎虛：偏腎陰虛者，宜補養腎陰；偏腎陽虛者，宜補腎合併補養氣血

>痰濕：偏痰濕熱瘀，宜理氣化痰+清熱化瘀；偏氣虛痰濕，宜補氣溫陽+化痰利濕

三、自律神經失調

■ 定義：

・交感神經與副交感神經無法因應身體的狀況，自主回饋調控並維持平衡。

■ 病因病機

・交感神經過度亢奮

・副交感神經功能衰退

■ 治療思路

・以疏肝、緩肝緩解交感神經的亢奮，加補腎藥改善自律神經及穩定內分秘

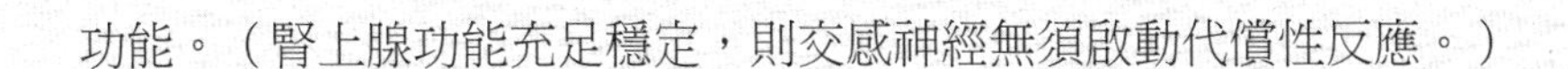

功能。（腎上腺功能充足穩定，則交感神經無須啟動代償性反應。）

四、緊張焦慮易怒

■ 定義

・因精神心理因素引起的狀態。

■ 病因病機

・肝失疏泄，肝鬱化火，肝陽上亢。

■ 治療思路

・以疏肝、緩肝藥物，緩解交感神經的亢奮，加補腎柔肝養血藥。（肝腎陰血充足，則肝不橫逆，各種情緒狀態易回歸平衡。）

五、急性高血壓

■ 定義

・指血壓突然升高，若血壓上升且收縮壓大於210 mmHg或舒張壓大於120 mmHg，亦稱為高血壓危象（Hypertensive crisis）。

■ 病因病機

・身體產生應激性反應，交感神經亢進 。

■ 治療思路

・以補腎（引火歸元）+疏肝、緩肝+補氣，可改善因腎虛導致肝陽上亢的急性高血壓。

六、視神經萎縮

■ 定義

・指視神經纖維發生退行性變性和傳導功能障礙。所有造成視神經損害的疾病均可導致視神經萎縮。主要症狀是視力減退，嚴重者可完全失明，視野縮小或有中心暗點，並有色覺障礙。

■ 病因病機

・由多種原因引起，常見有缺血、炎症、壓迫、外傷......等。

■ 治療思路

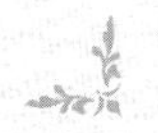

・缺血型：以柔肝養血為主（何首烏、當歸、菟絲子、沙苑蒺藜）加補氣、補陽藥，可誘導視神經細胞的再生修復。

・炎症：清熱+利濕+柔肝養血

・壓迫：清熱+利濕+活血化瘀

・外傷：活血化瘀+清熱+利濕

七、乾眼症

■ 定義

・又名乾性角結膜炎，是一種眼睛乾澀的狀態。

■ 病因病機

・眼睛淚液分泌量不足夠或分佈不均勻或淚液過度蒸發，導致眼球表面無法保持濕潤。

■ 治療思路

・柔肝養血+滋陰+清熱

八、急性膽囊炎

■ 定義

・膽囊壁產生的急性發炎。

■ 病因病機

・膽結石急性膽囊炎：膽結石造成阻塞，使膽汁滯流造成膽囊水腫與充血，導致膽囊發炎。

・非膽石性急性膽囊炎：造成的原因有外傷、敗血症、燙傷、或一些血管病變。

■ 治療思路

・疏肝理氣（四逆散）+清熱+化瘀

九、骨化肌炎

■ 定義

・是一種自體免疫性疾病，為進行性骨質結構於肌肉、結締組織內沉積，引

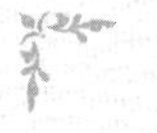

起關節周圍及肌肉紅熱、疼痛、拘緊、硬化。

■ 病因病機

・免疫系統攻擊肌肉及結締組織。

■ 治療思路

・疏肝+清熱+柔肝養血+補腎堅筋骨，為主要治療法則。

十、抽筋

■ 定義

・指肌肉異常、不自主的收縮現象，會造成肌肉僵硬、疼痛難忍。

■ 病因病機

・抽筋的原因，可能是電解質不平衡、神經功能損傷、骨質疏鬆、血鈣不足、少鹽、貧血、疲勞、受寒......等因素。

■ 治療思路

・肝主筋，治療以養肝血為主，常用四物湯為主方，加補氣、堅筋骨藥。
>囑咐病人保暖，補充鹽分（過度忌口少鹽、汗尿流失過多者）。

十一、免疫性不孕

■ 定義

・女性排卵及荷爾蒙評估、影像學檢查皆正常，男性精蟲常規檢查，無法發現確切原因。但免疫系統自體抗體過高，會攻擊胚胎造成胚胎無法著床或反覆流產，所造成的不孕。

■ 病因病機

・免疫性不孕多表現為肝膽濕熱證，或瘀熱、或濕熱、或痰熱夾瘀。

■ 治療思路

・應使用清熱化瘀利濕法治療，切忌大劑溫補，須將免疫問題治癒後，再改為補腎或補氣養血方。

・或於清熱化瘀利濕方中，酌加滋腎補氣藥。

十二、帶下

■ 定義

・婦女陰道分泌液體過多，顏色、質地異常，有異味，並伴有全身或局部症狀。

■ 病因病機

・脾虛肝鬱，濕熱之邪下注，帶脈失約，任脈不固所致。

■ 治療思路

・清利濕熱+疏肝健脾

・易感染者：加解表、補氣

十三、精索靜脈曲張

■ 定義

・男性陰囊內不正常的精索靜脈彎曲與擴大，也就是精索內的靜脈出現迂曲擴張的現象。

■ 病因病機

・精索靜脈曲張導致局部溫度升高，血液瘀滯，睪丸局部缺氧，影響造精和精子活力。

■ 治療思路

・清熱化瘀+疏肝理氣

>考慮加入補氣養血藥，修復並改善局部環境。

病案介紹

案 1 肝開竅於目 / 視神經萎縮

女性，26歲。氣喘病史，皮膚無華且乾燥搔癢（蛋過敏），智力偏低下。

109/10/16

視神經萎縮 / 0.1 =台大醫院診斷。BUN=31。

面膚萎黃，晦暗無華，冬逆冷，平日少飲。

大便2~3日1行 / 軟便。眠納可。舌質瘦薄下瘀，脈細弱。

處方 水煎劑

何首烏8錢 當歸8錢 黃芩4錢 蒲公英4錢 黃耆20錢 丹參4錢 陳皮5錢 砂仁5錢 乾薑1錢 附子1.5錢 玉桂子3錢 大黃1錢 （劑/日）

註：以上處方，服7帖後， 面色有進步，大便日1行。

服21帖後面色進步，好眠，視神經複診=0.3，接續調理。

〈治療思路〉

- 本案病人面膚萎黃晦暗，視神經萎縮，肝開竅於目，肝血虛不能充養於目睛。以補氣養血柔肝法，促進視神經細胞再生。
- 以大劑何首烏、當歸柔肝養血，搭配大劑黃耆及少量薑、附、桂協助推動心肺功能，促進腦部供血供氧，則視神經細胞可修復再生。加丹參、黃芩、蒲公英，可預防補劑化燥，並協助疏通血管，促進療效，且可改善皮膚表面發炎感染之搔癢。
- 養血柔肝補氣諸藥，亦可促進皮膚表皮生長荷爾蒙的生長，令皮膚潤澤增強抗菌屏障。
- 全方以溫瀉法（補氣養血+溫陽通腑），改善腸道神經功能。
- 本處方應注意清熱化瘀之劑量，須恰能改善膚癢、預防化燥、協助補劑推動血行。

案 2 肝開竅於目 / 更年諸症

女性，53歲。高度近視。停經一年。乾燥症，濕疹半年，蕁麻疹，飛蚊症。

掉髮多，目乾澀 / 右眼目多眵（白），口乾。

肩髖關節痠痛+晨手臂及指關節僵痛=近半年顯。

夜潮熱顯，心悸，痞脹，失眠，多尿 / 溲泡。

舌嫩暗紅齒痕 / 舌下瘀深，脈弦弱。

檢110/10/6 Hb=13 Anti-Ro Ab=271（<100） ESR=13（<20）。

初診 110/10/29

處方 **水煎劑**

何首烏8錢 炒杜仲8錢 黃連3錢 黃柏8錢 骨碎補8錢 丹參8錢 懷牛膝8錢 白芍4錢 陳皮8錢 砂仁5錢 （劑/日）

註：持續服70帖後，諸症皆明顯改善，持續調理。

〈治療思路〉

- 本案以補腎+清熱+化瘀+平肝降逆，治療更年期之肝腎陰虛合併免疫過亢諸症。
- 何首烏、杜仲改善肝腎兩虛，則肝不橫逆，潮熱、心悸、掉髮、目乾澀可獲改善。懷牛膝、白芍、黃連、黃柏，清熱重鎮平肝，改善陰虛陽亢之體質狀態所導致之免疫紊亂。骨碎補協助首烏、杜仲，改善關節退化損傷（關節改善，則免疫細胞較不會攻擊）。舌象瘀重，重用丹參清除血瘀，協助推動諸藥。
- 本處方之重點，在於補腎、清熱、平肝潛陽、化瘀......等諸藥的緊密協調，及劑量的拿捏。

案3 肝開竅於目 / 男性更年後視神經萎

男性，62歲。檢查=視神經萎縮，常壓性青光眼。

平日視力模糊，目睛疲且酸澀脹痛，偏頭痛，畏光，不能看小字體，夜間不敢開車。口和，體力可，眠納便常。舌淡白，脈弱。

處方 **水煎劑**

何首烏8錢 當歸8錢 菟絲子8錢 柴胡4錢 白芍4錢 炒杜仲8錢 黃柏4錢 陳皮5錢 黃耆15錢 （劑/日）

註：服28帖後，諸症皆有改善，小字體較清楚，畏光改善，夜間可開車。

〈治療思路〉

・以大劑首烏、當歸、菟絲養血柔肝，配合黃耆補氣助心血，推動氣血以達視神經。首烏、杜仲補腎（腎氣足則肝不橫逆），配合柴胡、白芍疏肝，共同擴張視神經血管（避免因腎虛交感亢進所導致之末梢血管痙攣）。加黃柏防化燥。

案 4 肝主筋 / 嚴重抽筋

女性，72歲。糖尿病 / 58歲起 / 口服西藥（西醫囑注胰島素）。

嚴重抽筋數年，稍做伸展即抽筋，清晨尤其嚴重=須其夫自背腋托起 / 撐直身體，方能緩解。口和，二便常。舌偏暗紅，脈緩弱。

處方 水煎劑

熟地黃5錢 山茱萸4錢 當歸5錢 炒杜仲8錢 懷牛膝5錢 黃耆10錢 黃連1.5錢 黃柏5錢 乾薑1錢 附子1.5錢 玉桂子5錢 陳皮8錢 砂仁4錢 （劑/日）

註：服14劑後，症狀改善，已少抽筋，接續調理。

〈治療思路〉

・本案以補腎+養肝血，改善嚴重抽筋。

・老年人嚴重抽筋，除了因肝血虛筋失所養，亦須考慮腎虛骨質疏鬆所致，故以熟地黃、當歸養肝血，熟地、山茱萸、炒杜仲、懷牛膝補腎堅筋骨，加黃耆補氣推動諸藥。少量薑、附、桂溫陽，除了協助推動諸藥，亦能引火歸元，令腎氣陰陽充足，可協助修補胰島細胞，改善糖尿病後期之西藥漸無效之困境，但須注意清熱藥與補氣溫陽藥之劑量平衡，既不能化燥又不能滯陰。

・懷牛膝在此方中，除了養肝腎、堅筋骨，亦能引諸藥下行，並協助桂附補腎。

案 5 肝主筋 / 束緊顫驚

女性，71歲。C肝，甲狀腺腫大 / 血檢常。

脊椎滑脫=L3/4，雙腿無力僵緊。右半側不舒，右肩臂酸麻。

消瘦，肌少，頭暈，心悸驚，眠難。

腿熱，五心熱，足跟痛。燥渴，喑啞，耳鳴，頻尿，溲不易禁。

納便可。舌瘦紅，脈弦弱。

以上諸症曾來本院調理後改善，近日因注疫苗後，全身束緊顫驚感，諸症復起。

處方 **水煎劑**

何首烏10錢　炒杜仲10錢　柴胡4錢　白芍4錢　黃柏8錢　陳皮5錢　砂仁5錢　黃耆15錢　附子1錢　玉桂子1.5錢　（劑/日）

註：服7劑後束緊顫驚善，諸症有明顯改善。

〈治療思路〉

- 全身性束緊顫驚，須預防肝風內動，避免進展至急性高血壓、高血糖、中風......諸症。本案屬肝腎陰虛夾陽亢，所導致之本虛標實諸症。
- 以大劑何首烏、杜仲滋補肝腎之陰陽，桂附引火歸元，加柴、芍疏肝緩肝，共同改善肝腎兩虛，穩定根本，腎不虛則無肝陽或肝風躁動。
- 標實緩解後之本虛必現，當所有陽亢躁動緩解，恐因本虛會呈現或大眩暈、或重感冒、或水腫、或心臟搏動乏力......等症象，故處方須同時加入一定劑量的黃耆補氣升提，或桂附溫陽。
- 本案病人消瘦爍肌，一派熱象，須重用黃柏。

案6 肝主筋 / 骨化肌炎

女性，66歲。病史：子宮內膜增厚，左腕骨折。檢=胃潰瘍 / 幽門桿菌（+）。

109/10/31

感冒後，全身肌肉肌腱糾緊 / 已數日，體痛體僵，躬背難直，步履艱難如機器人般。咽痛，畏寒，抽筋，頭暈脹，凝神即瞌睡。納呆，痞脹不飢，胃酸逆流。二便常。舌質暗嫩紅 / 舌下瘀，脈浮弦。

處方 **水煎劑**

柴胡4錢　桂枝5錢　黃芩5錢　黃連3錢　連翹5錢　陳皮8錢　砂仁8錢　黃耆15錢　當歸4錢　白芍4錢　大棗5錢　（劑/日）

註：以上處方服14劑後諸症改善。

〈治療思路〉

- 骨化性肌炎屬自體免疫性疾病，肌腱、韌帶、腱膜、骨骼肌的膠原性支持組織，因免疫細胞攻擊，產生異常骨化現象。本病在西醫難有改善，但在中醫肝主筋的病機學指導下，處方以養肝血+清熱+疏肝和解，可獲得良好效果。
- 本案因感冒誘發，表症尚存，故以柴胡桂枝湯為主方和解表裏，當歸、白芍養肝血，加重清熱藥改善免疫性發炎，加黃耆扶正令感冒病邪退散。

・感冒誘發之免疫紊亂，水煎藥常須服足14日方能緩解。之後調養，可改以疏肝+養肝血+清熱+補腎堅筋骨收功，可避免因感冒再度復發。

案 7 肝鬱氣滯 / 經期先後不定

王女，29歲。月經先後不定期，經前1周乳脹痛，經間痛顯 / 無服止痛，

背部痘瘡多且硬結，大便軟 / 3日1行。

舌偏暗紅 / 舌下瘀，脈弦。

處方 科學中藥

加味逍遙散9g 沒藥1.5g 乳香1.5g 銀花2g （3x1/日）

註：以上處方續服4週，經期規律，經痛改善，背部痘瘡減少。

〈治療思路〉

・本案屬肝鬱氣滯+血瘀血熱。

・月經先後不定期，經前乳脹痛，屬肝鬱氣滯。經痛、乳脹痛、痘瘡硬結，屬血瘀。舌暗紅、痘瘡，屬血熱。故以加味逍遙散加清熱化瘀施治。

案 8 肝鬱化火 / 失眠

女性，32歲。胸悶吸短，入眠極難 / 眠淺多夢。

口乾渴，頻尿，痞脹，經前乳脹，面痘瘡多。

大便硬且不暢，舌紅，脈弦。

處方 科學中藥

柴胡1g 白芍1g 黃連0.5g 黃柏1g 蒲公英1.5g 荊芥1.5g 砂仁1.5g 丹參1.5g 杜仲1.5g 川楝子1.5g 延胡索1.5g 3x1/日

〈治療思路〉

・本案以疏肝+補腎+清熱+化瘀治療。

・以柴、芍、川楝子、延胡索疏肝，黃連、黃柏、蒲公英清熱，丹參化瘀，杜仲補腎，共同治療肝鬱化火諸症。蒲公英、荊芥協助清熱化瘀藥，改善痘瘡。

案 9 肝陽上亢 / 失眠

男性，42歲。

四年前頸椎術後併發：甲亢，高血壓，高血糖，頭痛，眩暈，日夜不能眠，發熱，躁擾，大汗，面紅，膚赤，目赤，痰黃黏稠。舌瘦紅，脈弦緊數。

處方 水煎劑

懷牛膝8錢 代赭石8錢 龍骨5錢 牡蠣5錢 白芍5錢 生杜仲8錢 生地黃5錢 黃芩8錢 黃連8錢 黃柏8錢 陳皮8錢 （劑/日）

註：以上處方每日1劑，持續治療三個月後，諸症緩解。
之後減藥（2日1劑），再續治三個月後停服中藥，諸症未再復發。

〈治療思路〉

・本案因手術麻醉劑干擾，導致肝陽上亢諸症多年，以建瓴湯精神平肝重鎮+清熱+滋腎治療。懷牛膝、代赭石、龍骨、牡蠣、白芍，重鎮平肝。生地黃、生杜仲滋腎。大劑黃芩、黃連、黃柏清熱。加陳皮理氣助消化。

案 10 膽氣虛弱 / 夜啼不眠

男童，2歲8月。納少消瘦，鼻過敏，常感冒，易受驚嚇哭鬧。

逆冷，自盜汗，眼鼻癢 / 過敏，眠淺，夜啼。

處方 科學中藥

溫膽湯7g 砂仁1g 山楂1g 陳皮1g 黃耆1g 3x1/日

〈治療思路〉

・以溫膽湯治療小兒膽虛痰熱之易受驚嚇、眠淺、夜啼、納少、盜汗......諸症。加陳皮、砂仁、山楂促消化，加黃耆增強免疫。

案 11 肝膽濕熱 / 胯臀濕疹，精蟲稀少

男性，34歲。腸躁症，鼻過敏症。

胯臀濕疹多年，精蟲稀少，精蟲活動力36%。平日睡眠不足，易疲倦，眠可，胃納可，排便正常。舌偏紅胖大齒痕 / 舌下瘀，脈弦。

處方 水煎劑

熟地黃5錢 當歸4錢 蒼朮8錢 黃柏4錢 龍膽草8~4錢 蒲公英4錢 丹參5錢 黃耆15錢 淫羊藿5錢 菟絲子5錢 陳皮8錢 砂仁4錢 （劑/日）

註：以上續服5周後（35劑），濕疹改善，體力進步。精蟲數量及活動力正常。

〈治療思路〉

- 病人睡眠不足易疲倦，以熟地、當歸、黃耆，補氣養血護根本。淫羊藿、菟絲子補腎，合併補氣養血藥促進精蟲生長。黃柏、龍膽草、蒲公英、丹參，清利肝膽濕熱，改善因下焦濕熱瘀體質，所導致之濕疹多年，及精漿受細菌感染所致精蟲稀少。加蒼朮避免溏便多行。丹參協助改善濕疹，亦可疏通精索靜脈。

案 12 肝膽濕熱 / 排斥性不孕

王女，42歲。結婚十多年不孕。

月經週期28~35日，月經量過少（僅1日少許）。

反覆陰道感染4年 / 常服抗生素。左少腹平時長期悶痛，感染發炎時更痛顯。

入眠極難>2h，服抗焦慮藥多年。胃納可，大便日1行，口乾渴。

舌體胖大暗紅齒痕 / 舌下絡脈瘀，脈弦弱數。

基礎體溫=高溫7日。同房試驗=排斥（+）

處方 水煎劑

熟地黃5錢 山茱萸4錢 蒼朮5錢 附子1.5錢 玉桂子3錢 黃耆15~10錢 當歸3錢 白芍3錢 柴胡4錢 甘草3錢 龍膽草8~4錢 丹參8~5錢 陳皮8錢 （劑/日）

註：病人自來診到順利懷孕，共5個月，期間斷續服藥共90劑。

〈治療思路〉

- 本案腎虛（卵巢老化）夾肝膽濕熱（感染+免疫性排斥）夾瘀（舌象瘀+久病必瘀）。
- 以熟地、山茱萸、桂、附、耆大補腎氣，促進卵巢功能修復及基礎體溫高溫期改善。以當歸、白芍、甘草、龍膽草疏肝並清利肝膽濕熱，則長期失眠焦慮及反覆陰道感染導致之排斥，可獲改善，初期龍膽草須重用，待免疫排斥複檢陰性後漸進減量。重用丹參，反覆感染及腎虛必有瘀象（從舌質瘀象、感染性沾連、因虛致瘀之概念思考）。蒼朮、陳皮，促脾胃吸收並預防滋膩藥溏便。

案 13 肝膽濕熱 / 黃綠帶下

女性，36歲。面膚痘瘡及帶下困擾多年，排卵期及經前症更顯。
帶下黃綠 / 陰癢，痘瘡色暗瘀。平日眠淺多夢，口乾渴。
舌紅瘦薄 / 舌下輕瘀，脈弦弱。

處方 **科學中藥**

柴胡1g 白芍1g 黃芩1.5g 連翹1.5g 蒲公英1.5g 丹參1.5g 砂仁1.5g 何首烏1.5g 當歸1.5g 黃耆1.5g 3x1/日

〈治療思路〉

- 本案以加味逍遙散精神處置。何首烏、當歸、黃耆，補氣養血柔肝，令肌膚潤澤，改善皮膚基本條件，加入丹參、黃芩、連翹、蒲公英，化瘀清熱，共同改善反覆暗瘀痘瘡。疏肝（柴、芍）加清熱利濕（芩、翹、蒲）補氣（耆），共同改善失眠及帶下。砂仁促消化吸收。
- 睡眠良好充足，免疫力增加，則反覆痘瘡及帶下亦可自癒其半，全方可達事半功倍之效。

案 14 肝膽濕熱 / 痛風急性期

男性，57歲。氣血兩虛體質。
近期過勞 / 睡眠過少，右足背及第一蹠趾關節 / 紅腫熱痛 / 已5日。
平日血壓高，輕度糖尿，易伏暑。舌淡紅，脈弦弱。

處方 **水煎劑**

黃芩5錢 黃連3錢 黃柏5錢 丹參8錢 茯苓4錢 澤瀉4錢 懷牛膝5錢 骨碎補8錢 黃耆15錢 陳皮5錢 砂仁5錢 （劑/日）

註：服7帖後改善。再7帖鞏固療效，久無再發作。

〈治療思路〉

- 本案急性期處方策略，以清熱+化瘀+利濕之清利肝膽濕熱為主，再加上考量病人體質的藥物。
- 芩、連、柏、丹參、苓、澤，清熱化瘀利濕，清除高尿酸血症的主要矛盾（病理產物），是基本的處方架構。懷牛膝補腎強筋引藥達病所，骨碎補化瘀堅筋骨，二者共同協助改善並修復病灶環境。陳皮、砂仁促脾胃吸收。

- 病人因虛致病，故加黃耆補氣修復體虛，並推動諸藥。本處方加黃耆是維護病人久不復發的關鍵用藥。

案 15 肝膽濕熱 / 陰雨帶下 + 慢性腎盂炎

女性，32歲。反覆腎盂炎 / 已3年（每月發病）

逢陰雨天即黃綠帶多，平日黃白帶下 / 陰癢。下腹重墜感。

常鼻過敏顯，容易感冒。消瘦，無華，顏晦，納可。

舌淡紅 / 下瘀，脈弦弱。

處方 水煎劑

柴胡4錢 桂枝5錢 白芍3錢 黃耆15錢 當歸5錢 熟地黃5錢 乾薑1錢 附子1錢 黃芩5錢 龍膽草5錢 丹參5錢 陳皮5錢 砂仁5錢 （劑/日）

註：持續調理8個月，諸症皆善。不曾再發腎盂炎。
之後斷續調理。

〈治療思路〉

- 病人長期易感冒、黃綠帶下、腎盂炎，以柴胡桂枝湯加黃耆，扶正解表+和解，改善並截斷反覆感染。黃芩、龍膽草、柴胡，清利肝膽濕熱，合併補氣藥可抗菌消炎，增強免疫。加丹參化瘀（久病必瘀 / 舌下瘀 / 感染後易沾連）。黃耆、當歸、熟地黃，補氣養血，改善體虛消瘦無華。加少量薑附，增強呼吸道及陰道上皮細胞的抗體功能。陳皮、砂仁促進消化吸收。

案 16 肝膽濕熱 / 急性膽囊炎

男性，38歲。病史=肛瘻管 / 醫囑術，膽結石，陰莖濕疹，周期性麻痺。

昨日消夜食羊肉爐大餐後，夜半發嚴重劇烈胃腹痛，噁心，嘔吐。

心搏過快，體溫37.8度，大便正常，肛瘻管周圍紅腫熱硬痛。舌暗紅，脈弦數。

處方 水煎劑

陳皮10錢 砂仁10錢 黃芩5錢 黃連5錢 連翹5錢 柴胡4錢 白芍5錢 延胡索5錢 桃仁8錢 黃耆20錢 7劑（劑/日）

處方 **科學中藥**

柴胡1.5g 白芍1.5g 黃芩1.5g 黃連1.5g 砂仁2g 陳皮2g 丹參2g 黃耆2g 2x7/日

註：以上水煎藥及藥粉交替服用（水藥2次+藥粉2次），各間隔4h。

7日後回診，諸症改善，續治療肛門瘻管。

〈治療思路〉

- 本案以大劑疏肝理氣+清熱化瘀+補氣扶正，共同治療成功。急性膽囊炎，非大劑不能快速消滯推陳（清除病理產物）。
- 以大劑黃芩、黃連、連翹改善發炎。陳皮、砂仁消滯。桃仁、延胡索止痛化瘀，改善病灶瘀積。柴胡、白芍、延胡索，疏肝止痛，緩解膽道痙攣。黃耆推動諸藥，併協助清熱化瘀藥抗菌消腫。
- 全方有攻有守，有開有闔，共同改善急性膽囊炎及肛門瘻管瘀腫。

案 17 肝膽濕熱 / 急性膽囊炎

女性，42歲。衛生所護理人員。

現病史：失眠，偏頭痛，口糜反覆，膽結石。常因工作忙碌即胃腹痛甚急診。

主訴：昨夜起胃腹痛甚，胃痙攣，腹腔灼熱，劇烈嘔吐，燥渴，胃酸多，大便軟，倦怠，體無發熱。舌質暗紅，脈弦數。

處方 **水煎劑**

柴胡5錢 白芍5錢 甘草5錢 枳實8錢 半夏5錢 萊菔子8錢 黃芩8錢 黃連5錢 黃柏5錢 丹參5錢 黃耆8錢 （劑/日）

註：病人服3帖後症狀緩解，再服4帖鞏固療效。

之後家中備存數帖，每逢胃腹悶痛灼熱將發前快速服下，皆有良效。

之後漸漸少發，調職護校後壓力減輕，僅因胃酸胃脹痞悶以中藥粉調養。

〈治療思路〉

- 本案以四逆散精神，疏肝理氣降逆+清熱化瘀治療。
- 柴胡、白芍、甘草、枳實、半夏、萊菔子，疏肝理氣，降逆消滯，緩解橫膈膜、膽囊、胃......等痙攣之胃腹痛甚、劇烈嘔吐及胃酸過多。大劑黃芩、黃連、黃柏，改善急性發炎之灼熱痛及燥渴。丹參消瘀通滯。黃耆助藥力推動，並預防細菌感染。

・本處方重點在於疏肝理氣藥及清熱藥的劑量，須能及時緩解症狀。丹參及黃耆，有相當協助之功。

案 18 肝膽濕熱 / 急性膽囊炎

男性，75歲。現病史：失眠十多年，膽結石 / 西醫囑術。

主訴：昨夜起右上腹痛甚，放射至肩背，噁心嘔吐，服止痛藥難緩解，便秘 / 3日1行，無發熱，舌質淡暗紅，脈弦數。西醫再度要求膽囊術除，病人畏懼轉求中醫。

處方 水煎劑

柴胡4錢 白芍4錢 黃芩8錢 黃連3錢 枳實5錢 厚朴5錢 陳皮8錢 丹參8錢 大黃1.5錢 川楝子4錢 延胡索4錢 黃耆10錢 （劑/日）

註：以上處方服7帖後，諸症改善，再7帖鞏固療效。

〈治療思路〉

・本案疏肝理氣降逆+清熱化瘀治療。

・柴、芍、川楝子、延胡索、枳實、厚朴、陳皮，疏肝理氣，降逆消滯。黃芩、黃連、大黃，清熱通便，改善發炎。丹參消瘀通滯。黃耆推動藥力預防感染。

案 19 肝經濕熱 / 慢性活動性肝炎

男性，29歲，B肝帶原。

長期肝指數高（AST/ALT：250~300 /400~500）/ 持續數年不降。

初診 90/1/17

虛倦乏力，消瘦，胃納差，噁心，腹脹甚，工作時間長 / 須久站 / 睡眠過少。

常齒齦出血及鼻出血，低熱，盜汗，目赤，目突，雙手顫抖，入眠難且易醒。

肝掌，肝區壓痛及叩痛，膽囊息肉，肝血管瘤1.3cm，超音波=肝腫大。

AST/ALT=295 /428 γ-GT=71 ALB=3.5 Alk-P=277 RA（+）＝100。

唇紅，舌瘦薄暗紅，脈弦弱。

處方 水煎劑

柴胡4錢 白芍4錢 黃芩5錢 黃連1.5~3錢 連翹5錢 陳皮8錢 砂仁4錢 丹參5錢（蒲

公英5錢）（青蒿5錢）何首烏5~8錢 炒杜仲8錢 黃耆8~10錢 （劑/日）

註：斷續調理一年，追蹤10年無再復發。

〈治療思路〉

- 本案以疏肝理氣+清利濕熱+補腎（補氣）治療成功。
- 肝臟反覆發炎，係因長期過勞久站，睡眠過少，故以何首烏、炒杜仲、黃耆，護住根本。柴胡、白芍、黃芩、黃連、連翹，疏肝清熱，改善肝臟發炎。陳皮、砂仁改善胃納，促進消化吸收。加丹參化瘀，協助改善肝臟循環（肝區扣痛）。丹參、何首烏，柔肝化瘀，可預防反覆發炎後之肝纖維化。疏肝+清熱+補腎，預防因過勞可能導致之甲狀腺亢進（手顫抖、失眠、消瘦、低熱）。全方加青蒿，改善盜汗、齒齦及鼻出血。蒲公英清熱利濕，加強清肝膽濕熱。
- 本案調養後不復發，在於補腎、養陰、化瘀藥的靈活運用，遠勝西醫單純以抑制性消炎藥治療。

案 20 肝經瘀熱 / 肝膿瘍預防復發

女性，55歲（104年），乳癌3期史 / 民國85年試管懷孕誘發。

肝膿瘍（103/11）/ 住院2月餘，現仍存在1.5cm陰影。

初診 104/10/19

自發病至今（已屆1年），每日黃昏後至深夜=右腹悶熱脹痛。

入眠難且易醒，五心煩熱，項背強痛，燥渴甚。

唇暗紅，舌質暗紅 / 舌下瘀深，脈弦。

處方 水煎劑

柴胡4錢 白芍4錢 黃芩5錢 黃連3錢 黃柏5錢 丹參8錢 青蒿8錢 地骨皮8錢 陳皮8錢 砂仁4錢 黃耆8錢 （劑/日）

註：持續調理8個月後停服中藥，追蹤至今7年（111年）無再復發。

〈治療思路〉

- 病人每日黃昏後至深夜，病灶處低熱不退，宜以清熱養陰藥之芩、連、柏、青蒿、地骨皮施治。舌象瘀深，重用丹參化瘀且預防癌變。加柴、芍、陳、砂，疏肝理氣，協助疏通並引藥達病所。黃耆協助推動藥力並預防感染。
- 本案須持續治療，直到全無上述諸症，且瘀象改善，即不復發。

案 21 肝經瘀熱 / 肝癌 + 肝硬化 + 多結節 + 高 AFP

男性，45歲（101年）。B肝帶原，肝硬化 / 多分布性小結節，過去飲酒多。

服Viread抗病毒藥（曾服肝安能、肝適能各3年）

無不適症狀，口乾，痞脹，眠納便常。

舌暗紅 / 舌下瘀深，脈弦滑。

AFP：（96年肝癌術後=30）（99年肝癌術後=80）（101/7=139）（102/4=161）

初診 102/5月起~

處方 水煎劑

黃芩5錢 黃連3錢 黃柏5錢 丹參30錢 沒藥4錢 骨碎補10錢 柴胡4錢 白芍3錢 陳皮5錢 砂仁4錢 何首烏5錢 菟絲子5錢 7劑（劑/2日）

註：AFP=64（106年），超音波/CT=皆找不到腫瘤。
病人皆無不適，106/9起=改7帖服21日（減服中藥後，漸控制不住）
AFP漸升高，109/10（AFP=620）/ 復長1.3cm=109年底再次電燒
110/1複檢=肝硬化改善多（AFP=6.6） 110/8（AFP=5.7）

〈治療思路〉

- 本案以疏肝+柔肝+清熱+化瘀，抑制腫瘤復發，改善結節及肝硬化。
- 病人因2日服1劑中藥，故丹參加大劑量。

案 22 肝經瘀熱 / 原發性肝癌，高齡，心衰

女性，83歲，慢性心衰。膝關節退化，O行腿，跛行，心臟衰竭，高血壓，糖尿病，頭暈，虛倦乏力，動喘，癢咳多年，便秘（上述症狀來院調養）

103/10/25

胃區肝區灼熱痛顯 / 已半月，夜右肋下痛甚，終夜不能眠，能食，腰腿痠痛。

檢：肝癌 3.4cm*3.4cm ，西醫建議手術，病人畏懼。

處方 水煎劑

骨碎補8錢 丹參8錢 沒藥4錢 黃芩5錢 黃連5錢 黃柏5錢 柴胡4錢 白芍4錢 大黃1錢 陳皮5錢 砂仁4錢 黃耆10錢 炒杜仲5錢 （劑/日）

註：肋不痛去延胡索，無灼熱減清熱藥。胃酸加萊菔子8錢，腰腿痠加炒杜仲8錢。

持續治療2年 / 每日一劑，之後1年改為2日1劑，鞏固療效。

超音波：103/10=3.4x3.4cm 104/3=3.3x2.1cm 106/1=如前但影像不明顯

至88歲身體健康，89歲中風半癱，91歲因臟器漸衰歿（腫瘤無復發）。

〈治療思路〉

- 本案以疏肝理氣+清熱化瘀+扶正，抑制腫瘤並維持老年生命力。
- 大劑清熱化瘀藥，抑制腫瘤快速增殖之生物特性（腫瘤細胞藉由發炎及纖維增生，達到快速分裂及血管生成之微環境）。柴胡、白芍疏肝，引藥達病所。黃耆、杜仲固本，慎防攻堅太過，維持老年生命力。
- 原本體虛之老人，體內一旦有癌症快速增殖，可能表現身強體健狀態，但當腫瘤被抑制下來，可能會突然性體衰，故治療處方須謹慎，究竟是攻堅時酌加扶正（恐助邪），或先將陽亢瘀熱調控下來再急速扶正，須冷靜觀察。
- 惡性腫瘤須持續治療，二年以上無復發，再考慮減藥。

案 23 肝經濕熱 / 慢性肝炎急性發作

男性，43歲。B肝帶原，e抗原(+)。面晦膚暗，癢疹20年，外痔。

初診 102/3/1~5/15

檢（102/2/27） AST/ALT=392/ 966 納差，眠難，溲熱 / 茶色。

處方 **水煎劑**

柴胡4錢 白芍3錢 黃芩8錢 黃連5錢 黃柏8錢 陳皮8錢 砂仁4錢 大棗5錢 丹參5錢 何首烏5錢 當歸5錢 （劑/日）

註：以上處方，每日1帖，持續調理2.5月

102/3/5 AST/ALT=350/1066

102/3/12 AST/ALT=143/608

102/3/19 AST/ALT=28/46

102/5/14 AST/ALT=22/30

〈治療思路〉

- 本案以疏肝理氣+清熱+化瘀+柔肝，堅持治療成功。
- 大劑清熱藥，改善肝臟急性發炎。加大棗緩肝，協同疏肝清熱藥，改善睡眠。加丹參、何首烏、當歸，化瘀柔肝，預防反覆發炎後肝纖維化。
- 此階段肝以瀉為補，清熱藥須重用。

案 24 肝經 = 氣虛 + 血枯 + 瘀熱 / 病毒性肝炎

女性，45歲。B肝 / 母胎帶原，肝纖維化，無西醫治療。（母兄皆因肝癌逝）

104/3/27

e抗原(+) HBeAg=366 AST/ALT=115/189 AFP=5.3

面膚晦暗，血枯膚燥，心律不整，倦怠乏力，口乾苦，眠難。

舌瘦薄暗紅 / 下瘀，脈弦弱。

處方 水煎劑

柴胡4錢 白芍3錢 黃芩5錢 黃連1.5錢 連翹5錢 丹參5錢 當歸5錢 何首烏5錢 骨碎補8錢 黃耆8錢 陳皮8錢 （劑/日）

註：持續調養一年，諸症改善，體力佳，面膚潤澤。

超波=肝纖維化改善多，HBeAg=3.42 AST/ALT=34 /38

〈治療思路〉

- 本案以疏肝+清熱化瘀+補氣柔肝治療，攻補兼施，開闔相濟，持續調理，終能誘導C肝病毒離開肝細胞。
- 以柴胡、白芍疏肝，黃芩、黃連、連翹清熱，丹參、骨碎補化瘀，共同改善長期肝發炎、失眠，並預防腫瘤。丹參、骨碎補、何首烏、當歸，化瘀柔肝，改善肝纖維化，令細胞再生，並使肌膚潤澤。加黃耆8錢（不可過多 / 過多化燥留邪），協助推動肝細胞免疫，可誘導病毒轉陰。何首烏、骨碎補、黃耆，補腎補氣，協同疏肝清熱藥，共同改善心律不整、失眠、倦怠......諸症。

案 25 肝經瘀熱 / 肝癌預防復發

女性，49歲。B肝，家族性肝癌 （母親及二位兄長 / 皆因肝癌快速惡化辭世）

病人無任何不適，平日健康，有運動習慣。

因警覺是家族性疾病，檢查發現：肝癌11cm，AFP=1萬1千。

肝臟手術 （108/9/25） =右肝全術除 （5~8葉）。 術後AFP=2.15

初級肝硬化，眠難，體力可，面膚萎黃，二便常。

舌淡暗 / 舌下瘀深，脈弦滑。

初診 109/2/8

處方 **水煎劑**

柴胡4錢 白芍4錢 黃芩5錢 黃連3錢 黃柏5錢 丹參15錢 沒藥4錢 陳皮8錢 砂仁4錢 大棗5錢 何首烏4錢 當歸4錢 黃耆8錢 （劑/日）

註：每日1帖，持續調理二年，追蹤皆善，之後改1帖服2日。

服中藥半年後複檢=左肝新長。

〈治療思路〉

- 本案病人舌象瘀深，脈弦滑，體力可，雖術除大片肝臟，仍屬惡性腫瘤本態性大瘀熱症。以大劑清熱化瘀，抑制肝癌復發，重用丹參可抑制腫瘤異常血管並令正常肝臟血管新生。何首烏、當歸，養血柔肝，配合補氣化瘀藥，促正常肝臟新生，並治療肝纖維化。柴胡、白芍、陳皮、砂仁，疏肝理氣，引藥達病所，並促消化吸收。當體力稍有倦意，即加入黃耆扶正。
- 病人身強體健，但肝癌默默進展至11cm全無症狀，以中醫而言並非無證可辨。惡性腫瘤的生長，是體環境與微環境共同促成，但見病人舌象暗瘀，脈弦滑，即是有讓腫瘤存在的微環境，可針對抑制腫瘤生物特性（清熱+化瘀），合併體質（術後肝血虛、氣血兩虛）、引經（柴、芍），並誘導正常細胞再生（柔肝），可獲治療成功。

案 26 肝風內動 / 急性高血壓

女性，84歲。現病史：慢性腎衰、高血壓 / 西藥控制。

Cr=2.3 BUN=48 BP=135/85 acglu=135 Hb=10.8

（109/2/1）因冬季過勞+寒流，突發急性氣喘、高血壓 （BP 200/120）、大眩暈，急診。

109/2/7

仍血壓高 / 西藥不降。acglu=283 BP=190/110 Cr=3.2

喘咳頻，痰深白稠，胸悶吸短，心悸甚，眩暈不能起身（天旋地轉）。

頭痛項強，反應遲滯，肢麻體麻痠痛水氣，虛弱乏力，手足麻木，唇周及手不自主震顫，終日不眠，痞脹甚，納差噁心，氣上衝胸，二便少。舌淡瘦薄嫩，脈弦弱數。

處方 水煎劑

柴胡4錢 桂枝5錢 白芍4錢 大棗5錢 黃芩4錢 黃連1.5錢 連翹4錢 乾薑1.5錢 附子1.5錢 黃耆15錢 何首烏5錢 炒杜仲8錢 天麻8錢 陳皮8錢 砂仁8錢 茯苓4錢 蒲公英4錢 人參3錢 （劑/日）

〈治療思路〉

- 肝風內動，非補腎不能制。本案以補腎（引火歸元）+扶正+和解表裏，撥亂反正，逆轉乾坤。
- 喘咳痰稠，尚有表症，故以柴胡桂枝湯表裏兩解，解表清熱與溫陽補氣合用，清熱藥降低發炎感染，黃耆提升病灶及專一免疫，薑附為呼吸道帶來大量抗體，共同快速改善體虛病人感冒喘咳不癒。何首烏、杜仲補腎，薑附桂引火歸元，腎不虛則肝不橫逆，再加上黃耆、人參補氣，柴、芍、棗之疏肝緩肝作用，則因腎虛導致肝陽上亢之急性高血壓可快速緩解。諸症皆因虛亢（急性高血壓 / 急性小動脈痙攣），血壓穩定，正氣來復，自然諸症緩解改善。茯苓、蒲公英，協助改善並預防因諸症可能導致之或腦水腫、或下肢水氣、或胸腔積液、或腎盂炎......。加天麻止眩平肝。
- 人參、黃耆、首烏、杜仲，在此方中起大作用，充分展現中醫見亢休治亢、見火休治火之精要。

案 27 肝風內動 / 急性高血糖

女性，79歲。現病史=慢性腎衰、急慢性尿道炎、高血壓、糖尿病、高脂血症。

重聽，眩暈，胃痛脹納差，頻尿 / 失禁，乏力，盜汗、肢麻、項強，眠難，便秘。

（原Cr=2.5 eGFR=24 Hb=10.2 K=5.2 acglu=180 TG=488 BP=140/85）

三周前因急性尿道炎，併發急性高血糖症（acglu=600），急診住院10日。

出院已10日，acglu=385 BP=160/95

（現服西藥=降血壓、降血糖、抗生素、神經安定劑、胃藥、利尿劑）

面腫肢腫，頻尿急尿且尿失禁，手足麻木，眩暈，頭項強痛，失眠 / 服安眠藥仍難。

乏力，冷汗，胃脹痞甚，夜間胃痛，納差，痔瘡腫痛出血，大便努責。

舌質淡暗紅 / 舌下絡脈瘀深，脈弦弱數。

處方 **水煎劑**

柴胡4錢 桂枝5錢 白芍4錢 黃芩5錢 黃連3錢 龍膽草5錢 何首烏5錢 炒杜仲8錢 黃耆15錢 陳皮8錢 砂仁8錢 茯苓5錢 澤瀉5錢 麻黃1.5錢 （劑/日）

〈治療思路〉

- 本案以和解表裏+疏肝理氣+清熱利濕+補腎補氣，共同治療成功。
- 因急性尿道炎，導致應激性高血糖合併諸症，考慮泌尿系統仍有細菌伺機感染，以柴胡桂枝湯加黃耆、龍膽草，和解表裏，截斷感染。何首烏、炒杜仲、黃芩、黃連，補腎清熱，協同柴、芍疏肝，共同緩解應激性高血糖症，則血糖、血壓可漸改善。加茯苓、澤瀉，改善因壓力性荷爾蒙因素，所導致水鈉瀦留之面腫肢腫。大劑陳皮、砂仁消脹促吸收。麻黃通利十二經脈，擴張末梢血管，協同諸藥改善諸症。
- 全方邏輯緊密結合，共同改善肝風內動諸症。

案 28 肝風內動 / 下肢震跳無力

女姓，75歲。108年雙膝手術 / 置換人工關節。自關節術後至今（已2年），每逢坐姿欲站立時，須奮力起身，成弓字型（躬身，彎膝），腰腿膝持續上下震跳，乏力，持杖， 腰膝不痛，行走時左右搖擺+上下震跳，疲勞時震跳更甚。
納少痞脹，夜口乾渴，神清，便常。甲狀腺腫，雙手無名指板機指（不能伸屈）。
舌淡薄暗紅齒痕，脈弦弱。

初診 110/9/11

處方 **水煎劑**

何首烏5錢 山茱萸4錢 菟絲子4錢 炒杜仲8錢 骨碎補8錢 黃柏8錢 附子1錢 玉桂子1.5錢 黃耆10錢 陳皮8錢 砂仁8錢 7帖（劑/日）

〈治療思路〉

- 因手術麻醉干擾腦神經，至術後起身行走震跳搖擺持續二年，以補腎法修復受抑制之腦神經。
- 何首烏、山茱萸、菟絲子、炒杜仲、骨碎補、黃耆，大補腎氣，附子、玉桂子引火歸元，黃柏滋腎潛陽，以上腎陰腎陽同補。重用陳皮、砂仁醒脾助吸收。

・病人雖一派虛象，且有腦神經損傷，但夜口乾渴，須慎防免疫因素（過於溫補可能導致失眠、腦慢性發炎），故用黃柏8錢，預防補劑化燥並引導陰平陽秘。

二診 110/9/18 震跳=改善多，起身行穩，輕乏力（手杖僅備用），夜口乾仍。

處方 水煎劑

同初診方，7帖

三診 110/9/25 行快有力，膝僵，納增，口乾仍，胸口抽痛。

9/25當日注射默德納疫苗。

處方 水煎劑

何首烏5錢 山茱萸4錢 炒杜仲8錢 骨碎補8錢 懷牛膝5錢 黃連1.5錢 黃柏8錢 黃耆10錢 丹參4錢 陳皮8錢 砂仁8錢 14帖（劑/日）

〈治療思路〉

・注射默德納疫苗後恐更易化燥（疫苗啟動免疫，易有慢性發炎狀態），故捨附子、玉桂子，再加入黃連1.5錢，加強退熱效果。懷牛膝補腎堅筋骨且引熱下行，協助疫苗後亢熱及補強膝腿肌力。丹參促進血行，增強全方療效，並預防默德納血栓形成。

四診 110/10/9 起身退步，好眠，燥渴改善。

處方 水煎劑

同初診方+黃連1.5錢 14帖

〈治療思路〉

・起身退步，疑因默德納疫苗因素，考慮燥熱較緩解，故以初診處方再加重黃連1.5錢。

五診 110/10/23 復行快有力，好眠，口和，體力進步。

處方 水煎劑

同三診處方，14帖

案 29 肝風內動 / 注射疫苗後中風

男性，84歲。病史=肺結核，間質肺炎，心肌梗塞，出血中風。

平日：易感冒咳喘，胃脹痞甚，痰多，神經抽痛，語遲 / 行緩。

診110/6/23 昨日注AZ後，左半側癱軟，面赤，抽搐，失神，目直，血壓高。

舌體僵 / 紅絳無苔，脈弦弱數。

處方 水煎劑

何首烏5錢 炒杜仲8錢 附子1錢 玉桂子1.5錢 柴胡4錢 白芍4錢 黃芩4錢 黃連1.5錢 黃柏4錢 陳皮8錢 砂仁4錢 丹參5錢 川芎4錢 黃耆15錢 （1.5劑/日）

註：每日加服：高麗人參5錢、椰子水350~500cc。

7日後（共服10帖），行動改善，諸症緩解，接續調理。

處方加減：動則面赤，加山茱萸。虛倦，加重黃耆、何首烏（黃耆改用20錢，何首烏改用8錢）。神經抽痛，加當歸8錢。

〈治療思路〉

- 本案注射AZ疫苗後誘發中風，係因年老體衰腎虛，應激儲備不足所致。
- 以補腎之陰陽+補氣養血+疏肝共同致效。惟年老體虛病勢急驟，須大劑力挽狂瀾（每日1.5帖）。

  >何首烏、炒杜仲，附子、玉桂子、人參、黃耆，大補腎氣腎陽。

  >何首烏、黃芩、黃連、黃柏，滋補腎陰。

  >附子、玉桂子，引火歸元。以上共同腎陰腎陽兩補。

  >黃耆、人參、何首烏、川芎、丹參，補氣養血活血，助神經修復。

  >柴胡、白芍、陳皮、砂仁，疏肝理氣，促進消化，協助補腎藥緩解交感神經過亢。
- 注射AZ後的急性反應，會導致全身性發炎現象，慎防高血糖、免疫過亢，故在清熱藥以外，囑咐病人加飲椰子水，避免急熱傷陰。

腎系病機及臨床

腎系病機及臨床

中醫的 < 腎 >

腎為作強之官，伎巧出焉。為陰中之陰。

病機涵蓋：

泌尿、生殖、腎上腺
神經、內分泌、免疫
五臟、細胞的再生修復

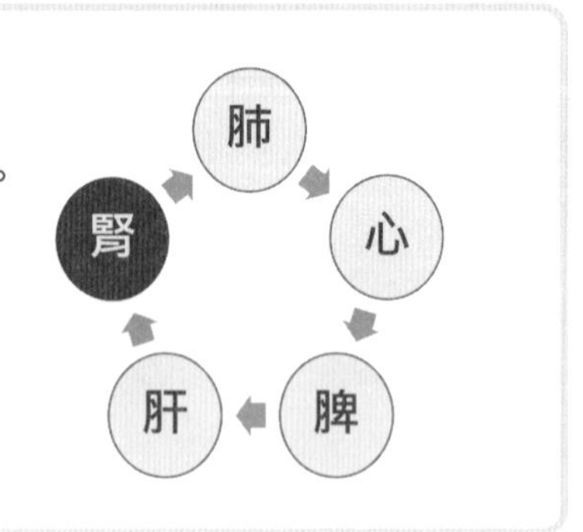

以下從幾個方面，探討中醫「腎」的生理功能與生理特性：

生理功能：藏精，主蟄，為封藏之本、主生長，發育，衰老、主納氣、主生殖
主骨生髓，通于腦、主水、主藏志、主伎巧、主命門火、主二陰

生理特性：其華在髮、開竅於耳、在液為唾、在志為恐、腎與膀胱相表裏

■ 中醫的腎

- 在生理上，概括遺傳，素稟，生長，發育，衰老，生育，體液代謝，呼吸功能，骨骼，牙齒，骨髓，皮毛及髮，情志，思維，二便......等。
- 在系統功能上，概括生殖功能，泌尿系統，內分泌系統，神經系統，腦髓，骨骼，腦下垂體，腎上腺......等全身多個系統功能。
- 亦涵蓋細胞的修復與再生力，及所有物質基礎及活動功能。

■ 藏精，主蟄，為封藏之本

- 貯藏、封藏先天之精。
  >《素問・六節藏象論》：「腎者，主蟄，封藏之本，精之處也。」
- 腎精
  >人體生命力之表現。
  >人體賴以生長發育及一切功能活動的物質基礎。
  >包括先天之精和後天之精。

>先天之精必賴後天之精以滋養。

>後天之精須倚先天之精氣蒸化吸收。

・先天之精

>先天之精指素來之稟賦。

>腎氣的盛衰，一定程度決定人體之生一長一壯一老的發展過程。

>腎氣盛，則陰陽平衡，再生修復力強，適應環境的能力佳。

・後天之精

>後天之精為五臟六腑之精，由脾胃化生水穀精微而成。

>脾為後天之本，氣血生化之源。

>所有的生命活動都有賴於後天脾胃攝入的營養物質。

>脾胃功能之盈缺亦與腎陰腎陽息息相關。

・腎精充足

>人體生、長、壯、老過程，身輕體健，反應靈敏，骨骼充實，且生殖力好。

>表現：齒、髮、骨、精神、體能、修復力皆佳。

・腎精不足

>小兒表現為發育不良，而有五遲、五軟。

（五遲：立遲、行遲、語遲、髮遲、齒遲）

（五軟：頭項軟、口軟、手軟、足軟、肉軟）

>成人則表現為早衰、老化、癡呆。

・腎氣封藏失職

>可出現滑精、遺尿、小便失禁、多汗、大便滑脫，或女子帶下、崩漏、滑胎。

・由此可知，中醫所謂的「腎」除腎臟實體外，更是調節神經、內分泌、免疫、生殖各大系統的物質基礎與活動功能，乃維繫生命之根本。

■ 腎主生長、發育、衰老

・《素問・上古天真論》

>「女子七歲腎氣盛，齒更髮長。二七而天癸至，任脈通，太衝脈盛，月事以時下故有子。三七，腎氣平均，故真牙生而長極。 四七，筋骨堅，髮長極，身體盛壯。五七，陽明脈衰，面始焦，髮始墮。六七，三陽脈衰於上，面皆焦，髮始白。七七，任脈虛，太衝脈衰少，天癸竭，地道不通，故形壞而無子也。」

>「丈夫八歲，腎氣實，髮長齒更。二八，腎氣盛，天癸至，精氣溢洩，陰陽

和，故能有子。三八，腎氣平均，筋骨勁強，故真牙生而長極。四八，筋骨隆盛，肌肉滿壯。 五八，腎氣衰，髮墮齒槁。六八，陽氣衰竭於上，面焦，髮鬢頒白。七八，肝氣衰，筋不能動，天癸竭，精少，腎藏衰，形體皆極。八八，則齒髮去。」

■ **納氣**

・腎具有攝納肺所吸入的清氣而調節正常呼吸的功能。

・若腎虛攝納無力、不能助肺吸氣，則會有呼吸短淺、動則氣喘的表現。

>《黃帝內經靈樞・經脈篇》：「腎脈從腎上貫肝膈，入肺中。」

>《景岳全書》：「肺出氣也，腎納氣也，故肺為氣之主，腎為氣之本也。故呼吸出入之氣，其主在肺，其根在腎。」

>腎不納氣，臨床可見氣喘、間質性肺炎、阻塞性肺病、心臟衰竭、晚期腎衰竭......等病。

■ **主生殖**

・生殖器官的發育成熟及生殖能力，均賴腎氣充實。

>《素問・上古天真論》：「女二七月事時下，男二八精氣充，陰陽和能有子。女七七經閉，男八八精少，人老腎弱體衰無子。」

■ **主骨生髓，通于腦**

・腎藏精，精能生髓，髓通於腦

>《靈樞・海論》：「髓海不足，則腦轉耳鳴、脛痠眩冒，目無所見，懈怠安臥。」

>骨骼及牙齒均有賴精髓的滋養。腦為髓海，腦髓有賴腎精化生。

>若腎精不足，小兒發育遲緩五遲、五軟，成人早衰，齒鬆，頭暈，耳鳴，健忘，髮白早脫。

・骨骼

>骨折、骨質疏鬆：從腎之陰陽論治。

>骨膜：富含神經、血管，以提供骨骼的養分。

>骨髓：造血細胞（精血同源）、蝕骨前驅細胞。

>骨質：蝕骨（源於巨噬細胞）、成骨（源於間質細胞）、骨細胞。

・腦髓

>腦神經功能的成長與老化。

>腦髓不足，則見癡呆、退化、震顫、錐體外疾病、中風、各種腦病......等。

■ 其華在髮

・腎藏精，精生血，精血旺盛，髮自亮澤。

>精血同源互生，髮者血之餘，精充則血旺，血旺則髮澤。

>掉髮：臨床可見氣血虛、肝腎陰虛、陰虛陽亢、腎陰陽兩虛......等證型。

■ 開竅於耳

・腎精充沛，髓海充盈，耳有所養則聽覺聰靈。

・腎精不足，髓海失養，則聽覺減退，或出現耳鳴、耳聾。

・臨床表現

>嬰幼兒聽神經發育遲緩：須以大補氣血、大補腎之陰陽治之。

>老年聽力減退、耳鳴、耳聾：以滋腎養陰、或補腎補氣養血治療。

>神經內分泌腫瘤，表現耳硬僵：以清熱化瘀加疏肝、或清熱化瘀加重鎮平肝。

>腎膀胱失能，表現顏黑耳枯焦萎：以補腎柔肝，加養血活血治療。

■ 主水

・腎有主持和調節水液代謝之功能。

・脾肺腎三臟主水液代謝，以腎之氣化作用為主導，腎中之氣為陰中之火，若陰中無陽（腎陽虛）則不能執行全身的體液調節與氣化。

・治療水腫

>若因血漿滲透壓不足，屬脾腎陽虛，治以溫補脾腎。

>若因膀胱氣化不足，屬心腎陽虛，治以溫腎強心。

■ 主藏志

・指主宰人的神志、意志、志愿

>《靈樞 本神篇》:「腎藏志，精舍志。」

>志者，誌也，指記憶力，腦和髓均為腎精所化，腎氣強則思慮及思維清晰周延，精力旺盛記憶力強，腎氣虛則精神不振，記憶衰退，健忘失智。

>志者，堅定專意而不移也，腎氣強弱，主導人的精神、意志。

■ 主伎巧

・一個人的聰明、智勇、精巧與腎氣盛衰相關

>《素問・靈蘭秘典論》：「腎者作強之官，伎巧出焉。」

>腎氣強者，反應思考靈敏迅速，對預定目標能堅定意志貫徹執行，從事工作或體力勞動都輕勁有力，對於細小動作精巧靈敏。

>腎虛精虧髓少者，往往反應力差，腰痠骨弱，精神疲憊，頭昏健忘，動作遲緩。

■ 主命門火

・命門火，亦稱相火（與心主君火相對而言），是生命的根本。

>內臟功能與生長、發育，均有賴腎水與命火相濟。

・此水火稱為元陰、元陽或腎陰、腎陽，乃生命的根本。

■ 主二陰

・二陰指前陰及後陰，前陰有生殖器、尿道，司小便，後陰有肛門、直腸、司糞便。

>腎主生殖，腎司二便，皆與二陰有關。

>二便的儲積與排泄，雖在膀胱及腸肛，但皆須依賴腎氣腎陽之氣化溫煦的調控。

>腎之氣化與固攝失常，則有尿頻、遺尿、尿失禁、大便失禁、久泄滑脫等症候。

・生尿、排尿及排便的功能，表現腎氣的盛衰。如：

>慢性腎衰、心衰，表現脾腎陽虛、心陽虛、水氣凌心......等證型。

>荷爾蒙亢進，表現腎經濕熱夾陽亢之水鹽代謝失衡。

>五更瀉，以補腎溫陽法施治。

>虛秘努責、高膽色素腦病，以補腎溫陽之溫瀉法施治。

■ 與膀胱相表裏

・腎與膀胱相表裏，三焦與膀胱均為水道通路，腎主水液，三焦與膀胱均由腎主導，指出腎對於泌尿系統之重要性。

・泌尿系統中，腎與膀胱疾病互為因果，如：

>治療腎病，BUN升高，以清利濕熱法。Cr升高，以補氣養血+清利濕熱。

>膀胱炎、尿道炎，會牽連上游，導致急性腎水腫，甚至腎衰竭。

■ 在液為唾

- 唾液中較稠厚的部份，出於舌下。
- 中晚年後痰粘哽，屬自律神經退化，宜補腎疏肝降氣。

■ 在志為恐

- 驚恐傷腎。

>長期恐懼或突然意外驚恐，皆能導致腎氣受損。

>極度害怕，會表現小便失禁，腿腳乏力不能動彈，此乃恐則氣下。

>精神疾病但見恐懼、驚怖，須以補腎疏肝法治療。

腎的病機

證候	說明（病因、症狀、機轉）
腎陰虛	腰痛；不藏精；熱或亢；五遲五軟骨萎
腎陽虛	命門火衰；氣虛血少水停
腎精虧損	腎陰虛的進展
腎虛水泛	滯留本臟、泛溢肢體皮膚、水氣凌心、水寒射肺
腎氣不固	小便失禁、遺尿。遺精滑泄。滑胎。
腎不納氣	肺陰虛→ 喘逆。肺病日久及腎→氣不歸元

■ 腎虛的因素

- 誘發腎虛的可能因素有：

  內分泌失調、免疫降低、先天不足、年老體衰、外感六淫、房勞過度、情志所傷、長期熬夜、飲食勞倦、藥物因素、水源空氣、久病入腎。

■ 腎虛的病機

- 導致腎陽虛的病機有：

  (1) 火不生土 (2) 土不制水 (3) 濕痰上泛

  (4) 化生乏源 (5) 腎精不足 (6) 陽虛外脫

- 導致腎陰虛的病機有：

(1) 火煉陰液 (2) 水不涵木 (3) 水不濟火 (4) 玉門不固

・導致腎陰陽兩虛的病機有：

(1) 兼見腎陰虛、腎陽虛某些病機 (2) 久病正傷 (3) 陰損及陽 (4) 陽損及陰

■ 臟腑兼證

・心腎陽虛：心悸怔忡，肢體浮腫，伴見虛寒之象。

・肺腎氣虛（腎不納氣）：久病咳喘，呼多吸少，動則益甚，伴見氣虛之象。

・脾腎陽虛：泄痢浮腫，腰腹冷痛，伴見虛寒之象。

・心腎不交：驚悸失眠，多夢遺精，腰膝痠軟，伴見陰虛之象。

・肝腎陰虛：腰膝痠軟，脅痛耳鳴，遺精眩暈，伴見虛熱之象。

・肺腎陰虛：咳嗽少痰，腰膝痠軟，遺精，伴見虛熱之象。

中醫補腎法

滋補腎陰

・但見腎陰虛，正氣不虛，以補腎養陰法，如：知柏地黃湯、建瓴湯加黃柏 。

・若正氣偏弱，以氣陰兩補法，如：知柏地黃湯加黃耆。

引火歸元

・但見腎陰虛，正氣弱而火性仍炎上：

>腎火宜降宜藏，故應補腎陰養氣血，並引火歸元。

>在補腎陰藥中，加入少量補氣、補陽藥。如：知柏地黃湯加耆、懷牛膝，少量附桂。

>此時少量的附子、肉桂，可帶來抗體，增加供血供氧，改善腸胃黏膜及血管內皮細胞的表面接受體因苦寒滋膩藥受到的抑制。

陰陽兩補

・進入腎陰陽兩虛階段，治則為溫腎納氣、溫腎利水、溫補脾腎、回陽救逆。

>處方應腎陰腎陽同補，在補腎陰腎陽的同時，加入補氣養血藥，並加入清熱養陰藥反制。

大補腎陽

・但見腎陽虛，以大劑補氣溫陽藥施治，須注意顧護陰液，並考慮疏肝健脾、通利二便。

>大劑溫陽純補，慎防壅滯，須注意是否口和、好眠、二便通利，若有違和，須考慮加入清熱養陰、或疏肝理氣藥，甚至降低補陽藥的劑量。

>善用山茱萸，此藥固澀補精，腎陰腎陽兩補，封藏但不滯邪，補腎用之可不落入空補。

■ 臨床常用補腎基本方藥

・補腎藥：熟地黃5錢、何首烏5錢、山茱萸4錢、生杜仲4~8錢、炒杜仲4~8錢

・清熱藥：黃芩3~8錢、黃連1.5~5錢、黃柏3~8錢

・溫陽藥：乾薑1~5錢、附子1~5錢、玉桂子1~5錢、吳茱萸1.5~5錢

・補氣血：黃耆8~20錢、人參1.5~5錢、當歸4~8錢、熟地黃5錢

・理氣藥：陳皮4~8錢、砂仁4~8錢、枳實5錢、枳殼5錢、厚朴5錢

・疏肝藥：柴胡4錢、白芍4錢、大棗5~10錢

・養陰藥：青蒿4~8錢、知母4~8錢、地骨皮4~8錢、天冬8錢、麥冬8錢

・重鎮藥：懷牛膝5~8錢、代赭石8錢、龍骨3~5、牡蠣3~5錢

・利濕藥：茯苓4~8錢、澤瀉4~8錢、蒲公英4~8錢、車前子4錢

・化瘀藥：丹參4~8錢、沒藥4錢、桃仁4~8錢、川芎4~8錢、骨碎補4~8錢

■ 補腎法適用時機

舉凡有下列狀況，即可考慮以補腎法治療：

・各種熱性期緩解後

>各種疾病在急性發炎期過後，必耗氣傷陰，或陰陽俱損。

>若見正氣稍有衰憊，即須加入補腎法，顧護腎陰腎陽。

・過度勞損誘發

>長期積勞內傷，元氣虧耗，過度勞累。

>房事不節，病久失養。

・素體陰虛，五臟虛弱

>五臟柔弱者，善病消癉。

>先天稟賦不足，五臟虛弱，後天脾胃化生不足，脾腎兩臟虧虛。

>雖見火性炎上或陽亢，直須腎陰陽雙補。

・情志失調，心神暗耗

>長期過度精神刺激，情志不舒，鬱怒傷肝，思慮過度，心神暗耗致病。

>於疏肝理氣藥中加補腎陰腎陽。

・內分泌失調

>長期熬夜、過度勞損、情志壓力。

>各種內分泌失調、胰島素阻抗。

・中年以後發病

>《素問・上古天真論》：「女子七七，......天癸竭，地道不通......丈夫七八，肝氣衰，筋不能動，天癸竭，精少，腎臟衰，形體皆極。」

>中年後發病，天癸竭，精少腎衰。

・各種慢性病西醫療效漸差者

>如：糖尿病、高血壓、免疫疾病、血液疾病、癌症化療......。

・遺傳因素

>家族有先天不足遺傳性疾病，如：氣喘、異位性皮膚炎、糖尿病、高血壓、甲狀腺亢進、二尖瓣脫垂、自律神經失調......。

・胎前產後

>胎前：生殖軸線激素過度釋放，母體耗氧及內臟高負擔，免疫受抑辨識紊亂。

>產後：氣血大虧，八脈空虛，激素水平驟降，內臟耗損。

・脈大無力 / 尺脈弱、遲、芤

>「男子平人，脈大為勞，極虛亦為勞。」

>脈大、弦，但重按無力或尺脈弱、遲、芤，皆腎虛脈象，可以補腎法治療。

・腎虛舌象

>腎虛舌象可見舌有：裂痕、剝苔、鏡面舌，舌體瘦薄、腫胖。

中醫的 < 膀胱 >

為州都之官，氣化出焉

病機涵蓋：

泌尿、腠理、外感禦邪、膀胱經

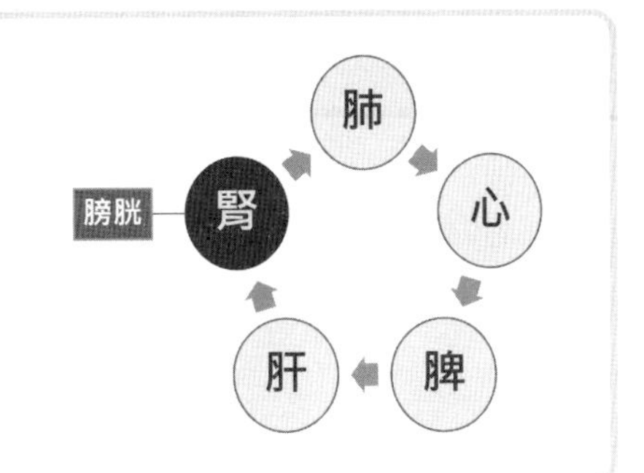

■ 州都之官，津液藏焉

- 三焦水液歸集之處。
- 膀胱具貯尿功能。

■ 氣化能出焉

- 津液經過腎的氣化作用。
- 變成尿液而排出體外。

五臟皆參與膀胱氣化作用

- 膀胱的氣化功能，透過肺主宣發肅降，心主血脈、脾主運化水液、肝主疏泄水液、腎陽的溫煦調控......等五臟的參與及協調，透過血液、汗液、尿液共同完成。
- 所謂<氣化>：生成、轉化，是五臟在陽動、疏通的運作下，產生的生化反應，也代表人體新陳代謝的能力。

與〈腎〉系病機相關之疾病例舉

一、慢性腎衰

■ 定義：

・指腎臟功能的衰退，腎臟病若沒有妥善的控制，腎功能就會逐步退化，最終演變為慢性腎衰竭，俗稱尿毒症。

■ 病因病機

・包括引起急性腎衰竭的原因，許多疾病亦會引起腎臟衰竭，包括腎絲球腎炎、多囊腎、高血壓及糖尿病等。

■ 治療思路

・需以治療造成慢性腎衰的疾病為主要治療方向。

>若BUN升高，Cr不高，以清利濕熱法。

>若Cr升高，以補氣養血+清利濕熱。

二、五遲五軟

■ 定義：

・五遲、五軟是指小兒生長發育障礙，「五遲」指的是立遲、行遲、髮遲、齒遲和語遲，「五軟」則為頭項軟、口軟、手軟、足軟和肉軟。

■ 病因病機

・先天不足、髓腦未滿、腎精不足；後天脾胃失養。

■ 治療思路

・大補氣血、大補腎之陰陽，可使細胞生長發育；補脾胃可促進消化，使營養吸收功能增加。

三、早衰癡呆

■ 定義：

・早衰是指人體各種機能提早衰退。

・老人癡呆症，為腦細胞退化，造成記憶力及其它神經功能減退。

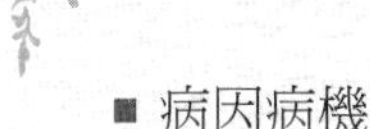

■ 病因病機

・ 各種細胞（腦細胞）退化，腎精虧虛，腦髓不足。

■ 治療思路

・補腎填精，大補氣血，修補活化各種細胞（腦細胞）。

四、不孕

■ 定義：

・夫妻之間有正常的性生活，未採取避孕措施，一年後仍未能受孕，則稱為不孕症。

■ 病因病機

・生殖軸線的激素過亢與不足，子宮、卵巢、輸卵管器質是否正常，感染、情緒、免疫疾病及其他疾病因素，都可能導致受孕困難。

■ 治療思路

不孕症主要分三階段治療：

・第一階段處置

>溫陽化瘀合疏肝瀉濁，盪滌胞宮，喚醒生理軸線。

・第二階段處置

>處理免疫性排斥問題（檢驗各種抗體、同房試驗）。

>治療陰道感染、息肉出血、多囊性卵巢、輸卵管狹窄沾連、子宮內膜異常......等。

>調整免疫抗體，同時讓子宮環境及神經內分泌系統穩定。

・第三階段處置

>以大補氣血、或大補腎陽、或腎陰陽兩補法，治療卵巢功能退化、萎縮，或子宮內膜萎縮，或腎上腺、腦下垂體軸線內分泌不足或不敏感，同時監測基礎體溫高低溫相是否趨向進步。

>但須注意避免補中有滯，預防化燥，處方考慮酌加清熱、化瘀、疏肝理氣藥，注意脾胃吸收、睡眠情形、二便通利。

五、膀胱炎/尿道炎

■ 定義：

‧膀胱炎和尿道炎皆屬於下泌尿道感染，膀胱炎是感染發生在膀胱的位置，尿道炎就是尿道受到感染而產生發炎現象。

■ 病因病機

‧下泌尿道受到感染。

■ 治療思路

‧解表+補氣+清利濕熱。

六、腎結石

■ 定義

‧尿液中的礦物質結晶沈積在腎臟裡。

■ 病因病機

‧季節熱、流汗多、飲水少

‧遺傳

‧慢性泌尿道感染

‧飲食因素

■ 治療思路

‧清熱+利濕+化瘀。

>體虛：加補氣養血。

>感染：加解表藥。

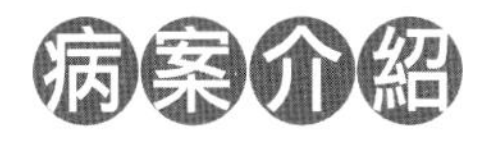

案 1 腎主生長 / 發育遲緩（胼胝體）

男童，4歲。試管兒 / 足月產。

檢=胼胝體較薄。肌肉張力低下 / 基因檢測。

發展遲緩，行遲且難，平衡差，咀嚼能力差，發單音 / 薄音。

口臭，易感冒。便秘 / 2日1行 / 須浣腸。

處方 水煎劑

柴胡4錢 桂枝5錢 黃芩4錢 連翹4錢 大棗5錢 乾薑1錢 附子1錢 黃耆20錢 當歸5錢 川芎3錢 陳皮8錢 砂仁4錢 大黃1錢 5劑/服14日

註：以上處方=5劑 /服14日（92cm /12.5kg ）
持續調理一年，理解力佳，行路穩，可自行排便，
原啊啊疊音疊字=詞彙增加。

〈治療思路〉

- 本案以柴胡桂枝湯合補陽還五湯精神，治療發育遲緩暨容易感冒。
- 柴胡桂枝湯加黃耆，截斷小兒容易感冒體質（小兒感冒，易誘發喘咳，並間接影響神經發育）。黃耆、桂枝、當歸、川芎、少量薑附，大補氣血，促進腦神經及肌肉發育。柴胡、大棗疏肝緩肝，協助和解表裏，並協調神經平衡。陳皮、砂仁助吸收消化。加大黃1錢，協助補氣養血藥（補氣養血通便），改善腸道神經。黃芩、連翹，抗菌消炎，改善感冒，預防化燥。少量乾薑、附子，協助修復氣管，促進腸胃道功能。
- 脾主肌肉，本案表現神經肌肉發育遲緩，故大補脾氣，脾氣足則腎氣充實也（推動並喚醒細胞活化）。

案 2 腎主生長 / 發育遲緩（產程遲滯）

女童，8歲8個月大。

產程遲滯缺氧，發育遲緩，額葉、山根及目鼻塌陷，腿O型，如鴨步行走。

晦暗顏黑瘦小 / 如5~6歲，注意力及反應差。

過動，焦躁，易怒，納差，口乾渴，眠可，

大便1~2日1行，自幼頭汗多。舌質偏紅，脈浮弱。

處方 **水煎劑**

熟地5錢 山茱萸4錢 炒杜仲8錢 黃耆15錢 當歸3錢 大棗8錢 陳皮8錢 枳實4錢 山楂4錢 黃柏5錢 （劑/日）

註：每周服4帖 / 長期調理。面相、體態、步伐=漸如常人。

仍較同齡瘦小、身高不足，約遲慢一年。

〈治療思路〉

- 本案以補腎+補氣養血+理氣健脾，長期調理，促腦及全身細胞再生修復。
- 熟地、山茱萸、炒杜仲，補腎。黃耆、當歸，補氣養血。陳皮、枳實、山楂，健脾開胃促吸收。黃柏，平衡陰陽，預防化燥。大棗緩肝，改善焦躁易怒。
- 全方穩當，腎氣足，腦髓充養，過動、焦躁、頭汗漸可緩解。

案3 腎髓虧虛 / 中腦萎縮

男性，63歲。房屋裝修工作 / 疑長期處於化學揮發物及粉塵環境。

晚睡，痰哽 / 咳吐不出，夜易音啞 / 症久。溲泡 / 味穢，乾渴，倦怠，胃酸。

近1年小碎步，動作 / 思考 / 抬手=皆遲緩。

頭昏重，頭暈 / 後頭脹，行路前傾，面浮足腫，撲克臉。

胃酸，眠納可。舌淡薄暗 / 舌下瘀，脈弦弱。

檢=中腦及海馬迴萎縮。

一診 110/10/16

處方一 **水煎劑**

何首烏5錢 山茱萸4錢 炒杜仲8錢 黃連1.5錢 黃柏5錢 附子1.5錢 玉桂子3錢 黃耆20錢 丹參5錢 川芎4錢 茯苓4錢 澤瀉4錢 陳皮8錢 砂仁4錢 （劑/日）

二診 110/10/23 反應進步，行走較快較大步 / 身軀較挺，水氣較減。

處方二 **水煎劑**

何首烏5錢 山茱萸4錢 炒杜仲8錢 丹參5錢 川芎4錢 黃連1.5錢 黃柏5錢 陳皮8錢 砂仁4錢 附子1.5錢 玉桂子3錢 黃耆20錢 茯苓4錢 （劑/日）

〈治療思路〉

・本案以補腎陰陽+補氣養血+利濕，治療腦退化萎縮。

・以何首烏、山茱萸、炒杜仲、黃連、黃柏、附子、玉桂子、黃耆，補腎陰陽+大補氣血，修復腦神經細胞。丹參、川芎、茯苓、澤瀉，化瘀利濕，清除腦代謝廢物。陳皮、砂仁促消化吸收。

案 4 腎主生殖 / 閉經不孕

女性，33歲。結婚3年不孕 / 無避孕，常閉經（3~6月1行）。

工作壓力大且過勞，面膚萎黃，畏寒，虛倦，便秘。

Hb=9.5，高溫期=7~9日（有月經時）/（閉經時無高溫相）。

舌胖大齒痕，脈弦。

處方 水煎劑

熟地黃5錢 炒杜仲8錢 附子3~1.5錢 玉桂子5~3錢 黃柏4錢 黃耆10錢 當歸3錢 桃仁5錢 柴胡4錢 白芍5錢 大棗8錢 砂仁4錢 （劑/日）

註：病人自來診到順利懷孕，共6個月/共服120帖。
產後復閉經1.5年（哺乳半年），
希再孕，同上處方加減，續服3個月後順利再孕，共生育2男。

〈治療思路〉

・本案以補腎陰陽+補氣養血+疏肝緩肝治療成功。

・以熟地黃、炒杜仲、附子、玉桂子、黃柏、黃耆、當歸，補腎陰陽+補氣養血，共同修復卵巢，促進正常排卵，維持內分泌軸線功能。柴、芍、棗，疏肝緩肝，緩解壓力，調節自律神經。桃仁化瘀通便，協助諸藥運行。

・病人育齡期卻常閉經（基礎體溫=無排卵），且有月經時高溫期不足（僅7~9日），斷難懷孕，即使懷孕亦難留胎，須長期調理，直至持續三個月高溫期維持12日以上，方可順利懷孕且安胎成功。

・本案用黃耆10錢，不宜過多，氣有餘恐化火，恐致燥渴眠難。初期桂附劑量較大，體力漸增即須減量。

案5 腎主生殖 / 先兆性流產

女性，30歲。家族糖尿病史。

妊娠20周，血糖 (+)，胎動頻，腹木硬，腹中朽痛，牙齦痠痛，腰痠痛，喘悸。

舌紅，脈弦弱。

處方 **水煎劑**

熟地黃5錢 山茱萸4錢 炒杜仲8錢 骨碎補8錢 玉桂子3錢 附子1.5錢 白朮4錢 黃芩5錢 黃連3錢 黃耆15錢 陳皮8錢 砂仁4錢 當歸4錢 白芍4錢 （劑/日） 7帖

註：以上處方服7帖後，諸症改善，仍輕喘悸，接續調理。

〈治療思路〉

- 本案以補腎法安胎。
- 妊娠期間皆屬腎虛，故諸症應考慮以補腎法穩定內分泌軸線，腎氣足則胎安，諸症可緩解。附子、玉桂子引火歸元，協助補腎藥充養腰間元陽。
- 妊娠糖尿亦屬腎虛，須在補腎法中，加重黃連清熱（預防血中燥熱導致胎兒過大及胰臟損傷），並同時加桂附護陽（僅加重清熱恐滑胎），腎氣足則內臟不衰，血糖可穩。

案6 腎主生殖 / 不孕症（內膜過薄，試管失敗）

女性，37歲。曾刮宮去胎5次。

試管2次失敗，存8顆凍卵 / 預植入，輸卵管阻塞。

內膜過薄，月經僅點滴且瘀暗，月經痛，週期35日 。

口渴，易醒，胃納可，大便常。

舌暗紅瘦薄 / 舌下瘀，脈弦弱。

處方 **水煎劑**

熟地黃5錢 山茱萸4錢 乾薑5~3錢 玉桂子5~3錢 附子5~3錢 丹參5錢 沒藥4錢 黃柏5錢 陳皮5~8錢 砂仁4錢 黃耆15~10錢 （劑/日）

註：病人續服10周後（70帖），順利懷孕成功。

服藥期間，歷2次月經排出大量瘀塊，第3月經無來發現已孕，遂改以安胎處方，順利產子。

〈治療思路〉

- 本案以大補腎陽+化瘀藥施治，溫陽通絡，改善鬱血並促進內膜再生，並增強卵巢功能。服後排出大量瘀塊順利懷孕。
- 大補氣血、大補腎陽，可擴張下焦血管，增進血流供氧，促進內膜細胞再生。加入丹參、沒藥，協同溫陽藥疏通瘀滯，排出大量瘀塊後，疏通內膜生化之源。黃柏預防化燥。
- 本案病人子宮內膜經反覆搔刮受損，且搔刮後，未經調養改善骨盆腔因妊娠生理的鬱血狀態，故導致月經僅來點滴，合併雙側輸卵管阻塞，皆應以腎陽虛合併寒瘀論治。故以大補腎陽法，合併清瘀化濁奏效。初期薑附桂耆的劑量皆較重用，之後漸進減量，以防化燥陽亢。
- 月經過少的原因，應考慮以下幾項因素，如過度節食，作息失常，情緒壓力，反覆刮宮，卵巢功能衰退，貧血，大病久病，內膜萎縮......等。反覆刮宮導致內膜細胞受損無力再生，屬腎陽虛，每次妊娠骨盆腔高血凝及高血容，在麻醉刮宮後無調理，屬骨盆腔鬱血狀態之寒瘀。

案 7 腎主二陰 / 五更瀉

女性，83歲。現病史=高血壓，糖尿病，西藥控制。

每日清晨4~5點=持續腹痛+溏便2~3次，症狀多年。

平日：倦怠乏力，心悸，腰痠，頭暈，痞脹。

口和，眠納可。舌淡紅少苔，脈細弱。

處方 **科學中藥**

何首烏1.5g 山茱萸1.5g 杜仲2g 乾薑1g 附子1g 肉桂1g 砂仁1.5g 陳皮1.5g 黃柏1g 黃耆2g 3x1/日

註：以上處方續服14日後，五更瀉改善，接續調理。

〈治療思路〉

- 本案以補腎陽法，改善五更瀉，加黃柏預防化燥。
- 長期調理，腎氣充足，諸症（倦怠乏力，心悸，腰痠，頭暈，痞脹）可漸改善，血壓及血糖亦能漸緩解。
- 但體力稍有恢復，即須將溫陽藥（薑、附、桂）減量，並加重清熱藥（黃連、黃柏），預防血糖復升高。

案 8 腎主骨 / 骨質疏鬆

女性，78歲。鼻竇炎 / 曾術。

糖尿病，高血壓。眠難 / 服安眠藥，納便常。

108/9/6

骨質疏鬆嚴重 / 注射補骨針數年。

腰背痠痛顯，燥渴，口苦，鼻涕倒流，大便2日1行。

舌淡暗紅，脈弦弱。

處方 水煎劑

熟地5錢 山茱萸4錢 黃連1.5錢 黃柏5錢 附子1錢 玉桂子1.5錢 炒杜仲8錢 骨碎補8錢 續斷8錢 黃耆10錢 陳皮8錢 砂仁4錢 （劑/日）

註：服14帖後，腰背痠痛減輕，接續治療。

〈治療思路〉

- 本案以補腎陰陽+堅筋骨，治療老人骨質疏鬆，腰背痠痛諸症。
- 老人骨質疏鬆症，多屬成骨細胞退化再生無力，須以補腎陽+堅筋骨施治。本案病人平日眠難且燥渴口苦，證屬腎陰虛，蝕骨細胞必活躍。整理考量屬腎陰陽兩虛，故以補腎陰陽+堅筋骨，方能引導陰平陽秘，回滲骨質。
- 熟地、山茱萸、炒杜仲、骨碎補、續斷、黃耆，補腎堅筋骨。黃連、黃柏、附子、玉桂子，協助補腎藥，引火歸元，寒熱互用，陰陽兩補。陳皮、砂仁促消化吸收。

案 9 腎主骨 / 老年骨鬆 + 壓迫性骨折

女性，87歲。嚴重骨質疏鬆，腰椎壓迫性骨折。

腰痛甚，症2月，坐輪椅 / 不能起身。

高血壓，慢性心衰，多言即喘甚。舌暗紅，脈弦弱。

處方 水煎劑

熟地黃5錢 山茱萸4錢 炒杜仲8錢 骨碎補8錢 附子3錢 玉桂子5錢 黃柏5錢 蒼朮4錢 黃耆15錢 陳皮5錢 砂仁5錢 （劑/日）

註：以上處方服24帖，疼痛減輕。

再14帖（共38帖），可起身自行。

再80帖（共118帖），腰痛改善，正常活動，諸症改善。

處方調整：服藥一段期間後，睡眠漸難、口乾、頻尿、齒齦腫=漸減玉桂、附子，並加入柴胡、白芍、大棗、黃芩。

追蹤：病人於89歲曾後腦出血性中風昏迷，經中醫調養，追蹤至92歲仍健康。

〈治療思路〉

- 病人高齡且心衰，不宜手術固定，中醫以大補腎陽法，改善骨質疏鬆導致之嚴重腰背疼痛，不能起身，最後終能正常活動，且諸症改善。
- 當正氣來復，體力及諸症漸改善時，須慎防化燥反撲，故治療一段期間，但見眠難、口乾、口苦、齒齦腫，即是化燥指標，須減少或捨去溫陽藥（桂、附），並同時加入疏肝緩肝藥（柴、芍、棗），並加重清熱藥（芩連柏 /擇用），如此才能誘導陰平陽秘。

案 10 腎主骨 / 骨鬆 + 壓迫性骨折

女性，65歲。糖尿病，骨質疏鬆症。

T10=壓迫性骨折，L4/5=骨質增生神經壓迫，

腰背痛甚，雙臀腿麻痛重 / 右顯，西醫囑手術+灌骨泥。

眠難 / 服鎮靜劑仍，口渴，痞脹，大便日2行。

舌暗紅下瘀，脈弦弱。

處方 水煎劑

熟地黃5錢 山茱萸4錢 黃連3錢 黃柏5錢 炒杜仲8錢 骨碎補8錢 黃耆15錢 陳皮8錢 砂仁4錢 （劑/日）

註：服14帖後，腰背腿疼痛減。

再14帖（共28帖），化燥便秘，加大黃1錢。

再14帖（共42帖），症狀改善，但多行仍右腿麻重。

再14帖（共56帖），腰腿痛更改善。西醫檢查=糖尿進步，減降糖西藥。

〈治療思路〉

- 本案以補腎+堅筋骨治療成功。
- 病人有糖尿病、口乾、睡眠障礙，須慎防補劑化燥，加重以上諸症。故於補腎補氣藥中，加入一定劑量之黃連、黃柏，可免虛陽浮越。

- 以補腎法加清熱潛陽，可治療糖尿病中後期（西藥漸進加重仍控制不佳），促使胰島細胞再生。

案 11 腎主骨 / 骨折

男性，62歲。糖尿病史。

右腿骨折近一個月（110/11/23），至今病灶仍暗紅瘀腫，抽痛顯。

平日頻尿且少，大便2~3日1行。

舌質偏紅 / 齒痕，脈弦緩。

初診 110/12/11

處方一 **水煎劑**

熟地5錢 骨碎補8錢 炒杜仲8錢 黃耆10錢 黃柏5錢 丹參8錢 茯苓4錢 澤瀉4錢 陳皮8錢 砂仁4錢 （劑/日）

〈治療思路〉

- 本案以補腎堅筋骨+清熱+化瘀+利濕治療。
- 熟地黃、骨碎補、炒杜仲、黃耆，加速修復骨折。黃柏改善發炎，因暗瘀紅腫但無灼熱，故黃柏僅用5錢，若灼熱明顯，須加重清熱藥。丹參、骨碎補化瘀消滯，去瘀方能生新，茯苓、澤瀉清除淋巴液，協同化瘀藥清除痰飲瘀病理產物，可恢復神經傳導，改善血流，共同改善病灶周圍之瘀紅腫痛，瘀去骨長則痛可減。

二診 110/12/17 瘀紅腫減，抽痛仍 / 但較輕減，二便常。

處方二 **水煎劑**

熟地5錢 骨碎補8錢 炒杜仲8錢 懷牛膝8錢 黃耆10錢 黃柏5錢 丹參8錢 陳皮5錢 砂仁4錢 （劑/日）

註：以上處方持續調理（自初診起共服49帖），111/1/28 X片=骨已長好，行久微抽痛。

〈治療思路〉

- 腫已消減，故去茯苓、澤瀉。加懷牛膝強筋骨，助諸藥下行。

案 12 腎開竅於耳 / 發育遲緩 + 聽神經發育遲緩

男童，4個月大 / 5.5kg。

聽神經發育遲緩=50~60分貝。

右半側發育遲緩 / 右手極瘦小，頭部雙顳側塌陷 （頭如葫蘆瓶狀 / 顳側深度內陷）。

面膚萎黃晦暗，瘦小，反應慢，納少，大便溏 / 日4行。

105/2月~10月

處方一 水煎劑

黃耆20錢 當歸3錢 陳皮5錢 桂枝5錢 白芍3錢 甘草3錢 連翹4錢 半夏4錢 葛根4錢 乾薑1錢 附子1錢 山楂4錢 （3劑 / 服14天） / 5.5kg

註：複檢105/9月：聽力進步=左耳45 / 右耳35 （分貝）。
氣色佳，肌膚白嫩，反應進步多，納佳，四肢多脂少肌。

〈治療思路〉

- 本案初期以黃耆、當歸，補氣養血，促進並喚醒聽神經及身體各細胞的再生能力。桂枝、芍藥、甘草，擴張耳周血管。陳皮、半夏、葛根，解熱化痰，清除耳道代謝廢物。陳皮、山楂，促進消化吸收。少量乾薑、附子，促進供血供氧，增強上皮細胞功能（氣管、耳道、胃腸道）。
- 小兒的發育遲緩，有時僅以補氣養血（黃耆、人參、當歸、川芎），或溫陽法（乾薑、附子、玉桂），即可喚醒細胞快速分裂，此期間的細胞端粒酶長度佳，補氣血、溫陽藥即可喚醒端粒酶的活性，進行細胞分裂。
- 年老體衰者的細胞老化，端粒酶長度縮短（腎陰陽兩虛），僅用補氣或溫陽藥，易導致陰虛陽亢、化燥化火，加速損傷，故中老年後的退化萎縮，皆須以補腎陰、滋養肝腎、引火歸元、腎陰腎陽同補......諸法施治（方中必以熟地黃、何首烏、菟絲子、炒杜仲、山茱萸......為基本方）。

105/11/18~之後

處方二 水煎劑

熟地5錢 山茱萸4錢 黃耆20錢 當歸5錢 桂枝5錢 乾薑1錢 附子1錢 黃芩4錢 陳皮

8錢 山楂4錢 （1周/服2劑）/ 9kg

註：持續調養，發育漸正常，體壯聰明，僅聽力稍弱。

〈治療思路〉

・以補腎+大補氣血，持續促進並喚醒聽神經及身體各細胞的再生能力。

案 13 腎開竅於耳 / 兩耳萎焦（中毒性腎衰）

男性，45歲。

曾多氯聯苯中毒。全身氯痘瘡，顏膚晦濁，雙耳焦枯。

平日易疲倦，噁心，胸悶，溲濁味穢，眠淺，納便可。

慢性腎衰，Cr=2.6 BUN=47。

舌瘦薄紅暗瘀，脈弦弱。

處方 水煎劑

何首烏8錢 當歸8錢 山茱萸4錢 炒杜仲8錢 黃耆15錢 丹參8錢 黃柏4錢 蒲公英8錢 陳皮8錢 砂仁4錢 （劑/日）

註：持續調養二個月後，諸症有改善，耳焦枯改善，Cr=1.7 BUN=34，
之後自停中藥，一年後諸症漸復，再回院續調。

〈治療思路〉

・本案以補腎（補氣養血）+柔肝+化瘀+清利濕熱施治。

・何首烏、山茱萸、炒杜仲補腎，黃耆、當歸補氣養血，何首烏、當歸柔肝養血，以上共同改善因多氯聯苯中毒，導致之慢性腎衰、全身氯痘瘡、顏膚晦濁、雙耳焦枯、疲勞......等全身性損傷。加丹參8錢，化瘀生新，推動諸藥。蒲公英、黃柏，清利濕熱，協助諸藥清除代謝廢物，引邪出表從腎泌尿道出，與補氣養血化瘀諸藥同用，對慢性腎衰的修復有明顯功效。陳皮、砂仁助消化吸收。

案 14 腎開竅於耳 / 兩耳硬化（疑似神經內分泌瘤）

男性，56歲。恐慌症持續二十多年，長期服安眠藥、克癲平×2顆、多種神經安定劑。常發嚴重恐慌及自律神經失調。病人長期多處中西醫治療，效果不彰。

體多纖維瘤，左耳結節 / 耳道狹窄、悶脹痛，兩耳纖維化 / 無彈性，項肩強痛。

頭脹痛，胃痞脹，眠難，胃納與大便可。

舌偏瘦淡暗紫 / 舌下瘀深，脈弦弱。

檢查=頸動脈粥狀硬化，B肝 / 肝輕度纖維化，膽結石。

處方 **水煎劑**

何首烏5錢　山茱萸4錢　炒杜仲8錢　大棗8錢　黃芩5錢　黃連3錢　陳皮5錢　砂仁5錢　丹參8~15錢　柴胡4錢　白芍3錢　葛根4錢　黃耆10錢　茯苓4錢　（劑/日）

註：服14劑=克癲平改服0.5顆。

服21劑=好眠無夢。

服42劑=病灶舒（左耳道）/ 但感冒復脹痛2周，之後無再發作。

續調8個月，雙耳較柔軟，體表結節減小，西藥全停 / 僅日服半粒贊安諾。

〈治療思路〉

- 本案病人瘀象重，身體有多枚纖維瘤及耳道結節，考慮有潛在性神經內分泌腫瘤，但此階段現代醫學仍難診斷出來。故從預防醫學角度，於補腎疏肝處方中，加入清熱藥及大劑量丹參活血化瘀，短期間內陸續改善諸症及多年的恐慌焦慮，由療效反推此判斷應無誤。
- 病人脈弦弱，以何首烏、山茱萸、炒杜仲補腎，穩定腎上腺（因長期躁亢，陽不潛藏導致腎虛）。柴胡、白芍、大棗疏肝緩肝，穩定自律神經。柴胡、葛根、白芍、茯苓，合併清熱化瘀與補氣諸藥，共同改善耳道的結節反覆增生與發炎，合併淋巴液增生。黃芩、黃連、丹參，化瘀清熱，抑制潛在性內分泌腫瘤的纖維性及亢奮性進展。

案 15 腎華在髮 / 雄性禿

男性，37歲。自體免疫疾病史，鼻過敏。

民國106年=左後交通動脈瘤破瘤 / 術後，左眼皮墜（動眼神經壓迫=經由本院治癒）

110/2/24

雄性禿，汗皰疹，脂漏膚質，平日易燥渴。性焦躁，語疾，露神，眠淺多夢。

納便常，唇紅，消瘦。

舌瘦薄暗紅 / 舌下瘀深，脈弦弱。

處方 水煎劑

熟地5錢 山茱萸4錢 生杜仲4錢 炒杜仲4錢 菟絲子4錢 淫羊藿4錢 懷牛膝5錢 黃連1.5錢 黃柏8錢 黃耆8錢 丹參4錢 白芍3錢 陳皮5錢 砂仁4錢 （劑/日）

註：斷續調理，皆有進步。

〈治療思路〉

- 本案以補腎潛陽法，治療腎虛躁亢所導致之雄性禿及本虛標實諸症。
- 以熟地黃、山茱萸、杜仲、菟絲子、淫羊藿、懷牛膝，大隊補腎藥，改善腎虛陽亢的本虛，腎不虛則肝不橫逆。重用黃柏潛陽，懷牛膝引諸藥下行，白芍緩肝，配合補腎藥改善陽亢諸症。加丹參化瘀，推動諸藥。加黃耆8錢，慎防因滋腎潛陽導致腦部血氧不足，而有眩暈、虛倦、感冒......諸症。生杜仲藥力弱，炒杜仲易化燥，故生炒杜仲合用。

案 16 腎主水 / 妊娠毒血症後遺（腎陽虛）

女性，43歲，生育2子。血壓高，輕度血糖升高。經詢問：曾罹患妊娠毒血症。

虛倦乏力，頭暈，頭痛，唇白無華，納少痞脹。

全身水濕腫脹，肌膚緩弱，腰痠顯，體痠痛，憂鬱低潮。

月經數月1行 / 經量過多或微淋，口和，二便少，眠淺。

舌淡胖齒痕，脈細弱。

處方 水煎劑

熟地黃5錢 山茱萸4錢 炒杜仲8錢 乾薑1錢 附子3錢 玉桂子5錢 黃柏5錢 黃耆15錢 當歸4錢 茯苓4錢 陳皮8錢 砂仁4錢 （劑/日）

註：持續調理三個月後，諸症改善。

〈治療思路〉

- 本案以補腎陽+利濕治療。
- 年輕女性即罹患血壓高、血糖高、全身水腫，及諸虛損症狀，全身處於缺血缺氧之腎陽虛，必有內臟嚴重疲勞耗損過程，經詢問曾於懷孕後期罹患妊娠毒血症。
- 妊娠毒血症係因孕程期間諸虛不足，以致內臟根本耗損，雖產後可能回復正常血壓及血糖，但損傷退化已成定局，必提早發生高血壓、高血糖諸病症。

- 以熟地、山茱萸、炒杜仲、乾薑、附子、玉桂子、黃耆、當歸，大補腎陽、補氣養血，修復損傷之組織器官及細胞。加茯苓協助利濕，陳皮、砂仁推動藥力助消化。
- 本案須長期治療（水煎劑每日一帖，持續三個月以上），方能改善。

案 17 脾腎兩虛 + 血枯 / 肝硬化腹水 + 糖尿病 + 脫疽

男性，49歲。糖尿病，高血壓，脫疽，嗜酒。

糖尿病，口服降糖西藥+胰島素 / 日注射36單位，高血壓服西藥4年。

肝硬化，胸腹水 / 抽吸數次，甫抽吸後出院。

肌膚甲錯，行喘，腹滿，肢腫，脫疽 / 下肢瘀暗。

眠納便可。舌暗紅，脈弦弱。

處方 水煎劑

何首烏8錢 當歸8錢 山茱萸4錢 炒杜仲5錢 乾薑1錢 附子1.5錢 玉桂子3錢 黃耆10錢 黃連1錢 黃柏4錢 丹參8~4錢 蒼朮4錢 茯苓8~4錢 陳皮5錢 砂仁4錢 （劑/日）

註：以上處方續服4周後，諸症改善，後續調養。

（前2周丹參、茯苓各8錢，後2周各4錢）

〈治療思路〉

- 本案以脾腎兩補+柔肝、化瘀、利濕，共同改善諸病症。
- 何首烏、山茱萸、炒杜仲、薑附桂、黃耆，補腎引火歸元，則糖尿病、高血壓可見緩解。黃耆、當歸、蒼朮、茯苓、陳皮、砂仁，補脾養血，合併補腎藥共同改善肝硬化，反覆胸腹腹水可緩解。黃耆、何首烏、當歸、丹參，補氣養血柔肝化瘀，可改善肌膚甲錯、肝纖維化，令細胞再生。黃柏預防化燥，牽制糖尿及脫疽之熱象。以上處方可共同改善脫疽、行喘、腹滿......諸症。前2周瘀腫明顯，丹參、茯苓各8錢，瘀腫減退後改4錢。

案 18 脾腎陽虛 / 高 AFP

男性，74歲，肝硬化，輕度胃潰瘍，CT=查無腫瘤。

檢110/4/30：ALB=2.6 AFP=705 T-Bili=1.3 AST/ALT=57/41 Hb=12 PLT=150k

PT=16.5（<12.5）APTT=42（28~40）。
下肢硬腫甚，口乾，胃納差，二便常。
舌淡暗，脈弦弱。過度忌口 / 少油鹽。
110/5/19

處方 水煎劑

何首烏5錢 炒杜仲8錢 陳皮8錢 砂仁4錢 黃芩4錢 黃連3錢 乾薑3錢 附子3錢 黃耆15錢 柴胡4錢 白芍3錢 茯苓5錢 （劑/日）

註：囑咐=營養+鹽，並須接續調理。

病人前期有依照囑咐，每日1帖，但見AFP漸進改善後，服藥常推遲，並且飲食仍過度清淡，致使ALB提升緩慢，下肢終形成淋巴硬腫且暗瘀，最後併發蜂窩組織炎。

檢110/5/25 ALB=2.6 AFP=350 PT=15.5 APTT=40 Ca=7.5 Na=139
檢110/6/08 ALB=2.7 AFP=200 PT=14.6
檢110/6/23 ALB=2.7 AFP=150 PT=12.9
檢110/7/28 ALB=3.1 AFP=72
檢110/9/10 ALB=3.4 AFP=45
111/9/24 併發下肢蜂窩組織炎

〈治療思路〉

- 本案以大補腎陽+疏肝+利濕，改善高AFP、低ALB。
- 依病人的症象表現，屬中醫之脾腎陽虛，故本案捨病從證論治。
- 此階段病人須堅持服藥，甚至須加人參及各種營養，血漿滲透壓才能漸進回滲，否則易變生蜂窩組織炎或其他自發性感染。

案 19 腎經 + 膀胱濕熱 / 反覆腎結石

男性，55歲。腎結石，反覆碎擊多年（約3月碎擊1次）。
平日少飲水，工作持重出汗多。時倦怠，自覺體溫偏高，五心熱，牙周病。
中度脂肪肝，面膚晦黯，肉食多，吸菸多。
唇暗，舌暗紅苔厚 / 下瘀深，脈弦。
106/7/10 Cr=1.7

處方 水煎劑

蒲公英5錢 連翹5錢 黃柏5錢 丹參8錢 骨碎補8錢 黃耆15錢 當歸5錢 桂枝5錢 陳皮8錢（劑/日）

處方 **科學中藥**

蒲公英1.5g 連翹1.5g 黃柏1.5g 龍膽草1.5g 砂仁1.5g 丹參2g 沒藥1.5g 黃耆1.5g 骨碎補1.5g 3x1/日

註：水煎藥持續調養3個月後，之後水煎與藥粉交替調理。
106/10檢 Cr=1.1
於109/3/12=復碎擊1次，之後無再碎擊（追蹤三年）。

〈治療思路〉

- 本案以補氣溫陽+清熱化瘀利濕，改善反覆結石及慢性腎衰。
- 黃耆、當歸補氣養血，桂枝擴張血管，共同修復腎功能損傷。蒲公英、連翹、黃柏，清熱利濕，大劑丹參、骨碎補化瘀，共同改善濕熱瘀體質。濕熱瘀體質改善後，可斷其病源，故日後少發。

案 20 腎膀胱濕熱 / 感冒併發腎炎

女性，66歲。

感冒，咽痛，發熱，頭痛，鼻塞，咳嗽，黃綠稠痰多。

肌肉關節痠痛乏力，少尿，面腫，肢脹，血壓升高150/95。

處方 **水煎劑**

柴胡4錢 桂枝5錢 白芍3錢 麻黃3錢 黃芩5錢 黃連1.5錢 連翹5錢 蒲公英4錢 茯苓4錢 澤瀉4錢 陳皮8錢 黃耆15錢 乾薑1錢 丹參4錢 （劑/日）7帖

處方 **科學中藥**

柴胡1g 桂枝1.5g 白芍1g 麻黃1g 砂仁1.5g 黃芩1.5g 黃連1.5g 乾薑0.5g 蒲公英1.5g 茯苓1.5g 黃耆1.5g 3x1/7日

註：以上處方共服7日（每日2次煎劑+2次粉劑=各間隔3~4h）
服7日後諸症改善，再續調1周慎防餘熱未清。

〈治療思路〉

- 本案感冒期間併發泌尿道發感染炎，以補氣解表+清熱利濕治療。

案 21 腎虛（虛亢）/ 更年後血壓高

女性，56歲。地中海貧血，卵巢術除。

胸悶，頻噁，脹氣甚，納呆，動喘，血壓飆高不退，諸症1月。

手麻多年，顏晦暗，眠難 / 服肌鬆劑。舌淡紅胖大齒痕，脈弦弱。

處方 水煎劑

何首烏5錢 山茱萸4錢 炒杜仲8錢 附子1.5錢 玉桂子3錢 黃連1.5錢 黃柏4錢 白芍4錢 陳皮8錢 砂仁8錢 黃耆15錢 （劑/日）

註：服7帖後，諸症皆有改善，BP =120/80。

〈治療思路〉

- 病人胃腸脹氣甚、動喘、手麻、無華......諸虛症（腎虛+氣虛），合併血壓飆高不降、胸悶噁心、失眠......躁亢症（肝鬱化火+虛亢）。
- 以何首烏、山茱萸、炒杜仲、附子、玉桂子、黃耆，補腎、補氣、引火歸元，則諸虛症狀及血壓可改善。加黃連、黃柏、白芍，清熱潛陽緩肝，協助補腎藥改善胸悶、噁心、眠難、血壓......等腎陰虛導致肝鬱化火化亢諸症。重用陳皮、砂仁，協助補腎藥改善腸胃脹痞甚。
- 腸胃脹氣甚亦屬腎陽虛，單純理氣藥僅能取效一時，須以補腎陽方可修復。

案 22 腎陰陽兩虛 / 晚期糖尿病（糖尿病 30 年 + 高血壓）

女性，70歲。平素血壓高。

40歲時產後併發糖尿病，口服降糖西藥及合併注射胰島素（晨40 / 晚30單位）。

消瘦，倦怠乏力，頭暈頭重，稍動即喘感，腰背痠痛，手足麻木知覺不佳，

平日心搏過快（120/分），夜頻尿且量多，眠淺，足底熱，右側坐骨神經痛，飢不欲食，大便不暢。舌絳，淨苔，脈細弱。

處方 水煎劑

熟地黃5錢 山茱萸4錢 菟絲子5錢 生杜仲5~8錢 骨碎補5~8錢 當歸3錢 黃耆10~15錢 陳皮8錢 砂仁4錢 黃芩5錢 黃連3錢 黃柏5錢 玉桂子3~5錢 附子1.5~3錢 蒼朮5錢 天門冬10錢 （劑/日）

註：持續治療1年後，可全停胰島素、血壓藥，僅服低劑降糖西藥。

- 追蹤17年，現已近90歲，維持低劑量口服降糖西藥，偶注胰島素8單位（常降太低）。
- 身體康健，偶感冒，或坐骨神經痛，每年來院調理1~2次，皆取水煎劑半月。

〈治療思路〉

- 中醫治療糖尿病，區分三大階段 （參見中醫常見內分泌疾病診治心法一糖尿病篇章），本案病人屬腎陰陽兩虛。因糖尿病多年且見諸虛併發症，故以大補氣血合大補腎陰腎陽施治。
- 初期諸虛，處方中黃耆、桂附都用較高劑量，一段時日後，虛象漸見改善，為避免糖尿病血熱化燥，故減耆桂附劑量，加重杜仲、骨碎補，而清熱藥劑量維持，待陰傷改善後（舌不瘦薄絳紅），即減去天門冬。
- 以補腎法論治糖尿病中後期階段，持續堅持調養，不僅糖尿病可改善至輕症，同時治療糖尿病併發症，及修復虛弱衰老，維持良好老年生活品質。

案 23 腎陰陽兩虛 / 少年性多重癲癇

女童，13歲。經來二年，初經一年尚屬正常，來經第二年，疑因成長過快，每日頻發癲癇，反應思考遲滯，休學中。

身材削瘦高挑，面膚慘白無華，面暗痘多。平日皆頭暈目眩，心悸氣短，面白無華，大汗淋漓，四肢抽搐，或無意識手足亂動，不能控制，常嚴重至暈厥。入睡極困難，會在床上無意識滾動亂踢，但入睡後無論如何皆難叫醒。月經先期，經量過多，值經期間，諸症更明顯頻繁。舌質淡紅，脈弱。

北榮檢：多重性癲癇（算術、記憶、思考、伸展......皆誘發癲癇發作），西醫給予抗癲癇劑，病人無服。

處方 水煎劑

熟地黃5錢 當歸4錢 白芍4錢 川芎3錢 山茱萸4錢 黃芩8錢 黃耆20錢 炒杜仲8錢 陳皮8錢 砂仁4錢 柴胡4錢 玉桂子5錢 附子3錢 大棗8錢 （劑/日）

註：以上處方持續服半年，諸症改善後復學。

再服半年鞏固療效，共持續治療1年，始終無服西藥，訪查皆無再發。

於20歲時因功課壓力常熬夜（公立大學法律系），復發頭暈頭痛、反應遲滯、思考困難、睡眠障礙......等，再回院調理半年後健康。

〈治療思路〉

- 此案病人因成長太快，腦神經及性腺軸功能發育不全，故有月經過多及多重性癲癇，以大補氣血及大補腎陰腎陽治療，修復神經。
- 雖服藥半年諸症改善後復學，但舌象、脈象及氣色仍未達中醫所謂有根之陰平陽秘，故要求病人再續服中藥，共調養一年後停藥，如此較不會因虛勞復發。
- 但病人因功課壓力長期過度熬夜耗神，實乃偏離中醫養生之道。

案 24 腎陰陽兩虛 / 自律神經失調

男性，33歲。自律神經失調。

開車、或騎車，常突發性大眩暈。緊張焦慮，右手明顯顫抖。

易溏便，納呆，平日嗜食菸、酒、檳榔。暫時休業中。

舌瘦薄無苔，脈弦弱。

處方 水煎劑

熟地黃5錢 山茱萸4錢 乾薑3錢 附子3錢 玉桂子5錢 蒼朮4錢 陳皮8錢 砂仁4錢 黃柏5錢 黃耆15錢 （劑/日）

註：以上處方續服8周後，諸症改善。回復職場工作。囑咐絕對戒菸酒檳榔。

〈治療思路〉

- 病人平日嗜食菸、酒、檳榔，身體處於慢性發炎、缺氧、耗損狀態，長期導致腦、神經、肌肉及細胞......等反覆損傷來不及修復，故見雖年輕即發生嚴重自律神經失調（損傷退化）。
- 此案以疏肝解鬱僅能稍微緩解，但不能修復損傷。腎氣足則肝不橫逆，須以大補腎陽法，加黃柏反制預防化燥。

案 25 腎虛肝鬱 / 青少年妥瑞

男童，13歲。鼻過敏 / 晨顯。

消瘦無華，目脹痛，視差50度。輕度內斜視。

張眼時會有2~3分鐘持續頭不自主性搖動，目酸澀疲勞時搖動頻率高，閉眼或睡着時

不會。平日容易生氣，胃納差，大便日1行。（近期私立學校轉讀公立 / 壓力大）
舌淡暗紅嫩 / 中間剝苔。脈弦弱。

一診

處方 **水煎劑**

何首烏8錢 炒杜仲8錢 黃耆10錢 當歸5錢 柴胡4錢 白芍藥4錢 大棗8錢 黃柏5錢 陳皮8錢 砂仁4錢 14帖

二診 諸症改善多=（目脹 / 頭搖 / 易怒 / 食慾）=全改善，已無剝苔，仍有目斜視。

處方 **水煎劑**

同一診處方，14帖

〈治療思路〉

- 本案青少年妥瑞，依臨床表現屬中醫腎虛肝鬱，故以補腎+疏肝緩肝治療成功。
- 青少年正值生長期，舌嫩消瘦無華屬腎虛脾虛，以何首烏、炒杜仲、黃耆、當歸、陳皮、砂仁，補腎、補氣養血、開脾胃，從根本補強神經營養不足導致妥瑞躁動。柴胡、白芍、大棗，疏肝緩肝，緩解壓力，增加腦部葡萄糖供給，治療臟躁（頭不自主搖動、目脹痛）。何首烏、當歸、黃耆，補氣柔肝，改善皮膚暗沉，並促進視神經及其周邊韌帶發育。黃柏預防化燥。

痰飲瘀病機及臨床

痰飲瘀病機及臨床

第一部分　痰飲

一、體液生理

< 傳統中醫—臟腑之水 >

■ 肺主宣發肅降

・宣發肅降，通調水道，下輸膀胱，推動和調節全身津液的輸佈和排泄。

・臨床上以宣肺利水法治療腦及胸腔的水氣。以提壺揭蓋法治療腎及膀胱水濕。

■ 心主血脈，在液為汗

・汗為津，津血同源。

・過度發汗、或大汗亡陽，必損傷心脈。

■ 脾主運化水液

・脾主運化，包括運化水穀精微及水濕。

・身體水液的運行，仰賴脾的運化功能，並轉輸至肺腎。

・脾陽功能維持血漿滲透壓的恆定，肺腎通過氣化功能將多餘的水分轉化成汗和尿液排出體外，共同防止痰、濕、飲等病理產物的生成。

■ 肝主疏泄水液

・水穀運化，必有賴肝的疏泄。

・肝的疏泄，包括汗液的調節，大便及尿液的正常排泄，身體水分的調節。

■ 腎主水，主二陰

・二便的儲積與排泄，雖在膀胱及腸肛，但須依賴腎氣腎陽之氣化溫煦的調控。

・腎之氣化與固攝失常，則有尿頻、遺尿、尿失禁、大便失禁、久泄滑脫等症。

・生尿、排尿及排便的功能，表現腎氣的盛衰。

■ 膀胱藏津液，氣化能出焉

- 水液貯藏在膀胱到一定程度能排泄於體外，是依靠氣化作用。
- 氣化，指腎陽、腎氣溫煦水液的功能。

■ 大腸主津，吸收水液，參與水液代謝

- 大腸重新吸收水分，參與調節體內水液代謝的功能。
- 大腸疾病多與水液有關。如大腸虛寒，則水谷雜下、腸鳴、腹痛、泄瀉。大腸實熱，則腸液乾枯，大便秘結。

■ 小腸主液，泌別清濁

- 在吸收水谷精微的同時，也吸收大量水液。
- 小腸的泌別清濁功能若異常，則大便稀薄而小便短小，故中醫治法有利小便而實大便也。

■ 三焦決瀆之官

- 三焦疏通水道、運行水液，是人體水液升降布散及濁液排泄的通道。
- 人體的津液代謝，是由肺、脾、腎、膀胱等臟腑的協同作用而完成的，但必須以三焦通道，津液代謝才得以正常運行。
- 三焦為人體內氣化的場所，又是元氣升降出入、通達臟腑的通道。三焦功能正常，則氣機通利，臟腑功能正常。三焦功能失常，氣道壅塞，則氣滯腹脹。

臟腑之水 / 生理性

肺	宣發與肅降
心	主血，在液為汗
脾	主運化水液
肝	主疏泄水液
腎	主水，生尿與排尿
膀胱	藏津液，氣化能出焉
大腸	主津，吸收水液，參與水液代謝
小腸	主液，利小便所以實大便
三焦	決瀆之官

< 現代醫學 -- 體液生理 >

■ 體液涵蓋

・人體的體液佔總體重約60%，此乃濕邪痰飲產生的物質基礎。

・體液中有2/3屬細胞內液，其他1/3屬細胞外液。

・細胞外液其中80%為組織間液，20%為流動於血管中血漿及淋巴管中的淋巴液。

・組織間液中，尚包括其他體液，如胃腸道分泌液、腦脊液、胸膜腹膜、滑囊液等液體......。

■ 體液排出的途徑

・腎臟=每天排出1000~2000ml尿液。最少為500ml，否則會影響代謝廢物清除，不能維持細胞恆定。

・腸道=糞中水分約200ml。

・皮膚=低溫時300~700ml，高溫時數千毫升。

・肺=每日呼出250~350ml。

■ 流水不腐

・《素問・六微旨大論》：「不生不化，靜之期也。」陰陽無動無變即無生機。

・所謂流水不腐，身體的水分是在運動狀態下活動，此時人體呈現出健康的狀態。體液流動循環只要有障礙，就會形成濕邪 / 痰飲。例如心臟力量不足，血流減慢，或身體發炎心跳過快，都會影響組織液及細胞內外液的代謝，變性成痰飲濕邪。

・從微觀的角度，血漿是最活躍的體液，在心臟帶動下，約20秒走繞身體一圈。細胞內外液、血管、微細血管、淋巴管，這些體液的環境，提供血液、淋巴、組織液不停的流動、交換、相互轉化，保障代謝廢物及二氧化碳輸出，營養物質的輸入，這些過程一旦受阻，細胞就會腫脹死亡，形成組織液積累，即所謂中醫的痰飲濕邪。

■ 體液的新陳與代謝

・消化道

>每日分泌大量消化液，約血漿的1~2倍，但幾乎全被吸收，很少從糞便中排出，故若大量嘔吐或腹瀉，會導致脫水。

・腦脊髓液

>由脈絡叢（Choroid Plexuses）每日產生約500ml，腦部保留約150ml，其餘由蛛網膜回流至靜脈血管。腦脊髓液的產生與回流速度相同，若發生腦出血、感染、外傷、腫瘤、中毒、腦血管的疾病......等，則會發生腦水腫。

・淋巴回流

>淋巴液回流的功能，主要是將組織液中的蛋白質帶回至血液中，並且清除組織液中不能被微細血管重吸收的較大分子、紅血球、細菌......等。正常成人每天生成的淋巴液總量約為2~4L。

・微細血管代謝

>從心臟送出的血液，經過動脈、微血管和靜脈，於體內循環。人體每個器官、組織細胞均要由微循環提供氧氣和養分，傳遞能量，交流信息，排除二氧化碳及代謝廢物。血管裡總計有5~6公升的血液以非常快的速度流動。

・膠質滲透壓

>主要的膠質滲透壓是由高量的白蛋白所產生。趨向於將水（組織液）「拉進」循環系統。

>提高腎臟、肺臟、肝臟及心臟等臟腑器官之運作功能健全，使其本有之協調性更加強化，如此可保持組織液血漿中之白蛋白的恆定、及增加組織的營養成分，進而提高膠體滲透壓、減少水腫。

・血管通透性

>當血管內皮損傷，如感染、發炎、缺氧、缺血，血管的通透性會增大，血管中的蛋白成分會滲漏進入到組織間隙，導致血管的膠質滲透壓降低，進而降低對組織間水的吸收能力，造成組織水腫。

・鈉與鉀

>細胞內的鈉離子濃度低、鉀離子濃度高。肌肉細胞和神經細胞藉由將鈉、鉀、鈣離子送出或送入細胞，製造細胞內外的電位差，產生肌肉收縮或神經興奮。細胞因各種原因導致傷害，如缺氧、缺血、感染、化學因子、藥物、感染、免疫反應、營養失調......等，細胞無法將流入的鈉離子排到細胞外，造成鈉離子累積在細胞中之細胞內水腫，最後細胞死亡。

・荷爾蒙與體液

>各種荷爾蒙增多（如醛固酮，皮質醇），經前期水腫，前列腺素不足，甲狀腺功能低下或亢進，糖尿病，垂體前葉功能減退，異位ACTH綜合徵，腫瘤異位激素分泌，抗利尿激素分泌失調（感染、腫瘤、外傷、出血），精神性水腫，

妊娠期水腫，藥源性，內分泌相關腎源性、心源性、肝源性疾病......等因素，會導致細胞留鈉排鉀，造成水濕痰飲蓄積體內。

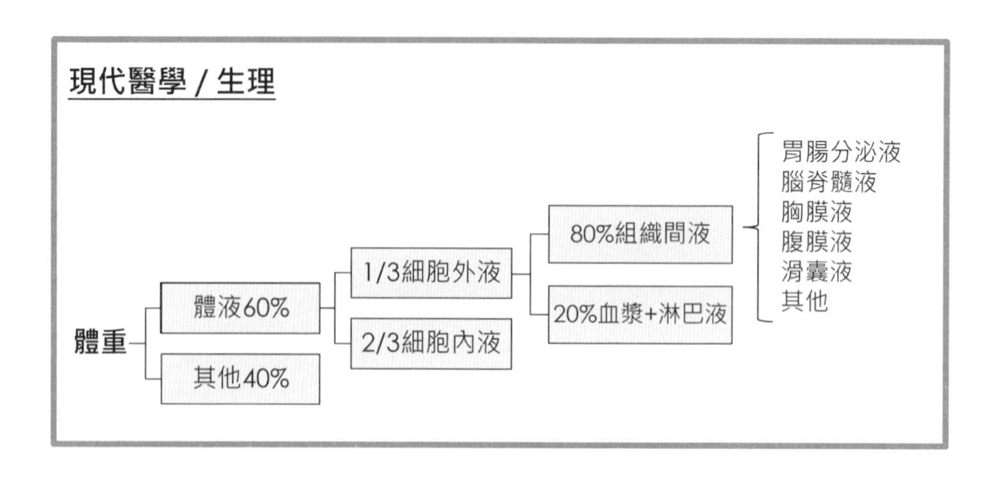

二、痰飲定義

< 傳統中醫 >

■ 痰飲是津液的病變，是病理產物，也是致病因素。

・痰：泛指津液失常而變得稠濁黏厚，所形成的病變。

・飲：因津液不得輸佈運化，蓄積停聚，質地清稀，而形成的病變。

・水濕、水飲、痰濕、痰飲，皆是濕邪在身體呈現不同的病理狀態。

■ **古籍**

・《醫碥》：「痰本吾身之津液，......苟失其清肅而過熱，則津液受火煎熬，轉成稠濁；或失於溫而過於寒，則津液因寒積滯，漸致凝結，斯痰成矣。」

・《直指方》：「惟水與飲，漉漉有聲，為喘為咳，為嘔為泄，為痞為嗝，為脹滿，為眩暈，為怔忡，為寒熱，為堅痛，為浮腫，為多唾，為短氣，為體重，......凡此之類，皆水氣之所由作也。」

■ **狹義的痰飲**

・有形之痰飲

>如肺及氣管中黏液，而有咳唾喘症；胃中水液蓄積，而有嘔吐清稀濁沫；自覺喉間、胸膈有阻塞如物狀；腸間有水行，瀝瀝有聲。

■ **廣義的痰飲**

・無形之痰飲

>泛指人體因臟腑失調，經絡營衛氣機不利，三焦水道不通，以致津液停滯。

>遇火熱焦熬，黏稠濁厚，如痰迷心竅、痰熱擾心、痰濁壅肺、痰核、流痰......。

>遇冷寒凝滯，質清水稀，如痰厥頭痛、水停胃內、水氣凌心、腸鳴瀝瀝有聲......。

< 現代醫學 / 體液瀦留的病理 >

■ **血漿滲透壓不足**

・急性發炎、營養不良、肝衰竭、老化及虛弱，造成低蛋白性血症。

■ **血管內皮細胞的通透性增加**

・身體感染、發炎、缺氧、缺血導致。

■ **細胞內外液 / 離子通道損傷**

・細胞因缺氧、缺血、感染、化學因子、藥物、感染、免疫反應、營養失調......等損傷。

■ **淋巴液的回流不良**

・淋巴發炎、瓣膜損傷、心肺功能低下、神經肌肉收縮無力......導致。

■ **微細血管失能**

・各種原因損傷，導致微細血管無法交換氧、二氧化碳、代謝廢物。

■ **腦脊髓液的恆定**

・腦脊髓液增加太快、或回收太慢、或阻塞，導致如常壓性腦水腫、水腦症。

■ **腦細胞水腫**

・腦部或身體疾病，因發炎、缺氧、缺血、佔位性，導致急慢性腦細胞水腫、高顱內壓。

■ 內臟的水分代謝

・水停胃內、腸鳴瀝瀝（免疫性、或腸漏症）、肺水腫、腎水腫。

■ 關節腔的水分代謝

・鶴膝風、痛風、類風濕關節炎。

■ 骨髓及骨膜間血液及體液的代謝

・附骨疽、骨髓炎、流注。

三、痰飲病機

< 痰病 >

■ 痰阻經絡

・痰流經絡，阻滯氣血流通，造成肢體疼痛、痲痺。

・痰在經絡，多見於中風，可引起口眼歪斜、半身不遂、痲木、癱瘓。

・肢體重痺頑痲硬痛，關節屈伸不利，不能轉側，重著不移，皆是痰流經絡。

■ 痰伏筋骨

・痰在筋骨，則可爛筋朽骨，常見於流痰、附骨陰痰、骨癆、鶴膝風......等證。

・由邪熱削骨灼髓而成，或風寒冷聚而發，小兒老年氣血虛弱、大病後、感染、勞損、跌撲外傷，皆可造成。

■ 痰著皮裏膜外

・痰在皮裏膜外，則可形成各種痰塊。如痰核、瘰癧、肉癭、乳中結核、舌下痰包......等。

■ 痰濁壅肺

・肺臟受寒熱之邪侵襲，失其宣發肅降的功能，津液貯於肺中，化而為痰。

・痰濁壅肺多夾熱邪，屬肺熱壅盛、痰熱、寒熱往來、陰虛肺燥、或餘熱未盡。

■ 痰結胸肋

・痰結胸膈、脅肋、或阻滯乳房。如：

>結胸：邪氣和水飲結於胸膈脘腹，區分寒實結胸、熱實結胸。

>痃癖：臍腹偏側或脅肋部，時有筋脈攻撐急痛的病症。

>乳核：乳癖、乳房纖維囊腫、乳腺炎。

■ 痰蒙頭巔

‧痰涎上蒙頭部經脈，可見眩暈、偏正頭痛、口眼歪斜、虛煩不寐，或頭巔冷痛喜嘔。

■ 痰阻心竅

‧痰濁阻遏心竅，引起神識障礙的總稱。痰阻心竅可區分：

>痰迷心竅：症見目呆神滯，意識不清。

>痰火擾心：症見癲狂、驚悸、哭笑無常，狂躁妄動。

>痰蒙心包：邪熱內陷心包，灼液為痰，蒙蔽神明。

>風痰卒中：突然昏厥，真中風或類中風。

■ 痰鬱氣結

‧七情鬱結，痰凝氣滯，痰氣鬱結於咽中，咽中梗阻如有炙臠。

■ 痰瘀互結

‧津血同源，痰瘀互相滲透轉化。痰瘀是病理產物亦是致病因子，屬同源異物。

‧如：外傷血腫成痰互結、中風由痰濁與血瘀共同促成。

■ 痰熱動風

‧肝陽上亢、陰虛風動，多合併裏熱熾盛、化火濁津成痰，痰熱亦是蒙蔽心竅致病因素。

‧臨床可見痙病、小兒驚風、中風、眩暈。

< 飲病 >

水濕為病由脾及腎，質清稀，多停聚於胃腸，上射於肺，旁及脅肋，外溢肌膚。

■ 寒飲犯肺

‧即所謂支飲證候。肺中素有水飲，又因外寒引發，內外合邪，以致肺之宣發肅降失常。

‧《金匱》：「咳逆倚息不得臥，小青龍湯主之。」。嚴重者會導致水寒射肺。

■ 水氣凌心

‧水飲之邪上逆，引起心中悸動，心下堅滿，胸中痞悶，背部惡寒等症。

・常伴有頭暈目眩，嘔吐短氣，不得臥，舌白滑，脈沉弦。
・此為脾胃運化失調或腎虛，水停胃中，胃氣不能和降而上逆。
・飲邪凌心，病本在脾，如苓桂朮甘湯證。病根在腎陽虛衰不能化水，以腎氣丸治療。

■ 飲停胸脅

・水飲由胃而上逆於胸膈者，則形成支飲證，《金匱》以木防己湯散結。
・水飲由胃而橫出脅肋，則形成懸飲證，症見咳引胸脅疼痛，病變多在偏臥的一側，與正氣相持，故見寒熱往來，以控涎丹或十棗湯攻逐水飲。

■ 水停胃內

・脾失運化，水積停於胃。此病機牽涉到肺、脾、腎、三焦、膀胱的氣化功能。
・《金匱》所謂四飲，基本病機，與脾虛失運，胃中停飲有關。

■ 飲留腸間

・《金匱》：「其人素盛今瘦，水走腸間，瀝瀝有聲......」，還可出現小便短少，大便時溏。
・脾虛運化失能，水穀精微不能充養肌肉，宜溫脾利水，苓桂朮甘湯治療。

■ 水氣犯溢

・即風水證、溢飲證。水氣犯溢於皮膚、四肢。
・若為風水，則頭面先腫，迅即全身皆腫，伴有肢節痠痛，小便不利，寒熱喘咳，苔薄白，脈弦緊，此乃水氣內停，風邪外襲，以越婢加朮湯治療。
・若為溢飲，水飲溢於肌表，當汗出而不汗出，表有鬱熱，裏有飲邪遏阻，故見寒熱煩躁，不汗出而喘，體重肢浮，舌苔黃白，脈浮緊。
・若飲在肌表，寒邪外束而裏有鬱熱，大青龍湯主之。
・若飲在肌表，內有裏寒，小青龍湯主之。

■ 水熱互結

・邪熱與水飲互結於胸、腹、脅肋之半表半裏，此即所謂「結胸證」。
・結胸乃因表證誤下，邪氣已離太陽之表，未入陽明之裏，屬少陽邪氣盛的實證。大、小陷胸湯證、柴胡桂枝乾薑湯證。

四、痰飲為病

■ 古籍

- 中醫針對痰飲的各種發病機理，賦予不同的名稱，如風痰、痰火、寒痰、熱痰、鬱痰、食痰、燥痰、氣痰、驚痰……等。久病痰凝固結不散，有老痰、頑痰、痰核、痰毒、流痰……等。
- 朱丹溪云：

「痰之為物，隨氣升降，無處不到。為喘為嗽，為嘔為瀉，為眩暈心煩，為怔忡心悸，為寒熱腫痛，為痞滿膈塞，……。」

- 《本草綱目》：

「痰涎之為物，隨氣升降，無處不到。入於心，則迷竅而為癲癇，妄言妄見。入於肺，則咳唾稠黏，喘急背冷。入於肝，則流伏蓄聚，而成脅痛乾嘔，寒熱往來。入於經絡，則麻痺冷痛。入於筋骨，則頭項胸背腰痛，手足牽引隱痛。」

■ 中醫四飲

- 痰飲（脾虛飲留腸間）

  >素盛今瘦，水走腸間，瀝瀝有聲。
- 支飲（心包積液）

  >飲停於胸膈之間，上迫於肺，肺失肅降所致。

  >胸悶氣短，咳逆倚息不能平臥，外形如腫，兼見頭暈目眩，面色黧黑，心下痞堅。

  >小青龍湯、葶藶大棗瀉肺湯。
- 懸飲（肋膜積水）

  >水飲停留在脅下，咳唾引痛，不上不下，懸結不散。
- 溢飲（風水、皮水）

  >飲水流行，歸於四肢，當汗出而不汗出，身體疼痛。

■ 中醫四水

- 風水

  >發病急驟、脈浮、骨節疼痛，發熱惡風，浮腫以頭面較甚。

  >多由於風邪侵襲，脾腎氣虛，肺氣失于肅降，通調水道的功能障礙，水氣不行所致。

>臨床常見：素體脾腎兩虛，適逢外感風寒，甚至合併腎炎所致。

・皮水

>發病緩慢，全身性浮腫，肢體疼痛沉重，無汗，皮膚冷，四肢凹陷性水腫較重，脈浮。多由於脾虛濕盛、水溢皮膚所致。

>臨床常見：脾腎陽虛水腫；慢腎衰 / 代償期（腎血管痙攣）。

・正水

>全身浮腫，腹滿而喘，脈象沉遲。

>多由脾腎陽虛，水氣不能輸化，瀦留胸腹，迫及肺臟所致。

>其標在肺，其本仍在于脾腎。

>臨床常見：胸腔積液。

・石水

>腹滿而不喘，或引脅下脹痛，水腫偏于腹部，脈沉。

>多由於腎陽虛弱不能化水所致，但與肺、脾、肝亦有一定關係。

>臨床常見：淋巴硬腫。

■ 痰病引起各種臟象病變

・痰在心：驚悸，怔忡，健忘，多夢，癡呆，神昏，譫語，癲狂。

・痰在肺：喘咳多痰，喉風，梅核氣，哮喘，肺癰，肺痿，肺癆。

・痰在脾：嘔吐，呃逆，吞酸，嘈雜，痞滿，腫脹，吐瀉，噎膈。

・痰在肝：脅肋脹痛，眩暈，中風，癇症，痙厥，震顫，胸腹癲癇。

・痰在腎：腰脊冷重痛，肢厥，男子精冷，女子宮寒，遺精，陽痿，經閉，不育，帶下。

・痰留經絡：麻痺疼痛，半身不遂，四肢強硬，肌膚麻木，關節腫脹疼痛，屈伸不利。

・痰伏筋骨：流痰、穿骨流注、骨癆、鶴膝風。

・痰著皮裏膜外：痰核、瘰癧、肉癭、乳中結核、舌下痰包、全身起核、各種痰塊。

■ 痰飲為病

舉凡因疾病導致體液代謝失常，或因體液失衡衍生之疾病，都屬痰飲為病範疇。

涵蓋疾病範圍甚廣，橫跨外感、內傷、各科系，亦可能包括各個病程。

例如：

- 腦及神經：中風偏癱、類中風、眩暈、腦水腫、水腦症、退化癡呆、小兒驚風、痙病。
- 心肺疾病：急性肺炎、氣喘、肋膜積水、心包囊積水、急慢性心衰。
- 淋巴組織：淋巴結核、淋巴水腫、淋巴腺炎、淋巴癌、淋巴阻塞、免疫性或腫瘤性淋巴腫。
- 內分泌病：高脂血症、甲狀腺低下、醛固酮增多症、各種激素分泌異常導致之水鈉瀦留。
- 免疫疾病：菊池氏症、橋本氏症、葛瑞夫茲氏症、類風濕。
- 婦科疾病：乳腺炎、多囊性卵巢、輸卵管水腫、帶下疾病、妊娠水腫。
- 胃腸肝腎：各種急慢性腸胃炎、腸漏症、低蛋白血症、慢性肝衰竭、慢性腎衰竭。
- 肌肉關節：類風濕關節炎、痛風、骨髓炎、各種關節炎、鶴膝風、蜂窩組織炎、痹症。
- 惡性腫瘤：痰瘀熱互結。腫瘤快速增殖期、淋巴感染、腫瘤晚期惡液質。
- 各種疾病之急性期、餘熱未盡期、緩解期、中後期，所產生之體液代謝失常與瀦留。

飲病

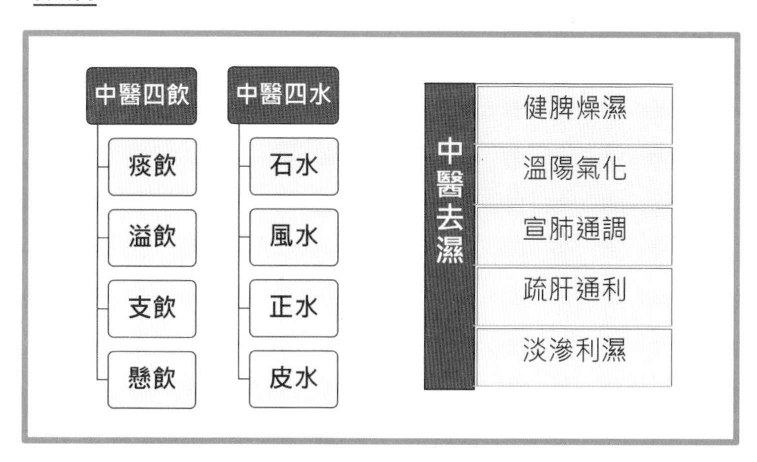

五、中醫治療思路

中醫治療痰飲病，應區分標本緩急，且治痰飲必求治本。

- 《景岳全書》：

「凡痰因火動者，宜治火為先；痰因寒生者，宜溫中為主；風痰宜散之，非辛溫不除也；濕痰宜燥之，非滲利不除也。」

- 《醫碥》：

「治病故當求本，當須看痰勢緩急，緩則治本固也。若痰勢甚急，度難行散，非攻無由去者，虛人可標本治，攻補兼施。」

中醫治療痰飲為病

(1) 先辨病因、病性、病勢、病位

■ 病因：

- 外感性、內傷性、創傷性、佔位性、虛損、免疫性，提供治療依據。

■ 病性、病勢：

- 發炎陽亢急熱期，以大劑清熱+化痰利濕為主，再加上辨證處方。
- 邪正相爭僵滯或緩解期，視偏寒或偏熱，以辨證處方或和解表裏，再加上化痰利濕。
- 萎縮退化之寒瘀，以補氣養血或大補腎陽+化痰利濕。

■ 病位：

- 視痰飲在腦、肺、淋巴、全身、關節，加入或醒腦、或宣肺、或引經、或疏肝、或通利二便......諸藥。

(2) 再辨病理產物的性質及多寡

痰飲瘀病理產物，必倚賴各種病因、病性、病勢產生，視其積累體內的多寡，及病性、病勢的寒熱虛實強度，決定利濕化痰藥的劑量。如：

- 急性肺炎導致胸腔積液，以宣肺解表+清熱+化痰利濕+扶正，化痰利濕須重用。
- 內傷虛損導致痰飲，治以補腎或補氣升提+化痰利濕，須以大劑補養為主或兩者並重，若僅大劑化痰利濕，會導致血漿過度黏稠，但細胞內仍水腫。
- 若病灶內痰濕瘀積累不多，以辨證處方為主，加少量化痰利濕（化瘀）即可。

(3) 三辨體質證候

陰陽失衡的體質，可能造成痰濕瘀病理性產物衍生。如：

・痛風緩解期，表現氣血兩虛證，以補氣養血+清熱化瘀利濕，可改善反覆發作。

・高血壓病人，表現腎陽虛之水腫狀態，以大補腎陽+化痰利濕，可改善高血壓並修復退化。

(4) 考慮邪正相爭

邪正相爭之下，常有病理產物產生。

如免疫性淋巴水腫、或腦感染後腦壓升高、或感冒後喘咳痰多……，治療以改善病因、緩解邪正相爭，再加上化痰利濕，清除病理產物。

痰飲為病

	涵蓋疾病
先　　辨：外感、內傷	○ 眩暈、多囊、胸腔積液
病性病勢：氣虛、陽虛、陽亢、瘀熱	○ 腹水、腦水腫、心衰、腎衰
皆須考慮：夾瘀、夾濕、夾痰	○ 淋巴液增生、免疫疾病
(痰+熱+瘀) 各種熱性病陽亢期	○ 淋巴阻塞、血栓
(痰+熱) or (痰+寒)	○ 內分泌失調，荷爾蒙失調
(飲+熱) or (飲+寒)	○ 淋巴結核、骨髓炎、關節炎
	○ 中風偏癱、類中風、痹症
	○ 各種疾病之急性期、亢熱期、中後期

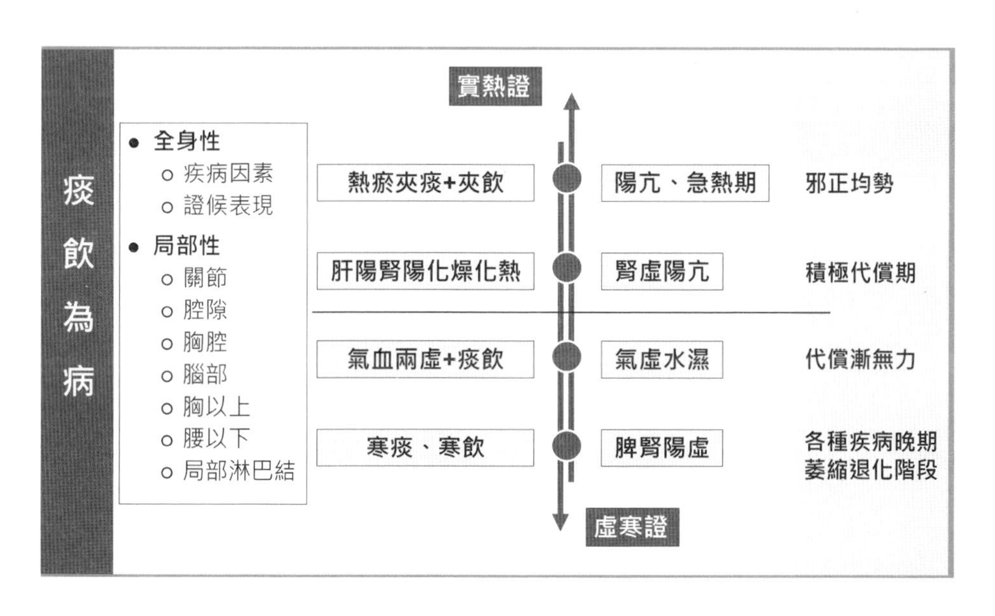

圖檔說明

- 各種痰飲（瘀）產生，不論是全身性，或局部性，須視其病性、病勢、寒熱、虛實，給予適當辨證處方，再加上清除痰飲病理產物之化痰利濕（化瘀）之藥。
- 但痰飲瘀亦可能是嚴重的致病因素，治療時須優先清除，如急性高顱內壓、或急性肺炎胸腔積液、或急性腎衰尿少水腫、或心衰積液喘悸......等。

① 邪正均勢 / 陽亢

>當疾病處於陽亢、急熱期，邪正均勢（邪氣實且正氣不虛），屬大熱症。

>以大劑清熱養陰+化痰利濕為主，並考慮發病因素。

>發病因素：如外感加解表宣肺、或免疫誘發加疏肝和解、或挫傷骨折加化瘀堅筋骨藥......等。

② 積極代償 / 腎虛陽亢

>當疾病處於積極代償期之腎虛陽亢階段，肝陽或腎陽化燥化熱並夾痰濕。

>如多囊性卵巢亢熱體質、或因過勞導致甲狀腺亢進、高血壓或糖尿病腎虛陽亢期......等，以補腎+清熱+化痰利濕施治。

③ 失代償 / 氣血兩虛

>若疾病表現氣虛或氣血兩虛夾痰飲之失代償階段，如梅尼爾氏症（脾虛眩暈）、或久坐下肢淋巴腫、或老人常壓性水腦症......等。

>以補氣養血+化痰利濕施治，或酌加補腎溫陽。

④ 萎縮退化 / 脾腎陽虛

>若各種疾病處於晚期或萎縮退化期，表現脾腎陽虛之寒痰、寒飲。

>如心衰、腎衰、低蛋白血症......等，則以大補脾陽腎陽+化痰利濕治療。

第二部分　瘀證

一、中醫 <瘀證>

- 瘀證是血液運行不暢、瘀積凝滯，或汙穢不潔之血液，或已離經脈之血液積停體內，以及久病影響到脈絡時，所產生的病理變化。
- 凡跌仆損傷、各種出血、情志內傷、外邪侵襲、津液虧耗，以及久病正虛......等各種病因（氣滯、氣虛、寒凝、熱鬱），都可以導致瘀證。
- 瘀證既是病理結果，亦是致病因素。

■ 古籍對瘀血的稱謂如下：

《靈樞・水脹》：「惡血」。《素問・調經論》：「留血」。《傷寒論》：「蓄血」。《金匱要略》：「乾血」。《諸病源候論》：「積血」。《證治準繩》：「汙穢之血為瘀血」。《醫林改錯》：「久病入絡為瘀血」。《血證論》：「離經之血」......等。

瘀症病機 / 古籍

《靈樞・水脹》	惡血
《素問・調經論》	留血
《傷寒論》	蓄血
《金匱要略》	乾血
《諸病源候論》	積血
《證治準繩》	汙穢之血為瘀血
《醫林改錯》	久病入絡為瘀血
《血證論》	離經之血

■ 瘀證的形成

・外在誘發因素

>如跌仆挫傷、痛風、手術內出血、外感發熱後、陰虛血熱症......等。

>其瘀證的產生，屬疾病因素導致而產生的病理代謝產物。

・病理性因素

>如良惡性腫瘤、子宮內膜異位症......等。

>瘀證是疾病的主要本質，並藉瘀證進行性惡化進展。

・瘀證體質

>臨床常見無病之人，但有舌質紫暗、或舌下瘀脈，或見脈弦或澀或沉，或見膚色晦滯。

>此為瘀證體質，但逢病邪，易夾瘀增惡，增加治療的難度。如成熱瘀、寒瘀、痰瘀、痰瘀熱毒、氣滯血瘀、氣虛血瘀、陰虛夾瘀......等。

■ 瘀血致病

・瘀血致病極為廣泛，《醫學入門》：「人皆知百病生於氣，而不知血為百病之始也。凡寒熱、蹉攣、痹痛、癮疹、瘙癢、好忘、好狂、驚惕、迷悶、痞塊、疼痛、癃閉、遺溺等症及婦人經閉、崩中帶下，皆血病也」。

・臨床瘀證可以為主要病證，或繼發性病證，或合併其他病變。

>如疼痛、發熱、咳喘、心悸怔忡、健忘、癲狂、肢體麻木、黃疸、癰瘡、中風及中風後遺、良惡性腫瘤、挫傷、體內出血、免疫疾病、皮膚疾病、不孕、月經疾病、便秘......等，橫跨各科、各疾病、各病程。

■ 瘀證病機

瘀血致病以阻滯氣血運行為主要病機，瘀血作為繼發性致病因素，主要機制是阻滯氣血運行，可導致氣逆或形成新的血症。

・氣滯血瘀

>人體周身血液的正常運行，仰賴氣的推動。

>氣為血帥，氣行則血行，氣滯則血瘀，氣凝則血凝，氣虛則血少，氣止則血停。

・寒瘀

>《靈樞・經脈》：「寒邪客於經脈之中，則血泣，血泣則不通。」

>氣血者，喜溫而惡寒。寒涼侵犯，血必凝滯阻塞，甚至凝結成塊。

・熱瘀

>《傷寒論》：「太陽病......其人發狂者，以熱在下焦，少腹當鞕滿，小便自利者，下血乃愈，所以然者，以太陽隨經，瘀熱在裏故也，抵當湯主之。」

>說明傷寒熱邪傳裏，結於少腹膀胱，血液受熱成瘀。

>因熱致瘀（發炎所致），或因瘀致熱（離經之血），是很多疾病在發炎期的主要病理現象。

・外傷或出血致瘀

>跌仆、墜墮、金創、出血性中風、腦動脈瘤破裂、手術後出血......等，皆屬離經之血。

>惡血留內不去，初期屬熱瘀，後期屬寒瘀，可能夾痰、夾濕。

・情志不遂致瘀

>《靈樞・百病始生》：「若內傷於憂怒，則氣上逆，氣上逆則六輸不通，溫氣不行，凝血蘊裹而不散，津液澀滲，著而不去，而積皆成矣。」

>說明情志不調，氣機不舒，初病氣分，久入血分。

・久病致瘀

>久病成瘀多因正氣不足，合併寒凝、熱結、津傷、痰飲、情志......等病機，導致病久入絡入臟或疑難雜症等遷延不愈，血液運行遲緩或瘀結。

>因血循障礙，導致代謝、免疫、神經營養功能障礙，導致組織的變性、萎縮及增生等。

・津液虧耗致瘀

>血的正常運行，賴氣的推動外，及津液的運載。津液為火灼竭，則血行愈滯。

>當溫熱病、雜病或其他原因使津液虧耗，不能載血運行，致血行不暢瘀塞。

二、現代醫學對瘀證的認識

■ 血液流變學

・瘀證的產生，可能是體質、或疾病、或創傷、或邪正相爭、或應激反應、或退化、或久病......等各種外感內傷，導致血液流變性質的異常，血液粘度增加，循環阻力升高，器官和組織的微循環灌流量下降，造成缺血缺氧，影響組織的代謝和功能，從而產生疾病。

・各種疾病，如高血壓、冠心病、糖尿病、腫瘤、腦血管病變、焦慮憂鬱......等，雖然有諸多致病因素，但均與血液粘度異常有關。

■ 血液因素

・身體有感染、發炎、藥物、惡性腫瘤......等，血液中的紅血球、白血球、血小板都會有增多的現象。另外血液疾病的因素，如血小板增多症、原發性紅血球增多症......等，以上皆會造成血瘀證的病理體質。

■ 血管內皮

・血管內皮損傷（高脂食物、有毒蛋白質、高血壓、糖尿病、抽煙、缺乏雌激素、肥胖、作息無常、慢性應激......）。會導致血小板凝集、血管壁狹窄硬化。

・血管壁狹窄硬化是許多腦病、心血管病、慢性病的瘀證因素。

■ 血脂異常

・各種原因造成的脂質變異，導致血液黏稠度增高，形成痰瘀。例如：

>肝臟合成和分泌增加、或分解障礙。

>飲食來源過多、代謝降低、老化、遺傳、小腸吸收障礙。

>疾病因素（如SLE、骨髓瘤、淋巴瘤、糖尿病、甲低、飲酒、類固醇......等）。

■ 免疫疾病

・津血同源，各種自體免疫疾病，產生初期反覆發炎，久病陰傷，後期萎縮退化，及代謝廢物積滯，皆是產生瘀證的病理因素。

■ 纖維蛋白酶原

・纖維蛋白酶原在鈣離子的作用下凝結成血塊，屬急性期（陽性）蛋白質。

・全身性發炎、組織損傷、應激性壓力、各種癌症，都會導致纖維蛋白酶原升高，同時伴隨血栓形成及血管損傷。

■ 間質細胞

・細胞間質是存在於細胞與細胞間，由纖維基質和流體物質（組織液、淋巴液、血漿等）所形成，具有細胞型態和結構的膠體環境，提供細胞代謝時需要的氧與養分，並在代謝後負責吸收二氧化碳廢物，另有協助細胞間聯繫與傳遞訊息的功能。

・細胞間質產生病變、異常，也就是各種疾病、癌症產生的原因。

・細胞間質病變，常表現纖維性增生，臨床多見陰虛血瘀、血枯血瘀......等證型。

■ **纖維化**

・正常器官或組織因受到超出自身修復能力的損傷後，受損處轉化為由成纖維細胞，含有膠原蛋白、纖維蛋白的細胞外基質構成的纖維化組織的過程。

・中醫治療各種組織纖維化，以瘀證論治，當視寒瘀、熱瘀，在糾正病性及辨證論治的基礎上，加入柔肝養血化瘀之藥。

■ **血枯**

・中醫將細胞生長荷爾蒙不足的現象，統稱為血枯。如：

>皮膚晦暗、粗糙、無光澤、無彈性、膠原蛋白減少、易乾癢，甚至脫屑或併發感染。

>肺陰虛所致久咳不癒，反覆發炎，造成間質細胞增生，易形成間質性肺炎。

>肝臟細胞修復力差，反覆發炎易形成肝硬化。

・臨床以補腎養血+柔肝化瘀（如何首烏、當歸、菟絲子、沙苑蒺藜……等）滋養細胞，依體質辨證，或加補氣藥，或加清熱藥，可慢慢創造再生修復條件。

■ **瘤體**

・良惡性腫瘤以纖維細胞為基質，形成瘤體。

・惡性腫瘤，其纖維母細胞及血管內皮生長因子活性升高，形成快速增殖性腫塊。

三、瘀證的判斷

■ **舌象**：舌質或青紫、或紫暗、或瘀點、或瘀斑，舌下絡脈夾瘀、或瘀脈怒張。

■ **脈象**：多見弦、或澀、或結、或沉。

■ **肌膚爪甲**：面色黧黑，唇黑，肌膚甲錯，爪甲青紫色暗。

■ **疼痛**：疼痛如針刺、固定、拒按、夜間加重。

■ **外傷史**：挫傷後外見腫塊不消，或惡血留內。

■ **內外出血**：出血紫暗或有血塊，大便色黑如柏油狀，出血性中風，動脈瘤破裂。

■ **疾病誘發**：如痛風、高血脂症、惡性腫瘤、子宮內膜異位症……等，必夾血瘀。

■ **腫塊**：體表腫塊青紫，腹內腫塊堅硬不移。

■ **陰虛血熱**：熱灼津傷，必致血瘀。

■ **久病致瘀**：各種慢性病，如高血壓、糖尿病、中風後遺、老化癡呆，必夾血瘀。

四、中醫治療思路

■ **使用化瘀藥須辨別寒熱**

各種原因所導致的血瘀證，須在活血化瘀的藥物下，加入辨病、辨病理、或辨證論治的處方。如：

① 亢熱期

>各種疾病的亢熱期，如急性挫傷、惡性腫瘤、免疫病 （發炎性纖維化）、痛風、高脂血症......等。

>以清熱+化瘀為主，再加上辨證處方。

② 慢性化

>各種疾病處於慢性損傷修復期，如血管老化、腦退化、神經損傷......等。

>以補氣養血+化瘀藥施治。

③ 血枯 / 纖維化

>當身體處於先天不足、老化、再生修復力差，間質細胞增生......等狀態，如內臟纖維化、皮膚乾枯無華。

>以養血柔肝+化瘀藥治療。

④ 萎縮退化

>當身體處於各種萎縮退化期，以補氣養血化瘀法不能修復者。

>以溫陽化瘀治療。

瘀症

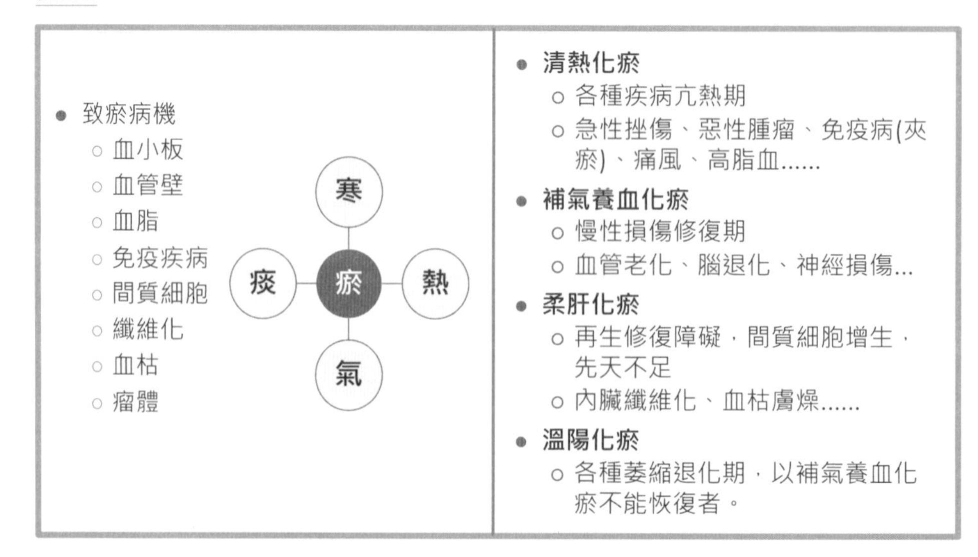

■ 化瘀藥劑量依據

① 辨別君臣主次

瘀證可能是病理產物，亦可能是致病因素，活血化瘀藥的劑量大小依據，在治療時須辨別君臣（主要或次要）。

- 若為疾病因素，所致瘀證為主要病理產物，如高脂血症、急性創傷、出血性中風、痛風急熱期......等，須以快速清除病理產物為主，以大劑清熱+化瘀+利濕為主方，再加入辨證處方為輔。
- 若瘀證是疾病本身的主要矛盾，如惡性腫瘤、子宮內膜異位症......等，活血化瘀藥須重用，且貫穿治療全程。
- 若疾病本身係因體質或素稟，治療以辨證處方為主，再加入少量化瘀藥，避免血瘀阻滯處方療效即可。
- 亦須慎防疾病因血瘀導致變症，所以在治療處方上酌加化瘀藥，如免疫疾病、皮膚疾病、心血管疾病......等。

② 參考舌象

- 各種疾病，若舌質暗瘀，或舌下靜脈瘀張，皆考慮在處方中加入化瘀藥，瘀象深劑量大，瘀象少劑量小，如此會有較好的治療效果，且可能使疾病不復發。
- 例如慢性蕁麻疹、痛風、青春痘、慢性胃病、濕疹、偏頭痛......，見舌質有瘀象，即加入化瘀藥。

③ 觀察病灶表現

- 但凡病灶有瘀證表現，即須加入化瘀藥。如惡性腫瘤、淋巴結硬腫、痘瘡暗硬、蜂窩組織炎瘀腫、皮膚瘀暗、臟器纖維化......。

④ 使用化瘀藥注意事項

- 血小板少於8萬，化瘀藥需慎用或少用。
- 使用大劑化瘀藥後，病人表示血液凝結速度較慢，即須減量。
- 大劑化瘀藥，或乳香、沒藥的使用，若發生全身皮膚出疹奇癢，須降低劑量或暫停使用，並加入蒲公英或銀花，並通利二便。

・手術前後7日，須暫停化瘀藥的使用。

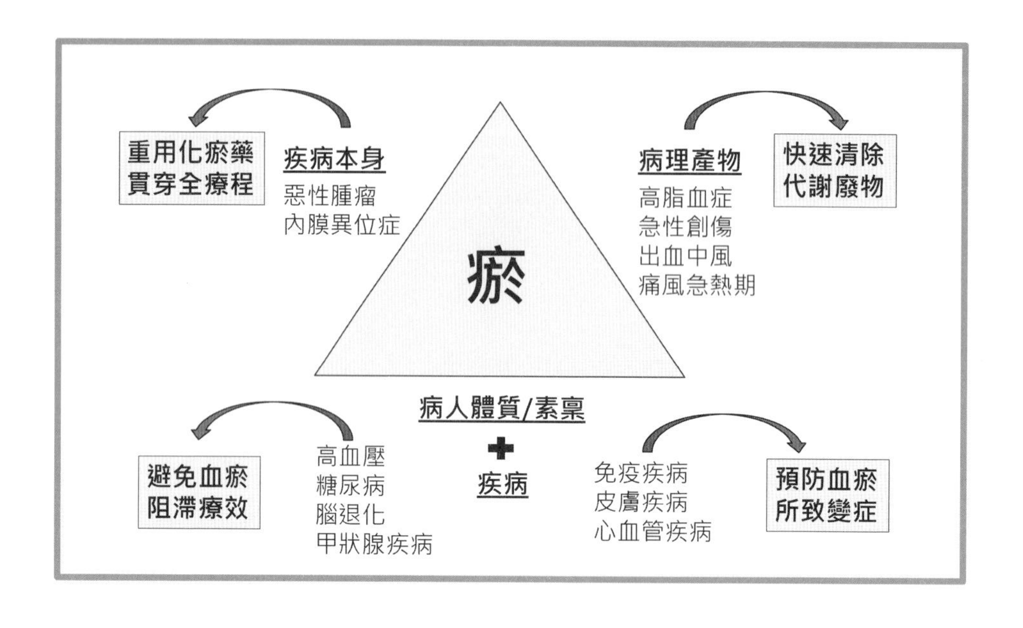

與＜痰飲瘀＞相關之疾病例舉

一、常壓性水腦症

■ 定義

・常壓性水腦症是一種常發生於年長者身上的水腦症。 此疾病患者常會出現三大類主要症狀，分別是步態不穩、失智及尿失禁。

■ 病因病機

・主要是腦脊髓液的分泌太多或吸收過慢所致。

■ 治療思路

・補氣養血+淡滲利濕+活血化瘀+溫陽補腎

>補氣養血補腎可修復腦神經細胞，增加腦循環；利濕化瘀藥可改善腦脊髓液的回流與代謝。

二、腦水腫

■ 定義

・腦部內的水分異常增多，即稱為腦水腫。腦組織的細胞內或細胞外的水分增多，而使腦的體積和重量增加。

■ 病因病機

・任何急性或慢性腦中樞損傷而致直接或間接腦部發炎、缺氧、缺血，都會發生腦水腫。

■ 治療思路

・急性或重度腦水腫：

必併發急性高顱內壓甚至腦疝，臨床上依症狀表現，大致可分下列證型：

>表裏三焦實熱證型：以大柴胡湯或合併五苓散為主，令大便通暢，一日瀉下三、五次甚則七、八次。

>水蓄膀胱型：以五苓散為主方，依症狀加減之。

>痰飲為病型：

依寒痰或痰熱治療。痰熱以溫膽湯或滌痰湯加白芥子、萊菔子治之；寒

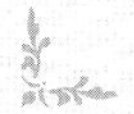

痰以麻黃附子細辛湯、理中湯、真武湯、小青龍湯等依症狀治療。

>肝陽上亢型：以建瓴湯為主方，降逆平肝。

>熱毒熾盛型：以黃連解毒湯加減為主。

>瘀熱症型：以乳沒四物湯加涼血通便藥治之。

>氣虛血瘀型：以補陽還五湯合併五苓散為主。

>陽明裏實或血蓄症型：以桃仁承氣湯或抵擋湯或三承氣湯，通便溶血。

・慢性或輕度腦水腫：

優先考慮去除原發因素，同時須與臨床表現的證型合併治療。

>表實證者，以大柴胡湯或黃連解毒湯合併五苓散治療。

>血壓高屬肝陽上亢者，以建瓴湯合併五苓散治療。

>血壓過低屬氣虛血瘀者，以補陽還五湯加茯苓、澤瀉治療。

>慢性血腫屬瘀熱瘀阻者，以乳沒四物湯合併五苓散治療。

>顱內腫瘤視寒瘀或熱瘀，分別以芩連乳沒四物湯加茯苓、澤瀉或補陽還五湯加茯苓、澤瀉治療。

>腦脊髓液回流不良，屬寒痰或痰熱，寒痰者以半夏白朮天麻湯加吳茱萸、人參治之；痰熱以溫膽湯合併五苓散治療。

>腦壓正常，情緒紊亂，寒熱往來或低熱者，屬少陽證以柴芩湯治之。

>腦腫瘤栓塞後遺，初栓完而無注射類固醇者，屬實熱期，以大柴胡湯加重天麻、茯苓、澤瀉、川七。

>腦腫瘤經輻射治療或化療後遺之腦細胞水腫，可以小柴胡湯加補陽還五湯，加重茯苓、澤瀉；或以半夏白朮天麻湯加補陽還五湯治療。

三、菊池氏症

■ 定義

・又稱「組織球壞死性淋巴炎」，多見於亞洲人，歐美罕見。外觀與T細胞淋巴癌、頭頸癌、肺癌等之淋巴轉移相似，不易分辨。

■ 病因病機

・可能是病毒感染合併自體免疫造成。

■ 臨床表現：

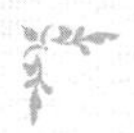

・主要症狀：不明原因出現發燒、高熱或低熱；頸部淋巴腺腫大（後頸部三角淋巴結最易受侵犯），易有壓痛感或化膿感染。

・其他症狀：上呼吸道感染、體重減輕、關節痠痛、噁心、嘔吐、盜汗、煩熱、肝功能異常。在發病後1~2個月出現皮膚病灶（臉部紅疹、血管炎或斑塊狀紅疹），2~4個月後可自行緩解。

■ 治療思路

・以和解表裏+清熱化瘀利濕+扶正，可快速改善並治癒本病。

四、淋巴結核

■ 定義：由結核桿菌引起的淋巴結慢性炎症。

■ 病因病機

・因結核桿菌經口腔（齲齒或扁桃體）侵入，由淋巴管到達頜下或頦下淋巴結，亦可因肺、腸結核病灶經血液擴散所致。

■ 治療思路

・以清熱養陰+化瘀+利濕，削減結核腫塊，並酌加滋腎陰藥，改善結核菌感染易造成的陰虛陽亢體質。

五、癲癇

■ 定義

・是一種先天或後天性的原因引起的慢性腦部病變，由於腦部細胞過度放電所引起的現象，臨床上可以看到突發性而且是短暫性的發作，同時會有反覆性的發作情形。

■ 病因病機

・臨床上可分為：原發性癲癇、繼發性癲癇

>原發性癲癇

原因不明，腦部無明顯病理或代謝異常；是由人體內、外環境在生理範圍內的各種改變可誘發其發作，多在5歲左右或青春期發作。

>繼發性癲癇

由腦部內外各種疾病所引起，例如：腦部先天畸形、腦血管畸形、腦

炎、腦膜炎、腦瘤、腦中風後遺症、腦挫傷後遺症、腦缺氧、新陳代謝或內分泌障礙、鉛、汞......等造成腦中毒。

■ 治療思路

中醫治療癲癇，依病因有以下不同治療方法：

・外感風邪：一般比照外感疾病的治療法則。

>有熱證時，以和解表裏加清熱重鎮，可考慮柴胡加龍骨牡犡湯加方。

>若大腦細胞過度亢奮，可改為建瓴湯加減。

・痰飲為病：痰飲有寒熱之分。

>熱痰：以清熱化痰法，可考慮溫膽湯加減，處方中可加入萊菔子、紫蘇子、白芥子等藥。

>寒痰：以溫化痰飲為主，可用半夏天麻白朮湯或香砂六君子湯加方。

・創傷或腦血管神經病變：在中醫屬於血瘀症，血瘀症亦有寒熱之分。

>熱瘀：以清熱化瘀為主，可用乳沒四物湯加清熱藥，如有便秘則可加入大黃、芒硝。

>寒瘀：以補氣溫陽化瘀為主，可用育生補陽還五湯加補陽藥。

・肝鬱氣滯：情緒壓力引發，或長期熬夜、睡眠短少，營養失調所致，即精神性或心身性之疾病日久，引發腦神經細胞的異變。

>治療上以疏肝緩肝降逆為主，可用逍遙散或四逆散加方。

六、淋巴腫

■ 定義

・病毒或細菌入侵人體時，淋巴球會與細菌及病毒對抗，促使淋巴球聚集，導致淋巴結紅、腫、熱、痛，這是免疫系統的正常反應。

・癌細胞，循著淋巴管道流到淋巴結，造成淋巴結腫大，這類型的淋巴腫大多不會有紅、腫、熱、痛的情形。

■ 病因病機

・病毒或細菌的感染。

・癌細胞的侵犯。

■ 治療思路

・感染：以解表（和解）+清熱化瘀利濕+補氣養血。

・癌細胞：以清熱化瘀利濕為主，抑制癌細胞的生長，並削減腫塊。

七、痛風

■ 定義

・由於體內尿酸生成過多，或腎機能減退，尿酸排泄受阻，以致於有過多的尿酸鹽沉積於血液和組織或關節處，其所引起關節的紅腫熱痛的症狀，便是痛風性關節炎。

■ 病因病機

・原發性由於先天嘌呤代謝混亂或腎臟清除力減退。

・繼發性肇因於先天代謝混亂疾病、或其他疾病、或藥物因素。

■ 治療思路

・本病屬本虛標實之症。

・急性發作期：急治其標，治本為輔。

>以清熱、化瘀、利濕、通利二便為主，視外感或體虛酌加解表或補氣。

・緩解期：以治本為主、必顧其標。

>以調理肝腎及脾胃為主，酌加清熱、化瘀、利濕、並通利二便。

八、類風濕關節炎

■ 定義

・類風濕關節炎是一種自體免疫疾病，病人的免疫系統失調，把自己的關節當成攻擊的目標，造成關節的發炎以及關節觸痛、腫脹和發熱，進而關節被破壞，甚至變形。

■ 病因病機

・自體免疫的攻擊，造成關節滑膜組織異常的增生、發炎、新血管的生成。病理特徵就是滑膜細胞被單核細胞的T細胞和巨噬細胞所浸潤。

■ 治療思路

・急性期：

>初次發作或尚未經西藥類固醇或免疫抑制劑治療，為表裏三焦實熱兼表

風熱，或熱甚兼有水濕，關節處紅腫熱痛劇烈，痛不可觸，觸之發熱。

>以清熱養陰法為主治方向，處方可以育生免疫過亢方或黃連解毒湯加麻黃、桂枝、葛根、羌活等解表藥，關節腫多加茯苓、澤瀉。

・餘熱未盡階段：

>經過中醫治療之後，關節紅腫熱痛減輕，觸之熱減，晨起僵硬，活動角度等症狀較減輕，血液檢查需觀察C-反應蛋白（CRP）、紅血球沉降速率（ESR），若數值降低但仍高於正常值，或白血球增多，或抗體仍高，補體稍降或不變時。

>處方可使用（育生）免疫過亢方或黃連解毒湯加方，加和解表裏藥，或加入骨碎補、續斷、生杜仲、懷牛膝等活血化瘀強健筋骨，而其清熱解毒藥的劑量可酌量減輕。

・慢性緩解期：

>R.F轉陰性或ESR、CRP皆穩定在正常值內，以滋腎陰堅筋骨為主。

>處方可以知柏地黃湯或左歸飲，加柴胡、桂枝，或加入骨碎補、牛膝、續斷、杜仲，仍須加入少量苦寒退熱藥。

九、腸漏症

■ 定義

・指腸道黏膜發炎、被破壞之後，腸道黏膜細胞出現漏洞，讓細菌、病毒、未消化完全的大分子食物或毒性物質從縫隙跑進血液和淋巴液中，引起免疫的發炎反應。

■ 病因病機

・腸道黏膜受到壓力、藥物、毒素、病菌、器官失衡等原因，使腸道黏膜通透性增加，導致營養吸收不良、慢性食物過敏、自體免疫疾病......等。

■ 治療思路

・健脾和胃+清熱養陰+少量溫陽（薑附桂）+補腎

十、高脂血症

■ 定義：

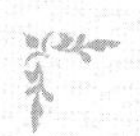

- 血清中所含的脂肪簡稱血脂，主要包括膽固醇和三酸甘油酯。
- 當血中的總膽固醇過高、三酸甘油酯濃度偏高、高密度脂蛋白膽固醇濃度偏低、以及低密度脂蛋白膽固醇濃度偏高……等，任一異常或合併多種異常情形均可稱為高脂血症。

■ 病因病機

- 飲食、冬天氣溫低、應激性壓力、遺傳因素、疾病誘發、藥物因素……，皆會導致高脂血症。
- 中醫主要核心病機為本虛標實，或虛、或實、或虛實夾雜、或夾瘀、夾痰、夾濕……等證型。

■ 治療思路

中醫依辨證分型論治：

- 濕熱內蘊：以清熱化瘀，行氣消滯為主，可考慮加味逍遙散加黃芩、黃連、山楂、丹參、枳實、大黃。
- 脾虛濕盛：以益氣健脾為主，可考慮香砂六君子湯加方。
- 痰濁瘀阻：以行氣除痰，健脾和胃為主，若痰熱以溫膽湯加方；寒痰以半夏天麻白朮湯加方。
- 氣滯血瘀：以疏肝理氣，活血通脈為主，可考慮桃紅四物湯加方。
- 陰虛陽亢：以滋陰補腎，平肝潛陽為主，可考慮建瓴湯加方。
- 腎精虧損：以大補腎陰腎陽為主，可考慮右歸飲加方。

十一、多囊性卵巢

■ 定義

- 是心理、生殖、代謝、內分泌，多重因素且長期影響導致的複雜性疾病。
- 女性卵巢有過多不成熟的濾泡，且排卵稀少，男性荷爾蒙過高，導致經期不規則、不孕，同時伴隨體重增加、多毛、掉髮、睡眠障礙、痘瘡、情緒障礙……等症狀。

■ 病因病機

- 黃體激素分泌異常
- 胰島素阻抗而導致血中胰島素過高

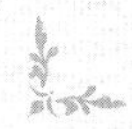

・卵巢分泌的男性荷爾蒙過高

■ 治療思路

中醫依臨床體徵，大致可分為四型：

・先天不足：宜健脾補氣養血，或大補腎陰腎陽。

・脾虛水濕：宜補氣養血或補腎養血，加利濕，再視情況加清熱或溫陽藥。

・腎虛痰熱：宜補腎加清熱化痰化瘀，酌加溫陽引火歸元。

・瘀熱痰濁：以大劑活血化瘀加清熱化痰，輔以疏肝解鬱，並須通利二便。

十二、蜂窩組織炎

■ 定義

・細菌經由傷口侵入真皮和皮下組織，釋放毒素，而在組織空隙內滋長，引起組織紅、腫、熱、痛的炎性反應。

■ 病因病機

・細菌感染，正氣不足。

■ 治療思路

・解表+補氣養血+清熱化瘀利濕。

十三、黏液性水腫

■ 定義

・發生於甲狀腺功能異常者，尤其是甲狀腺功能低下者。

・可見微血管通透增加，蛋白質及黏多醣體堆積於組織間。

・水腫屬侷限性，常發生於小腿前側、手臂、臉、眼瞼。

■ 病因病機

・甲狀腺功能低下。

■ 治療思路

・以補腎陰腎陽、補氣利濕為主，改善甲狀腺功能低下及各種虛弱狀態，處方中加銀杏葉可分解黏液性的代謝廢物。

病案介紹

案1 風水（溢飲）/ 免疫性淋巴發炎

女性，52~63歲期間。

每逢感冒、或服消炎藥、或食物過敏，即發頭面腫 / 紅熱，頸周腋下淋巴結紅腫，全身水氣，乏尿，肢僵，低熱，口糜，齦痛，倦怠。

舌紅，脈弦滑數。

處方 水煎劑

柴胡4錢 桂枝5錢 白芍3錢 麻黃1.5~3錢 葛根4錢 黃芩5錢 黃連3錢 黃柏5錢 陳皮8錢 黃耆10錢 丹參5錢 茯苓8錢 澤瀉8錢 14帖（劑/日）

註：每次來院服14帖痊癒。

病人66歲=乳癌來院調理。

〈治療思路〉

- 本案係因自體免疫辨識不良，故逢感冒、或藥物、或食物過敏，即發全身水氣及頭面腫熱、腋下淋巴紅腫。乏尿、肢僵係因水氣。低熱、口糜、齦痛，係因免疫過亢。
- 治則：和解表裏+清熱利濕+化瘀+扶正
- 以柴胡桂枝湯精神，解表並緩解邪正相爭，加麻黃、茯苓、澤瀉，宣肺利濕，共同疏通表裏上下，使水氣有出處。黃芩、黃連、黃柏清熱，葛根養陰解肌，共同截斷免疫性發炎。因倦怠乏力，略加黃耆扶正，推動藥力並協助抗感染。加丹參化瘀，協助清除病理產物。陳皮理氣化痰，協助藥力吸收。

案2 皮水（溢飲）/ 糖尿病 + 心衰 + 腎衰 + 水腫

女性，65歲。糖尿病十多年，口服降糖西藥+注射胰島素 / 日20單位。

慢性腎衰，Cr=1.7 BUN=32 eGFR=32 UA=6.6 Hb=10.4 K=5.1

腰椎骨刺 / 腰腿痛。面膚晦暗，虛弱，胃納差，溲少，便秘，乾癬多年。

全身水腫甚（硬滿脹），心包積水，動喘。

舌淡暗 / 舌下瘀深，脈弦弱。

處方 水煎劑

黃耆20錢 炒杜仲8錢 附子3錢 玉桂子5錢 丹參4~8錢 黃連1.5錢 黃柏5錢 蒲公英8錢 茯苓8錢 陳皮5錢 砂仁5錢 大黃1.5錢 （劑/日）

註：服28帖，體力進，胃納增，腫滿較減輕，二便正常。

服42帖，複檢 Cr=1.3 BUN=38 eGFR=44 UA=6.1 Hb=9.1 K=4.3

〈治療思路〉

・本案以溫補腎陽+清熱化瘀+利濕通腑治療。
・病人糖尿病晚期合併心衰、腎衰，全身水氣，屬心腎陽虛，諸濕腫滿。
・以大劑黃耆、杜仲、附子、玉桂子，溫補心腎之陽，修復內臟虛衰。加丹參、黃連、黃柏、蒲公英，清熱化瘀利濕，可預防乾癬及血糖因補陽化燥導致病情加重。蒲公英、茯苓、大黃，協同補劑氣化並通利二便，則水濕可緩解。

案3 正水（胸腔積液）/感冒後肺積水

女性，86歲。感冒肺炎出院後，仍肺積水，胸腔積液。

喘顯，不能平臥，胸面浮腫，寸口動脈浮腫。

便秘，眠難。舌絳鏡面，脈弦緊。

一診

處方 水煎劑

麻黃3錢 玉桂子5錢 葶藶子8錢 茯苓5錢 澤瀉5錢 陳皮8錢 半夏4錢 黃芩5錢 乾薑3錢 附子5錢 黃耆15錢 當歸4錢 3帖（劑/日）

〈治療思路〉

・以補氣+溫陽+宣肺+利濕，治療老人感染後胸腔積液。
・老人心腎陽虛，肺氣無力宣發。故以黃耆、當歸、薑、附、玉桂子，大補腎陽，麻黃、葶藶子、茯苓、澤瀉宣肺利水。陳皮、半夏除痰。黃芩預防溫陽藥化燥（體虛陽弱不易化燥，故僅用5錢）。用玉桂子不用桂枝，係因表症已解。

二診

服上方3帖後，喘咳減，胸面浮腫大減，稍可平臥。但虛暈，眠難，便秘，腿無力，脈弦緩弱。

處方 水煎劑

麻黃1.5錢 玉桂子5錢 葶藶子5錢 茯苓5錢 澤瀉5錢 陳皮8錢 黃芩5錢 乾薑3錢 附子3錢 黃耆15錢 當歸4錢 生大黃1錢 天麻8錢 炒杜仲8錢 8帖（劑/日）

〈治療思路〉

- 以一診處方為基礎，喘滿及胸面浮腫改善，故捨去半夏，減少麻黃、葶藶子、薑附之溫陽宣肺的劑量。加天麻、炒杜仲，改善虛暈、腿無力。加大黃通便。
- 須注意：減少麻黃及溫陽藥劑量之後，若仍眠難、或口乾、或胸悶、或口糜、或齦腫、或躁煩，須考慮正氣來復，即將化燥或免疫反撲，須盡速將麻黃捨棄，再降低溫陽藥劑量，並加重清熱藥，及加入柴胡、白芍疏肝。

案 4 腎虛石水（淋巴硬腫）/ 甲低 + 黏液性水腫 + 血栓靜脈炎

男性，42歲。甲狀腺癌術後，補充甲狀腺素。

自腰以下硬腫，睪丸腫，下肢血栓靜脈炎，瘀紅腫痛甚。

工作過勞，常持重，少走動，疲勞倦怠，溏便 / 日2~3行。

舌暗紅 / 舌下瘀深，脈弦弱。

處方 水煎劑

熟地黃5錢 山茱萸4錢 桂枝5錢 附子1.5錢 黃芩5錢 黃連3錢 黃柏5錢 陳皮8錢 砂仁4 錢 乾薑1.5錢 黃耆20錢 丹參8錢 （劑/日）

註：以上處方，服21劑硬腫改善7成，共服49劑痊癒停藥。

〈治療思路〉

- 本案甲狀腺低下合併淋巴硬腫及血栓靜脈炎，屬中醫腎陽虛夾痰飲瘀熱，係本虛標實之證。
- 本虛：長期工作過勞，且甲狀腺低下（雖補充甲狀腺素，但功能仍易低下），屬腎陽虛（易水濕停聚）。標實：自腰以下淋巴硬腫，睪丸腫，下肢血栓靜脈炎，瘀紅腫痛甚，且舌症瘀深，屬痰飲瘀化熱之病理性產物。
- 以補腎陰腎陽，加重黃耆，改善甲狀腺低下及各種虛弱症象。
- 以桂枝解表，重用丹參及足量的清熱藥，既可預防甲狀腺癌復發，又可改善腰腿、陰囊硬腫，及下肢血栓靜脈炎，並可預防蜂窩組織炎。

案 5　痰在經絡 / 中風後遺症

男性，53歲。出血性中風（111/3/14北醫ICU）/10cm小血塊。

中風之前無控制血壓 / BP=200+，現服降血壓、降血糖西藥。

左半側乏力，左手麻顯，說話鈍遲且吃力，行走踉蹌無力，易嗆到，右手寫字 / 控制差，面虛浮，虛弱倦怠，面晦無華，眠淺易醒，大便日1行。

舌淡暗 / 舌下瘀深，脈弦細弱。

初診 111/4/6

處方　**水煎劑**

柴胡4錢　白芍3錢　黃芩4錢　黃柏4錢　丹參8錢　陳皮5錢　砂仁4錢　黃耆15錢　何首烏5錢　炒杜仲8錢　茯苓4錢　7帖（劑/日）

〈治療思路〉

- 本案以補氣補腎+疏肝+清熱化瘀除痰治療成功。
- 何首烏、炒杜仲、黃耆，補腎補氣，改善因腎虛氣虛導致肝風內動（血管痙攣、急性高血壓）。黃耆補氣，改善肢體乏力。丹參化瘀行滯，分解腦部離經之血。柴、芍疏肝，協助補腎藥緩解交感亢進、血管痙攣。黃芩、黃柏、丹參、茯苓、陳、砂，清熱化瘀化痰飲，共同改善腦出血之痰熱瘀病理產物。
- 全方佈局穩當，補腎（穩定疾病之根本）、補氣（改善神經損傷）、疏肝（緩解陽亢）、清熱化瘀除痰（清除病理產物）。

二診 111/4/13　諸症有進步。

處方　**水煎劑**

柴胡4錢　白芍3錢　黃芩5錢　丹參8錢　沒藥4錢　陳皮8錢　砂仁4錢　黃耆15錢　何首烏5錢　炒杜仲8錢　7帖（劑/日）

三診 111/4/20　諸症改善多，胃納常。

處方　**水煎劑**

柴胡4錢　白芍3錢　黃芩5錢　丹參10錢　沒藥4錢　陳皮5錢　砂仁5錢　黃耆15錢　何首烏5錢　炒杜仲8錢　9帖（劑/日）

四診 111/4/27　好眠，行動及說話已恢復正常，但仍乏力倦怠，手麻，腰腿痠。

處方 水煎劑

黃柏5錢 丹參8錢 陳皮5錢 砂仁5錢 黃耆15錢 何首烏5錢 炒杜仲8錢 山茱萸4錢 骨碎補8錢 14帖（劑/日）

五診 111/5/11 眠難，其餘諸善。

處方 水煎劑

黃連1.5錢 黃柏5錢 陳皮5錢 砂仁5錢 黃耆10錢 何首烏8錢 炒杜仲8錢 山茱萸4錢 柴胡4錢 白芍4錢 川芎5錢 附子1錢 玉桂子1.5 錢 14帖

註：之後諸症改善，回復職場工作，僅左手仍麻，持續科學藥粉調理。

案 6 痰飲在腦 / 常壓性水腦症

男性，80歲。重聽，眩暈史，攝護腺癌 / 109年手術。

糖尿病，心血管阻塞47%（未置支架），PSA=0.01 HbA1c=6.4

近數月跌倒4次（農曆年後），騎自行車跌倒（過去常騎）。

反應遲鈍，小碎步，尿失禁 / 夜尿4行，一字步困難，走路前傾。

台大H.檢=常壓性水腦症。

眠可，胃納可，秘或溏。舌淡暗紅 / 下瘀，脈弦緊弱。

初診 111/5/20

處方 水煎劑

熟地黃5錢 山茱萸4錢 炒杜仲8錢 附子1.5錢 玉桂子3錢 黃耆15錢 丹參5錢 川芎4錢 茯苓4錢 黃柏4錢 黃連1.5錢 陳皮8錢 砂仁4錢 7帖（劑/日）

註：以上處方，服21帖後，體力進步，走路起身較穩，但蹲時起身頭暈。
再服28帖（共計49帖），走路穩，跨大步，轉身快，可家人陪伴搭公車到診所就診，反應快（會聊天）。但黃昏以後仍較易尿失禁，夜尿3行。
再服28帖（共計77帖），黃昏及夜間已無尿失禁，自行搭公車到院就診。

〈治療思路〉

- 本案以補腎+補氣活血為主方，加理氣化痰利濕，改善老人常壓性水腦症。
- 補腎（引火歸元）+補氣養血，修復腦細胞。丹參、川芎，改善腦血循環。陳皮、砂仁、茯苓，理氣化痰利濕，清除腦部痰飲，促進脾胃消化吸收。黃柏、黃芩預防補劑化燥。

案7 痰迷心竅 / 化瘀＋通腑疏肝＋清熱利濕 / 頭部創傷（高顱內壓）

18歲，男性。三日前騎機車載女友車禍，

頭部創傷昏迷送ICU觀察，其女友當場無生命跡象。

昏迷，鼻飼，有痛覺及光覺反應。頭面嚴重瘀腫，全身性水腫，

頭痛，眩暈，嘔吐，發熱，腹脹硬滿，便秘，意識亂，躁擾，嗜睡、癲癇。

顱骨骨裂，髖骨骨折，兩膝瘀腫。舌質暗紅，脈弦緊數。

初診 100/7/16

處方 **水煎劑**

黃芩8錢 黃連5錢 黃柏8錢 澤瀉8錢 茯苓8錢 桃仁8錢 紅花4錢 枳實5錢 厚朴5錢 柴胡6錢 白芍4錢 半夏4錢 生薑3錢 大棗5錢 大黃3錢 2帖（劑/日）

二診 100/7/18 患者仍便秘。

處方 **水煎劑**

黃芩8錢 黃連5錢 黃柏8錢 澤瀉8錢 茯苓8錢 乳香3錢 沒藥3錢 桃仁5錢 赤芍5錢 枳實5錢 厚朴5錢 柴胡6錢 半夏5錢 生薑3錢 大棗5錢 大黃5錢 2帖（劑/日）

三診 100/7/20

處方 **水煎劑** 同二診方，2帖

四診 100/7/22 神清，得知女友歿，躁擾，悲傷，大便日1行。

處方 **水煎劑**

黃芩5錢 黃連3錢 黃柏5錢 澤瀉8錢 茯苓8錢 乳香3錢 沒藥3錢 赤芍4錢 枳實5錢 陳皮5錢 柴胡6錢 半夏4錢 生薑3錢 大棗10錢 大黃5錢 2帖（劑/日）

五診 100/7/25 神清，躁擾，髖骨骨折處痛顯，大便日1行。

處方 **水煎劑**

黃芩5錢 黃連3錢 黃柏5錢 澤瀉8錢 茯苓8錢 乳香3錢 沒藥3錢 骨碎補5錢 枳實5錢 陳皮5錢 柴胡6錢 半夏4錢 大棗10錢 大黃3錢 7帖（劑/日）

六診 100/7/30 躁擾減，髖骨骨折處痛顯，大便日1行。

處方 **水煎劑**

黃芩5錢 黃連1.5錢 黃柏5錢 澤瀉8錢 乳香3錢 沒藥3錢 枳實5錢 陳皮5錢 柴胡5錢 半夏4錢 大棗5錢 乾薑3錢 附子3錢 黃耆10錢 大黃3錢 8帖（劑/日）

七診 100/8/8 膝腫痛，頭腫減，大便日3行。

處方 **水煎劑**

黃芩5錢 黃柏5錢 澤瀉8錢 乳香3錢 沒藥3錢 枳實5錢 陳皮5錢 柴胡5錢 半夏4錢 大棗5錢 乾薑5錢 附子5錢 黃耆10錢 8帖（劑/日）

八診 100/8/15 頭暈、膝腫痛，頭腫減，大便日1行。

處方 **水煎劑**

黃耆15錢 川芎3錢 天麻5錢 黃芩5錢 澤瀉4錢 半夏4錢 茯苓4錢 白朮4錢 陳皮4錢 炒杜仲5錢 骨碎補5錢 乾薑3錢 附子3錢 大黃1錢 7帖（劑/日）

九診、十診 100/8/22-29

處方 **水煎劑** 同八診方，共14帖

十一診 100/9/7 感冒，膝血腫，熱腫，易倦，大便日1行。

處方 **水煎劑**

黃耆15錢 當歸3錢 川芎3錢 赤芍3錢 桂枝5錢 麻黃1錢 骨碎補5錢 黃芩4錢 黃連3錢 黃柏4錢 蒼朮4錢 熟地5錢 薏苡仁8錢 7帖（劑/日）

十二診 100/9/14 感冒愈。

處方 **水煎劑**

黃耆15錢 當歸3錢 乳香3錢 沒藥3錢 玉桂子5錢 麻黃1錢 骨碎補5錢 黃芩4錢 黃連3錢 黃柏4錢 蒼朮5錢 熟地5錢 薏苡仁8錢 7帖（劑/日）

十三診 100/9/21

處方 **水煎劑** 同十二診方， 7帖

十四診 100/9/28

處方 **水煎劑**

黃耆15錢 當歸3錢 乳香1.5錢 沒藥1.5錢 玉桂子5錢 麻黃1錢 骨碎補5錢 黃芩4錢 黃連3錢 黃柏4錢 蒼朮5錢 熟地5錢 薏苡仁8錢 7帖（劑/日）

十五診 100/10/5

處方 **水煎劑**

十四診方加大棗10錢 大黃0.5錢 黑神丹3g 7帖（劑/日）

十六診 100/10/19 膝血腫，改善。

處方 **水煎劑**

同十五診方加炒杜仲5錢 續斷5錢 7帖（劑/日）

十七診 100/10/26

處方 **水煎劑** 同十六診方 7帖

十八診~二十三診 100/11/16~12/21

入眠難，頭皮屑多，倦虛，腰膝改善。

處方 **水煎劑**

當歸3錢 白芍4錢 川芎3錢 甘草3錢 柴胡4錢 黃柏5~8錢 骨碎補5錢 炒杜仲5錢 黃耆15錢 熟地黃5錢 蒼朮5錢 枳實5錢 大棗5~10錢 黑神丹3g （劑/日） 共42帖

註：病人共服143帖，至今健康，無腦創傷後遺症，
大學畢業+從軍退伍+婚育2子。

〈治療思路〉

本案急性腦挫傷昏迷，從急性高顱內壓至健康正常，處方大致可區分三階段：

- 第一階段（一~五診，共15帖），以大柴胡湯+清熱化瘀+利濕通腑，達到快速降腦壓的目的。腦挫傷後形成急性發炎、出血、腦水腫、神經亢奮、腸道麻痺......等。以大柴胡湯緩解交感神經亢奮，以大劑清熱、化瘀、利濕、通腑，清除代謝廢物。
- 第二階段（六~十診，共37帖），漸進減少清熱、化瘀、利濕藥的劑量，並加入乾薑、附子、黃耆，快速修復損傷的腦細胞。大棗緩肝，改善情緒低落。
- 第三階段（十一~二十三診，共91帖），正氣來復漸化燥，捨去乾薑、附子，改以補腎法收功。補腎+補氣養血+疏肝緩肝+清熱，加強修復腦神經細胞，並引導陰平陽秘。

案 8 痰迷心竅 / 補氣疏肝 + 清熱化痰 / 腦動脈瘤破裂術後持續昏迷

男，56歲，腦動脈瘤破裂，術後6個月，仍持續昏迷，血氧90~92%。

呼吸病房，鼻飼，導尿，呼吸器，反覆感染，咳痰困難，白黏稠痰，黃昏後低熱。

光反射及痛反應（+），面僵體僵，左半身癱，腹壓阻力，便秘，脈弦數帶芤。

診斷：氣虛餘熱未盡

處方一 水煎劑

黃耆15錢 丹參5錢 沒藥4錢 枳實5錢 黃芩5錢 黃連3錢 黃柏5錢 乾薑1錢 附子1錢 麻黃3錢 柴胡4錢 桂枝5錢 白芍3錢 半夏4錢 甘草1.5錢 茯苓4錢 澤瀉4錢 大黃1錢 （劑/日）

〈治療思路〉

- 以柴胡桂枝湯+補氣+清熱化瘀+化痰利濕，改善感染，清除腦部代謝廢物。
- 動脈瘤破裂手術後持續昏迷，且有反覆感染及低熱，屬氣虛餘熱未盡階段。
- 此時腦部有許多黏稠性病理產物及離經瘀血，會導致腦部神經傳導困難及交感神經紊亂，容易有低熱及持續昏迷狀態，須以補氣+疏肝+清熱+化瘀+利濕+通腑治療。但相較於急性高顱內壓，清熱、化瘀、利濕諸藥的使用，劑量可減少。

感染改善後改方

處方二 水煎劑

黃耆20錢 丹參5錢 川芎3錢 當歸3錢 沒藥4錢 麻黃1.5錢 半夏4錢 甘草1.5錢 陳皮5錢 黃芩5錢 黃連1.5錢 黃柏5錢 乾薑3錢 附子3錢 熟地黃5錢 玉桂子5錢 人參3錢 大黃1錢 （劑/日）

註：服藥3個月後，

可神清6h，可坐1.5h，可以紙筆簡單溝通，字跡工整。

持續治療6年，可搭肩散步，各種功能及反應皆佳。

〈治療思路〉

- 以大補氣血+大補腎陽，增加腦部血氧，修復腦細胞損傷。加活血化瘀藥，改善腦血循環及預防纖維化。加一定劑量的清熱藥，避免溫陽藥化燥及腦細胞發炎。麻黃宣肺並通利十二經脈，預防呼吸道感染，並協助喚醒腦神經。

案 9 痰熱瘀 / 菊池氏症（反覆發熱，淋巴結腫大）

43歲女性。左項多枚淋巴結腫大，反覆發熱（38~39度）/ 已半年，
服抗生素及類固醇，稍停服即發熱不退。煩躁，倦怠，口燥渴，無華。
眠納便常。舌質暗紅 / 舌下瘀深，脈弦。

一診

處方 水煎劑

柴胡4錢 黃芩8錢 黃連3錢 連翹5錢 丹參8錢 沒藥4錢 陳皮8錢 甘草3錢 黃耆15錢 7帖（劑/日）

二診 淋巴結減小但仍硬腫，低熱（37.1~37.6度），自停抗生素，大便秘或溏。

處方 水煎劑

柴胡4錢 黃芩5錢 黃連3錢 連翹5錢 丹參8錢 沒藥4錢 陳皮8錢 甘草3錢 黃耆10錢 白芍3錢 骨碎補4錢 14帖（劑/日）

三診 淋巴結全消退，諸症改善，體力佳，無不適。鞏固療效。

處方 水煎劑

柴胡4錢 黃芩4錢 黃連1.5錢 連翹4錢 丹參8錢 沒藥4錢 陳皮8錢 甘草3錢 黃耆10錢 青蒿4錢 地骨皮4錢 14帖（劑/日）

〈治療思路〉

- 菊池氏症是病毒感染合併自體免疫性疾病，導致淋巴結或硬腫、或潰瘍濕爛，並合併反覆高熱不退。西醫治療藥物以抗生素、消炎止痛、類固醇為主，及配合反覆手術清創，但稍停藥即覆高熱，病程常遷延不癒。
- 本病主要病機為虛實夾雜+邪正相爭+病理產物。
  >病毒感染及反覆化膿：須扶正加強抗邪能力。
  >免疫啟動合併外感之邪正相爭：須和解表裏。
  >反覆高熱，且淋巴硬結或潰瘍濕爛，屬濕熱痰瘀：須清熱（養陰）、化瘀、利濕化痰。
- 綜上整體治療大原則為扶正+和解表裏+清熱、化瘀、利濕化痰。

案 10 腋下痰瘀 / 腺體硬結膿腫

男性，45歲。平日易心悸、乏力、口糜、痘瘡。

反覆發生雙側腋下腺體硬塊膿腫（2~5cm不等），硬腫熱痛流白黏膿汁，常服抗生素，感冒或小有勞即大發。舌暗紅，脈弦細。

101/6/27

處方 水煎劑

柴胡4錢 桂枝5錢 白芍3錢 黃芩5錢 黃連3錢 連翹5錢 丹參8錢 沒藥4錢 陳皮8錢 黃耆20錢 （劑/日）

注：以上處方，持續服三個月（約90帖），追蹤10年（至111年）無再發病。

〈治療思路〉

- 本案屬正虛邪實，導致反覆腋下腺體感染，並產生感染後痰濕瘀病理產物。
- 以和解表裏+扶正+清熱化瘀除痰，持續調理並成功治癒。
- 大劑化瘀藥在此起關鍵作用，清除並分解感染所導致的腺體硬結，及周邊纖維增生，堅壁清野，可預防復發時舊病灶裡應外合。
- 此化瘀法對於反覆痛風發作之病灶改善，亦同樣可起大作用，絕對優於西醫僅給予清熱藥，導致代謝廢物沉澱硬化，硬結不散，終易變症。

案 11 痰瘀瘰癧 / 淋巴結核

男性，43歲。結核菌性淋巴感染，服抗結核西藥。

兩側頸項瘰癧成串，硬結或化膿，多次清創。

舌暗紅瘀且乾裂，脈弦。

處方 科學藥粉

柴胡1.5g 丹參2g 沒藥2g 骨碎補2g 黃芩1.5g 黃連1.5g 青蒿1.5g 砂仁1.5g 3x1/日

註：以上科學藥粉，持續服5周（35日）後，淋巴硬結皆消軟。

自服中藥起，無再發炎清創，接續調理一年痊癒。

〈治療思路〉

- 以疏肝理氣+清熱養陰+化瘀，治療因結核菌感染導致反覆頸淋巴硬結化膿。
- 病在少陽（淋巴結核、免疫啟動、邪正相爭），故用柴胡引經並清虛熱。黃芩、黃連、青蒿，清熱養陰，改善結核菌感染之發炎傷陰（雖已有服抗結核藥物，但仍長期處於肺陰虛證型）。丹參、沒藥、骨碎補，化瘀散結，清除並分解淋巴纖維硬結。砂仁健脾理氣，協助消化吸收。

- 全方看似簡單，但處方結構嚴謹且相互支援，故可改善結核菌發炎及纖維性增生之體質環境。病人正值青壯且正氣不虛，病去則身自安，糾正病理性體質（陰虛+痰瘀熱+邪正相爭），即漸恢復健康。

案 12 痰伏筋骨 / 附骨疽（腰椎結核，反覆清創）

女性，65歲。腰椎L4 /5結核菌感染。

自發病起到來院就診，一年半期間，歷經手術清創三次。

目前仍終日腰腿疼痛甚，置神經阻斷劑，不能行 / 須臥床。

腰腹腿發熱，胸頸至耳下及頰發紅熱。

陣發性潮熱汗，熱即無力痠痛更顯。虛倦甚，納便可。

舌質暗紅 / 下瘀深，脈弦數弱。

處方 水煎劑

柴胡4錢 黃芩8~5錢 黃連5~3錢 黃柏8~5錢 青蒿8錢 知母8錢 地骨皮8錢 丹參8~5錢 骨碎補8錢 生杜仲8~4錢 陳皮8錢 （劑/日）

註：初期清熱與化瘀藥劑量皆重用。瘀熱減退後劑量漸減。

治療經過及結果：

持續治療1月，熱痛改善，可坐起、站立、行走。（須束腰固定）

持續治療3月後，順利手術取出鋼釘。

持續治療1年後，無復化膿，諸症改善，漸減中藥，無再復發。

〈治療思路〉

- 本案因實致虛，結核菌深藏腰椎且處於快速增殖發病期，故有嚴重潮熱性發炎、反覆化膿及虛倦狀態，以大劑清熱養陰+化瘀+疏肝理氣+堅筋骨，堅持治療成功。
- 大劑黃芩、黃連、黃柏、青蒿、知母、地骨皮，清熱養陰，改善結核菌造成發炎傷陰證象，並截斷其藉以快速增殖的體環境（發炎+陰虛）。丹參、碎補，化瘀散結，改善發炎後病灶的纖維化，並協助疏通循環，帶進大量抗體。碎補、杜仲，補腎堅筋骨，修復病灶骨損，正氣存內，阻擋結核菌在腰椎繼續蔓延。

柴胡清虛熱，改善邪正相爭，協助杜仲、碎補引邪出表。陳皮理氣助消化。

・本案治療成功，關鍵在於加入大劑量的化瘀及堅筋骨藥，若單純清熱養陰，恐僅改善某一程度，病程仍易纏綿。

案 13 痰瘀熱互結 / 膽管癌 + 肝膿瘍

女性，54歲（105年）。

102年膽管癌=2期（化療2次+放療25次）/（因白血球低下，化療第二次後中斷）。

105/6月，復發肝內膽管癌2cm=電燒+栓塞。

105/7/12~8/18 肝膿瘍住院。

（因反覆發熱，咽痛，咳嗽，倦怠，眠難 / 右腹病灶痛，背部腫 / 溫度較高）。

105/9/5~18 肝膿瘍住院，黴菌感染，取膽結石，注抗生素，Hb=7.5

初診 105/11/2

消瘦，易飢，食後右腹痙痛甚，吸氣時右半側痛甚，黃昏後低熱37.5~38度。

眠難且眠淺，項強，胸悶喘，腹脹痞嗝，虛弱倦怠，口乾渴，齒齦腫。

便秘 / 服軟便劑。舌質暗紅齒痕 / 舌下瘀深，脈弦滑。

處方 **水煎劑**

柴胡4錢 白芍4錢 桂枝5錢 黃芩5錢 黃連3錢 連翹5錢 陳皮10錢 砂仁4錢 丹參10錢 黃耆15錢 （劑/日）

處方加減：便秘，加大黃1錢。

無低熱，改黃芩4錢 黃連1.5錢 連翹4錢。

治療經過：持續服3個月，諸症改善。

之後減半續服6個月，鞏固療效。

合計調養9個月，追縱至111年身體健康。

〈治療思路〉

・本案以解表+疏肝理氣+清熱+化瘀+扶正，持續治療成功。

>黃耆、桂枝、柴胡、白芍，扶正解表疏肝，可帶來大量抗體並引邪出表。

>黃芩、黃連、連翹，清熱解毒、廣效抗菌，協助扶正解表藥抗菌且改善發炎。

>大劑丹參化瘀消滯，清除病灶因發炎後纖維化（纖維化病灶有利細菌潛藏導致反覆發病），並預防膽管癌復發。

>陳皮、砂仁理氣化痰助消化，協助化瘀藥推動藥力。

- 本案治療成功，上述治則缺一不可，祛邪+扶正+和解表裏三者兼重，且劑量須相當，並持續治療，直至諸症改善且舌質瘀象全退散，方可停服中藥。

案 14　本態性瘀熱 / 胃癌預防復發

男性，65歲。胃腺癌3期。（因食快想吐，胃悶，消瘦=檢查發現）。

105/6/21手術切除：2/3胃+肝右上葉+膽囊=振興H.

化療結束後，舌質仍瘀象重。舌暗濁 / 舌下瘀深，脈弦。

化療結束預防復發

處方　**水煎劑**

陳皮8錢　砂仁4錢　黃芩5錢　黃連1.5錢　乾薑1錢　丹參20錢　骨碎補8錢　黃耆10錢（劑/日）

註：以上處方每日1帖，持續調養1年後，改2日1帖，共計調養3年。
　　追蹤至今（111年底），健康無復發。

〈治療思路〉

- 病人舌質瘀象重，係屬腫瘤性環境（腫瘤以纖維性血管新生 / 大瘀，有利於快速增殖）。
- 以大劑化瘀藥抑制其血管新生。黃芩、黃連，改善慢性胃炎，削減腫瘤利用發炎反應增殖。少量乾薑（1錢），協助修復胃黏膜表面，與清熱藥寒熱互用，猶如半夏瀉心湯精神。陳皮、砂仁理氣消滯，協助藥力吸收。黃耆扶正，協助抑癌基因功能。

案 15　瘀熱證 / 乳癌（本態性）

女，55歲，糖尿病，高血壓，服西藥控制。

左側乳癌腫塊8.5x11cm（尺測），病灶無熱但疼痛甚。

104年長庚H.=診斷為3期，病人拒絕西醫治療及追蹤。

體消瘦，面膚晦暗，口燥渴，過度清淡飲食，常自施行斷食療法。

胃納可，眠淺多夢，二便正常。舌質淡暗紅 / 舌下瘀深，脈弦。

初診 105/6/6

處方 **水煎劑**

柴胡5錢 黃芩5錢 黃連3錢 黃柏5錢 丹參15錢 骨碎補10錢 陳皮8錢 砂仁4錢 桃仁4錢 大黃1錢 （劑/日）

註：自6/6~7/13來診7次共服35劑，癌腫塊鬆軟變薄6x7cm（尺測），血壓及血糖改善，且全停降血糖、降血壓西藥。
第8診，突增大至7x8.5cm（尺測），經詢問=病人本周積極自服紅棗湯、酵素，並在病灶處施溫熱法、甩手功。囑咐其暫停，並再次殷勸（要求）赴西醫診斷或中西醫合療，病人不以為意，再無來診。

按：病人順從性差且獨斷自行，長期無西醫追蹤，癌細胞或許已擴散至他處，此際必要求再次西醫診斷（第三方）及配合醫囑，否則日後恐有醫療糾紛。

〈治療思路〉

- 病人雖體消瘦且常斷食療法，仍屬本態性邪實階段（大瘀大熱）。
- 以黃芩、黃連、黃柏清熱，大劑丹參、骨碎補化瘀散結，共同抑制腫瘤增殖並削減腫塊。柴胡疏肝，引藥達病所。陳皮、砂仁促進腸胃吸收。大黃、桃仁通便化瘀利膽，協助柴胡引邪出表（上疏下疏）。

案 16 氣虛痰飲 / 產後甲低

女性， 34歲。自述：家族性甲狀腺亢進 / 胞姐原甲亢現低下。
生產第三子後併發甲狀腺低下，每日補充1粒甲狀腺素，哺乳中 / 其子17月大。
便秘，易饑，體胖，口乾，膚暗沉，掉髮多，手腫緊。
甲狀腺腫大，下肢黏液性水腫。
舌紅瘦薄，脈弦細緊。

處方 **水煎劑**

熟地黃5錢 當歸4錢 川芎3錢 白芍4錢 柴胡4錢 黃耆20錢 黃芩4錢 黃連1.5錢 黃柏4錢 車前子8錢 陳皮5錢 砂仁5錢 大黃1錢 （劑/日）

註：囑咐甲狀腺素減半，須預防甲亢。
服2周 /共14帖，自覺改善，全停甲狀腺素。西醫診斷=葛瑞夫茲氏病。
服4周 /共28帖後，諸症改善，停服中藥。
3個月後，症狀輕復，但倦怠。
再服14帖，鞏固療效（2日服1帖），追蹤無再發。

〈治療思路〉

- 本案產後甲狀腺低下性黏液水腫，屬氣血兩虛夾痰飲。
- 雖屬自體免疫疾病，但產後大虛且哺乳，應以補養為主，再加上利濕除痰之品及清熱藥反制化燥。

案 17 痰飲（濕熱瘀）/ 內膜癌 + 放療性淋巴腫暨靜脈栓塞

女，54歲。甲狀腺亢進病史（30~52歲期間 / 停藥2年）
子宮內膜癌，轉移至骨盆腔、肝臟、肺臟。西醫放療甫結束。
左下肢腫硬甚 / 微紅熱，檢查=淋巴及靜脈阻塞。
燥渴，反覆低熱（37.5~38.5度），之後大汗出，如此終日反覆發作。
目前服抗荷爾蒙藥+類固醇2粒。暫時無化療。
眠難，納便可。舌紫暗瘀 / 舌下瘀深，脈弦。

處方 水煎劑

黃芩10錢　黃連5錢　黃柏10錢　丹參8錢　沒藥4錢　柴胡4錢　白芍3錢　黃耆10錢　陳皮5錢　砂仁4錢　澤瀉8錢　化毒丸9粒　黑神丹4g　（劑/日）

註：以上處方續服14帖，順利停類固醇，下肢硬腫減半，仍會低熱、自汗。
　再14帖（共服28帖），諸症改善。接續治療。
　（化毒丸處方：水蛭、地鱉蟲、蜈蚣、地龍、斑蝥、守宮）
　（黑神丹處方：水蛭、地鱉蟲）

〈治療思路〉

- 以大劑清熱及化瘀藥，抑制腫瘤擴散增生，並改善反覆低熱及下肢紅熱。加陳皮、砂仁、澤瀉，化痰利濕，清除下肢淋巴硬腫之病理產物。黃耆補氣扶正，增強抑癌基因抗癌能力。柴胡、白芍疏肝，緩解邪正相爭之低熱汗出。
- 治療本案關鍵，在於祛邪（大熱大瘀）及清除病理產物（痰濕瘀）的劑量須大，並適時給予扶正及和解，柴胡、白芍具有令大腦及神經內分泌回到平衡協調狀態，有利重新辨識疾病，促進全方療效。

案 18 痰飲（濕熱瘀）/ 頸及腹腔淋巴結硬腫壓迫

女性，49歲。子宮頸癌4期 / 左頸淋巴結轉移2cm=105年（長庚H.診斷）

初診 106/4/26

左頸淋巴硬結腫塊增大至12x8cm（尺測），左腿腫脹=圓周徑54cm。

近2月腫塊迅速增大且發熱，擴及左肩腋乳胸及鼠蹊。肛口有腫塊疼痛明顯。

睡眠極難已2月 / 服安眠。腰左側痛顯，行走困難，二便不暢，有飢感 / 過度忌口。

舌淡暗紅 / 舌下瘀，脈弦弱帶滑。發病前忙碌且睡眠過少。

處方 **水煎劑**

黃耆10錢 丹參10錢 骨碎補10錢 黃芩8錢 黃連5錢 黃柏8錢 茯苓8錢 澤瀉8錢 陳皮8錢 黑神丹6g 7帖（劑/日）

二診 106/5/1

頸部腫塊10x7cm（尺測）/（原先初診12x8cm=75.4立方，二診10x7cm=54立方）。

左腿腫脹有改善，肛口腫塊疼痛減輕，但左側腰痛無改善。

處方 **水煎劑**

同初診處方，10帖

註：5/5來電表示=腰痛無緩解，病人性情焦躁無耐心，囑會診神經外科，無回診。

〈治療思路〉

- 以大劑清熱、化瘀、利濕，削減腫瘤及淋巴增生。黃耆扶正協助祛邪。陳皮理氣助吸收。
- 病人腰痛難緩解，懷疑腫瘤侵犯脊椎。

案 19 脾虛水停 / 眩暈 + 頭痛

女性，41歲。常發大眩暈，常頭痛至吐。

每逢熬夜、過勞、變天、節氣、經期，即發眩暈及頭痛。

平日虛倦乏力，噁心納差，水停胃內，多清涎。

消瘦無華，面膚晦暗，易口糜，腰痠背痛，眠難 / 多夢易醒。

月經逐月 / 量少。舌質紅嫩齒痕，脈弦弱。

處方 **水煎劑**

半夏4錢 天麻4錢 白朮4錢 茯苓4 黃柏5錢 乾薑1錢 附子1錢 陳皮8錢 砂仁4錢

當歸3錢 黃耆15錢 川芎3錢 炒杜仲8錢 大棗5錢 （劑/日）

註：以上處方，持續調養三個月後停藥，諸症改善。
囑咐之後偶回院調養（中秋或除夕前2~4周）

〈治療思路〉

- 本案以半夏白朮天麻湯為主方，治療脾虛水停之眩暈（水眩悸）。
- 半夏白朮天麻湯乃香砂六君子湯加方，治療因脾虛導致細胞內外體液失衡，所產生之眩暈、頭昏蒙，水停胃內......諸症。加重黃耆劑量，增強心臟搏動力，促進腦血流充足。加杜仲補腎，穩定根本，則無因虛至亢至眩之害。少量薑附引火歸元，協助補腎藥改善口腔潰瘍。大棗緩肝補中，增加腦中葡萄糖含量，協同諸藥可改善睡眠，預防低潮。

案 20 脾虛（腎虛）+痰瘀熱 / 耳道膽脂瘤

女，42歲。右耳膽脂瘤，耳道黴菌感染，入秋發眩暈後確診。

頭脹痛。耳鳴，耳悶塞，聽力減退。

右頸項肩背強痛，每2~3日須至耳鼻喉科掏耳減壓，或中醫小針刀針灸放血，可維持一周緩解。

體多脂，眠納便常，無華，少感冒。舌瘦薄暗紅少苔 / 舌下瘀，脈弦。

初診 109/10/24

處方一 **水煎劑**

半夏4錢 天麻4錢 白朮4錢 茯苓4錢 黃連1.5錢 黃柏5錢 附子1錢 玉桂子1.5錢 黃耆10錢 大棗8錢 炒杜仲8錢 （劑/日）

二診 11/2 腸胃炎

處方二 **水煎劑**

感冒處方+丹參8錢、茯苓4錢

註：約服14帖：聽力恢復，耳鳴耳悶改善，膽脂瘤減小，原佔1/2耳道，現佔1/4。
約服20帖：台大檢查耳道正常，無分泌物。認為當初應是他院診斷錯誤，只有黴菌感染。

〈治療思路〉

- 入秋變天發眩暈，屬脾虛夾痰濕之足太陰痰厥頭痛。
- 舌質瘦薄暗紅少苔 / 舌下瘀、脈弦，體多脂，面晦無華，少感冒，消穀善飢。符合腎虛陽亢夾瘀（必夾濕熱）。

- 此病由脾虛痰濕與腎陰虛夾亢夾瘀之證候，日積月累形成膽脂瘤、耳道黴菌、體多脂、消食善飢、眩暈頭痛之疾病與症狀。
- 原本不易感冒看似體健，其實是腎虛陽亢所致之假象，其實本質為腎虛（長期腎上腺應激）導致陽亢（交感神經表現過亢），此類矛盾常導致體胖多脂的痰熱瘀狀態，精神體力差且易感燥熱。
- 以半夏白朮天麻散精神，重用杜仲補腎，加少量桂附，引火歸元，加重大棗緩肝，協助緩解腎虛陽亢。

案 21 腎虛夾亢痰濕 / 多囊性卵巢

女性，38歲。多囊性卵巢，結婚3年無避孕 / 未曾受孕 / 其夫檢查正常。

體胖少肌多脂，煩熱口乾，面膚晦暗，眠可，胃納可。

血糖偏高，acglu=145，陰癢帶下，

子宮肌瘤3個（3cm / 2cm / 1.5cm），經期28，經量正常，

基礎體溫=濾泡期偏高（36.4~36.5度）/ 皆無高溫相。

大便溏 / 日2~3行，舌淡暗，脈弦滑。

處方 水煎劑

何首烏5錢 山茱萸3錢 炒杜仲8錢 黃柏4錢 龍膽草4錢 乾薑1.5錢 附子1.5錢 玉桂子3錢 丹參5錢 黃耆15錢 陳皮8錢 砂仁4錢 （劑/日）

註：以上處方服28帖後，排大量黑臭大便，月經來潮=高溫相8日，
再持續調理3個月後順利懷孕，隨後改以安胎處方。

〈治療思路〉

- 本案主要以大補腎陽法促進修復卵巢功能。加黃柏、龍膽草，預防補劑化燥及血糖升高，同時改善陰道感染，治療潛藏免疫性精蟲排斥。丹參5錢，化瘀生新，協助諸藥掃蕩血管通路，並抑制肌瘤。陳皮、砂仁理氣化痰助吸收。
- 本處方的關鍵，在於補腎陽中加入清熱與化瘀，寒熱互用，開闔相濟，彼此制衡。清熱藥協同大補腎，燥渴、血糖可緩解。化瘀疏通血行，且防補中有滯。
- 易溏便，以何首烏代熟地黃。

案 22 濕＋熱＋瘀 / 濕疹奇癢

男性，62歲，全身皮膚起大片濕疹（濕爛），色紅脫屑，奇癢甚。

acglu=285（無服降糖西藥）

口乾渴，體力佳。舌紅 / 舌下瘀深，脈弦滑。

處方 水煎劑

黃芩8錢 黃連5錢 黃柏8錢 青蒿8錢 蒲公英8錢 荊芥4錢 丹參15錢 陳皮8錢 （劑/日）

〈治療思路〉

- 血糖過高且舌質瘀象重，可能是糖尿病伴隨血管內分泌異常，此時血管通透性差，血循環障礙，且黏稠度高，血小板容易凝集，須慎防血栓。
- 本案屬血瘀血熱之陽亢階段，導致皮膚起疹濕爛。
- 以大劑清熱養陰+化瘀，抑制變異的大瘀大熱證象，加蒲公英、荊芥，發表透疹，清熱利濕，協助諸藥達到止癢、降低淋巴液滲出。

案 23 清熱＋化瘀＋利濕 / 痛風（頻繁發作）

男性，45歲。跆拳教練，每周發痛風2~3次，長期服降尿酸劑。

面膚晦暗，無華，體力尚可，多處關節長期腫痛，捫之微熱，二便常。

舌質暗瘀，下脈瘀深，脈弦滑。

病人自述過去痛風數月一發，服西藥即可緩解，尚不影響工作，但之後發作日益頻繁，漸惡化成一周數發，長年服西藥仍難控制。

<急性期處方>

處方 水煎劑

丹參8錢 沒藥4錢 骨碎補8錢 懷牛膝5錢 黃連3錢 黃柏8錢 茯苓4錢 澤瀉4錢 黃耆10錢 當歸4錢 陳皮5錢 砂仁5錢 （劑/日） **加：放血療法**

<緩解期處方>

處方 水煎劑

丹參8錢 沒藥4錢 骨碎補8錢 懷牛膝5錢 黃連1.5錢 黃柏5錢 茯苓4錢 黃耆10錢 當歸4錢 陳皮5錢 砂仁5錢 （劑/日）

〈治療思路〉

- 以清熱+化瘀+利濕+補氣養血施治。清除痰飲瘀病理產物，改善感染，回復正氣（修復肝腎清除尿酸功能）。
- 急性期加重清熱利濕，緩解期減量，標本兼治。
- 病情能獲完全改善，主要還是改善肝腎功能，及清除瘀熱之代謝廢物。丹參、沒藥、骨碎補劑量不變，以清除瘀熱痰濕病理性產物。
- 本案治療，補氣養血及化瘀藥起關鍵大作用，若僅著重改善發炎紅腫，則痛風之根源（肝腎損傷）及既已形成之暗瘀病灶，會導致反覆復發。

案 24 氣虛 + 血瘀 / 心衰 + 腎衰 + 血栓 + 膚癢

男性，68歲。心肌梗塞二次（57歲、67歲），53歲時曾心導管（置2支架）。

一年前急性心肌梗塞=電擊=（ICU+住院）月餘=出院後慢性心衰、腎衰。

曾經透析3個月，目前血檢：Cr=5.8 BUN=96 蛋白尿（2+）

服多種西藥：（利尿劑 / 狹心症藥物 / 伯基 / 降糖劑 / 降壓劑 / 降尿酸劑）

右小腿踝端壞死=擴創+抗生素=現膚暗瘀塌陷癢甚。

全身性膚癢紅疹，血枯膚晦，面膚晦暗無華，倦怠，納差，抽筋甚。

舌質淡暗 / 舌下瘀深，脈弦弱。

處方 水煎劑

何首烏5錢 當歸5錢 黃耆15錢 黃芩4錢 黃柏4錢 丹參10錢 蒲公英4錢 茯苓4錢 陳皮5錢 砂仁5錢 山楂4錢 14帖（劑/日）

註：以上處方服14帖後，膚癢、紅疹、抽筋=改善，小腿暗瘀改善且長肉，納增，體力進步，接續治療。

〈治療思路〉

- 本案以清熱+化瘀+利濕+補氣柔肝治療。清熱、化瘀、利濕，清除病理產物，改善病灶環境。黃耆、何首烏、當歸，補氣柔肝，修復損傷，促正常新生。陳皮、砂仁、山楂，促進消化吸收。
- 全方主要在扶正與祛邪同施，共同改善內臟及皮膚損傷。

案 25 痰瘀熱 / 高 TG（疏肝清熱化瘀）

男，58歲

三酸甘油脂（TG）=1250，輕度糖尿病，中度脂肪肝，中廣體態，無飲酒。

面膚晦 / 暗紅，煩躁口乾，胸脅悶脹，便秘。

舌暗紅瘀濁 / 舌下瘀甚，脈弦滑。

處方 水煎劑

柴胡6錢 白芍4錢 黃芩8錢 黃連8錢 黃柏8錢 丹參8錢 陳皮5錢 砂仁5錢 茯苓5錢 大黃2錢 （劑/日）

註：以上處方服14帖，TG=462。
　　再14帖（共28帖），TG=138。
　　再14帖（共42帖），鞏固療效。

〈治療思路〉

- 本案高血脂症可能是肝臟合成脂質及釋放過多，屬痰瘀熱症，以袪邪為主。
- 因肝熱導致瘀熱痰濁，肝熱（血脂合成及釋放過多），痰濁瘀（解脂酶過度釋放），便秘（大腸反吸收過度），故以疏肝+清熱+化瘀化痰+通腑施治。

案 26 瘀熱證 / 胰臟炎 + 高 TG（疏肝清熱化瘀）

男性，58歲。幼時曾罹患腎炎（感染誘發），糖尿病，高血壓，高血脂。

常胰臟發炎（食油膩或熬夜後），發時脅肋滿痛，噁心嘔吐，或發熱。

平時易感冒，感冒易全身痠痛。夏日易汗皰疹，倦怠，面膚晦暗。

平日手腫緊刺麻，腰痠背痛，小便起泡，飲食不忌口。

眠難，排便難 / 不暢，頻尿，痞脹。舌質暗紅 / 下瘀，脈弦滑弱。

Cr=1.9 UA=7.7 GPT=24 HbA1c=8.8 TG=608

<胰臟發炎期>

處方一 水煎劑

柴胡6錢 半夏4錢 黃芩8錢 黃連5錢 黃柏8錢 白芍3錢 丹參8錢 茯苓4錢 陳皮8錢 砂仁8錢 黃耆10錢 14帖（劑/日）

〈治療思路〉

- 病人中焦瘀熱，肝失疏泄，復因飲食不忌口，遂有高血脂、糖尿病、高血壓、胰臟炎諸病症。
- 胰臟炎急性發作期，清熱+化瘀+疏肝理氣+扶正施治。以大劑清熱化瘀，加柴胡、白芍、陳皮、砂仁疏肝理氣，茯苓協助清利濕熱，加黃耆補氣扶正，預防內生性感染。

<緩解期>

處方二 水煎劑

柴胡4錢 葛根4錢 羌活3錢 黃芩5錢 黃連3錢 黃柏5錢 白芍3錢 丹參8錢 茯苓4錢 陳皮5錢 砂仁5錢 何首烏5錢 生杜仲8錢 黃耆10錢 （劑/日）

〈治療思路〉

- 緩解期以清熱+化瘀+疏肝理氣+補腎為主，降低清熱化瘀劑量。另加何首烏、杜仲補腎，改善中年後內分泌過亢誘發諸症。加葛根、羌活，改善易暑熱濕困及外感。諸症象皆因主要矛盾改善後漸進改善。

案 27 清熱 + 溫陽 + 理氣 + 化瘀 / 急性腸梗阻

女性，60歲。腹腔手術3次（2次肌瘤 / 1次術除1側卵巢）

甲低20年 / 西藥補充甲狀腺素。平日入眠極難，大便2~3日1行。

昨夜急性右腹痛，急診，檢查=腸梗阻，西醫要求住院手術，病人希轉求中醫。

禁食中，西醫要求三日後若無改善，須積極處置。

一診

處方 水煎劑

黃芩8錢 黃連5錢 連翹5錢 乾薑3錢 附子3錢 枳實8錢 厚朴8錢 桃仁8錢 丹參8錢 芒硝2錢 大黃3錢 3帖（劑/日）

處方 科學中藥

黃芩1.5g 黃連1.5g 連翹1.5g 枳實1.5g 厚朴1.5g 桃仁2g 丹參2g 桃核承氣湯2g 2x3日 以上處方共服3日（2次水藥+2次藥粉）

二診 右腹無痛，臍重按輕痛，大便日1行。

處方 **水煎劑**

黃芩5錢 黃連5錢 連翹5錢 乾薑3錢 附子3錢 枳實5錢 厚朴5錢 桃仁8錢 丹參8錢 黃耆8錢 大黃3錢 4帖（劑/日）

註：痊癒。

〈治療思路〉

- 病人曾腹腔鏡手術三次，腹部及腸周環境必多沾連，故易形成腸梗阻，腸胃道長期處於缺氧缺血狀態。
- 急性腸梗阻，病灶區域必=瘀+腫+熱，而周邊血氧常供應不足（消耗性），易導致局部化膿或壞死。
- 治療處方，須能達到：清除細菌，改善發炎+增加腸道供血供氧+清除代謝廢物+溫瀉通便=清熱+化瘀+理氣+通腑+溫陽（補氣）
- 以清熱、化瘀、理氣、通腑，改善瘀腫、感染，清除代謝廢物。以溫陽（補氣），改善局部供血供氧，慎防腸壞死，並引藥達病所。
- 以上共同治療成功，故能快速於二日內改善症狀，避免了再次腹腔手術。

案 28 補氣養血 + 化瘀利濕 / 遺傳性高血壓

女，43歲。家族高血壓、糖尿病史（雙親），父母兄叔=皆青壯年中風歿。

30歲起高血壓，糖尿病一年。MRA=中大腦動脈阻塞。

平日常頭痛、眩暈、行路側偏，手足麻且乏力。

面浮輕水氣，虛弱倦怠，易大發蕁麻疹。

BP=180/95。舌紅紫暗 / 下瘀甚，脈弦。

處方一 **水煎劑**

黃耆20錢 當歸4錢 丹參8錢 川芎4錢 赤芍4錢 桃仁4錢 黃芩4錢 銀花5錢 茯苓5錢 陳皮8錢 天麻4錢 （劑/日）

註：第一方服7劑後，行路側偏及頭暈改善。

服28劑後，手足麻改善，體力進步，無發蕁麻疹。

（acglu=129 BP=105/70 囑咐降糖及降壓西藥減半）

〈治療思路〉

- 以補陽還五湯精神，補氣養血，增強心臟搏動力，重用化瘀藥，共同改善腦缺血缺氧及腦血管瘀滯。黃芩、銀花、茯苓、陳皮，清熱利濕除痰，協助補氣化瘀藥，清除痰濕瘀病理產物，改善神經傳導及面浮水氣。
- 常大發蕁麻疹，係血液存在大量熱痰瘀之免疫複合體，以清熱+化瘀+除痰利濕糾正可獲改善。加天麻協助改善眩暈。

多夢，目酸乾澀，膝痠無力，舌淡白 / 下瘀減。

處方二 **水煎劑**

黃耆15錢 當歸4錢 丹參5錢 川芎4錢 赤芍4錢 桃仁4錢 黃柏5錢 銀花5錢 熟地黃5錢 炒杜仲8錢 陳皮5錢 砂仁4錢 （劑/日）

註：第二方共服8周（56劑），諸症改善。
前後共服84劑，全停降血壓西藥，血糖藥減半，無再發蕁麻疹。

〈治療思路〉

- 以補氣養血化瘀治療，諸症漸改善後，正氣來復，氣有餘便是火，即是開始化燥之時，故呈現多夢眠難。此際合併目疲、膝痠無力，須改以補腎法收功。
- 於一診處方上，減少補氣化瘀藥的劑量，加入熟地黃、炒杜仲補腎，以黃柏潛陽易黃芩。以上共同引導回歸陰平陽秘。

案 29 溫陽 + 化瘀 / 經痛 + 不孕

女性，33歲。經間刺痛甚十多年。經量少，瘀塊多，墜重感，週期正常。
行房出血，結婚十年無孕，西醫檢查正常。
舌淡暗紅 / 舌下瘀甚，脈弦。

處方 **科學中藥**

懷牛膝1.5g 乳香2g 沒藥2g 乾薑1.5g 附子1.5g 桃仁2g 黃芩1g 枳實1.5g （3 x 7/周）

註：住國外，以上處方給2個月，囑咐晚間服藥配酒。
之後訪查，症狀改善，於半年後順利懷孕。

〈治療思路〉

・本案屬寒瘀，故以溫陽化瘀法，加入懷牛膝引藥入腹腔，枳實理氣助腸胃吸收，加少量黃芩預防化燥，配酒服可擴張血管，增強藥效。

案 30 解表＋清熱＋化瘀／痛經＋巧克力囊腫＋鼻過敏

女性，26歲。經痛甚數日，須服止痛，經量過多，周期28日。

鼻過敏顯，終日噴嚏鼻涕，易感冒。

面白無華，消瘦，胃納可，二便常。舌淡紅，脈弱。

檢查：巧克力囊腫（卵巢=左側5.5cm／右側3.7cm），CA125=132。

處方 水煎劑

柴胡4錢 桂枝5錢 白芍4錢 黃耆10~15錢 黃芩8錢 丹參8錢 骨碎補8錢 沒藥4錢 桃仁4錢 陳皮8錢 （劑/日）

註：以上處方加減，共服90劑後，諸症改善。

複檢：巧克力囊腫（左2.4cm／右1.6cm），CA125=55。

〈治療思路〉

・本案屬氣虛血瘀，常有表症，故以柴胡桂枝湯為主方，改善鼻過敏及易感冒，並加入大劑活血化瘀藥治療巧克力囊腫，用黃芩8錢可協助化瘀藥抑制子宮內膜過度增生，並避免巧克力囊腫因使用補氣藥化燥增大。

Note

Note

Note

Note

Note

Note

國家圖書館出版品預行編目資料

新辨證論治學：中西醫結合/鄭淑鎂, 簡鸞瑤, 陳俐蓉著. --
初版. -- 新北市：宏道文化事業有限公司, 2023.03
488面；23x17公分. -- (中醫寶典；3)

ISBN 978-986-7232-93-9(精裝)

1.CST: 中醫診斷學 2.CST: 中西醫整合

413.2 111017694

中醫寶典 03

理論—邏輯—臨床

中西醫結合新辨證論治學

作　　者／鄭淑鎂・簡鸞瑤・陳俐蓉
封面設計／周盈汝
執行美編／周盈汝
封面書名題字／鄭淑鎂
封面・內頁插圖／李奕龍・宛兒爺・shutterstock

發　　行／社團法人新北市中醫師公會
地　　址／新北市板橋區板新路107號3樓
網　　址／http//www.tcm.org.tw
電子信箱／ntccmda@gmail.com或 tcm.org@msa.hinet.net
電　　話／02-2964-6009
傳　　真／02-2956-3878

出 版 者／宏道文化事業有限公司
郵撥帳號／19934714
戶　　名／宏道文化事業有限公司
地　　址／新北市板橋區板新路206號3樓
電子信箱／sv@elegantbooks.com.tw
電　　話／02-8952-4078
傳　　真／02-8952-4084

初版一刷　2023年3月

定價 980 元